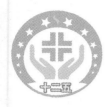

全国高职高专医药院校工学结合"十二五"规划教材

供护理、助产等专业使用

丛书顾问　文历阳　沈彬

健康评估（第2版）

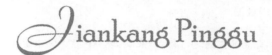

主　编　徐新娥　张朝霞

副主编　杜　娟　刘丽萍　刘俊香　魏映红

编　委　（以姓氏笔画为序）

尹红星　荆州职业技术学院

刘　涛　辽宁医学院

刘丽萍　荆州职业技术学院

刘俊香　重庆三峡医药高等专科学校

刘爱平　荆州职业技术学院

许志舜　荆州职业技术学院

杜　娟　肇庆医学高等专科学校

李丽婵　肇庆医学高等专科学校

杨秀兰　荆州职业技术学院

张朝霞　青海卫生职业技术学院

徐新娥　荆州职业技术学院

魏映红　清远职业技术学院

U0271569

华中科技大学出版社
http://www.hustp.com
中国·武汉

内 容 简 介

本书是全国高职高专医药院校工学结合"十二五"规划教材。

本书根据高职高专医药院校的专业特点及各院校实际教学条件编写而成。本书分为八个项目:项目一,健康资料的采集;项目二,常见症状评估;项目三,身体评估;项目四,心电图检查;项目五,实验室检查;项目六,影像学检查;项目七,健康资料的分析与记录;项目八,健康评估技能训练指导。本书图文并茂,突出实践,重在培养学生的临床思维能力和实践技能,体现"工学结合";文中的"案例引导""护考链接""高频考点""情景测试"等内容,围绕护士执业资格标准,并可提高护士的岗位对接能力,是一本具有实用性、适用性和可操作性的教材。

本书适合高职高专护理、助产等专业使用。

图书在版编目(CIP)数据

健康评估/徐新娥,张朝霞主编. —2 版. —武汉:华中科技大学出版社,2013.5
ISBN 978-7-5609-9086-6

Ⅰ.①健… Ⅱ.①徐… ②张… Ⅲ.①健康-评估-高等职业教育-教材 Ⅳ.①R471

中国版本图书馆 CIP 数据核字(2013)第 113583 号

健康评估(第 2 版)   徐新娥   张朝霞   主编

策划编辑:车 巍
责任编辑:车 巍 周 琳
封面设计:陈 静
责任校对:祝 菲
责任监印:周治超
出版发行:华中科技大学出版社(中国·武汉)   电话:(027)81321913
　　　　　武汉市东湖新技术开发区华工科技园   邮编:430223
录　　排:华中科技大学惠友文印中心
印　　刷:武汉市籍缘印刷厂
开　　本:787mm×1092mm　1/16
印　　张:26.75
字　　数:629 千字
版　　次:2011 年 1 月第 1 版　2018 年 8 月第 2 版第 7 次印刷
定　　价:58.00 元

全国高职高专医药院校工学结合
"十二五"规划教材编委会

主任委员　文历阳　沈　彬

委　　员（按姓氏笔画排序）

王玉孝	厦门医学高等专科学校	尤德姝	清远职业技术学院护理学院
艾力·孜瓦	新疆维吾尔医学专科学校	田　仁	邢台医学高等专科学校
付　莉	郑州铁路职业技术学院	乔建卫	青海卫生职业技术学院
任海燕	内蒙古医学院护理学院	刘　扬	首都医科大学燕京医学院
刘　伟	长春医学高等专科学校	李　月	深圳职业技术学院
杨建平	重庆三峡医药高等专科学校	杨美玲	宁夏医科大学高等卫生职业技术学院
肖小芹	邵阳医学高等专科学校	汪娩南	九江学院护理学院
沈曙红	三峡大学护理学院	张　忠	沈阳医学院基础医学院
张　敏	九江学院基础医学院	张少华	肇庆医学高等专科学校
张锦辉	辽东学院医学院	罗　琼	厦门医学高等专科学校
周　英	广州医学院护理学院	封苏琴	常州卫生高等职业技术学校
胡友权	益阳医学高等专科学校	姚军汉	张掖医学高等专科学校
倪洪波	荆州职业技术学院	焦雨梅	辽宁医学院高职学院

秘　　书　厉岩　王瑾

总序

　　世界职业教育发展的经验和我国职业教育发展的历程都表明,职业教育是提高国家核心竞争力的要素之一。近年来,我国高等职业教育发展迅猛,成为我国高等教育的重要组成部分。与此同时,作为高等职业教育重要组成部分的高等卫生职业教育的发展也取得了巨大成就,为国家输送了大批高素质技能型、应用型医疗卫生人才。截至 2008 年,我国高等职业院校已达 1 184 所,年招生规模超过 310 万人,在校生达 900 多万人,其中,设有医学及相关专业的院校近 300 所,年招生量突破 30 万人,在校生突破 150 万人。

　　教育部《关于全面提高高等职业教育教学质量的若干意见》明确指出,高等职业教育必须"以服务为宗旨,以就业为导向,走产学结合的发展道路","把工学结合作为高等职业教育人才培养模式改革的重要切入点,带动专业调整与建设,引导课程设置、教学内容和教学方法改革"。这是新时期我国职业教育发展具有战略意义的指导意见。高等卫生职业教育既具有职业教育的普遍特性,又具有医学教育的特殊性,许多卫生职业院校在大力推进示范性职业院校建设、精品课程建设,发展和完善"校企合作"的办学模式、"工学结合"的人才培养模式,以及"基于工作过程"的课程模式等方面有所创新和突破。高等卫生职业教育发展的形势使得目前使用的教材与新形势下的教学要求不相适应的矛盾日益突出,加强高职高专医学教材建设成为各院校的迫切要求,新一轮教材建设迫在眉睫。

　　为了顺应高等卫生职业教育教学改革的新形势和新要求,在认真、细致调研的基础上,在教育部高职高专医学类及相关医学类专业教学指导委员会专家和部分高职高专示范院校领导的指导下,我们组织了全国 50 所高职高专医药院校的近 500 位老师编写了这套以工作过程为导向的全国高职高专医药院校工学结合"十二五"规划教材。本套教材由 4 个国家级精品课程教学团队及 20 个省级精品课程教学团队引领,有副教授(副主任医师)及以上职称的老师占 65%,教龄在 20 年以上的老师占 60%。教材编写过程中,全体主编和参编人员进行了认真的研讨和细致的分工,在教材编写体例和内容上均有所创新,各主编单位高度重视并有力配合教材编写工作,编辑和主审专家严谨和忘我地工作，确保了本套教材的编写质量。

本套教材充分体现新教学计划的特色，强调以就业为导向、以能力为本位、贴近学生的原则，体现教材的"三基"（基本知识、基本理论、基本实践技能）及"五性"（思想性、科学性、先进性、启发性和适用性）要求，着重突出以下编写特点：

(1) 紧扣新教学计划和教学大纲，科学、规范，具有鲜明的高职高专特色；

(2) 突出体现"工学结合"的人才培养模式和"基于工作过程"的课程模式；

(3) 适合高职高专医药院校教学实际，突出针对性、适用性和实用性；

(4) 以"必需、够用"为原则，简化基础理论，侧重临床实践与应用；

(5) 紧扣精品课程建设目标，体现教学改革方向；

(6) 紧密围绕后续课程、执业资格标准和工作岗位需求；

(7) 整体优化教材内容体系，使基础课程体系和实训课程体系都成系统；

(8) 探索案例式教学方法，倡导主动学习。

这套规划教材得到了各院校的大力支持与高度关注，它将为高等卫生职业教育的课程体系改革作出应有的贡献。我们衷心希望这套教材能在相关课程的教学中发挥积极作用，并得到读者的青睐。我们也相信这套教材在使用过程中，通过教学实践的检验和实际问题的解决，能不断得到改进、完善和提高。

全国高职高专医药院校工学结合"十二五"规划教材
编写委员会

目录

Mulu

绪　　论

　　健康评估(health assessment)是从护理的角度探讨和论述对个体、家庭或社区现存的或潜在的健康问题的生理、心理及其社会适应等方面反应的基本理论、基本技能和临床思维方法的学科。健康评估是适应医学模式转变、健康新观念及现代护理理念的一门新课程,是架设在医学基础课程、护理学基础课程与临床各专科护理课程之间的桥梁,是护理专业的职业基础课程及主干课程。

　　健康评估是根据被评估者的身体、心理、社会状况,来评价被评估者的健康状态,找出被评估者现存的或潜在的健康问题或医护合作性问题,进行逻辑分析后形成护理诊断的临床过程。健康评估是护理程序的基础,它既是护理过程的首要环节,又贯穿于护理过程的始终,是一个连续的、动态的过程。准确完整的评估是高质量、个体化护理的前提,它在护理实践中的重要性日益受到重视。

一、健康评估的发展简史

　　早在 19 世纪中叶,护理工作者就逐渐意识到了评估在护理中的重要性。随着护理的临床实践与理论研究的发展,护理程序概念的提出,以及生物医学模式向"生物-心理-社会"医学模式的转变,护理作为拥有自己知识体系的综合性的、独立性的应用学科迅速发展,以人的健康为中心的整体护理观念和以科学的护理程序为方法的工作模式逐步确立,并在临床上广泛推广运用。

　　Florence Nightingale 认为评估是"对疾病的观察",她强调护理观察以及通过交谈获取患者有关健康和疾病相关信息的重要性。她还认为,评估需要收集、分析和解释资料,护士需要培养收集资料的技能,用以评估患者的生活环境。随着护理的发展,护理的工作范围不断扩展,尤其是在家庭和社区从事独立工作的护士的出现,对护士评估技能有了更高的要求,护士开始在收集患者资料的基础上提供护理。

　　20 世纪 50 年代,Lydia Hall 第一次提出了护理程序的概念。

　　1967 年,Yara 和 Walsh 编写了第一本《护理程序》教科书,书中将护理程序划分为评估、计划、实施和评价 4 个部分。同年,Black 在有关护理程序的国际会议上提出护理评估的重点在于评估人的需要。Black 提议采用 Maslow 的"人的需要层次理论"作为评估框架,指导护理评估。会议最终确立了护理评估的如下原则:①评估是护理程序的第一步;②评估是一个系统的、有目的的护患互动过程;③护理评估的重点在于个体的身体功能和日常生活能力;④评估过程包括收集资料和临床判断。此后,护理程序在护理作为拥有自己知识体系的独立学科背景下广为使用并迅速发展起来,评估进一步被分为了评估和诊断两个部分。

20 世纪 70 年代,护理史上的"护理诊断运动"兴起,其目的是对"患者的护理需要""护理问题"或"患者问题"进行正式分类和命名。随着护理诊断的进展及护士开始在临床中应用护理诊断,一种能有效地收集与护理相关的临床资料的护理评估系统逐渐形成。

1987 年 Gordon 提出了功能性健康型态(functional health patterns,FHPs)的收集和组织资料的框架。FHPs 分类模式涉及人类健康和生命过程的 11 个方面,使得有明显护理特征的、系统的、标准化的资料收集和分析方法成为可能。FHPs 模式已被越来越广泛地用于护理评估,以确定个体整体健康状况及其护理的需要。

护理的评估模式不同于医疗的评估模式。医疗的评估模式是辨认和监测疾病的过程,重点在于评估机体系统状况、疾病对身体的影响、并发症以及治疗的效果。护理评估是评估者通过与被评估者的交谈、观察和护理体检等方法,有目的、有计划、系统地收集资料,为护理活动提供可靠依据。健康评估作为现代护士必须具备的核心能力之一已成为无可辩驳的事实,并日益受到人们的重视。

我国的护士教育在建国初就被列入为中等专业教育。当时,在生物医学模式指导下,护士专业仅在《内科护理学》教材的"总论"中有部分"体格检查、实验室检查及心电图检查"等内容。为了促进护理教育与临床的紧密结合,培养学生护理评估的理论和技能,21 世纪初才在护理专业开设了健康评估这门课程。

二、健康评估的内容

健康评估作为一门新兴的课程,其主要内容包括健康评估的基本理论、基本方法、基本技能。由于本教材主要是针对人的健康评估,因此,主要讲述认识健康问题的方法、步骤及相关理论,疾病对人的生理、心理和社会适应方面的影响,建立护理诊断的思维程序等。具体内容如下。

(一)健康资料的采集

健康资料的采集是健康评估的首要环节,采集资料的基本方法是交谈、观察、体检和阅读。其中健康史的采集方法是交谈,在临床上称为问诊(inquiry)。问诊是评估者通过对被评估者或相关人员(知情者)的系统询问和交谈获取有关被评估者的健康观念、心理反应、身体功能状况以及其他与健康、治疗和疾病相关的信息资料,并对资料进行分析、判断的一种健康评估方法,也是最基本、最常用的方法。问诊是收集资料的第一步,所获得的资料属主观资料。问诊的内容包括一般项目、主诉、现病史、既往史、成长发育史、心理社会评估以及系统回顾。熟练掌握并正确运用问诊的方法和技巧是护士的基本功。作为健康评估理论框架的戈登功能性健康型态,能指导护士系统地收集资料和整理资料,为正确评估和进一步形成护理诊断起导向作用。

(二)常见症状评估

症状(symptom)是指在疾病状态下、机体功能异常时,被评估者主观上的不舒适或异常感觉和病态改变,如头痛、发热、腹泻等。症状只能通过健康史采集从被评估者的陈述中获得。症状是认识健康问题的向导,是护理诊断的重要依据,是健康史评估中的重点内容。临床上的症状很多,从中选择常见的症状,并从其病因、发生机制、临床表现、护理评估要点、相关护理诊断等方面进行介绍,以培养学生通过症状作出护理诊断和预测可能出现的护理问题的能力。

（三）身体评估

身体评估又称为体格检查(physical examination),是评估者运用自己的感官或借助于简单的辅助工具来客观了解和评估被评估者机体健康状态的最基本的检查方法。身体评估一般于健康史采集完后进行。在身体评估中发现的机体异常表现称为体征(sign),如肝脏肿大、心率过快等,这些资料属于客观资料,也是护理诊断的重要依据。身体评估的基本方法有五种:视诊、触诊、叩诊、听诊和嗅诊。正确而熟练地掌握这些方法,是护士必须具备的基本功。初学者必须经过系统严格的训练并反复实践才能熟练掌握。

（四）心电图检查

心电图(electrocardiogram,ECG)是利用心电图机在体表一定部位将心脏电激动过程中产生的微小生物电流记录下来,描记出的一条上下变化的连续曲线图形。心电图对疾病的诊断（尤其是心脏疾病）、病情判断、重症监护有重要价值。心电图检查是临床上广泛应用的无创性辅助检查,是健康评估的一种重要方法。

（五）实验室检查

实验室检查是利用实验室的设备条件、检查技术和方法,对被评估者的血液、体液、分泌物、排泄物等标本进行检验,从而获得疾病的病原体、组织的病理形态或器官功能状态等客观资料,借此对被评估者的健康状况进行分析、判断的一种评估方法。临床将其应用于协助诊断、观察病情、判断疗效及预后,其检查结果是健康评估的重要依据之一。护士应熟悉常用实验室检查的目的及其检测结果的临床意义,学会标本采集方法。

（六）影像学检查

影像学检查包括 X 线检查、超声检查、电子计算机体层摄影、磁共振成像等。其临床应用越来越广,检查的准确率也越来越高。影像学检查前的准备与护理关系密切,其检查结果作为客观资料的重要组成部分,也是健康评估的重要依据。

（七）健康资料的分析与记录

健康资料的分析过程即是护士运用科学的临床思维方法,作出护理诊断的过程。作出护理诊断是健康评估的目的。健康评估记录即护理病历是护士对患者运用护理程序实施护理全过程的文字记录。完整的护理病历包括健康史采集、身体评估、各种辅助检查所获得的患者健康状况、护理诊断、护理措施及护理效果等。这是护理活动的重要文件,也是患者病情的法律文件,其格式和内容有严格而具体的要求,学生应按要求认真学习和实践。

三、健康评估的学习目标、方法与要求

健康评估作为护理程序的首要环节,是整体护理的基础,无论对评估者和被评估者都十分重要。完整、全面、正确的评估是保证高质量护理的先决条件,初学者一定要认识到这一点。从一名护生到一名在临床上能提出护理诊断的护士,要经过许多临床实践才能达到。学习健康评估只是一个初涉临床护理的开始,并不是一经学习就能立即掌握的。健康评估作为各临床护理教学的起点或桥梁,需要经过反复实践才能为临床各科学习打下坚实的基础。对此,学习者和教学者均应理解并付诸实践。

(一)学习目标

通过学习,使学生掌握健康评估的基本理论、基本知识、基本技能和临床思维方法,提高学生的沟通能力、观察能力、分析能力和判断能力,使之能系统、全面、完整、准确地收集被评估者的健康资料,并对获取的主观资料、客观资料进行分析综合,概括出护理诊断依据,最终提出护理诊断,为进一步确立护理目标、制订和实施护理计划及作出评价奠定基础。

(二)学习方法与要求

健康评估是一门实践性很强的学科,其评估的操作方法,光看不做是学不会的,仅通过观看录像、多媒体教学是不行的,必须反复动手操作,才能熟练掌握;同时,除了学校实训室操作训练外,还需要在医院中直接面对患者进行。因此,在学习中要理论联系实际,反复实践,勤学苦练,善于思考,将课堂上所学的知识转化为对真实患者的护理实践,树立以人为中心的护理理念,时时处处体现出对被评估者的尊重与关爱。本课程学习的具体要求如下。

(1)善于运用沟通交流技巧,独立进行健康史的采集。

(2)掌握戈登功能性健康型态的护理评估方法,并运用到临床护理中。

(3)能正确熟练地进行身体评估,识别正常和异常体征并解释其临床意义。

(4)学会心电图检查的操作,能正确识别典型的心电图图形。

(5)掌握各项实验室检查的标本采集方法,了解其结果的临床意义。

(6)熟悉影像学检查的准备及护理,了解典型征象的临床意义。

(7)能针对不同人群的身心特点进行正确地护理评估。

(8)能根据所收集的资料作出初步的护理诊断,按要求书写完整的护理病历。

(徐新娥)

项目一
健康资料的采集

 项目目标

1. 掌握健康史采集的内容。
2. 熟悉功能性健康型态分类。
3. 了解健康资料的分类。
4. 学会应用交谈的技巧收集健康资料。
5. 能够应用功能性健康型态对被评估者提出相关护理诊断。

任务一　健康资料的采集方法

案例引导

患者,男,18 岁,学生。因转移性右下腹疼痛 3 h 入院。

你若作为接诊护士,应如何全面采集该患者的健康资料?

一、健康资料的来源与分类

健康资料包括被评估者生理、心理、社会等各个方面的信息资料。健康评估是有计划、系统地收集有关被评估者的健康资料,并对资料进行整理、分析、推理和判断的过程。这一过程不仅是形成护理诊断的基础,也是制订、实施和评价护理计划的依据。收集资料是健康评估的首要环节,要想获得准确、全面、客观的资料,就必须清楚资料的来源和作用。

★ 高频考点
(1) 健康资料的来源。
(2) 主观资料、客观资料的区别。

（一）资料的来源

1. 直接来源 健康资料的主要来源是被评估者本人，因其对健康的认识与需求、患病后的异常感受和情绪体验、求医的目的与要求、对治疗和护理的期望等，只有被评估者自己最清楚、最能准确地表达，因此也最为可靠。

2. 间接来源 被评估者如果语言障碍、意识不清、智力不全、精神障碍等无法提供健康资料时，可通过其他途径间接获取。

（1）被评估者的家庭成员或与被评估者关系密切的知情人，如朋友、同学、邻居等。

（2）事件目击者。

（3）相关的卫生保健人员，如被评估者的医师、营养师、放射医师、化验师、药剂师以及护士等。

（4）健康记录或病历，包括被评估者目前或既往的门诊病历、住院病历、转科记录、病情介绍，及相关辅助检查的报告单，如X线检查报告单、实验室检查报告单、病理检查报告单等。记录还包括社区的卫生记录和儿童的预防接种记录等。

护考链接

最准确、最可靠的健康资料来源于（　　）。

A.患者　　B.医生　　C.护士　　D.患者家属　　E.病友

答案与解析：A，健康资料主要来源于患者本人，也最为可靠。

（二）资料的分类

1. 按照资料采集的方法分类

（1）主观资料，是被评估者对自己健康问题的主观感受或体验。主观资料主要通过交谈获得，具有主观性，包括被评估者的知觉、情感、价值、信念、态度、对个人健康状态和生活状况的感知，是被评估者自己对所感受的、所经历的以及看到的、听到的、想到的内容的描述，也可以是知情者或亲属等的代诉。其中被评估者患病后对机体生理功能异常的自身体验和感受，称为症状(symptom)，如心慌、腹痛、多尿等。

（2）客观资料，是评估者对被评估者的全身或局部进行检查所获取的健康资料。客观资料主要通过观察、身体评估、借助于其他仪器检查或实验室检查等获得，具有客观性，是被评估者患病后机体客观存在的变化。通过身体评估发现的被评估者体表或机体内部的异常改变，称为体征，如血压升高、心脏杂音、肝脏肿大等。

主观资料和客观资料同等重要，都是构成护理诊断依据的重要来源。主观资料可为客观资料的收集提供线索，客观资料可进一步充实主观资料。当评估者收集到主观资料和客观资料后，应将两方面的资料加以比较和分析，主观资料需要用客观资料来证实，使收集的资料更准确。

2. 按照资料的时间分类

（1）目前资料，反映被评估者目前健康状况的资料，即与被评估者现在发生疾病有关的状况。如现在的体温、脉搏、呼吸、血压、饮食、睡眠状况等。

（2）既往资料，反映被评估者本次就诊之前健康状况的资料，即与被评估者过去健康状况有关的资料，包括既往史、治疗史、过敏史等。

当评估者采集到目前资料和既往资料后，需将目前资料和既往资料结合起来分析。

护考链接

属于主观资料收集方法的是（　　）。

A. 身体评估　B. 心电图检查　C. 实验室检查　D. 影像学检查　E. 正式交谈

答案与解析：E，主观资料主要通过交谈获得，具有主观性。

二、健康资料采集的方法

（一）交谈

交谈是通过与被评估者或其知情者的语言交流获得被评估者健康资料的一种方法，是采集健康资料最重要的手段。交谈一般可分为正式交谈和非正式交谈两种。

1. 正式交谈　正式交谈是指事先通知被评估者，有目的、有计划地交谈，如入院后的病史采集。

2. 非正式交谈　非正式交谈指评估者与被评估者之间的随意交谈，此种谈话内容、形式不受限制。护士在日常护理工作中与被评估者随意而自然地交谈，在"闲聊"中可及时了解被评估者的许多真实想法、心理反应等信息资料。

> ★ 高频考点
> 健康资料采集的方法。

（二）身体评估和观察

身体评估是评估者运用自己的感官或借助于简单的辅助工具，通过视诊、触诊、叩诊、听诊和嗅诊的方法对被评估者的身体进行全面、系统、有序的体格检查，以了解被评估者身体状况的一种评估方法，身体评估一般在健康史采集之后进行，但复查应经常或随时进行。及时发现患者的病情变化，有赖于护士敏锐的观察能力。在整个护理过程中，护士都应随时密切观察被评估者的精神面貌、言行举止、情绪反应、卫生习惯、治疗及护理效果等。护士与被评估者的初次见面就意味着观察的开始，一般观察可以与交谈同时进行。观察和身体评估是收集被评估者客观资料的重要方法。

（三）阅读

查阅被评估者的医疗与护理病历、各种辅助检查结果以及有关文献资料等。

任务二　健康史的采集

案例引导

患者,女,60 岁,进油腻食物后出现右上腹不适,并伴有恶心、呕吐 2 天。

作为接诊护士,你应如何与患者交谈? 收集患者的哪些健康资料?

健康史是指被评估者过去及现在的健康状况。健康史采集是评估者通过与被评估者及有关人员(知情者)进行交谈,以科学的方法全面、系统地收集被评估者健康资料,并对资料进行分析、判断的护理活动过程。健康史采集是健康评估的第一步,是健康评估最常用、最基本的方法。健康史采集的目的是为了获取被评估者的健康观念、身体功能状况、心理反应以及其他与健康、治疗和疾病相关的主观资料,找出被评估者现存的或潜在的健康问题,为明确其护理诊断提供依据。健康史采集与医疗史询问不同的是,医疗史侧重于问"病",健康史则侧重于健康问题或因健康状况改变而出现的各种反应,如身体、心理、社会适应等。

一、健康史采集的方法与技巧

健康史采集的基本方法是评估者与被评估者或知情者之间的交谈。成功的交谈是确保获得健康资料完整性和准确性的关键。因此,评估者必须掌握交谈的正确方法与技巧。

(一)交谈的方法

交谈的方法可分为正式交谈和非正式交谈两种。交谈对象一般是被评估者,当被评估者为意识不清、语言障碍者或不能自述病史的儿童时,与其家属或病史知情者交谈。就诊时及入院后的病史采集属正式交谈,多以评估者提出问题、被评估者回答的形式进行。正式交谈分以下 4 个阶段。

1. 准备阶段　①查阅相关资料,明确交谈目的:评估者应先查阅门诊病历了解被评估者的基本情况如姓名、性别、年龄、职业、入院诊断及诊疗经过等,对被评估者所患疾病的相关知识不甚了解时,应查阅参考书籍和文献资料,初步确定交谈的目的、内容和方法。②选择良好的环境:交谈应在安静、舒适、不受干扰的环境中进行,光线、温度要适宜。病情轻的患者或家属可请到办公室交谈,病情重的患者则在床边进行。多张病床的普通病房可用屏风隔开,尽量避免干扰。最好不要在陌生人面前或走道上站着交谈。③安排合适的时间:一般在被评估者入院事项安排就绪后进行。交谈不宜在被评估者就餐、会客、情绪不稳或其他不便时间内进行。

2. 起始阶段　①有礼貌地称呼被评估者。评估者应根据被评估者的年龄、性别、职业、文化背景等不同而有所选择,尊重被评估者的习惯和愿意使用的称呼,避免以床号称呼被评估者。②自我介绍:评估者应先做自我介绍,包括自己的姓名、职称和职责等。③有关说明:向被评估者说明谈话的目的、所需时间,了解被评估者的要求与愿望,表示愿意为其解除病痛和提供帮助,并做保密的承诺。如:"为了使您在住院期间得到更好的护理,我想了解一下有关您的健康状况,大约需要半小时,您看现在方便吗? 我们对谈话内容是保密的,请放心。"

3. 谈话阶段 这是健康史采集的重要环节,其内容包括一般资料、过去和现在的健康状况、生活状况和自理程度、心理社会状况等。①交谈先从主诉、一般资料开始,然后循序渐进,逐步深入,有目的、系统、有层次地进行。先问简单、明了、易于理解和回答的问题,如"您感到哪儿不舒服?""病了多长时间?"当被评估者简要回答后,再问"您认为,您是怎样得病的?""最初的感觉是什么?"追溯首发症状开始的时间和可能的病因。接着请被评估者按病情经过的先后顺序进行陈述,使交谈逐步深入,直至目前状况。然后再转到其他方面的询问,此时应使用过渡语言。②根据健康史采集的内容,逐项进行询问,避免遗漏。遇危重患者需立即抢救时,仅做简单、必要的询问或与知情者简短交谈,待患者病情稳定后再与患者直接交谈,补充收集详细资料。

4. 结束阶段 ①学会感谢:真诚地感谢被评估者对你的信任、合作和配合等。②澄清问题:向被评估者简单复述一下谈话的重要内容,让被评估者确认其所述情况,提醒被评估者是否还有需要补充提供的资料和需要更正的信息。对那些含糊不清、存有疑问或矛盾的谈话内容,可用澄清、复述、反问、质疑等方法进行核实,以确保病史资料的准确性。③解释指导:护士应对被评估者提出的疑虑和要求以及相关事项如作息时间安排、亲属探视时间的规定、后续安排等,作出必要的解释和指导。在结束谈话前,宜再问一下"您还有什么事要说吗?"然后告知今天暂谈到此,如有需要下次再联系。

知识链接

核实交谈资料真实性的常用方法:

(1)澄清:要求被评估者对模棱两可或模糊不清的内容做进一步的解释和说明。

(2)复述:以不同的表达方式重复被评估者所说的内容。

(3)反问:以询问的口气重复被评估者所说的话,不带评估者自己的观点。

(4)质疑:用于被评估者所说的前后不一致或与评估者所观察到的内容不一致时。

(5)解析:对被评估者所提供的信息进行分析和推论,并与其交流。

(二)交谈的技巧

1. 营造宽松和谐的氛围 由于对医疗环境的生疏和对疾病的恐惧等,被评估者常有紧张情绪,评估者应主动营造一种宽松和谐的氛围,消除其紧张不安的心情。将关心、爱护溢于言表,让被评估者感到亲切和被尊重。询问被评估者的一般情况时,寻找自己与其之间的相似之处,可以在短时间内消除被评估者的紧张情绪、取得被评估者的信任。如"呀!我们还是老乡哪!""你在那学校上学啊! 我也是那毕业的。""我以前也得过和您相同的病,我能理解您的心情。"一句话可以缩短评估者与被评估者间的心理距离,改善互不了解的生疏局面。

2. 选择合适的提问方式 在整个问诊过程中,应根据具体情况采用不同类型的提问。

(1)开放式提问,又称一般性提问,是提出一个疑问句,没有可供选择的答案,引导被评估者回忆某些方面的情况,让被评估者完全按自己的思路、语言表达方式等来叙述自己的感觉、认识、态度,不受评估者的思考范围和思维方式的限制。开放式提问以被评估者为中心,以了解与被评估者有关的信息为目的,与辐射式思维相对应。如"您有哪些不舒服的感觉?""您这次住院是因为什么?""请告诉我您过去的健康情况。""您睡眠习惯如何?"等。患者不能用"是"或"否"来回答提问,而只能根据自身情况的描述来作答。开放式提问可以获得被评估者较多的信息资料,且提问不具有暗示性。常用于交谈开始或者转移话题时,尤其适用于表达能力较强的被评估者。

(2)封闭式提问,又称直接提问,是指评估者提出一个一般疑问句,有可供选择的答案,这种提问方式将被评估者的应答限制在特定范围之内,被评估者只需要用简单的一两句话就能说明具体的问题,获得的信息更有针对性,如"您何时开始腹痛的呢?""您腹痛有多久了?"还有一种是直接选择式提问,要求患者回答"是"或"不是",或者对提供的选择作出回答,如"您曾经有过类似的腹痛吗?""您腹痛前是否进食过不洁食物?""是持续性痛呢,还是阵发性痛?"封闭式提问以疾病为中心,以了解与疾病有关的信息为目的。封闭式提问直接针对需要了解的问题而得到确切的答案,但提问具有一定的暗示性。常用于证实或确认被评估者叙述的一些特定细节、澄清有关问题,适用于自主表达能力欠佳或病情较重者。

为了系统有效地获得准确的资料,评估者应遵循从开放式提问到封闭式提问;多采用开放式提问,只有为证实某些病史细节时才采用封闭式提问的交谈原则,根据情况灵活运用开放式提问或封闭式提问。

3. 正确使用过渡性语言 过渡性语言是指交谈时用于两个项目之间转换的语言,起到承前启后的作用。当评估者询问完一个问题,接着要问新的问题时,要用过渡性语言,即评估者以礼貌的语气和方式说明即将讨论的新话题及其理由,使被评估者不会困惑为什么要改变话题以及要询问这些情况,如"我们一直在讨论您本次患病情况,现在我想问问您过去的健康状况,可能与本次疾病有关。"

4. 注意交谈时的身体语言 交谈时评估者应面容可亲、表情自然、态度和蔼。评估者与被评估者应保持合适的距离和目光接触,适时点头或微笑,示意听懂对方所说的话,鼓励继续交谈。必要时借助手势、触摸、沉默、观察等非语言形式进行交流,如采取身体前倾姿势以示正在注意倾听、被评估者疼痛时对其抚摸等,这些都会给被评估者以关怀与慰藉。当谈话涉及某些隐私时,评估者应作出调整常规姿势、拉近距离的举动,这类细微的变化往往能够迅速打开对方的心扉,有利于交谈的顺利进行。

5. 耐心倾听,适时引导 尽可能让被评估者按自己的方式和程序充分地陈述和强调他认为重要的情况,切不可轻易打断被评估者的叙述,更不能用自己主观的推测去取代被评估者的亲身感受。只有在被评估者滔滔不绝、抓不住重点、离题太远时,才需要根据被评估者陈述的主要线索灵活地把话题转回,如"您讲的那些情况我已经知道,现在请您谈谈当时的腹痛情况好吗?"

6. 与特殊患者的交谈技巧 ①危重患者:健康史采集的重点应放在对目前主要问题的评估上,并立即进行抢救,详细的病史可在病情好转后再做补充,以免延误治疗。②老年人:交谈时应简明、通俗,放慢语速,给被评估者留有足够的思考、回忆时间,必要时予以适当的重复等,以免因老年人体力、听力、视力的减退,影响健康史采集。③儿童:不能自述的儿童,要注意代述病史的可靠性。对能自述的儿童,要充分重视其心理(如怕打针、吃药等),注意回答时的反应,以利于判断病史的可靠性。④反复就诊者:先了解被评估者的健康档案,再询问本次就诊的主要问题及目的。⑤有听力语言障碍、极度虚弱甚至神志不清的、精神异常的被评估者,其健康史可向其家属、监护人、知情者询问。

由于被评估者不一定能将病情叙述得完全、确切,而且在疾病的发展过程中还可能会发生新的变化,所以在以后的接触中,应随时采集资料进行补充或更正。

二、交谈的注意事项

1. 关心、体贴、尊重被评估者 交谈过程中,评估者应表现出良好的职业形象,高尚的道德情操,较高的科学素质和人文素质。评估者应始终态度诚恳、和蔼、耐心,尊重被评估者的权利和人格,做到一视同仁,保护其隐私。只有当被评估者感到温暖亲切、平等尊重,才愿意将自己的感受和意愿坦诚相告,才能确保健康资料的完整性和准确性。

2. 避免重复性提问 提问时要注意系统性、目的性和必要性,避免重复提问,问了又问。有时为了核实资料,需要就同样的问题多问几次时,应注意表达方式。杂乱无章的重复提问是漫不经心的表现,会降低被评估者对评估者的信任、信心和期望。

3. 避免诱问、套问及逼问 当被评估者回答问题不确切时,评估者应耐心启发,避免使用暗示性或诱导性语言进行套问,以防被评估者为迎合评估者而随声附和,影响评估资料的真实性。如不应问"您是不是下午发热?"或"你腹痛时没有恶心,是吗?"而应问"您发热一般是在什么时间?""你腹痛时还伴有其他不舒服吗?"当涉及被评估者敏感的话题而使其不愿回答时不要强行逼问。

4. 避免使用医学术语 语言要通俗易懂,以被评估者能听懂为原则,问题要具体、简单明了,避免使用医学术语,如隐血、里急后重、心悸、膀胱刺激征等,以免被评估者发生错误理解,影响病史资料的真实性。

5. 不宜使用责备性提问 责备性提问常使被评估者难以回答,且易产生防御、抵触心理。如"您为什么吸那么多烟呢?""你为什么要吃残菜剩饭呢?""您怎么不早点来就诊,而拖了几周才来?"

6. 杜绝对被评估者有不良刺激的语言和表情 遵循对被评估者无心理损害的原则。交谈时禁用"麻烦""难办"等言行,杜绝"皱眉""厌恶""惊奇"等不良刺激的面部表情,以免加重被评估者的思想负担而影响资料的采集。

在健康史采集过程中,评估者要不断地思考、分析、综合,找寻被评估者所述症状间的内在联系,分清主次、去伪存真。健康史采集结束后,评估者还需将被评估者的陈述加以归纳、整理,按规范格式写成相关记录。

护考链接 -

护士收集资料成功的关键是(　　)。

A. 得到患者信任　　B. 病情比较简单　　C. 正确地运用交谈的技巧

D. 患者文化程度高　　E. 患者能说会道

答案与解析:C,能否正确地运用交谈的技巧是护士收集资料成功的关键。

三、健康史采集的内容

健康史采集的内容包括一般项目、主诉、现病史、既往史、成长发育史、家族史、心理社会评估以及系统回顾。评估者应按项目的序列系统地采集健康史,对交谈的目的、进程、预期结果应心中有数。

> **★ 高频考点**
> (1)健康史采集的内容。
> (2)主诉的记录。
> (3)现病史的组成内容。

（一）一般项目

一般项目包括被评估者的姓名、性别、年龄、民族、籍贯、文化程度、职业、婚姻、宗教信仰、入院方式、住址、家庭成员、联络人、联系电话、医疗费支付方式、入院日期、记录日期、入院医疗诊断、主管医生、病史陈述者及可靠程度等。若病史陈述者并非本人,则应注明其与被评估者的关系。

记录一般项目时,姓名与被评估者的身份证一致。住址应详细。年龄应是实足年龄(周岁),年龄在1月以内者记录至天,在1岁以下者记录至月或几个月零几天。入院时间和健康史采集时间的记录应准确到小时。为了避免询问初始过于生硬、被评估者产生被审问的感觉,可将某些一般资料的内容穿插到相应病史中去询问。

（二）主诉

主诉是被评估者感受最主要、最明显的症状或体征及其性质和持续时间。即被评估者此次就诊的主要原因。健康史采集一般由主诉开始。首先使用开放式的提问,询问与这次就诊有关的健康问题,如"你感到哪儿不舒服?""你这次就诊的主要原因是什么?""有多长时间了?"

主诉应言简意明,用一两句话高度概括,一般不超过20个字。症状较多时,写出最主要的,一般不超过3个,如"腹痛、呕吐伴腹泻4 h"。不要用医疗诊断作为主诉,要以症状为主诉,尽可能用被评估者的语言,如"多饮、多食、多尿伴消瘦3年",不能写成"糖尿病3年"。若病程长、病情复杂、症状及体征变化多,则应结合病情选择更贴切的主诉,按发生先后顺序记述,如"活动后心慌气急2年,加重伴双下肢水肿1周"。对于当前无症状表现的,应以入院目的为主诉,如"经B超检查发现胆囊结石,入院接受手术治疗""体检时胸透发现胸部阴影3天"。已经确诊,经住院治疗症状消失,需多次住院治疗的患者,应记录确诊疾病的时间及治疗的次数,如"确诊左肺上叶鳞癌2个月,行第2次化疗"。

（三）现病史

现病史是被评估者患病以来疾病发生、发展和演变的全过程,即目前健康状况。这是健康史采集中的重点内容。

1. 起病情况与患病的时间 包括起病的时间和地点、起病的急缓、首发症状、患病时间(自起病到就诊或入院的时间)。患病时间长短可根据情况按年、月、日、小时、分钟为计时单位,其时间的长短应与主诉保持一致。翔实的起病情况可为寻找病因和诱发因素提供重要线索。如:心绞痛,起病急骤,而肿瘤则起病缓慢;脑血栓常发生于睡眠时,而脑出血则常发生于活动时或情绪激动时。

2. 发病原因与诱因 了解与本次发病有关的原因如外伤、中毒、感染等;诱因如气候变化、环境改变、情绪、起居变化、饮食失调等。有时环境的变化或药物的使用可能就是病情减轻或加重的因素。

3. 主要症状的特点 包括主要症状出现的部位、范围、性质、时间及持续时间、发作频度和严重程度、影响因素(诱发、缓解或加重的因素)。如典型心绞痛发作的疼痛特点是多出现在胸骨后或心前区,可放射至左肩、左臂内侧、小指和环指,呈压榨性或紧缩感,疼痛剧烈,持续时间多为 3~5 min,常因情绪激动、劳累等诱发,休息或舌下含化硝酸甘油后迅速缓解。又如:胃、十二指肠溃疡常表现为上腹部周期性、节律性隐痛;阑尾炎则为转移性右下腹痛;胆囊炎可表现为右上腹痛,进油腻食物疼痛加重。

4. 病情的发展与演变 包括主要症状的发展和其他有关症状的情况。按时间顺序记录是持续进行还是反复发作,包括主要症状的变化及(或)新症状的出现。如原有消化性溃疡病史者,突然出现全腹剧烈疼痛,则应考虑消化性溃疡急性穿孔的可能。肝硬化患者出现表情、情绪和行为异常等新症状,应考虑早期肝性脑病的可能。

5. 伴随症状 伴随症状指与主要症状同时或随后出现的其他症状。伴随症状对确定病因和判断有无并发症具有重要意义。如咳嗽、咯血伴午后低热、盗汗,提示存在活动性肺结核。与鉴别诊断有关的也应记录。若按一般规律在某一疾病应该出现的伴随症状而实际上没有出现时(阴性症状),也应将其记述于现病史中以备进一步观察,或作为诊断和鉴别诊断的重要参考资料。

6. 诊疗、护理经过 包括本次就诊前曾在何时何地就诊,做过何种检查,结果如何,诊断是什么,接受过何种治疗,如药物的名称、剂量、用后的疗效以及接受了哪些护理措施、效果如何等。

7. 一般情况 包括被评估者患病后的精神状态、食欲、体重改变、睡眠及大小便等情况。这些内容对确定护理诊断及制订护理措施是十分有用的。

8. 健康问题对被评估者的影响 被评估者对健康问题是如何看待和处理的,效果如何。这些内容不仅反映了被评估者对疾病的态度、重视程度以及应对型态,同时也为制订护理措施提供参考依据。

护考链接

下列属于现病史的是( )。

A.青霉素过敏史 　　B.病后检查及治疗情况 　　C.手术、外伤史

D.婚姻、生育情况 　　E.家庭遗传病情况

答案与解析:B,现病史包括被评估者患病以来检查、治疗及护理经过。

（四）既往史

既往史是指被评估者过去存在的健康问题、求医经历及其对自身健康的态度等。包括既往健康状况、既往病史、过敏史及预防接种等。既往史的记录顺序一般按年月的先后排列。

1. 既往健康状况　这是被评估者对自己过去健康状况的评价。

2. 既往病史　包括过去曾患过的疾病(含传染病、地方病史)及住院情况。注意询问所患疾病的时间、诊断、治疗护理经过及转归等。特别注意询问与现病有密切关系的疾病史,如:对风湿性心脏病患者应询问过去是否发生过咽痛、游走性关节痛等;对肝脏肿大的患者应询问过去是否发生过黄疸;对冠状动脉粥样硬化性心脏病和脑血管意外的患者,应询问过去是否有过高血压、糖尿病等。

3. 手术外伤史　手术时间、名称、原因或外伤的时间、原因、部位、程度及转归等。

4. 输血史　过去输入血液的种类、血量、输血后的情况。

5. 用药史　如药物的名称、用法、剂量、时间、疗效、副作用以及当前用药情况。

6. 预防接种史　预防接种的种类、次数及时间。

7. 过敏史　包括对食物、药物和环境因素的过敏史等。有过敏史者,应了解过敏原、过敏时间、地点、表现及处理方法等。应在显著位置标明药物过敏史,无药物过敏史用蓝黑墨水笔或黑墨水笔注明"无",有药物过敏史用红墨水笔标明过敏药物名称,如为过敏性休克等严重反应需加以注明。

（五）成长发育史

成长发育史主要包括生长发育史、月经史、婚姻史、生育史、个人史。

1. 生长发育史　判断儿童不同时期的生长发育是否正常,主要询问家长,了解被评估者出生时的情况及其以后的生长发育情况。

2. 月经史　包括月经初潮年龄、月经周期、经期天数、经血的量和色、经期症状、有无痛经与白带异常、末次月经日期、闭经日期、绝经年龄等。

记录格式：初潮年龄 $\dfrac{行经期(天)}{月经周期(天)}$ 末次月经时间(LMP)或绝经年龄

例如：$14 \dfrac{3\sim5\ 天}{28\sim31\ 天} 2012.10.15$（或 50 岁）

3. 婚姻史　包括婚姻状况、结婚年龄、配偶健康状况、性生活情况、夫妻关系等。

4. 生育史　包括妊娠与生育次数和年龄,人工流产或自然流产的次数,有无早产、死产、手术产、围产期感染,计划生育状况,有无患过影响生育的疾病。

5. 个人史　包括社会经历、职业及工作条件、习惯与嗜好、冶游史、吸毒史。①社会经历:包括出生地、居住地区和居住时间(尤其是疫源地和地方病流行区)、受教育程度、经济条件和业余爱好等。②职业及工作条件:包括劳动环境、工种、与工业毒物的接触情况及时间。③习惯与嗜好:包括个人起居与卫生习惯、饮食的规律与质量,烟酒嗜好与摄入量等。④冶游史:有无不洁性交,除配偶外,有无其他性伴侣。是否患过淋病、尖锐湿疣等。男性患者应记述有无生殖系统疾病。⑤吸毒史:有无吸食毒品的经历,毒品的种类、用量及吸食的时间,成瘾情况,是否戒瘾。

（六）家族史

（1）了解父母、兄弟姐妹、子女健康状况及患病情况，特别应询问有无与被评估者相同或相似的疾病。已亡者应问明死亡的原因、年龄及时间。

（2）家族中有无先天性疾病、遗传性疾病（如血友病、白化病等）或与遗传有关的疾病（如高血压、糖尿病、精神病等）、传染病（如梅毒、结核病、肝炎等）。

（3）有些遗传性疾病必要时应了解患者非直系亲属的健康状况，如血友病应追问舅父及姨表兄弟等有无类似患者。

（七）心理社会评估

1. 心理方面　认知能力、情绪状态、自我概念和自尊、对健康与疾病的理解和期望、重大应激事件及应对情况、价值观与信仰。

2. 社会方面　家庭关系、生活与居住环境、工作与受教育情况、社交状况、经济状况、文化评估。

（八）系统回顾

系统回顾是由很长的一系列直接提问组成，用以作为最后一遍搜集病史资料的方法，全面掌握被评估者的健康状况，避免遗漏重要信息。

1. 一般健康状况　有无疲乏无力、出汗、发热、睡眠障碍以及体重改变等。

2. 头面器官　有无视力障碍、眩晕、耳鸣、耳聋、鼻出血、牙龈出血、牙痛、咽喉痛、声音嘶哑等。

3. 呼吸系统　有无咳嗽、咳痰、咯血、呼吸困难、胸痛，有无发冷、发热、盗汗、食欲不振等。

4. 循环系统　有无心悸、心前区疼痛、端坐呼吸，有无腹腔积液、肝区疼痛、头痛、头晕、晕厥、血压升高及下肢水肿等。

5. 消化系统　有无口腔疾病、食欲改变、嗳气、反酸、腹胀、腹痛、腹泻、呕血、便血、便秘、黄疸；了解体重的改变、饮食卫生及习惯，有无饮酒嗜好及摄入量等。

6. 泌尿系统　有无排尿困难、尿痛、尿频、尿急，了解尿量、尿的颜色有无改变，有无尿潴留及尿失禁等，外生殖器有无溃疡、异常分泌物、皮疹，性欲有无障碍。

7. 造血系统　有无乏力、头晕眼花，皮肤黏膜有无苍白、黄染、出血点、淤斑、血肿，有无淋巴结、肝脾肿大及骨骼痛等情况。

8. 代谢及内分泌系统　有无畏寒、怕热、多汗，有无烦渴、多尿、多食，有无外伤、手术、产后出血。性格、智力、性器官的发育，骨骼、甲状腺、体重、毛发等有无改变。

9. 神经系统及精神状态　有无头痛、失眠、嗜睡、记忆力减退、意识障碍、晕厥、瘫痪等，有无幻觉、妄想、定向力障碍、情绪异常、性格失常，了解情绪状态、思维过程、智力、能力、自知力等。

10. 运动系统　有无肢体无力、麻木、疼痛、痉挛、萎缩、瘫痪等，有无关节畸形、肿痛、运动障碍，了解有无外伤、骨折、关节脱位、先天性缺陷等。

任务三 功能性健康型态的评估

案例引导

　　患者,男,18岁,学生。2天前淋雨后,突发寒战、高热,伴左侧胸痛、咳嗽、气促、咳铁锈色痰。身体评估:T 39.3 ℃,R 30 次/分,P 102 次/分,BP 110/70 mmHg,神志清楚,急性病容,面色潮红,呼吸急促。

　　你如何按功能性健康型态收集和整理该患者的健康资料?该患者主要的护理诊断有哪些?

　　功能性健康型态(functional health patterns,FHPs)是戈登(Morjory Gordon)1987年提出的收集和组织健康资料的分类模式。该型态涉及人类健康和生命过程的11个方面。功能性健康型态作为健康评估的理论框架,不仅收集被评估者健康问题的资料,而且收集正常活动能力或功能潜力以及有无处理自身健康问题的技能等有价值的资料,使临床思维更集中、明确地导向护理诊断。目前,已被我国广泛用于指导护士系统地收集资料。通过交谈采集的内容如下。

一、健康感知与健康管理型态

　　健康感知与健康管理型态(health perception and health management pattern)主要涉及个体对自身健康状况的感知及常规的健康照顾行为的计划与措施,包括疾病预防、对医嘱或护嘱的依从性等。

　　★ **高频考点**
　　(1)功能性健康型态的评估内容。
　　(2)根据功能性健康型态作出护理诊断。

(一)评估重点
　　(1)被评估者对健康的理解及对自我健康状态的感受。
　　(2)影响被评估者健康维护和健康促进的因素。
　　(3)影响被评估者健康状况的危险因素。
　　(4)被评估者自我护理和自我检查等健康管理能力。
　　(5)被评估者遵从医疗计划或健康指导的行为。

(二)评估方法及内容
　　1. 健康感知　个体对健康的理解及对自己健康状况的感受。

　　如:你认为,什么是健康?近一年来你的健康状况如何?与同龄人相比你的健康状况如何?你过去得过什么病?对什么物质过敏?当时的过敏反应情况怎样?……

　　2. 影响被评估者健康维护和健康促进的因素　影响因素很多,其中最重要的是个体的健康价值观和可获得的健康咨询资源。

如:你平时关注自己的健康吗?关注程度如何?遇到健康问题时,你会怎么做?你生病后不知该如何处理时,会向谁咨询? ……

3. 健康的危险因素 包括遗传因素、生活方式、环境。

如:家中有无高血压、心脏病、糖尿病及癌症等家族史?是否吸烟?每天吸多少支香烟?是否饮酒?每天喝多少酒?家庭经济状况怎样?家庭和工作环境中有无影响健康的危险因素? ……

4. 健康维护行为 包括为维护健康所采取的措施、进行自我检查的意识及能力水平、是否进行常规健康检查和预防接种等情况、是否遵从医疗护理计划或健康指导。

如:平时你采取哪些措施来维持健康?一般隔多长时间进行一次健康体检?最后一次是什么时候?是否经常听健康知识讲座? ……

护考链接

患者,男,56岁,因咳嗽、咳痰、咯血入院,采集健康史的过程中,评估者询问其有无吸烟嗜好,此内容属于功能性健康型态中的(　　)。

A. 健康感知与健康管理型态　　B. 营养与代谢型态　　C. 自我感知与自我概念型态
D. 应对与应激耐受型态　　　　　E. 价值与信念型态

答案与解析:A,健康感知与健康管理型态评估内容包括影响被评估者健康状况的危险因素。

二、营养与代谢型态

营养与代谢型态(nutrition-metabolism pattern)主要是通过评估个体的营养、体液平衡、组织完整性和体温调节等四个方面来判断与机体代谢需求相关的食物及液体的摄取与利用及其影响因素。

（一）评估重点

（1）食物与液体摄入的合理性。

（2）营养失调与体液失衡的危险因素。

（3）营养与体液平衡状态。

（4）营养失调与体液失衡的类型。

（5）体温以及皮肤黏膜的完整性。

（二）评估方法及内容

1. 营养 健康史采集内容以确认评估对象食物摄入的合理性以及对营养状况可能产生的影响因素为重点。

如:近期有无体重增加或减少,原因是什么?采取了什么措施? ……

每日几餐?喜欢甜食,还是菜里多放食盐?进餐时咀嚼、吞咽有困难吗? ……

有否食物过敏?对什么食物过敏?经常独自进餐?或与人共餐?知道哪些是高热量

或富含蛋白质、脂肪及营养价值低的食物吗？······

2. 体液平衡 主要包括饮水量、食物含水量、尿量和出汗等情况。

如：你每天喝多少水或饮料？尿量多少？出汗多吗？有无疾病所致水丢失过多？······

3. 组织完整性 如：你受过伤吗？伤口愈合得好不好？是否存在皮肤完整性受损的危险因素？······

4. 体温调节 如：有无引起体温改变的疾病？体温变化与年龄有关系吗？有无严重营养不良？是否暴露于过热或过冷的环境中？······

三、排泄型态

排泄涉及个体的排便和排尿功能，排泄型态(elimination pattern)主要包括个体自觉的排泄功能状态，排泄时间、方式、量和质的改变或异常，以及轻泻剂或排泄控制辅助装置的使用情况。

（一）评估重点

（1）被评估者的排泄型态，包括排便排尿的频率、量和习惯。

（2）排泄异常的类型及其严重程度。

（3）引起排泄异常的危险因素。

（4）被评估者排泄的自理行为和知识水平。

（二）评估方法及内容

1. 排便型态 如：你每天排便几次？一般何时排便？认为自己的大便和排便习惯正常吗？近来排便次数、量及大便颜色、性状有改变吗？影响你排便正常的因素是什么？是否使用泻药？使用频率和剂量如何？······

2. 排尿型态 如：你每天排尿几次？尿量有多少？尿液是什么颜色？解小便时有什么不正常吗？排尿间隔是否规律？······注意有无尿频、尿急、尿痛、排尿困难、尿潴留和尿失禁等。

3. 排尿异常的危险因素 如：有无泌尿系统感染、结石、肿瘤及外伤、前列腺肥大、中枢神经系统疾病、糖尿病等疾病史？是否有影响排尿的饮食、心理因素？是否服用影响排尿的药物？······

四、活动与运动型态

活动与运动型态(activity-exercise pattern)涉及个体活动、锻炼、休闲娱乐的方式，主要包括个体活动与运动的类型、强度、活动量以及个体进行活动或运动的能力。

（一）评估重点

（1）被评估者的日常生活活动、休闲娱乐活动和日常体格锻炼习惯。

（2）机体的生理功能能否满足日常生活活动的需要。

（3）被评估者的活动耐力及影响活动耐力的因素。

（二）评估方法及内容

1. 活动与运动形式 如：一般情况下你每天如何安排自己的活动？是否经常进行身

体锻炼？不能锻炼的原因是什么？……

2. 日常生活活动能力　如：你在穿衣、洗澡、吃饭和去厕所时，是否需要借助辅助用具或他人帮助？……

3. 活动耐力　如：活动与运动后是否觉得气急、疲乏无力？什么情况下出现？……

4. 影响活动耐力的因素　如：是否患有心血管疾病、呼吸系统疾病或骨、关节和肌肉、神经系统疾病？服用过哪些药物？……

五、睡眠与休息型态

睡眠与休息型态（sleep-rest pattern）主要涉及个体的睡眠、放松和休息，包括个体的睡眠时间、质和量、效果，以及影响睡眠和休息的各种因素。

（一）评估重点

（1）被评估者对睡眠与休息的时间和质量的感知。

（2）睡眠与休息型态紊乱的症状、体征。

（3）睡眠与休息型态紊乱的类型、原因。

（二）评估方法及内容

1. 日常睡眠型态　如：每天睡眠的总时间大约是多少小时？一般什么时间入睡？早上几点醒来？是否有午睡的习惯？一般午睡多少时间？你觉得睡眠是否充足？对自己的睡眠满意吗？……

2. 失眠及其特点　如：失眠持续多长时间了？有无夜间入睡困难和多醒或早醒、觉醒或惊醒？白天是否感到疲乏、嗜睡、精神不振、记忆力下降或注意力不集中？……

3. 白天过度嗜睡及其原因　如：白天在无强刺激作用下，是否很容易入睡？是否与肥胖、睡眠姿势、饮酒等危险因素有关……

4. 睡前习惯　如：有无睡前运动、阅读、听音乐、洗脸、刷牙、沐浴等习惯？习惯是否被打乱？是否有饮用咖啡、可乐和烈酒的习惯？一般何时饮用？最近服用了哪些药物？用过安眠药吗？心境如何？是否有抑郁和焦虑？……

六、认知与感知型态

认知与感知型态（cognition-perception pattern）是指个体的神经系统对外界各种感官刺激的感受能力以及大脑对接收到的各种刺激的反应和判断能力。认知与感知型态主要涉及神经系统的感知功能和大脑的认知功能。

（一）评估重点

（1）被评估者的视觉、听觉、味觉和嗅觉等感知功能状态。

（2）被评估者的思维能力、语言能力、定向力以及意识状态。

（3）由于感知与认知功能改变而面临的危险。

（4）对感知与认知功能改变的反应。

（二）评估方法与内容

1. 感知功能　如：近来你的视觉、听觉、味觉、触觉、嗅觉有无异常？对生活有何影响？

有无疼痛？确定疼痛的部位、性质、程度、持续时间、加重或缓解的因素……

2. 认知功能

（1）思维能力。

① 让被评估者重复一句简单的话或一组数字，来评估短时记忆。

② 让被评估者说出其家人的名字、当天进餐的食物或孩童时代的事情来评估长时记忆。

③ 让被评估者陈述病史、概括其所患疾病的特征，评估其概括力。

④ 请被评估者说出一些常用物品的名称，评估其注意力。

⑤ 请被评估者按指示做一些从简单到复杂的动作，评估其理解能力。

⑥ 根据被评估者年龄特征提出问题，评估其演绎推理能力。

⑦ 让被评估者描述其对病房环境的观察，评估其洞察力。

⑧ 你出院后准备如何争取别人的帮助？出院后经济上遇到困难你将怎么办？评估其判断能力。

（2）语言能力。通过提问、复述、自发性语言、命名、阅读和书写等方法进行评估。

（3）定向力。

① 你知道现在是几点钟吗？今天是星期几？今年是哪一年？评估时间定向力。

② 现在住在什么地方？评估地点定向力。

③ 床旁桌放在床的左边还是右边？呼叫器在哪儿？评估空间定向力。

④ 你叫什么名字？知道我是谁吗？评估人物定向力。

（4）意识状态。通过观察被评估者是否清醒、对问题和指令是否理解、能否作出正确的反应及对周围环境刺激的反应等方面，评估其意识状态。

七、自我概念型态

自我概念是人们通过对自己的内、外在特征以及他人对其反应的感知与体验而形成的对自我的认识与评价，是个体在与其"心理—社会—环境"相互作用过程中形成的动态的、评价性的"自我肖像"。自我概念型态（self-concept pattern）涉及个体对自己的认识和评价，主要包括个体的身体自我（即身体意象）、社会认同、自我认同和自尊、自我概念的现存与潜在威胁四部分。

（一）评估重点

（1）身体意象、自我认同和自尊方面的自我感受与评价。

（2）影响被评估者自我概念的相关因素。

（3）自我概念方面现存的、潜在的威胁。

（二）评估方法与内容

1. 身体意象　如：你认为自己身体的哪一部分最重要？为什么？你最关注的健康问题是什么？你最希望外表的什么地方需要改变？这些身体意象改变对你有哪些影响？……

2. 社会认同　如：你是从事什么职业的？对家庭、工作情况满意吗？朋友、同事、领导如何评价你？……

3. 自我认同与自尊　如：你对自己满意吗？对自己的性格、心理素质和社会能力满意吗？哪些方面不满意？……

4. 自我概念的现存与潜在威胁 如：有哪些事情让你感到最忧虑或痛苦？有哪些事情让你感到焦虑、恐惧、绝望？……

八、角色与关系型态

角色与关系型态(role-relationships pattern)涉及个体在生活中的角色及与他人关系的性质，包括个体对其家庭、工作和社会角色的感知。

（一）评估重点

（1）被评估者所承担的角色以及被评估者的角色感知与角色行为。

（2）角色紧张的危险因素。

（3）角色紧张的生理、心理和行为反应。

（4）被评估者与他人的沟通形式。

（5）妨碍有效沟通的因素。

（6）现存的或潜在的家庭功能障碍。

（二）评估方法与内容

1. 个体的角色

① 你是做什么工作的？对自己的工作满意吗？有职务吗？你认为自己能胜任这项工作吗？……

② 在家庭和生活中担任什么角色？对自己的角色行为是否满意？与自己的角色期望是否相符？是否感到压力很大、角色不能胜任？……

2. 家庭角色与家庭关系 如：能告诉我你的家庭情况吗？你感觉家庭快乐、和睦吗？家庭中的事情通常谁来做主？你生病会给家庭带来什么影响？……

3. 社会关系 如：对自己和家庭的社交范围、社交深度和人际关系满意吗？最近有没有感觉到与亲戚、同事或朋友的关系发生了变化？……

4. 沟通能力

① 能否清楚地表达自己的想法？能否理解阅读材料的内容？……

② 听力、视力和语言能力有无障碍？平时是否戴眼镜或使用助听器？效果如何？……

九、性与生殖型态（sexuality and reproductive pattern）

性是一个复杂的现象，涉及生理、心理、文化和社会等各个方面，是性认同在行为方面的表现。包括个体的性别认同、性角色行为、性功能和生育能力。

（一）评估重点

（1）被评估者对性和生殖方面所关心的内容。

（2）被评估者对性和生殖功能的认知。

（3）被评估者的性发育水平，包括相关的生理改变。

（4）被评估者在性和生殖方面存在的问题。

(二)评估方法与内容

1. 性别认同与性别角色 如:如何看待性与你自己的性别角色?承担哪些与性别相关的角色?你的健康状况是否限制你性别角色的表现?……

2. 性与生殖的知识 如:在性和生殖方面有什么疑问吗?是否知道在性和生殖方面应该注意什么?……

3. 性行为及其满意度 如:是否有性生活?满意吗?不满意的原因是什么?想如何改变?……

4. 性虐待 如:在儿童时期或成年后是否曾遭受过性虐待?……

5. 家族史 如:你的母亲在怀孕期间有无服用己烯雌酚预防流产?有无乳房癌或卵巢癌的家族史?……

6. 生育史与生育能力

(1)女性:你第一次来月经时是多大年龄?每次持续几天?一般月经周期是多长时间?月经量和颜色正常吗?最近一次来月经是哪一天?何时停经?你怀孕几次?有几个小孩?生产顺利吗?有没有采取避孕措施?……

(2)男性:你会睾丸自检吗?有没有异常的发现?最后一次检查是什么时间?你采取什么避孕方法?做过输精管结扎术吗?你们夫妻都能接受这种方法吗?……

7. 生殖系统检查史 如:是否定期做妇科健康检查,如阴道脱落细胞涂片、乳房检查和乳房自检?询问睾丸自检的情况,并了解最后一次检查的结果。多长时间检查一次?……

十、压力与应对型态

压力与应对型态(stress and coping pattern)主要涉及个体对压力的感知与处理,包括个体对压力的适应或不适应反应,对压力的认知与评价以及其应对方式。

(一)评估重点

(1)被评估者面临的压力资源。

(2)被评估者对压力的认知与评价。

(3)被评估者的压力反应与应对方式。

(4)被评估者应对方式的有效性。

(5)压力引起的危机征象。

(二)评估方法与内容

1. 压力源 如:近来你的生活有改变吗?你现在最关心的是什么事?经常感到有压力或紧张焦虑吗?你的压力是来自疾病、环境、家庭、工作还是经济方面?……

2. 压力感知 如:压力对你意味着什么?你自己是怎样缓解压力和紧张情绪的?……

3. 应对方式

(1)当你遇到困难时,你的家人、亲友和同事中谁能帮助你?……

(2)你会把心事和烦恼说给谁听?通常采取什么方式缓解紧张或压力?这些措施有

没有作用？……

4. 压力缓解情况　如：通常你采取的措施能否解决你的问题和烦恼？……

十一、价值与信念型态

价值与信念型态（value-belief pattern）涉及个体的文化和精神世界，主要包括对文化和精神的评估。文化是一个社会及其成员所特有的物质和精神财富的总和，即特定人群为适应社会环境和物质环境而共有的行为和价值模式，文化的核心要素有价值观、信念、信仰和习俗。精神包括个体的内心世界，个体的最高社会准则，以及与自己、他人和环境的关系等诸方面之间的相互关系，并能表现出爱、信任、希望等行为和情感，从而使生活更充满活力。

（一）评估重点

（1）被评估者的文化和种族背景。

（2）被评估者对于生活、死亡、健康、疾病和精神世界的价值观与信念。

（3）被评估者的价值观及信念与其所接受的健康照料体系有否冲突。

（4）被评估者基于文化的健康行为。

（5）有无精神困扰。

（二）评估方法与内容

1. 文化

（1）你在哪儿出生的？现居住在什么地方？在那儿住了多久了？……

（2）你是属于哪个民族？有无宗教信仰？疾病影响你的信仰活动吗？……

（3）当你感到不舒服时，你是怎样做的？会使用民间验方吗？……

（4）住院是否需要较多的费用？你是如何解决费用问题的？是否参加了医疗保险？……

2. 精神世界

（1）你经常思考人生价值吗？你认为生活的意义和目标是什么？……

（2）你是否会渴望生命保障系统？你对捐献器官怎么看？……

（3）当你需要精神支持时，谁会帮助你？你认为祈祷对你有帮助吗？……

附　功能性健康型态相关护理诊断

一、健康感知与健康管理型态

（一）健康的护理诊断

1. 寻求健康行为（具体说明）［health-seeking behaviors（specify）］

2. 执行治疗方案有效（effective therapeutic regimen management）

（二）有危险的护理诊断

1. 有发展迟滞的危险（risk for delayed development）

2. 有成长比例失调的危险（risk for disproportional growth）

3. 有摔倒的危险(risk for falls)

4. 有受伤的危险(risk for injury)

5. 有窒息的危险(risk for suffocation)

6. 有中毒的危险(risk for poisoning)

7. 有外伤的危险(risk for trauma)

8. 有误吸的危险(risk for aspiration)

9. 有围手术期体位性损伤的危险(risk for preoperative positioning injury)

（三）现存的护理诊断

1. 成长发展迟缓(delayed growth and development)

2. 成人身心衰竭(adult failure to thrive)

3. 健康维护无效(ineffective health maintenance)

4. 执行治疗方案无效(ineffective therapeutic regimen management)

5. 社区执行治疗方案无效(ineffective community therapeutic regimen management)

6. 家庭执行治疗方案无效(ineffective family therapeutic regimen management)

7. 不依从行为(noncompliance)

8. 术后康复迟缓(delayed surgical recovery)

二、营养与代谢型态

（一）健康的护理诊断

1. 母乳喂养有效(effective breastfeeding)

（二）有危险的护理诊断

1. 有体温失调的危险(risk for imbalanced body temperature)

2. 有体液失衡的危险(risk for fluid volume imbalance)

3. 有体液不足的危险(risk for deficient fluid volume)

4. 有感染的危险(risk for infection)

5. 有营养失调的危险：高于机体需要量(risk for imbalanced nutrition：more than body requirements)

6. 有胶乳过敏反应的危险(risk for latex allergy)

7. 有皮肤完整性受损的危险(risk for impaired skin integrity)

（三）现存的护理诊断

1. 体温调节无效(ineffective thermoregulation)

2. 体温过低(hypothermia)

3. 体温过高(hyperthermia)

4. 体液不足(deficient fluid volume)

5. 体液过多(excess fluid volume)

6. 营养失调：低于机体需要量(imbalanced nutrition：less than body requirements)

7. 营养失调：高于机体需要量(imbalanced nutrition：more than body requirements)

8．母乳喂养无效（ineffective breastfeeding）

9．母乳喂养中断（interrupted breastfeeding）

10．无效性婴儿喂养型态（ineffective infant feeding pattern）

11．吞咽障碍（impaired swallowing）

12．防护无效（ineffective protection）

13．组织完整性受损（impaired tissue integrity）

14．口腔黏膜受损（impaired oral mucous membrane）

15．牙齿受损（impaired dentition）

16．皮肤完整性受损（impaired skin integrity）

17．胶乳过敏反应（latex allergy response）

三、排泄型态

（一）有危险的护理诊断

1．有急迫性尿失禁的危险（risk for urgent incontinence）

2．有便秘的危险（risk for constipation）

（二）现存的护理诊断

1．便秘（constipation）

2．感知性便秘（perceived constipation）

3．腹泻（diarrhea）

4．排便失禁（bowel incontinence）

5．排尿障碍（impaired urinary elimination）

6．压力性尿失禁（stress incontinence）

7．反射性尿失禁（reflex incontinence）

8．急迫性尿失禁（urgent incontinence）

8．功能性尿失禁（functional incontinence）

10．完全性尿失禁（total incontinence）

11．尿潴留（urinary retention）

四、活动与运动型态

（一）健康的护理诊断

1．有增强调节婴儿行为的趋势（readiness for enhanced organized infant behavior）

（二）有危险的护理诊断

1．有活动无耐力的危险（risk for activity intolerance）

2．有废用综合征的危险（risk for disuse syndrome）

3．有婴儿行为紊乱的危险（risk for disorganized infant behavior）

4．有周围神经血管功能障碍的危险（risk for peripheral neurovascular dysfunction）

（三）现存的护理诊断

1. 活动无耐力（activity intolerance）

2. 疲乏（fatigue）

3. 颅内适应能力低下（decreased intracranial adaptive capacity）

4. 心排出量减少（decreased cardiac output）

5. 缺乏娱乐活动（deficient diversional activity）

6. 漫游状态（wandering）

7. 持家能力障碍（impaired home maintenance management）

8. 婴儿行为紊乱（disorganized infant behavior）

9. 躯体活动障碍（impaired physical mobility）

10. 行走障碍（impaired walking）

11. 借助轮椅活动障碍（impaired wheelchair mobility）

12. 转移能力障碍（impaired transfer ability）

13. 床上活动障碍（impaired bed mobility）

14. 功能障碍性撤离呼吸机反应（dysfunctional ventilatory weaning response, DVWR）

15. 自主呼吸受损（impaired spontaneous ventilation）

16. 清理呼吸道无效（ineffective airway clearance）

17. 低效性呼吸型态（ineffective breathing pattern）

18. 气体交换受损（impaired gas exchange）

19. 进食自理缺陷（feeding self-care deficit）

20. 沐浴/卫生自理缺陷（bathing/hygiene self-care deficit）

21. 穿着/修饰自理缺陷（dressing/grooming self-care deficit）

22. 如厕自理缺陷（toileting self-care deficit）

23. 组织灌注无效（具体说明类型：肾脏、脑、心肺、胃肠道、外周）［ineffective tissue perfusion altered（specify type：renal, cerebral, cardiopulmonary, gastrointestinal, peripheral)］

五、睡眠与休息型态

1. 睡眠型态紊乱（disturbed sleep pattern）

2. 睡眠剥夺（sleep deprivation）

六、认知与感知型态

（一）有危险的护理诊断

1. 有自主性反射失调的危险（risk for autonomic dysreflexia）

（二）现存的护理诊断

1. 急性疼痛（acute pain）

2. 慢性疼痛(chronic pain)

3. 恶心(nausea)

4. 急性意识障碍(acute confusion)

5. 慢性意识障碍(chronic confusion)

6. 抉择冲突(具体说明)[decisional conflict(specify)]

7. 自主性反射失调(autonomic dysreflexia)

8. 认识环境障碍综合征(impaired environmental interpretation syndrome)

9. 知识缺乏(具体说明)[deficient knowledge(specify)]

10. 感觉紊乱:具体说明(视觉、听觉、味觉、嗅觉、触觉、运动觉)[disturbed sensor perception:specify(visual,auditory,gustatory,tactile,olfactory,kinesthetic)]

11. 思维过程紊乱(disturbed thought processes)

12. 记忆受损(impaired memory)

13. 单侧性忽略(unilateral neglect)

14. 语言沟通障碍(impaired verbal communication)

七、自我概念型态

(一)有危险的护理诊断

1. 有情景性自尊低下的危险(risk for situational low self-esteem)

2. 有无能为力感的危险(risk for powerlessness)

(二)现存的护理诊断

1. 焦虑(anxiety)

2. 对死亡的焦虑(death anxiety)

3. 恐惧(fear)

4. 无望感(hopelessness)

5. 无能为力感(powerlessness)

6. 自我身体意象紊乱(disturbed body image)

7. 长期自尊低下(chronic low self-esteem)

8. 情景性自尊低下(situational low self-esteem)

9. 自我认同紊乱(disturbed personal identity)

10. 自尊紊乱(disturbed self-esteem)

八、角色与关系型态

(一)危险的护理诊断

1. 有孤独的危险(risk for loneliness)

2. 有父母不称职的危险(risk for altered parenting)

3. 有亲子依恋受损的危险(risk for impaired parent/infant/child attachment)

(二)现存的护理诊断

1. 语言沟通障碍(impaired verbal communication)

2. 家庭运行中断(interrupted family processes)

3. 家庭运行功能不全:酗酒(dysfunctional family processes:alcoholism)

4. 预期性悲哀(anticipatory grieving)

5. 功能障碍性悲伤(dysfunctional grieving)

6. 长期悲伤(chronic sorrow)

7. 父母不称职(impaired parenting)

8. 父母角色冲突(parental role con)

9. 无效性角色行为(ineffective role performance)

10. 社交障碍(impaired social interaction)

11. 社交隔离(social isolation)

九、性与生殖型态

1. 性功能障碍(sexual dysfunction)

2. 无效性性生活型态(ineffective sexuality patterns)

十、压力与应对型态

(一)健康的护理诊断

1. 有增强社区应对的趋势(readiness for enhanced community coping)

2. 有增强家庭应对的趋势(readiness for enhanced family coping)

(二)有危险的护理诊断

1. 有自伤的危险(risk for self-mutilation)

2. 有自杀的危险(risk for suicide)

3. 有创伤后综合征的危险(risk for post-trauma response)

4. 有迁移应激综合征的危险(risk for relocation stress syndrome)

5. 有对他人施行暴力的危险(risk for other-directed violence)

6. 有对自己施行暴力的危险(risk for self-directed violence)

7. 有照顾者角色紧张的危险(risk for caregiver role strain)

(三)现存的护理诊断

1. 照顾者角色紧张(caregiver role strain)

2. 应对无效(ineffective coping)

3. 调节障碍(impaired adjustment)

4. 防卫性应对(defensive coping)

5. 无效性否认(ineffective denial)

6. 无能性家庭应对(disabled family coping)

7. 妥协性家庭应对(compromised family coping)

8. 社区应对无效(ineffective community coping)

9. 能量场紊乱(disturbed energy field)

10. 创伤后综合征(post-trauma response)

11. 强暴-创伤综合征(rape-trauma syndrome)

12. 强暴-创伤综合征:复合性反应(rape-trauma syndrome:compound reaction)

13. 强暴-创伤综合征:隐匿性反应(rape-trauma syndrome:silent reaction)

14. 迁移应激综合征(relocation stress syndrome)

15. 自伤(self-mutilation)

十一、价值与信念型态

（一）健康的护理诊断

1. 有增强精神健康的趋势(readiness for enhanced spiritual well-being)

（二）有危险的护理诊断

1. 有精神困扰的危险(risk for spiritual distress)

（三）现存的护理诊断

1. 精神困扰(spiritual distress)

（张朝霞）

项目小结

　　健康资料是指被评估者生理、心理、社会等各个方面的信息资料,包括主观资料和客观资料、目前资料和既往资料;主要通过与被评估者的交谈、身体评估与观察、阅读等方法获取。收集资料是健康评估的首要环节。交谈是收集资料最常用、最基本的方法,是收集资料的第一步。健康史采集的内容包括一般项目、主诉、现病史、既往史、成长发育史、家族史、心理社会评估以及系统回顾。熟练掌握并正确运用交谈的方法和技巧是护士的基本功。目前,作为健康评估理论框架的戈登功能性健康型态,已被我国广泛用于指导护士系统地收集资料,对正确评估和进一步形成护理诊断起着导向作用。

情景测试题

下面有 2 个案例,每个案例后有若干个问题,每个问题下面设 A、B、C、D、E 五个备选答案。请根据提供的信息,在每个问题的 A、B、C、D、E 五个备选答案中选择一个最佳答案。

(1～2 题共用题干)

患者,男,76 岁。因食管癌入院,患者精神紧张,焦虑不安,进食有哽噎感。

1. 评估者采集健康史时,与交流技巧不符合的是(　　)。

A. 交谈应注意减慢语速　　　　　　　　B. 提问后细心观察其反应

C. 耐心说明交谈的目的　　　　　　　　D. 提问应简单,不要给太多的思考时间

E. 鼓励其说出自己的感受

2. 交谈时,当评估者问:"您说进食有哽噎感已经很长时间了,能说一下具体是多长时间吗?"属于核实技巧的( )。

A. 复述　　　　B. 澄清　　　　C. 反问　　　　D. 质疑　　　　E. 解析

(3～5 题共用题干)

患者,男,46 岁,因消化性溃疡入院。评估者为其采集健康史,收集相关信息。

3. 评估者开始采集健康史时,询问:"您哪里不舒服?"此种提问方式的优点是( )。

A. 所涉及的问题较具体　　　　　　　B. 提问具有较强的暗示性

C. 回答时的选择较少　　　　　　　　D. 问题范围较狭窄

E. 可以获得较多的资料

4. 主诉书写最规范的是( )。

A. 腹痛、食欲缺乏 3 个月　　　　　　B. 左上腹疼痛伴呕吐 2 次

C. 患消化性溃疡 2 年　　　　　　　　D. 节律性左上腹疼痛 3 个月,黑便 2 天

E. 腹痛、恶心、反酸、乏力

5. 询问过敏史属于( )。

A. 现病史　　　B. 生育史　　　C. 既往健康史　　　D. 婚姻史　　　E. 家族史

情景测试题参考答案

1. D　2. B　3. E　4. D　5. C

项目二
常见症状评估

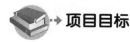 **项目目标**

1. 掌握常见症状的护理评估要点。
2. 熟悉常见症状的病因及临床表现。
3. 了解常见症状的发生机制。
4. 学会对常见症状的资料收集。
5. 能够提出相关的护理诊断。

任务一　发热的评估

案例引导

　　苏某,男,32岁,淋雨后发热伴大量出汗2周。入院后查体:体温39.9 ℃,脉搏100次/分,呼吸25次/分,面色潮红,意识清楚,生理反射正常,病理反射未引出,无脑膜刺激征。

　　1. 针对苏某发热,应如何全面问诊?
　　2. 苏某首优的护理诊断是什么? 相关的护理诊断有哪些?

　　发热(fever)是指在致热原作用下或其他各种原因引起的体温调节中枢紊乱,机体产热增多,和(或)散热减少,体温升高超出正常范围。

　　体温受下丘脑体温调节中枢的控制,通过神经、体液调节使产热和散热过程呈现动态平衡,保持机体体温在相对恒定的范围内(36～37 ℃)。正常体温在不同个体间稍有差异,并受昼夜、年龄、性别、活动、饮食、情绪和环境等内外因素的影响而有波动,但24 h内波动幅度一般不超过1 ℃。

【病因】

引起发热的病因较多,常分为感染性发热与非感染性发热两类,但以感染性发热最常见。

(一)感染性发热

各种病原体包括病毒、细菌、真菌、支原体、衣原体、立克次体、螺旋体、寄生虫等引起的急性、亚急性或慢性感染,局部性或全身性感染均可引起发热。

(二)非感染性发热

主要有以下几种原因。

1. 无菌性坏死物质吸收 组织细胞的破坏以及坏死组织物的吸收,常引起发热,此发热又称为吸收热。

(1)物理、化学或机械性损伤,如大面积烧伤、创伤、软组织损伤、手术、内出血等。

(2)组织缺血性坏死,如心肌、肺、脾等内脏梗死及肢体坏死。

(3)组织细胞破坏,如恶性肿瘤、白血病、溶血反应等。

2. 抗原-抗体反应 发热与抗原-抗体复合物有关,如风湿热、药物热、血清病、结缔组织疾病等。

3. 皮肤散热障碍 散热减少可引起低热,如泛发性皮炎、鱼鳞病等。

4. 内分泌代谢障碍 如甲状腺功能亢进症(简称甲亢)时产热增多,引起发热。

5. 体温调节中枢功能障碍 如中暑、安眠药中毒、脑出血、颅内肿瘤、颅脑损伤等。体温调节中枢直接受损引起的发热,称为中枢性发热,其特点是高热无汗。

6. 自主神经功能紊乱 这属于功能性发热,多为低热,常伴自主神经功能紊乱的其他表现。包括以下内容。

(1)夏季低热 发生于夏季,多见于幼儿,由幼儿的体温调节功能不完善而引起。

(2)生理性低热 如精神紧张、剧烈运动后,女性也可在月经前或妊娠初期出现发热。

(3)感染后低热 见于各种病原微生物感染后,原有感染已痊愈,但仍低热不退,此系体温调节中枢对体温的调节功能仍未恢复正常所致。

(4)原发性低热 自主神经功能紊乱所致的体温调节障碍或体质异常,低热常持续数日甚至数年之久。

【发生机制】

发热的发生机制可分为致热源性发热和非致热源性发热两种。

(一)致热源性发热

致热源性发热最常见。其致热源可分为外源性致热源和内源性致热源两大类。

1. 外源性致热源 外源性致热源通过内源性致热源的作用引起发热。外源性致热原包括病原微生物及其产物、炎症渗出物、抗原-抗体复合物、无菌坏死组织及某些类固醇物质等,其分子量较大,不能直接通过血脑屏障作用于体温调节中枢,而是通过激活血液中的白细胞使之产生并释放内源性致热源。

2. 内源性致热源 内源性致热源(EP)即白细胞致热源,如白细胞介素(IL-1、IL-6)、干扰素(IFN)和肿瘤坏死因子(TNF)等,因其分子量较小,可通过血脑屏障直接作用于体温调节中枢,使体温调定点上移,通过神经调节使骨骼肌紧张性增高或阵挛、皮肤血管及竖毛肌收缩使产热大于散热,引起发热。

(二)非致热源性发热

非致热源性发热是体温调节机制失控或调节障碍所引起的一种被动性的体温升高。

1. 体温调节中枢直接受损 如脑出血、颅脑外伤、中暑等。

2. 产热过多 如癫痫持续状态、甲亢。

3. 散热减少的疾病 如心力衰竭、泛发性皮肤病。

【临床表现】

(一)发热的临床过程及特点

发热的临床经过一般分为 3 个阶段。

★ **高频考点**
(1)发热的临床过程及特点。
(2)发热的临床分度。
(3)常见的热型。

1. 体温上升期 该期产热大于散热使体温上升。常表现为疲乏无力、肌肉酸痛、皮肤苍白、无汗、畏寒或寒战等。体温上升有以下两种方式。

(1)骤升 体温急剧升高,数小时达到 39 ℃ 或以上,常伴有寒战。见于肺炎球菌肺炎、疟疾、急性肾盂肾炎、流行性感冒(简称流感)及输液反应等。

(2)缓升 体温缓慢升高,数日内达到高峰,多无寒战。见于伤寒、结核病和布氏杆菌病等。

2. 高热期 该期产热和散热过程在较高水平上保持相对平衡。常表现为寒战消失、皮肤潮红并有灼热感、呼吸加深加快、开始出汗。此期体温达到高峰并可维持数小时(如疟疾)、数天(如肺炎球菌肺炎)或数月(如伤寒)。

3. 体温下降期 该期散热大于产热,体温降至正常水平。常表现为多汗、皮肤潮湿等。体温下降有以下两种方式。

(1)骤降 体温于数小时内迅速降至正常,常伴有大汗。见于大叶性肺炎、疟疾、急性肾盂肾炎和输液反应等。

(2)渐降 体温于数日内逐渐降至正常。见于伤寒、风湿热等。

(二)发热的临床分度

以口腔温度为标准,按发热的高低可分为:低热,37.3～38 ℃;中等度热,38.1～39 ℃;高热,39.1～41 ℃;超高热,41 ℃以上。

临床上,发热病程在 2 周以内者为急性发热;体温在 38 ℃以上,持续 2 周或以上者为长期中、高热;体温在 38 ℃以下,持续 1 个月以上者为长期低热。

(三)热型

发热患者在不同时间测得的体温数值分别记录在体温单上,将各体温数值点连接而成体温曲线,该曲线的不同形态称为热型。常见热型的特点及临床意义见表 2-1。

表 2-1　热型的特点及临床意义

名称	热型	特点	临床意义
稽留热	℃	体温持续在 39 ℃以上,达数天或数周,24 h 内波动范围不超过 1 ℃	见于大叶性肺炎、伤寒高热期
弛张热	℃	体温常在 39 ℃以上,24 h 内波动范围超过 2 ℃,但体温最低时仍高于正常	见于败血症、风湿热、重症肺结核、严重化脓性感染等
间歇热	℃	体温骤升达 39 ℃ 以上持续数小时又骤降至正常,无热期可持续一天或数天,高热期与无热期反复交替出现	见于疟疾、急性肾盂肾炎等
不规则热	℃	发热的体温曲线无一定规律	见于支气管肺炎、结核病、风湿热、肿瘤等
回归热	℃	体温骤升至 39 ℃ 或以上,持续数天后又骤降至正常水平,高热期与无热期各持续数天后有规律地交替出现	见于回归热、霍奇金病等
波状热	℃	体温逐渐升高到 39 ℃ 或以上,数日后又逐渐降至正常水平,持续数日后又逐渐升高,如此反复多次	见于布氏杆菌病

护考链接

　　李某,男,26 岁。近 5 天来体温维持在 40~41 ℃,24 h 内体温最低时的温度在 40 ℃以上。护理体检:腹部玫瑰疹 6 枚,肝脾肿大。其热型为(　　)。

　　A.波状热　　　B.不规则热　　　C.弛张热　　　D.稽留热　　　E.间歇热

　　答案与解析:D,根据发热的临床过程和特点,推断为伤寒,热型为稽留热。

【护理评估要点】

1. 相关病史与起病情况

（1）体温的生理变化　新生儿体温易受环境温度的影响并随之波动,较易引起发热;妇女在月经前及妊娠期体温稍高于正常;剧烈运动、沐浴、进餐后、情绪激动、精神紧张等可使体温暂时升高;高热环境中体温可稍高。

（2）发热的原因或诱因　有无传染病接触史、预防接种史和手术史等;是否淋雨、受凉、过度劳累、饮食不洁、有损伤和精神刺激等。

★ **高频考点**

（1）发热的护理评估要点。

（2）发热的相关护理诊断/合作性问题。

2. 临床特点

（1）发热的临床经过　注意发热的时间、体温上升的急缓、发热的高低、发热持续时间的长短和各病期的主要表现等。

（2）发热的程度、热期及热型　定时测量体温,绘制体温曲线,观察发热的程度、热期,注意有无特征性热型。

3. 伴随症状　有无寒战、乏力、头痛、肌肉酸痛、咳嗽、咳痰、恶心、呕吐、出血、皮疹、昏迷及抽搐等。

4. 发热对人体功能性健康型态的影响　有无食欲与体重下降、脱水等营养与代谢型态的改变;有无认知障碍与感知型态的改变;小儿高热者,应注意观察有无惊厥发生。

密切观察生命体征、瞳孔及意识状态、皮肤、口腔黏膜及尿量的改变;了解高热对机体重要脏器的影响及程度;体温下降期的患者,注意有无大汗及脱水的表现;长期发热者注意有无食欲减退及体重下降;还需注意患者的精神状况、心理反应、睡眠情况等。

5. 诊断、治疗及护理经过　做过何种检查、结果怎样;诊断为何种疾病;有何治疗和护理措施,如是否进行过物理降温,是否使用过抗生素、糖皮质激素和解热镇痛药等,了解药物的剂量及疗效等。

护考链接

刘某,女,16 岁。间断低热、干咳、盗汗、乏力 2 个月,同时伴有下腹坠痛。分诊护士首先判断患者可能为肺结核,预分感染科进一步诊察。为更准确分诊护士还应询问（　　）。

A. 手术史　　B. 月经史　　C. 预防接种史　　D. 家族史　　E. 吸烟史

答案与解析:B,刘某为 16 岁女性,有低热、盗汗、乏力,伴下腹坠痛,还应详细询问月经史。

【相关护理诊断/合作性问题】

1. 体温过高　与病原体感染有关,与体温调节中枢功能障碍有关。

2. 营养失调:低于机体需要量　与发热所致高消耗及营养物质摄入不足有关。

3. 体液不足　与发热患者体温下降时出汗过多和(或)摄入液体量不足有关。

4. 口腔黏膜改变　与发热所致口腔黏膜干燥有关。

5. 潜在并发症　意识障碍、惊厥。

任务二　疼痛的评估

案例引导

　　李某,男,62 岁。突发胸骨后疼痛 1 h。高血压病史 10 年。

　　1. 疼痛的病史应从哪些方面进行询问?

　　2. 李某胸骨后疼痛的可能病因及其产生疼痛的机制是什么?

　　疼痛(pain)是伴随着现存的或潜在的组织损伤而产生的不愉快的主观感觉和情感体验,是机体对有害刺激的一种保护性防御反应。疼痛属于个体主观的生理知觉体验,受个体性格、情绪、经验及文化背景的影响,表现为血压升高、呼吸急促、出冷汗、骨骼肌收缩等生理反应和焦虑、痛苦等不愉快的情绪反应。疼痛是一种警戒信号,对机体具有保护性和防御性的功能,但强烈、持久的疼痛会引起生理功能严重紊乱,甚至引起休克等。疼痛根据发生的部位不同可表现为头痛、胸痛、腹痛、腰痛、腿痛、关节痛等。

【病因】

（一）头痛

头痛是指额、顶、颞及枕部的疼痛。主要病因如下。

1. 颅脑病变

（1）颅内感染　如脑膜炎、脑膜脑炎、脑炎、脑脓肿等。

（2）脑血管病变　如脑出血、蛛网膜下腔出血、脑血栓形成、脑栓塞和高血压脑病等。

（3）颅内占位性病变　如脑肿瘤、颅内转移瘤和颅内囊虫病等。

（4）颅脑外伤　如脑震荡、脑挫伤和颅内血肿等。

（5）其他　如偏头痛、头痛型癫痫、腰椎麻醉后头痛等。

2. 颅外病变

（1）颅骨疾病　如颅骨肿瘤。

（2）颈部疾病　如颈椎病及其他颈部疾病。

（3）神经痛　如三叉神经痛、枕神经痛等。

（4）其他　如眼、耳、鼻和口腔疾病所致的头痛。

3. 全身性疾病

（1）急性感染　如流感、肺炎、伤寒等发热性疾病。

（2）心血管疾病　如高血压、心力衰竭等。

（3）中毒　如有机磷、一氧化碳、酒精、铅、药物(水杨酸类)等中毒。

（4）其他　如中暑、贫血、尿毒症、肺性脑病、低血糖、系统性红斑狼疮等。

（二）胸痛

1. 胸壁疾病　如胸壁外伤、带状疱疹、肋骨骨折和肋间神经炎等。

2. 呼吸系统疾病　如肺炎、肺癌、胸膜炎和自发性气胸等。

3. 循环系统疾病　如心绞痛、急性心肌梗死、急性心包炎和心脏神经官能症等。

4. 纵隔及食管疾病　如纵隔炎、纵隔肿瘤、食管裂孔疝、食管炎和食管癌等。

5. 横膈或膈下疾病　如膈下脓肿、肝脓肿和脾梗死等。

（三）腹痛

1. 急性腹痛的常见病因

（1）腹腔脏器的急性炎症　如急性胃炎、急性肠炎、急性胰腺炎和急性胆囊炎等。

（2）腹内空腔脏器阻塞或扩张　如肠梗阻、胆道结石、泌尿系统结石、急性胃扩张等。

（3）腹内脏器扭转或破裂　如肠扭转、卵巢囊肿蒂扭转、肝破裂、脾破裂等。

（4）腹膜炎症　如胃肠急性穿孔引起的急性弥漫性腹膜炎。

（5）腹内血管病变　如门静脉血栓形成、肠系膜动脉栓塞、脾梗死等。

（6）腹壁疾病　如腹壁脓肿、腹壁挫伤等。

（7）胸部疾病所致的腹部牵涉痛　如肺炎、胸膜炎、肺梗死、心绞痛、心肌梗死等。

（8）全身性疾病所致的腹痛　如尿毒症、铅中毒、过敏性紫癜等。

2. 慢性腹痛的常见病因

（1）腹腔脏器的慢性炎症，如慢性胃炎、慢性胆囊炎和慢性阑尾炎等。

（2）胃、十二指肠溃疡。

（3）腹膜及脏器包膜的牵张，如手术后腹膜粘连、肝淤血等。

（4）腹内肿瘤压迫及浸润。

（5）腹内脏器的慢性扭转。

（6）中毒与代谢障碍，如铅中毒、尿毒症等。

（7）肠寄生虫病，如蛔虫病、钩虫病等。

（8）胃肠神经功能紊乱，如胃肠神经官能症等。

【发生机制】

痛觉感受器多位于皮肤和其他组织内的游离神经末梢，它是一种化学感受器。各种伤害性刺激作用于机体达到一定程度时，受损部位的组织释放致痛物质（如组胺、缓激肽、5-羟色胺、乙酰胆碱、H^+、前列腺素及酸性代谢产物等），这些物质作用于痛觉感受器，产生痛觉冲动，并迅速沿传入神经传导至脊髓，通过脊髓丘脑侧束和脊髓网状束上行，经丘脑进入内囊并传至大脑皮质中央后回的第一感觉区而引起疼痛。头面部的疼痛冲动通过三叉神经传入，经三叉神经丘脑束上行至脑桥与脊髓丘脑束汇合，传入大脑皮质。内脏的疼痛冲动主要是通过交感神经和副交感神经传入，经后根进入脊髓，随后沿躯体神经相同的路径到达大脑皮质痛觉感觉区，引起疼痛。

牵涉痛是指某些内脏器官发生病变时，常在体表的一定区域产生疼痛或痛觉过敏（该处并无实际损伤，而是由内脏疾病引起的）的现象。这是由于患病内脏的传入神经纤维与被牵涉体表部位的传入神经纤维由同一后根进入脊髓，又由同一上行纤维传入大脑皮质，故来源于内脏原发病灶的痛觉冲动，经传入神经使同一脊髓节段感觉神经兴奋，导致由其所支配的皮肤区域出现疼痛或痛觉过敏。如：心绞痛时常在心前区、左肩、左臂内侧皮肤感到疼痛；急性胆囊炎时在右肩部和右背部出现疼痛。

护考链接

任某，女，22岁。以急性阑尾炎收住入院，10 h前脐周痛，现腹痛加剧，转移至右下腹，病变尚未波及腹膜壁层。患者脐周疼痛发生的机制是(   )。
A.牵涉痛   B.反射痛   C.躯体痛   D.慢性腹痛   E.皮肤痛
答案与解析：A，参见疼痛发生机制。

【临床表现】

(一)疼痛的临床特点

疼痛可出现在全身各处。不同原因引起的疼痛及发生在不同组织器官的疼痛，其临床特点不相同。

★ 高频考点
(1)牵涉痛。
(2)疼痛的临床特点。

1. 皮肤 皮肤对疼痛最敏感。皮肤痛发生迅速，其特点为双重痛觉，即产生两种不同性质的疼痛。刺激后呈尖锐性刺痛(快痛)，定位明确，去除刺激后很快消失；随后出现烧灼痛(慢痛)，定位不明确。

2. 躯体痛 肌肉、肌腱、筋膜和关节等深部组织引起的疼痛。其对疼痛的敏感性次之，这种躯体痛定位较准确，疼痛剧烈而持久，常伴压痛，其中骨膜的感觉神经末梢分布最密，痛觉最敏感。

3. 深层组织和内脏器官 对疼痛的敏感性较弱，疼痛发生缓慢而持久，可为钝痛、胀痛、绞痛等，定位不明确，常伴有牵涉痛，且伴有恶心、呕吐、出汗等自主神经兴奋症状。

4. 急性疼痛与慢性疼痛 临床上将持续时间在半年以内的疼痛称为急性疼痛，常发生突然，疼痛剧烈，持续时间以数分钟、数小时或数天多见，经处理后疼痛很快消除或缓解。持续时间在半年以上者称为慢性疼痛，起病缓慢，病程长，具有持续性、顽固性和反复发作的特点。

5. 剧烈疼痛时患者的表现
(1)面部表情极度痛苦、皱眉咧嘴或咬牙、呻吟或呼叫、大汗淋漓等。
(2)常采取强迫体位。
(3)睡眠和休息受影响。
(4)胃肠功能紊乱，出现恶心、呕吐。
(5)常有焦虑、愤怒、恐惧等情绪反应。
(6)血压升高，呼吸和心率增快，面色苍白，严重者可致休克。

(二)头痛

1. 急性感染 急起头痛伴发热者常见于急性感染，且多为全头部胀痛。急性颅内感染者常表现为急起剧烈头痛、持续高热、喷射状呕吐、抽搐、意识障碍,并有脑膜刺激征。

2. 颅内血管性疾病 头痛突然发生,持续不减,伴有呕吐、不同程度的意识障碍而无发热。如蛛网膜下腔出血,头痛剧烈伴有颈痛,脑膜刺激征明显。

3. 颅内占位性病变 慢性进行性加重的头痛,多为持续性痛,清晨加剧,止痛药无效。伴有颅内压增高的表现,可有脑神经受压迫的症状如嗅觉、视觉障碍等。

4. 偏头痛 头痛剧烈,多为一侧搏动性疼痛。长期反复发作,女性偏头痛常与月经周期有关,应用麦角胺后可使偏头痛缓解。

5. 高血压 高血压引起的头痛多在额部或整个头部,呈搏动性疼痛。

6. 眼源性或鼻源性 头痛多为浅在性且较局限。鼻窦炎的头痛常发生于清晨或上午。

（三）胸痛

1. 胸壁疾病 疼痛常固定于病变部位,局部多有明显压痛,且在深呼吸、咳嗽、举臂等动作时加剧。

2. 肺和胸膜疾病 疼痛一般为单侧,胸壁局部无压痛,常因深呼吸、咳嗽而使胸痛加重,多伴咳嗽、咳痰和呼吸困难等症状。

3. 心绞痛和心肌梗死 疼痛部位为胸骨后或心前区,可向左肩、左臂尺侧放射,甚至达环指或小指。心绞痛的疼痛呈压榨样,常在劳累或情绪激动时诱发,休息或舌下含化硝酸甘油可迅速缓解。心肌梗死的疼痛更为剧烈,持续时间长,伴有濒死感,休息或舌下含化硝酸甘油无效。

4. 纵隔及食管病变 疼痛位于胸骨后,常在吞咽时加剧。

（四）腹痛

1. 腹痛部位 多为病变所在部位。如:胃、十二指肠病变的疼痛在中上腹;肝胆疾病的疼痛在右上腹;小肠病变的疼痛位于脐周;回盲部病变的疼痛位于右下腹;结肠及盆腔病变的疼痛位于下腹部。

2. 消化性溃疡 常呈慢性、周期性、节律性中上腹痛;若胃肠穿孔引起急性弥漫性腹膜炎时,疼痛突然加剧,呈刀割样烧灼痛,迅速出现弥漫性全腹广泛而持久的剧痛,伴明显压痛、反跳痛、腹肌紧张或板样强直。

3. 胆石症或泌尿系统结石 常为阵发性绞痛。

4. 原发性肝癌 半数以上有肝区疼痛,多呈持续性钝痛或胀痛;若肿瘤侵犯膈肌,疼痛可放射至右肩;若肝表面肿瘤结节包膜下出血,或向腹腔破溃,疼痛可突然加重。

5. 小肠及结肠病变 疼痛多为间歇性、痉挛性绞痛,结肠病变的疼痛可在排便后减轻,直肠病变者常伴有里急后重。

6. 急性胰腺炎 疼痛常在暴饮暴食、大量酗酒后突然发生中上腹剧烈而持续性钝痛、钻痛、绞痛或刀割痛,呈阵发性加剧,可向腰背部呈带状放射。

护考链接 ⋯⋯⋯⋯⋯⋯⋯⋯⋯⋯⋯⋯⋯⋯⋯⋯⋯

　　患者,男,32岁。昨日与朋友聚餐,喝了半斤白酒,聚餐后2 h呕吐3次,突感上腹部剧烈而持续的疼痛,阵发性加剧,疼痛向腰背部放射,屈膝左侧卧位疼痛可缓解一些,随后来院急诊。分诊护士查体:神志清楚,腹肌紧张、压痛、反跳痛,肠鸣音消失。

1. 患者最可能的疾病是(　　)。

A.急性胰腺炎　　B.胃炎　　C.胃溃疡　　D.阑尾炎　　E.溃疡性结肠炎

2. 患者入院后存在的主要护理诊断是(　　)。

A.焦虑　　B.疼痛　　C.恐惧　　D.知识缺乏　　E.活动无耐力

答案与解析:1.A,根据腹痛病史、临床表现及伴随症状,综合分析为急性胰腺炎。

2.B,疼痛是患者的主要症状,是首先需要解除的护理问题。

★ **高频考点**

(1) 疼痛的护理评估要点。

(2) 疼痛的相关护理诊断/合作性问题。

【护理评估要点】

1. 相关病史与起病情况　疼痛前有无外伤、手术史,有无感染、药物及食物中毒,有无类似发作史及家族史等。

2. 临床特点　疼痛的部位、性质、程度、发生与持续时间、影响因素,可通过问诊、疼痛测评工具评估。

(1) 疼痛部位　通常为病变所在部位,但应注意牵涉痛。也可请患者用双斜线"∥"在人体轮廓示意图上画出疼痛的部位,最痛的部位画"×"。

(2) 疼痛性质　疼痛性质与病变部位及病变性质密切相关。疼痛的性质可描述为刺痛、钝痛、绞痛、酸痛、胀痛、跳痛、烧灼痛和刀割痛等。

(3) 疼痛程度　疼痛程度与病情严重性无平行关系。但进行性加重常提示病情进展或恶化。疼痛的程度可以通过工具量化测评,临床上常用的有数字等级评分法(NRS)、视觉类似评分法、语言等级评分法等。

知识链接

NRS 是临床上最常用的疼痛程度评估方法。要求被评估者在 0～10 中选择代表疼痛程度的数字,0 表示无痛,10 表示难以忍受的疼痛。被评估者根据自己的感受,在直线上选择某一点画上"×"代表当时疼痛的程度,然后用尺测量起始点至标记点的距离,即为疼痛程度评分值。

(4) 疼痛出现的时间与持续时间　有些疼痛可发生在特定的时间,其临床经过可呈周期性、间歇性、阵发性。有些疼痛持续时间短暂,但部分疼痛呈进行性、持续性,或伴阵发性加剧等。

(5) 疼痛的影响因素　包括诱发、加重与缓解的因素。

3. 伴随症状　伴随症状及临床意义见表 2-2、表 2-3、表 2-4。

表 2-2 头痛的伴随症状及临床意义

伴 随 症 状	临 床 意 义
剧烈呕吐	颅内压增高,头痛在呕吐后减轻者见于偏头痛
眩晕	小脑肿瘤、椎基底动脉供血不足
发热	见于感染性疾病,包括颅内或全身感染
慢性头痛,伴精神症状	注意颅内肿瘤
突然加剧并有意识障碍	可能发生脑疝
视力障碍	见于青光眼或脑肿瘤
脑膜刺激征	提示有脑膜炎或蛛网膜下腔出血
癫痫发作	见于脑血管畸形、脑内寄生虫病或脑肿瘤
神经功能紊乱症状	可能是神经功能性头痛

表 2-3 胸痛的伴随症状及临床意义

伴 随 症 状	临 床 意 义
咳嗽、咳痰或发热	见于气管、支气管和肺部疾病
呼吸困难	见于大叶性肺炎、气胸、胸膜炎、肺栓塞
咯血	见于肺栓塞、支气管肺癌
面色苍白、大汗、休克	见于心肌梗死、夹层动脉瘤、主动脉窦瘤破裂
吞咽困难	提示食管疾病

表 2-4 腹痛的伴随症状及临床意义

伴 随 症 状	临 床 意 义
发热、寒战	见于急性胆道感染、胆囊炎、肝脓肿、腹腔脓肿等
黄疸	与肝、胆、胰疾病有关
休克	有贫血者常见于肝、脾、异位妊娠破裂,无贫血者常见于胃肠穿孔、绞窄性肠梗阻、肠扭转、急性出血坏死性小肠炎
呕吐	食管、胃肠病变,呕吐量大提示胃肠道梗阻
反酸、嗳气	胃、十二指肠溃疡或胃炎
腹泻	消化吸收功能障碍或肠道炎症、溃疡、肿瘤
血尿	常见于泌尿系统疾病

4. 疼痛对人体功能性健康型态的影响 有无因剧烈疼痛影响睡眠所致的睡眠与休息型态改变;有无因疼痛影响工作和社会交往等角色与关系型态的改变;有无因疼痛引起恐惧、焦虑、抑郁、愤怒等压力与应对型态的改变;有无疼痛所致肢体功能障碍或强迫体位等活动与运动型态的改变。

密切观察患者的呼吸、心率、脉搏、血压、面色变化,有无恶心、呕吐、食欲不振或睡眠不佳、强迫体位、呻吟或哭叫,有无因疼痛而产生的焦虑、愤怒、恐惧等情绪反应,剧烈疼痛者还应观察有无休克的表现。

5．诊断、治疗及护理经过　做过何种检查、结果怎样；诊断为何种疾病；有何治疗和护理措施；是否使有过解痉、镇痛药等；药物的剂量及疗效，有无不良反应。

【相关护理诊断/合作性问题】

1．疼痛　与颅内压增高、脑膜受到刺激有关，与壁层胸膜受到炎症刺激有关，与心肌缺血、缺氧有关，与腹肌痉挛、壁层腹膜受到炎症刺激有关。

2．焦虑　与剧烈疼痛或疼痛迁延不愈有关。

3．恐惧　与剧烈疼痛或疼痛迁延不愈有关。

4．睡眠型态紊乱　与疼痛刺激有关。

5．潜在并发症　疼痛性休克。

任务三　水肿的评估

案例引导

　　李某，女，60岁。有心脏病史20余年，近来全身组织严重水肿，身体低垂部位皮肤紧张发亮，甚至有水疱形成。患者尿量减少，500～600 mL/d。

　　1．如何评估李某水肿的程度？

　　2．针对李某的水肿，通过问诊还需要收集哪些资料？

　　水肿(edema)是指过多的液体积聚在人体的组织间隙使组织肿胀。水肿可分为全身性水肿和局部性水肿。全身性水肿指液体在体内各组织间隙呈弥漫性分布；局部性水肿指液体在体内某一局部组织间隙积聚；积液或积水指过多的液体积聚在体腔(如胸腔、腹腔、心包腔或关节腔等)内。水肿还可分为隐性水肿和显性水肿。隐性水肿指水肿初期，组织间液积聚较少，体重增加在10％以下，无指压凹陷；显性水肿指体重增加在10％以上，指压出现明显凹陷。一般情况下，水肿不包括内脏器官局部的水肿，如脑水肿、肺水肿等。

★ 高频考点

(1) 水肿的发生机制。

(2) 心源性水肿与肾源性水肿的临床特点。

【发生机制】

　　正常人体组织液总量保持相对恒定，主要依赖于两大调节系统，即血管内外液体交换平衡和机体内外液体交换平衡。当平衡遭到破坏造成组织间液生成多于回流或水钠潴留时，均可引起水肿。

　　（一）血管内外液体交换失衡

　　正常人血管内液体不断地从毛细血管小动脉端滤出至组织间隙成为组织液，同时组织液又不断地从毛细血管小静脉端吸收入血管中，两者保持动态平衡。产生水肿的主要因素如下：①水钠潴留，如继发性醛固酮增多症等；②毛细血管通透性增高，如急性肾炎等；③毛细血管滤过压增高，如右心衰竭等；④血浆胶体渗透压降低，如营养不良等导致的低蛋白血症;⑤淋巴液或静脉回流受阻,如丝虫病或血栓性静脉炎等。

(二)机体内外液体交换失衡

正常人体水和钠的摄入与排出保持动态平衡,主要是在神经-体液的调节下通过肾小球的滤过和肾小管的重吸收功能来调节的。当某些因素引起球-管平衡失调时,导致水钠潴留,出现水肿。这包括肾小球滤过率下降和肾小管重吸收增强。

护考链接

患者,男,22岁。双下肢水肿2周,尿蛋白(＋＋＋＋),血压142/86 mmHg。患者水肿主要机制是(　　)。

A.肾小球滤过率下降　B.淋巴液生成过多、回流受阻　C.周围血管通透性增加

D.水钠潴留　E.肾小球重吸收增加

答案与解析:A,肾小球滤过膜损伤、孔径变大,通透性增强或电荷屏障作用受损,使血液中血浆蛋白(以清蛋白为主)滤出。也可通过排除法。

【临床表现】

(一)全身性水肿

1. 心源性水肿　主要见于右心衰竭,也可见于渗出性或缩窄性心包炎,常伴有右心衰竭的其他表现。水肿特点是首先出现在身体下垂部位,能起床活动者最早出现于足踝部,行走活动后明显,休息后减轻或消失;经常卧床者以腰骶部为明显。水肿多为对称性、凹陷性,颜面部一般不肿。随着病情发展水肿逐渐向上蔓延遍及全身,严重者可出现胸腔积液、腹腔积液。

2. 肾源性水肿　见于各型肾炎和肾病,常伴有肾脏疾病的其他表现。水肿特点是先出现于眼睑、颜面部,晨间起床时最明显,逐渐发展为全身水肿。

3. 肝源性水肿　主要见于肝硬化失代偿期,患者常伴有肝功能减退和门静脉高压的其他表现。水肿特点是以腹腔积液为突出表现,也可首先出现踝部水肿,逐渐向上蔓延,但头面部及上肢常无水肿。

4. 营养不良性水肿　常见于慢性消耗性疾病。水肿特点是水肿发生前常有体重减轻、消瘦等,水肿从组织疏松处开始逐渐蔓延全身,与体位有关,呈坠积性,以身体低垂部位显著,立位时下肢明显,严重者可有胸腔积液、腹腔积液。

5. 其他原因的全身性水肿

(1)黏液性水肿　见于甲状腺功能减退症。其特点是水肿为非凹陷性,以颜面及下肢胫前较明显。

(2)经前期紧张综合征　与雌激素水平增高有关。其特点是于月经前1～2周出现眼睑、踝部及手部轻度水肿,可伴乳房胀痛及盆腔沉重感,月经结束后水肿逐渐消退。

(3)药物性水肿　见于糖皮质激素、雌激素、甘草制剂等应用过程中。其特点是用药后出现轻度水肿,常出现于身体下垂部位,与体位有明显关系,直立过久或劳累后出现,休息后减轻或消失。

（4）特发性水肿　多见于女性,其特点是常出现于身体下垂部位,原因未明。

（5）其他　如妊娠中毒症、硬皮病和血清病等。

（二）局部性水肿

常因局部静脉、淋巴液回流受阻或毛细血管通透性增加所致。

1. 局部炎症　如疖、痈、蜂窝组织炎等。

2. 局部静脉回流受阻　如上腔静脉阻塞综合征、下肢静脉曲张、妊娠子宫压迫静脉等。

3. 局部淋巴液回流受阻　如淋巴管炎、丝虫病等。

4. 血管神经性水肿　见于变态反应性疾病。

★ **高频考点**

（1）水肿的护理评估要点。

（2）与水肿相关的护理诊断/合作性问题。

【护理评估要点】

1. 相关病史与起病情况　有无心脏、肝脏、肾脏、内分泌代谢性疾病病史;有无营养不良,是否应用糖皮质激素、甘草制剂等。有无创伤和过敏史,女性患者水肿应注意与月经、妊娠有无关系。

2. 临床特点

（1）水肿部位及程度　水肿首先出现的部位及次序,有无指压凹陷等。

（2）水肿的特点　水肿出现的时间,发生急缓,水肿性质,使水肿加重、减轻的因素,水肿与体位变化和活动的关系。

3. 伴随症状　水肿伴发绀、肝脏肿大、颈静脉怒张、肝颈静脉回流征阳性,见于右心功能不全;伴高血压、蛋白尿、血尿、管型尿,见于肾小球肾炎;伴大量蛋白尿、低蛋白血症和高脂血症,见于肾病综合征;伴腹腔积液、蜘蛛痣、肝掌、黄疸、肝脾肿大,见于肝硬化;伴消瘦、营养不良,见于消耗性疾病。

4. 水肿对人体功能性健康型态的影响　有无生活自理能力减退等活动与运动型态的改变;有无食欲下降与体重变化,有无皮肤苍白、溃疡和继发感染等营养与代谢型态的改变。

（1）营养与饮食　食欲有无改变,每日进食食物的种类、量;营养物质的搭配是否合理,能否满足身体的需要;体重有无明显变化;对有心脏、肝脏、肾脏疾病的患者还应注意钠盐和液体的摄入量。

（2）出入液量　详细记录 24 h 出入液量。对尿量明显减少者应注意观察有无急性肺水肿发生;有无肾功能损害及电解质、酸碱平衡紊乱,如氮质血症、高钾血症等。

（3）水肿的身心反应　观察体重、胸围、腹围、脉搏、呼吸、血压、体位等情况。注意水肿部位皮肤黏膜的弹性、光泽、温湿度,观察长期卧床或严重水肿者的皮肤有无水疱、渗液、破溃或继发感染,注意有无胸腔积液征、腹腔积液征及各种伴随症状,患者是否因水肿引起形象的改变、活动障碍、身体不适而心情烦躁。

5. 诊断、治疗及护理经过　水肿发生后就医情况;是否使用过利尿剂,药物种类、剂量、疗效和不良反应；休息、饮食、保护皮肤等护理措施的实施情况。

【相关护理诊断/合作性问题】

1. 体液过多 与右心功能不全有关；与肾脏疾病所致水钠潴留有关。

2. 皮肤完整性受损/有皮肤完整性受损的危险 与水肿所致组织、细胞营养不良有关。

3. 活动无耐力 与胸腔积液、腹腔积液所致呼吸困难有关。

4. 潜在并发症 急性肺水肿。

任务四 咳嗽与咳痰的评估

案例引导

宋某，男，60岁。间断咳嗽、咳痰20年，加重1周入院。患者有慢性肺部疾病史20年，每年冬季发病，1周前天气突然变化引起了发热、咳嗽、咳痰症状加重，到医院就诊。体检发现：体温38℃，脉搏92次/分，呼吸24次/分，血压110/80 mmHg，胸部呈桶状胸，叩诊呈过清音，两肺可闻及散在的干啰音。

1. 对咳嗽、咳痰的患者应怎样进行全面的评估？

2. 该患者主要的护理诊断是什么？

咳嗽（cough）是呼吸道受刺激后引发咳嗽中枢兴奋所产生的一种防御性反射动作。通过咳嗽能有效地清除呼吸道内的分泌物或进入气道的异物。但长期、频繁而剧烈的咳嗽不仅消耗体力，影响工作和休息，而且可加重心脏负担，甚至导致呼吸道内出血，诱发气胸和肺气肿。

咳痰（expectoration）是将呼吸道内的分泌物或异物借助咳嗽动作经口腔排出，为呼吸系统疾病的病理征象之一。

【病因】

1. 呼吸道疾病 呼吸道受气体、粉尘、异物、炎症、出血和肿瘤等刺激均可引起咳嗽，如支气管炎、肺炎、肺结核和支气管肺癌等。而呼吸道感染是引起咳嗽与咳痰最常见的病因。

2. 胸膜疾病 如胸膜炎、自发性气胸等。

3. 心血管疾病 如二尖瓣狭窄或其他原因所致左心功能不全引起的肺淤血或肺水肿、肺栓塞等。

4. 神经精神因素 大脑皮层可影响咳嗽，表现为随意性或抑制性咳嗽，如脑炎、脑膜炎和神经官能症等。

【发生机制】

1. 咳嗽 咳嗽是由于延髓咳嗽中枢受刺激所引起。这些刺激主要来自呼吸道黏膜、肺泡和胸膜等感受器，经迷走神经、吞咽神经和三叉神经的感觉神经纤维传入咳嗽中枢，然后由传出纤维通过喉下神经、膈神经和脊神经分别传至咽肌、声门、膈及其他呼吸肌而引起咳嗽动作。

2. 咳痰　痰液是气管、支气管和肺泡所产生的分泌物。正常人痰液很少,以保持呼吸道黏膜的湿润。当呼吸道黏膜发生炎症时,黏膜充血、水肿,黏液分泌增多,痰量增加。此时,痰中常混有红细胞、白细胞、炎性渗出物、吸入的尘埃、病原体和组织坏死物等病理成分,借助咳嗽动作痰液被排出体外。在肺淤血或肺水肿时,肺泡毛细血管有不同程度的浆液漏出,也可引起咳痰。

> **★ 高频考点**
> (1) 咳嗽与咳痰的病因。
> (2) 咳嗽与咳痰的临床特点。

【临床表现】

（一）咳嗽的性质

1. 干性咳嗽　咳嗽无痰或痰量极少,常见于急性咽喉炎、急性支气管炎初期、支气管异物、胸膜疾病等。

2. 湿性咳嗽　咳嗽伴有痰液,常见于慢性支气管炎、支气管扩张症、肺脓肿和空洞性肺结核等。

（二）咳嗽的音色

咳嗽的音色指咳嗽时声音的特点。咳嗽无力或声音低微见于极度衰弱、声带麻痹;咳嗽声音嘶哑见于声带炎、喉炎、喉结核或喉癌等;鸡鸣样咳嗽多见于百日咳、会厌和喉部疾病或气管受压;金属声样咳嗽见于纵隔肿瘤、支气管肺癌或主动脉瘤等直接压迫气管。

（三）咳嗽的发生时间与节律

突发性咳嗽见于吸入刺激性气体或异物所致的急性呼吸道疾病;发作性咳嗽见于百日咳、支气管哮喘等;清晨咳嗽加剧见于慢性支气管炎、支气管扩张症或肺脓肿等,多与体位改变有关;夜间咳嗽明显见于肺结核、左心衰竭等。

（四）痰液的性状和痰量

痰的性质可分为黏液性痰、浆液性痰、血性痰和脓性痰等。黏液性痰见于慢性支气管炎、支气管哮喘、大叶性肺炎初期等;浆液性痰见于肺水肿;血性痰多见于支气管扩张症、肺结核或支气管肺癌;脓性痰见于化脓性细菌性下呼吸道感染。急性呼吸道炎症时痰量较少,而化脓性感染如支气管扩张症、肺脓肿或支气管胸膜瘘时痰量增多,呈脓性痰,静置后出现分层现象:上层为泡沫,中层为浆液或浆液脓性物、下层为坏死物质。铁锈色痰提示肺炎球菌性肺炎;粉红色泡沫痰提示急性肺水肿;恶臭痰提示厌氧菌感染;黄绿色痰提示铜绿假单胞菌感染;白色痰黏稠且牵拉成丝,难以咳出,提示真菌感染。

【护理评估要点】

1. 相关病史与起病情况　患者的年龄、职业;是否患有慢性呼吸道疾病、心脏病;有无颅脑疾病、癔症病史;有无吸烟史及过敏史;有无呼吸道传染病接触史及有害气体接触史。

2. 临床特点

(1) 咳嗽的特点　注意咳嗽的性质、音色、程度、频率、发生时间及持续时间,有无明显诱因,咳嗽与环境、气候、季节、体位的关系。如急性上呼吸道感染多在气候突变而受凉后出现干咳;慢性支气管炎多于晨间起床时咳嗽较重,白天较轻、睡眠时有阵咳或排痰,寒冷季节加剧,气候暖和时缓解;支气管扩张症或肺脓肿的咳嗽与体位改变有明显关系。

（2）痰的特点　注意痰液的性质、颜色、气味、黏稠度及痰量。患者的痰液是否容易咳出,体位对痰液的排出有何影响;收集的痰液静置后是否出现分层现象。痰液增减可反映病情进展,痰量增加提示病情加重,痰量减少提示病情好转,痰量骤减而体温升高,则可能为排痰不畅。

3. 伴随症状　咳嗽伴有发热多见于呼吸道感染、急性渗出性胸膜炎等;咳嗽伴呼吸困难多见于气道阻塞、重症肺炎和肺结核、胸膜病变、肺淤血、肺水肿等;咳嗽伴胸痛见于胸膜疾病或肺部病变累及胸膜;咳嗽伴大量咯血常见于支气管扩张症及空洞性肺结核。

4. 咳嗽、咳痰对人体功能性健康型态的影响　有无食欲减退、明显消瘦等营养与代谢型态的异常;有无失眠、精神萎靡、体力下降等睡眠与休息型态的改变;有无疼痛等认知与感知型态的改变等。

长期剧烈、频繁咳嗽可致头痛、疲劳、食欲减退、胸腹疼痛、睡眠不佳、情绪不稳、眼睑水肿和尿失禁等。应注意患者生命体征的变化及胸部体征,警惕有无自发性气胸、咯血等发生;痰液不易咳出者注意有无肺部感染的发生和加重。胸、腹部手术后剧烈而频繁咳嗽者要注意评估其伤口情况。

5. 诊断、治疗及护理经过　是否服用过止咳祛痰药物,了解其药物种类、剂量及疗效;是否使用过促进排痰的护理措施,效果如何。

【相关护理诊断/合作性问题】

1. 清理呼吸道无效　与痰液黏稠或咳嗽无力或不能进行有效的咳嗽有关。

2. 活动无耐力　与长期频繁咳嗽或机体组织缺氧有关。

3. 睡眠型态紊乱　睡眠剥夺,与夜间频繁咳嗽有关。

4. 知识缺乏　缺乏对疾病发作的预防及吸烟有害健康方面的知识。

5. 潜在并发症　自发性气胸。

任务五　咯血的评估

案例引导

　　朱某,男,28岁。一天前,感到喉痒,剧咳后突然大口咯出鲜红色血液数次,每次为50～80 mL,几小时内总量达到1000 mL。患者感到头晕、心慌、气急,伴有紧张、焦虑,即到医院就诊。

　　1. 你知道咯血的常见病因有哪些吗?

　　2. 对该患者还应询问哪些病史?

咯血(hemoptysis)是指喉及喉以下的呼吸器官出血,经咳嗽由口腔咯出。咯血是呼吸系统疾病常见症状之一,可表现为少量的痰中带血,也可为大咯血,大咯血易引起窒息和休克,危及生命。

【病因与发生机制】

（一）呼吸系统疾病

1. 肺部疾病 常见于肺结核、肺炎、肺脓肿、肺淤血、肺栓塞等,在我国引起咯血的首要原因为肺结核。其发生机制是病变处毛细血管通透性增加,血液渗出,导致痰中带血丝、血点或小血块;病变累及小血管时致管壁破裂,则引起中等量咯血;若结核空洞壁的小动脉瘤破裂,则出现大量咯血。

2. 支气管疾病 常见于支气管扩张症、支气管肺癌、慢性支气管炎、支气管结核等。其发生机制主要是由于炎症、肿瘤等损伤支气管黏膜,使病灶处毛细血管通透性增加或黏膜下血管破裂出血所致。

（二）心血管疾病

常见于风湿性心脏病二尖瓣狭窄;也可见于原发性肺动脉高压和某些先天性心脏病如房间隔缺损、动脉导管未闭等所致的肺动脉高压。其发生机制可因肺淤血致肺泡壁或支气管内膜毛细血管破裂和支气管黏膜下层支气管静脉曲张破裂所致。

★ **高频考点**

（1）咯血的常见病因。

（2）咯血量的估计。

（3）大咯血的并发症。

（三）其他全身性疾病

1. 血液病 如白血病、血小板减少性紫癜、再生障碍性贫血等。

2. 急性传染病 如流行性出血热、肺出血型钩体病等。

3. 其他 如风湿性疾病或子宫内膜异位症等。

临床上引起咯血最常见的四大病因是肺结核、风湿性心脏病二尖瓣狭窄、支气管扩张症和支气管肺癌。

【临床表现】

（一）咯血量

不同疾病咯血量不同,咯血量的多少与疾病的严重程度不完全一致。一次大量咯血,可导致窒息死亡;少量间断咯血,虽不致造成严重后果,但可能是严重疾病或肿瘤的早期信号,如支气管肺癌少有大咯血,主要表现是持续性或间断性痰中带血。咯血量的大小一般按如下情况估计。

1. 小量咯血 24 h咯血量在100 mL以内,可仅表现为痰中带血丝、血点或小血块,多无全身症状。

2. 中等量咯血 24 h咯血量在100~500 mL,咯血前可有喉部发痒、胸闷、咳嗽等先兆症状。

3. 大量咯血 24 h咯血量达500 mL以上,或一次咯血达300 mL以上,患者常表现为咯满口血液或短时间内咯血不止,常伴呛咳、出冷汗、面色苍白、呼吸急促、脉搏增快、紧张不安和恐惧感。主要见于肺结核空洞、支气管扩张症或慢性肺脓肿。

护考链接

小量咯血是指每日咯血量为( )。

A.＜100 mL   B.150 mL   C.200 mL   D.300 mL   E.500 mL

答案与解析:A,参阅咯血量的估计。

(二)颜色和性状

咯出的血液多为鲜红色,呈碱性,血中混有痰液和泡沫,如肺结核、支气管扩张症、肺脓肿和出血性疾病所致的咯血。铁锈色血痰主要见于肺炎球菌肺炎;砖红色胶冻样血痰主要见于肺炎克雷白杆菌肺炎;浆液性粉红色泡沫痰提示左心衰竭;二尖瓣狭窄所致咯血多为暗红色;肺梗死引起咯血为黏稠暗红色血痰。

(三)并发症

大咯血者因血液滞留在支气管或大量失血,可产生各种并发症,常见的如下。

1. 窒息   在咳嗽反射减弱时,于大咯血过程中出现咯血突然减少或中止、胸闷、憋气、烦躁不安或极度紧张、恐惧、冷汗淋漓、面色青紫,重者出现意识障碍。窒息是大咯血最严重的并发症,也是导致患者迅速死亡的主要原因。

2. 肺不张   血块阻塞支气管,可引起全肺、一侧肺或肺段肺不张。表现为咯血后出现呼吸困难、气急、胸闷、发绀、呼吸音减弱或消失。

3. 继发感染   咯血后出现发热、体温持续不退、咳嗽加剧,伴肺部干、湿啰音。

4. 失血性休克   大咯血后出现烦躁不安、面色苍白、四肢厥冷、尿量减少、脉搏细速、血压下降等。

知识链接

心血管疾病所致的咯血可以表现为小量咯血或痰中带血、大量咯血、粉红色泡沫样血痰和黏稠暗红色血痰。

青壮年咯血多见于肺结核、支气管扩张症、风湿性心脏病二尖瓣狭窄;40 岁以上有长期吸烟史者,除见于慢性支气管炎外,应高度警惕支气管肺癌。

【护理评估要点】

1. 相关病史与起病情况   有无呼吸系统或循环系统疾病、血液病等;有无吸烟史,吸烟的时间及烟量,是否戒烟;有无传染病接触史,是否到过疫区;从事的职业及生活习惯;是初次发生,还是有类似发作史;女性咯血与月经周期有无关系。

★ 高频考点

咯血与呕血的鉴别。

2. 临床特点

（1）判断是否咯血　经口排出的血液也有可能是后鼻腔、咽部或口腔牙龈出血在患者睡眠时不自觉坠入气道内而于清晨咯出,此类出血一般量少、色黑,多于清晨发生,有咽部异物感,对口腔及鼻咽部仔细检查可鉴别。咯血还需与呕血鉴别,具体见表2-5。

表 2-5　咯血与呕血的鉴别

项　目	咯　血	呕　血
病因	肺结核、支气管肺癌、支气管扩张症、心脏病等	消化性溃疡、肝硬化、急性胃黏膜病变、胆道出血等
出血前症状	喉部痒感、胸闷、咳嗽等	上腹部不适、恶心、呕吐等
出血方式	咯出	呕出,可呈喷射状
血色	鲜红色	暗红色或棕黑色,偶为鲜红色
血中混有物	痰、泡沫	食物残渣、胃液
酸碱反应	碱性	酸性
黑便	若无血咽下,无黑便	有,呕血停止后仍持续数日
出血后痰液性状	常有血痰数日	无痰

（2）咯血的特点　注意咯血量,血液颜色、性状,出血的速度,病程长短;是突然发生还是反复发作;是间断性还是持续性;是痰中带血丝还是大量咯血。咯出的血量一般只能粗略估计,也可根据被评估者症状、脉搏、血压、红细胞计数及血红蛋白测定等间接评估出血程度。

3. 伴随症状　咯血伴发热见于肺炎、肺结核、肺脓肿和流行性出血热等;咯血伴大量脓痰见于支气管扩张症、肺脓肿和空洞性肺结核继发细菌感染;咯血伴胸痛见于肺炎、肺结核、肺梗死和肺癌;咯血伴呛咳见于支气管肺癌、肺脓肿;咯血伴杵状指见于支气管扩张症、肺脓肿和支气管肺癌;咯血伴劳累后呼吸困难、咳嗽、声嘶,心尖部病理性舒张期隆隆样杂音,可能为二尖瓣狭窄。

4. 咯血对人体功能性健康型态的影响　有无焦虑、恐惧等压力与应对型态的改变,有无意识障碍等认知与感知型态的改变等,有无因长时间咯血而致全身情况差、明显消瘦等营养与代谢型态改变。

对大咯血患者应注意生命体征及神志变化。观察有无心跳加快、血压升高、呼吸浅快、皮肤潮红、苍白或发绀、出冷汗等,注意患者有无紧张、焦虑、恐惧和屏气,密切观察患者有无窒息、肺不张、继发感染、失血性休克等并发症发生。

5. 诊断、治疗及护理经过　环境及体位;是否使用止血药和镇静剂、止咳剂,药物种类、剂量及疗效;输血、输液情况及其他急救用品准备情况。

【相关护理诊断/合作性问题】

1. 有窒息的危险　与大量咯血、咳嗽无力、意识障碍有关。

2. 有感染的危险　与血液潴留在支气管有关。

3. 恐惧　与大量咯血或咯血不止有关。

4. 焦虑　与反复咯血久治不愈或对检查结果感到不安有关。

5. 体液不足　与大量咯血引起循环血量减少有关。

6. 潜在并发症　失血性休克、肺不张。

任务六　呼吸困难的评估

案例引导

　　季某,女,62 岁。有慢性肺部疾病史 18 年,近 5 天有发热、喘息等表现,经消炎药物治疗后喘息不缓解,活动时喘息加剧。体检:体温 38.2 ℃,呼吸 30 次/分,口唇发绀,呼吸费力。

　　1. 该患者的主要症状是什么?

　　2. 提出该患者存在的主要护理诊断及合作性问题。

　　呼吸困难(dyspnea)是指主观上感觉空气不足,呼吸费力;客观上常有呼吸频率、节律和深度的改变,严重时可出现鼻翼扇动、发绀、端坐呼吸、辅助呼吸肌参与呼吸活动等。

【病因】

呼吸系统和循环系统疾病是引起呼吸困难的主要原因。

(一) 呼吸系统疾病

1. 呼吸道阻塞　如喉、气管、支气管的炎症、水肿、异物或肿瘤,支气管哮喘、慢性阻塞性肺气肿等。

2. 肺部疾病　如肺结核、肺炎、肺不张、肺淤血、肺梗死和间质性肺病等。

3. 胸壁、胸廓、胸膜疾病　如胸壁外伤、胸廓畸形、自发性气胸、胸腔积液和严重胸膜肥厚粘连等。

4. 神经肌肉病变　如急性多发性神经根神经炎、脊髓灰质炎和重症肌无力等。

5. 膈肌活动受限　如大量腹腔积液、腹腔内巨大肿瘤等。

(二) 循环系统疾病

常见于各种原因引起的心力衰竭、心肌病、心包炎等,尤其是左心衰竭。

(三) 中毒

如吗啡、一氧化碳、有机磷中毒,急性感染,尿毒症和糖尿病酮症酸中毒等。

(四) 血液系统疾病

如重度贫血、高铁血红蛋白血症和硫化血红蛋白血症等。

(五) 神经精神因素

如脑膜炎、脑炎、脑出血和颅脑外伤、脑肿瘤等致呼吸中枢功能衰竭;精神因素所致呼吸困难,如癔症。

★ **高频考点**

（1）三凹征。

（2）呼吸困难的分类。

（3）肺源性、心源性呼吸困难的临床表现。

【发生机制与临床表现】

呼吸困难发生机制主要包括：①气道狭窄所致通气功能障碍；②肺组织病变与肺淤血导致换气功能障碍；③呼吸膜病变引起气体弥散障碍；④肺组织压缩，心脏左右分流引起的通气与血流比值失调；⑤呼吸肌的麻痹；⑥呼吸中枢调节障碍；⑦血液成分改变。按发生机制及临床特点，呼吸困难可分以下五种类型。

（一）肺源性呼吸困难

由于呼吸系统疾病引起肺通气和（或）换气功能障碍，导致缺氧和（或）二氧化碳潴留所致。临床上分为 3 种类型（表 2-6）。

1. 吸气性呼吸困难 由各种原因引起的喉、气管、大支气管的狭窄及阻塞所致。临床特点为吸气困难，吸气时间明显延长，常伴有干咳及高调的吸气性喉鸣音。严重者于吸气时出现胸骨上窝、锁骨上窝、肋间隙明显凹陷，称为"三凹征"，见于喉头水肿、气管异物等。

2. 呼气性呼吸困难 主要是由肺泡弹性减弱和（或）小支气管痉挛狭窄、炎症阻塞所致。临床特点为呼气费力，呼气时间明显延长而缓慢，常伴哮鸣音。见于支气管哮喘、慢性阻塞性肺气肿。

3. 混合性呼吸困难 由于肺部病变广泛或胸腔病变压迫肺组织使呼吸面积减少，影响换气功能所致。临床特点为吸气与呼气均感费力，呼吸浅快，常伴呼吸音减弱或消失，可有病理性呼吸音。见于重症肺炎、大量胸腔积液或气胸、大面积肺梗死等。

表 2-6　肺源性呼吸困难的鉴别

类型	时相	特点	发生机制
吸气性	吸气	吸气时间延长 喉鸣音	大气道梗阻
呼气性	呼气	呼气时间延长 哮鸣音	小支气管狭窄阻塞 肺泡弹性减弱
混合性	吸气与呼气	频率异常 病理性呼吸音	换气功能障碍

护考链接

某男孩，3 岁。独自玩耍时突然出现呼吸困难，吸气时胸骨上窝、锁骨上窝和肋间隙明显凹陷，其病因最可能是（　　）。

A.大叶性肺炎　B.自发性气胸　C.气管异物　D.左心衰竭　E.右心衰竭

答案与解析：C，3 岁小孩玩耍时突然出现呼吸困难、"三凹征"，若无其他病因，推测病因很可能是气管异物。

（二）心源性呼吸困难

左、右心衰竭均可出现呼吸困难。左心衰竭发生呼吸困难较严重，且常为最早出现的症状，主要由于肺淤血和肺组织弹性减弱，肺泡与毛细血管的气体交换受损所致；右心衰竭发生呼吸困难的主要原因是体循环淤血。左心衰竭引起的呼吸困难常有下列表现形式。

1. 劳力性呼吸困难 特点是在体力活动时发生或加重，休息时减轻或缓解，是最早出现也是病情最轻的一种表现。

2. 夜间阵发性呼吸困难 常发生在夜间，患者于熟睡中突感胸闷、憋气而惊醒，被迫坐起，惊恐不安，伴咳嗽、呼吸深快，轻者数分钟或数十分钟后症状逐渐缓解。严重左心衰竭时出现气喘、发绀、大汗、咳粉红色泡沫样痰、两肺湿啰音和哮鸣音、心率加快，可有奔马律，称为心源性哮喘。

3. 端坐呼吸 常为严重左心衰竭的表现之一。患者平卧时有明显呼吸困难，取坐位时减轻，故常迫使其采取半坐或端坐位呼吸。

（三）中毒性呼吸困难

代谢性酸中毒时，血中酸性代谢产物强烈刺激呼吸中枢引起深长而规则的呼吸，常伴有鼾音，称为酸中毒性大呼吸（Kussmaul 呼吸）。急性感染时，因体温升高和毒血症的影响，刺激呼吸中枢使呼吸加快。吗啡、巴比妥类药物、有机磷农药等中毒可抑制呼吸中枢，使呼吸浅慢，严重者出现潮式呼吸（Cheyne-Stokes 呼吸）或间停呼吸（Biot 呼吸）。

（四）血源性呼吸困难

主要由于红细胞携氧量减少，血氧含量降低致呼吸加速，同时心率加快。

（五）神经精神性呼吸困难

颅脑疾病常因颅内压增高和供血减少刺激呼吸中枢，使呼吸深而慢，常伴有呼吸节律异常。癔症常因心理因素影响导致呼吸浅快，呼吸可达 60～100 次/分，常因过度通气而出现口周、肢体发麻或手足抽搐等呼吸性碱中毒的表现。

★ 高频考点

（1）呼吸困难的护理评估要点。

（2）相关护理诊断/合作性问题。

【护理评估要点】

1. 相关病史与起病情况 了解患者的职业、年龄；以往有无呼吸困难发作史；有无心血管疾病、肺和胸膜疾病、内分泌代谢性疾病病史；有无感染、贫血、颅脑外伤史；有无刺激性气体、过敏源接触史；有无饮食异常、药物及毒物摄入史；有无过度劳累、情绪紧张或激动等。

2. 临床特点

（1）呼吸困难的发生和进展特点 是突然发生，还是渐进性发展；是持续存在，还是反复间断发作；呼吸困难发生的诱因、时间及环境；与活动及体位的关系。输液时或睡眠中突然发生的呼吸困难多见于急性左心衰竭；屏气或用力过猛时突然发作的呼吸困难常由自发性气胸引起，慢性进行性呼吸困难是慢性阻塞性肺病的表现。

护考链接

林先生,70岁。因慢性支气管炎、肺气肿住院。早晨用力排便时,突然感觉呼吸困难,伴右胸刺痛,逐渐加重。家属呼叫,护士随即赶到,发现:患者口唇发绀、烦躁不安,右侧呼吸音消失。护士通知医生,并准备胸腔闭式引流物品。护士考虑患者发生( )。

A.心肌梗死 B.肺栓塞 C.自发性气胸 D.胸腔积液 E.右心衰竭

答案与解析:C,患者有阻塞性肺病,突然过度用力,肺组织破裂,形成气胸。

(2)呼吸困难的严重程度 通常以呼吸困难程度与日常生活自理能力的关系来评估(表2-7)。让患者自我表述呼吸困难对日常活动的影响,如:与同龄人一起行走、登高;劳动时有无气促;是否需要停下喘气、休息;洗脸、穿衣或休息时有无呼吸困难。

表 2-7 呼吸困难程度与日常生活自理能力的关系

分度	呼吸困难程度	日常生活自理能力
轻度	平地慢步行走时中途不需要休息,登高或上楼出现气促,中、重度体力活动时出现呼吸困难	日常生活活动可自理,不需要帮助
中度	平地慢步行走时中途需要休息,轻体力活动时出现呼吸困难	完成日常生活活动需他人帮助
重度	洗脸、穿衣甚至休息时也有呼吸困难	日常生活活动完全需要他人帮助

(3)呼吸困难的类型及表现 是吸气性、呼气性还是混合性;是劳力性,还是夜间阵发性;呼吸是表浅还是浅慢或深快。患者若出现潮式呼吸、间停呼吸等呼吸节律改变,或呼吸频率<5次/分或>40次/分,并伴有意识障碍均提示病情危重。

3. 伴随症状 呼吸困难伴咳嗽、咳痰、咯血和胸痛等首先应考虑为心肺疾病;呼吸困难伴发热最常见于呼吸系统感染性疾病;呼吸困难伴昏迷见于急性中毒、严重的代谢性疾病、中枢神经严重损害等;发作性呼吸困难伴哮鸣音见于支气管哮喘、心源性哮喘。

4. 呼吸困难对人体功能性健康型态的影响 有无日常生活自理能力减退等活动与运动型态的改变;有无语言困难、意识障碍等认知与感知型态的改变;有无食欲及体重下降等营养与代谢型态的改变;有无睡眠异常及疲乏等睡眠与休息型态的改变等。

注意观察:呼吸的频率、节律和深度,及脉搏、血压;意识状况;面容与表情;营养状况;体位;皮肤黏膜有无水肿、发绀;颈静脉充盈程度等。有无"三凹征"、肺部湿啰音或哮鸣音,有无心律失常、心脏杂音等。询问患者入睡的方式,观察患者睡眠的时间、质量,是否需要使用辅助睡眠措施。患者是否有疲乏、情绪紧张、焦虑或甚至有恐惧、惊慌、濒死感等心理反应。

5. 诊断、治疗及护理经过 是否行给氧治疗,给氧的方式、浓度、流量、时间及治疗疗效;使用支气管扩张剂后呼吸困难是否能缓解等。

通常人在运动时会出现呼吸加快、费力等呼吸困难的表现,但休息后便可缓解。可通过计数个体在 2 次呼吸之间能说的字数,间接判断呼吸困难的程度。一般,正常人在 2 次呼吸之间能说 10~14 个字,而严重呼吸困难者只能说 3 个字。

【相关护理诊断/合作性问题】

1. 气体交换障碍 与肺气肿引起肺顺应性降低、呼吸肌衰竭、气道分泌物过多,不能维持自主呼吸有关;与心肺功能不全所致肺淤血有关。

2. 低效性呼吸型态 与肺扩张能力下降有关,与心肺功能不全致缺氧有关,与有效呼吸面积减少有关;与肺部疾病所致肺通气、肺换气、肺泡弥散功能障碍有关。

3. 活动无耐力 与呼吸困难致机体缺氧有关。

4. 语言沟通障碍 与脑组织缺氧、二氧化碳潴留致神志不清有关,与气管插管或气管切开导致语言表达困难有关。

5. 焦虑/恐惧 与严重呼吸困难的心理情绪变化有关。

6. 生活自理缺陷 与呼吸困难有关。

任务七 发绀的评估

案例引导

张某,女,8 个月。患儿 5 个月时,其母亲发现患儿较同龄儿童发育迟缓、活动较少、面色发绀,但未引起警觉。近日来,患儿全身发绀明显,稍活动就喘气,尤其在玩耍、哭闹或清晨刚醒时发绀加重,有时哭闹时甚至出现闭气、抽搐。

1. 应首先考虑该患儿患有何种疾病?

2. 该患儿属何种类型的发绀?

发绀(cyanosis)又称紫绀,是指血液中还原血红蛋白增高或血液中含有异常血红蛋白衍生物(如高铁血红蛋白、硫化血红蛋白)所致的皮肤和黏膜呈青紫色的现象。发绀在皮肤较薄、色素较少和毛细血管丰富的部位,如口唇、鼻尖、耳廓、颊部、甲床、指(趾)等处较为明显。

【发生机制】

发绀主要是由于血液中还原血红蛋白增高所致。任何原因使毛细血管内还原血红蛋白绝对含量超过 50 g/L 时,即可出现发绀。发绀是缺氧的表现,但缺氧并不一定都发绀。也就是说,发绀并不一定能确切反映动脉血氧下降情况,如重度贫血(Hb<60 g/L)患者,即使有严重缺氧,甚至氧合血红蛋白都处于还原状态,也不足以引起发绀。极少部分发绀是由于异常血红蛋白衍生物形成,使部分血红蛋白丧失携氧能力所致,当血液中高铁血红

蛋白达 30 g/L 或硫化血红蛋白达 5 g/L 时可出现发绀。

★ 高频考点
（1）发绀的病因。
（2）中心性发绀与周围性发绀的区别。

【病因】

根据发绀的病因可将发绀做如下分类。

（一）血液中还原血红蛋白增高

1. 中心性发绀 由于心肺疾病导致动脉血氧饱和度降低引起。

（1）肺性发绀 因呼吸系统疾病导致呼吸功能不全、肺氧合作用不足所致的发绀,常见于呼吸道阻塞、肺炎、肺淤血、肺水肿、阻塞性肺气肿和自发性气胸等。

（2）心性发绀 因各种原因导致血液向左分流,使体循环静脉血与动脉血混合,使动脉血中的氧合血红蛋白下降,造成发绀,常见于法洛四联症等发绀型先天性心脏病。

2. 周围性发绀 由于周围循环血流障碍所致。

（1）瘀血性周围性发绀 由于体循环淤血、局部血液循环障碍所致,如右心衰竭、渗出性或缩窄性心包炎、血栓性静脉炎和下肢静脉曲张等。

（2）缺血性周围性发绀 由于周围组织血流灌注不足所致,如重症休克、血栓闭塞性脉管炎和雷诺病等。

3. 混合性发绀 中心性发绀与周围性发绀同时并存,常见于心力衰竭。

护考链接 ------------------------

李某,男,70岁。活动后气短 7 年,3 天前受凉后咳痰、夜间不能平卧,伴双下肢水肿。诊断为肺源性心脏病、呼吸衰竭。护理查房时发现患者有缺氧表现,随后给予低流量、低浓度吸氧。下列哪项缺氧表现吻合本患者?(　　)

A. 口唇发绀　B. 面颊发绀　C. 全身皮肤发绀　D. 下肢发绀　E. 腰背部发绀

答案与解析:A,患者属呼吸功能不全、肺氧合作用不足所致的发绀,首先表现在皮肤黏膜、毛血管比较丰富的地方,如口唇、舌、甲床等。

（二）异常血红蛋白衍化物

1. 高铁血红蛋白血症 由于伯氨喹啉、亚硝酸盐、磺胺类、硝基苯、苯胺等药物或化学物质中毒,使血红蛋白分子中二价铁被三价铁所取代,从而失去与氧结合的能力,当血液中高铁血红蛋白达 30 g/L 时,即出现发绀;也可因大量进食含有亚硝酸盐的变质蔬菜引起中毒性高铁血红蛋白血症,出现发绀,称为肠源性青紫症。

2. 硫化血红蛋白血症 凡能引起高铁血红蛋白血症的药物或化学物质使血液中硫化血红蛋白达 5 g/L 时,即可发生发绀,但患者须同时有便秘或服用硫化物,在肠内形成大量硫化氢为先决条件。

【临床表现】

（一）血液中还原血红蛋白增高

1. 中心性发绀 临床特点为全身性，除四肢末梢及颜面部（口唇、鼻尖、颊部、耳垂）外，躯干皮肤和黏膜（包括舌及口腔黏膜）也可见发绀，但发绀部位皮肤温暖，局部加温或按摩发绀仍然存在，可伴有杵状指（趾）及红细胞增多。

2. 周围性发绀 临床特点为发绀常出现于肢体末梢与下垂部位，如肢端、耳垂、鼻尖等，发绀部位皮肤发凉，若加温或按摩使之温暖后，发绀即可消退。

（二）异常血红蛋白衍化物

虽有发绀，但一般不出现呼吸困难。

1. 高铁血红蛋白血症 临床特点是发绀急剧出现，为暂时性，病情严重，给予氧疗青紫不退，抽出的静脉血呈深棕色，若静脉注射亚甲蓝、硫代硫酸钠或大剂量维生素C，均可使发绀消退。还有极少数高铁血红蛋白血症为先天性，患者自幼即有发绀，有家族史，身体健康状况较好。

2. 硫化血红蛋白血症 此类发绀的临床特点是持续时间长，可达数月或更长时间，患者血液呈蓝褐色。

【护理评估要点】

1. 相关病史与起病情况 有无心肺疾病及其他与发绀有关的疾病病史；是否出生及幼年时期就发生发绀；有无家族史；有无相关药物、化学物品、变质蔬菜摄入史，和在持久便秘情况下过食蛋类或硫化物病史等。发生的年龄、起病时间、可能诱因、出现症状的急缓。

2. 临床特点及严重程度 注意发绀的部位与范围、青紫的程度，是全身性还是局部性；发绀部位皮肤的温度，经按摩或加温后发绀能否消退；发绀是否伴有呼吸困难。全身性发绀见于心肺疾病及异常血红蛋白血症；而心肺疾病发绀严重者常伴呼吸困难，异常血红蛋白血症者却一般无呼吸困难。红细胞增多者发绀明显，而休克和贫血者发绀不明显。

> **知识链接**
>
> 发绀是缺氧的表现，但缺氧不一定都发绀，发绀通常在血氧饱和度下降至80%～85%才能被观察到。严重的发绀容易观察，而轻度发绀不易观察，如休克患者的发绀。肤色较黑的，自然光线下，可通过判断黏膜、甲床的颜色观察。

3. 伴随症状 急性发绀伴意识障碍见于某些药物或化学物质急性中毒、休克、急性肺部感染、急性心功能衰竭等；发绀伴杵状指（趾）见于发绀型先天性心脏病、肺源性心脏病、某些肺部疾病等；发绀伴呼吸困难见于重症心肺疾病、气胸等。

4. 发绀对人体功能性健康型态的影响 有无因呼吸困难而致日常生活自理能力减退等活动与运动型态的改变等；有无焦虑、恐惧等压力与应对型态的改变；有无失眠、疲乏等睡眠与休息型态的改变。评估患者有无因呼吸费力、机体缺氧影响其有效沟通和社会交往活动,影响其正常工作和学习,影响其生活质量。

5. 诊断、治疗及护理经过 是否使用过药物,了解其种类、剂量及疗效;有无氧疗的应用,了解给氧的方式、浓度、流量、时间及效果。

【相关护理诊断/合作性问题】

1. 活动无耐力 与心肺功能不全、氧的供需失衡有关。

2. 气体交换障碍 与心肺功能不全所致肺淤血有关。

3. 低效性呼吸型态 与肺泡通气、换气、弥散功能障碍有关。

4. 焦虑/恐惧 与缺氧所致呼吸费力有关。

5. 潜在并发症 心力衰竭。

任务八 心悸的评估

案例引导

宋某,男,35 岁。最近工作负荷较重、情绪不佳,午餐后突然感觉心脏乱跳、难以忍受,伴有心前区不适、胸闷、气急和头晕等现象,自测脉搏微弱,约 100 次/分。

1. 宋某的主要症状是什么?

2. 能否确定宋某有心脏病?

心悸(palpitation)是指患者自觉心脏跳动的心慌感或不适感。心悸时心率可以加快、减慢或出现心律不齐,也可以心率和心律完全正常。

【病因与发生机制】

(一)心脏搏动增强

1. 生理性 常见于:剧烈活动、精神紧张或情绪激动;饮酒、饮浓茶或咖啡后;大量吸烟;应用某些药物如阿托品、肾上腺素、甲状腺素片等。

2. 病理性 见于各种左心室肥大的器质性心脏病如高血压心脏病、风湿性心脏病、冠状动脉硬化性心脏病、先天性心脏病等;也可见于其他引起心排血量增加的疾病,如甲亢、发热、贫血等。

(二)心律失常

各种类型的心律失常均可引起心悸,如窦性心律失常、期前收缩、异位性心动过速、心房颤动和扑动、房室传导阻滞等。

(三)自主神经功能紊乱

见于神经官能症等,以青年女性多见。心悸发作多与精神因素有关,心脏本身并无器质性病变。

【发生机制】

尚未完全清楚,一般认为其发生与心肌收缩力增强、心搏出量增加、心动过速、心律失常有关,也与精神因素及注意力有关,焦虑、紧张及注意力集中时易于出现。

【临床表现】

（一）心脏搏动增强

1. 生理性 临床特点是持续时间较短,可伴有胸闷不适感,正常活动一般不受影响。

2. 病理性 临床特点是持续时间长或反复发作,常伴有胸闷、气急、心前区疼痛、晕厥等心脏病表现。

（二）心律失常

心律失常患者常感心悸或心跳停顿感,多伴有乏力、头晕、胸闷、气急,严重患者可有呼吸困难、低血压、晕厥,甚至可诱发心绞痛、心力衰竭、休克、昏迷、抽搐、猝死。

（三）自主神经功能紊乱

除心悸外常有心率加快、胸闷、心前区刺痛或隐痛、叹息样呼吸等症状,尚有头昏、头痛、失眠、耳鸣等神经衰弱的表现。

心悸可影响工作、学习、睡眠和日常活动能力,但一般无危险性,少数由严重心律失常所致者可发生猝死,此时多有血压降低、大汗、意识障碍、脉搏细速不能触及。

★ **高频考点**
（1）心悸的病因。
（2）心悸的伴随症状。

【护理评估要点】

1. 相关病史与起病情况 有无器质性心脏病、内分泌疾病、贫血、神经症等病史;有无烟、酒、浓茶、咖啡的嗜好;是否使用过阿托品、氨茶碱、麻黄碱等药物;有无过度劳累、精神刺激、高热、心律失常等。

2. 临床特点 注意心悸发作的时间、频率、性质、诱因及程度。是休息时出现还是活动中发生;是偶然发作还是持续发作;持续时间与间隔时间的长短;发作前有无诱因;起病及缓解方式;严重程度;发作当时的主观感受及伴随症状,如是否出现心跳增强、心动过速、心跳不规则或心跳有停顿感,有否出现胸闷、气急、呼吸困难等。

3. 伴随症状 心悸伴呼吸困难见于急性心肌梗死、心力衰竭、重症贫血等;心悸伴晕厥或抽搐见于高度房室传导阻滞、心室颤动等;心悸伴心前区疼痛见于心绞痛、心肌梗死、心肌炎、心包炎、心脏神经官能症等;心悸伴消瘦、出汗见于甲亢;心悸伴发热见于急性传染病、风湿热、心肌炎、心包炎和感染性心内膜炎等。

4. 心悸对人体功能性健康型态的影响 有无焦虑、恐惧等压力与应对型态的改变;有无失眠等睡眠与休息型态改变;有无日常活动受影响等活动与运动型态的改变。

评估生命体征及神志的变化,观察有无呼吸困难、意识改变、脉搏异常、血压降低、心律失常等;评估心悸对心脏功能及日常活动自理能力的影响,有无心悸引起的心理反应及情绪变化。

5. 诊断、治疗及护理经过 是否向患者解释过心悸症状本身的临床意义;是否使用过镇静剂和抗心律失常药物,了解其药物种类、剂量及疗效;有无电复律、人工心脏起搏治疗;已采取过哪些护理措施,效果如何。

护考链接

心悸伴消瘦、多汗可见于（　　）。

A.心肌炎　　B.甲状腺功能亢进症　　C.高血压　　D.贫血　　E.心内膜炎

答案与解析：B,甲状腺功能亢进症患者常有心房颤动,产生心悸,因患者处于高代谢状态,所以会出现消瘦、多汗。

【相关护理诊断/合作性问题】

1. 活动无耐力　与心悸发作所致的疲乏无力有关。

2. 睡眠型态紊乱　与心悸发作影响睡眠有关。

3. 焦虑/恐惧　与心悸发作所致不适感、心慌感有关。

4. 潜在并发症　心力衰竭。

任务九　恶心与呕吐的评估

案例引导

沐某,男,45 岁,有溃疡病史。腹胀、呕吐 1 月余,加重 2 天。患者在 1 个月前出现餐后腹胀不适,餐后 4～5 h 发生呕吐,呕吐物为胃内容物,有明显的酸臭味,无发热、腹泻、腹痛等现象,近 2 天呕吐较重,量多,夜间也有呕吐。

1. 该患者呕吐的原因是什么？

2. 如何对呕吐患者做全面的评估并提出护理诊断？

恶心(nausea)是一种上腹部不适、紧迫欲吐的感觉,可伴有迷走神经兴奋的症状。呕吐(vomiting)是胃内容物或部分小肠内容物经食管由口腔急速排出体外的现象。恶心和呕吐是呕吐中枢受刺激的结果,两者均为复杂的反射动作。呕吐可将有害物质排出,对机体起到保护作用。但持久而剧烈的呕吐,可引起失水、电解质紊乱、代谢性碱中毒、食管黏膜损伤及营养不良等。

★ 高频考点

（1）恶心、呕吐的病因。

（2）恶心、呕吐的临床表现。

【病因】

（一）反射性呕吐

1. 消化系统疾病

（1）咽部受到刺激　如吸烟、剧咳、鼻咽部炎症或溢脓等。

（2）胃肠道疾病　如胃炎、消化性溃疡、急性胃扩张、幽门梗阻、急性阑尾炎、各种肠梗阻、急性出血坏死性肠炎等。

（3）肝、胆、胰疾病　如急性肝炎，肝硬化，急、慢性胆囊炎或胰腺炎等。

（4）腹膜及肠系膜疾病　如急性腹膜炎等。

2. 其他系统疾病

（1）循环系统疾病　如心肌梗死、心力衰竭等。

（2）眼部疾病　如青光眼、屈光不正等。

（3）泌尿及生殖系统疾病　如急性肾盂肾炎、尿路结石、急性盆腔炎、异位妊娠等。

（4）急性传染病。

（5）嗅、视、味觉受刺激所致的呕吐。

（二）中枢性呕吐

1. 中枢神经系统疾病

（1）颅内感染　如各种脑炎、脑膜炎等。

（2）脑血管病变　如高血压脑病、偏头痛、脑出血等。

（3）颅脑外伤　如脑挫伤、颅内血肿等。

（4）颅内占位性病变　如脑肿瘤。

2. 药物或化学毒物作用　如洋地黄、吗啡、抗癌药、抗生素、酒精、重金属、有机磷农药、鼠药等。

3. 其他　如妊娠、甲状腺危象、尿毒症、肝性脑病、糖尿病酮症酸中毒和低血糖等。

（三）前庭功能障碍性呕吐

如晕动病、迷路炎、梅尼埃病等。

（四）精神性呕吐

如癔症、神经性厌食症和胃肠神经症等。

【发生机制】

呕吐的过程可分为 3 个阶段，即恶心、干呕与呕吐。恶心与呕吐的发生机制基本相同，区别在于呕吐中枢接受的冲动强度不同。呕吐中枢位于延髓，包括 2 个部分：神经性反射中枢和化学感受器触发带。神经性反射中枢位于延髓外侧网状结构的背部，接受来自消化道、心脏、泌尿系统、大脑皮质、前庭器官、冠状动脉及化学感受器触发带的传入冲动，直接支配呕吐动作，即发生传出冲动至胃、小肠、膈肌和腹壁肌肉等处，引起呕吐动作。化学感受器触发带位于第四脑室底部，本身不能直接引起呕吐，而是接受来自血液的各种化学性物质和某些内生代谢产物的刺激，由此发出神经冲动，传入到神经性反射中枢引发呕吐。

【临床表现】

恶心常为呕吐的前奏，但也可仅有恶心而无呕吐，或仅有呕吐动作而无呕吐物排出，有时呕吐前也可无恶心或干呕。恶心严重者伴有迷走神经兴奋的表现，如皮肤苍白、出汗、流涎、血压降低和心率减慢等。

1. 呕吐与进食的关系　餐后近期呕吐，尤其是集体发病多为食物中毒所致；进食中或餐后即刻呕吐，可能为精神性呕吐；餐后 1 h 以上出现呕吐，提示胃张力下降或胃排空延迟；幽门梗阻时，呕吐常发生在餐后较久或数餐后，呕吐量大，呕吐物含酸性发酵宿食。

2. 呕吐的时间　妊娠、尿毒症、慢性酒精中毒所致的呕吐常在早晨发生。晚上或夜间呕吐,见于幽门梗阻。

3. 呕吐的特点　反射性呕吐常有恶心先兆,虽然胃已排空,但仍干呕不止;中枢性呕吐与进食无关,多无恶心先兆,呕吐剧烈且呈喷射状,吐后不感轻松;前庭功能障碍性呕吐与头部位置改变有密切关系,闭目平卧后呕吐可缓解;精神性呕吐常与精神因素或情绪有关,无恶心先兆,餐后或进食时立即呕吐,呕吐量少,吐后可再进食,长期反复发作而营养状态不受影响。

4. 呕吐物的性质　发酵、腐败气味提示胃潴留;有粪臭味提示低位小肠梗阻;不含胆汁提示梗阻平面多在十二指肠乳头以上,含多量胆汁提示梗阻平面多在十二指肠乳头以下;含大量酸性液体者多为胃泌素瘤或十二指肠溃疡;上消化道出血时呕吐物呈咖啡色。

【护理评估要点】

1. 相关病史与起病情况　有无消化系统疾病、泌尿及生殖系统疾病、中枢神经系统疾病、内分泌代谢性疾病等病史;有无进食不洁饮食及服药史;有无腹部手术史、毒物及传染病接触史;有无精神因素作用;女性患者要注意月经史。

知识链接

若患者是女性,且已婚、处于生育期,出现恶心、呕吐,应询问月经史,追问或检查其是否怀孕。

★ 高频考点

(1) 恶心、呕吐的护理评估要点。

(2) 相关的护理诊断/合作性问题。

2. 临床特点

(1) 恶心与呕吐的特点　注意呕吐前有无恶心的感觉;呕吐的方式,是一口口吐出、溢出,还是喷射性呕吐;恶心与呕吐发生的时间,是晨间还是夜间;呕吐的原因或诱因;与进食有无关系;吐后是否感觉轻松;呕吐是突发还是经常反复发作,病程的长短,呕吐的频率等。

(2) 呕吐物的特征　注意呕吐物的性质、气味、颜色、量及内容物,观察是否混有血液、胆汁、粪便等。如幽门梗阻者呕吐大量酸性发酵宿食;小肠低位梗阻、麻痹性肠梗阻患者呕吐物有粪臭味;霍乱、副霍乱的呕吐物为米泔水样;有机磷中毒者呕吐物常带有蒜味;十二指肠溃疡活动期呕吐大量酸性胃液;上消化道出血时呕吐物呈咖啡色等。

护考链接

刘先生,38岁。消化性溃疡病史10年,近1周出现腹痛、腹胀,且逐渐加重,频繁呕吐,呕吐物为酸腐的宿食,呕吐后腹痛暂缓解。护士可推测患者发生了(　　)。

A. 慢性胃炎　　B. 穿孔　　C. 癌变　　D. 出血　　E. 幽门梗阻

答案与解析:E,幽门梗阻时会呕吐酸腐宿食,吐出后呕吐、疼痛缓解。

3. 伴随症状 呕吐伴剧烈头痛、意识障碍常见于中枢神经系统疾病;呕吐伴右上腹痛及发热、寒战、黄疸应考虑为胆囊炎或胆石症等;呕吐伴眩晕、眼球震颤见于前庭器官疾病;呕吐伴腹痛、腹泻多见于急性胃肠炎或细菌性食物中毒。

4. 恶心与呕吐对人体功能性健康型态的影响 有无进食、进液及体重变化,水、电解质及酸碱平衡紊乱等营养与代谢型态的改变;有无焦虑、恐惧等压力与应对型态的改变等。

观察生命体征,有无心动过速、呼吸急促、血压降低、体位性低血压等血容量不足的表现;有无失水征象,如软弱无力、口渴,皮肤干燥、弹性减低,尿量减少等;有无低氯血症、低钾血症、代谢性碱中毒等水、电解质及酸碱平衡紊乱;有无食欲减退、营养不良及上消化道出血;儿童、老人、意识障碍者应注意面色及呼吸道是否通畅等,警惕窒息情况发生。注意患者的精神状态,有无疲乏无力,有无痛苦、焦虑、恐惧等情绪反应。

5. 诊断、治疗及护理经过 是否做过呕吐物毒物分析;血电解质及酸碱平衡的检测结果;是否已做胃镜、腹部B超、X线钡餐等辅助检查;治疗的方法及使用药物的种类、剂量、疗效;已采取的护理措施及效果。

知识链接

呕吐剧烈者,护士必须评估脱水的敏感指标:心率、血压、尿量。脱水早期可出现心率加快、体位性低血压、尿量减少。

【相关护理诊断/合作性问题】
1. **舒适度减弱:恶心/呕吐** 与胃炎有关,与急性胰腺炎有关等。
2. **体液不足/有体液不足的危险** 与呕吐引起体液丢失过多和(或)摄入不足有关。
3. **营养失调:低于机体需要量** 与长期呕吐和食物摄入量不足有关。
4. **有误吸的危险** 与呕吐物误吸入肺内有关。
5. **潜在并发症** 窒息。

(刘 涛)

任务十 呕血与便血的评估

案例引导

张某,男,50岁,有"高黏血症、冠心病"病史,常年服用阿司匹林片。2天前感上腹不适,4 h前恶心、呕吐2次,为咖啡渣样物,量约600 mL,排黑色稀便1次,量约500 mL,自诉口渴、心慌、头晕。BP 60/40 mmHg,神清,面色苍白,HR 110次/分,律齐。腹软,剑突下轻压痛,无反跳痛,肝脾肋下未及,肝区无叩痛。

1. 张某呕血、黑便的原因是什么?
2. 张某存在的护理问题有哪些?

一、呕血

呕血(hematemesis)是上消化道疾病(指屈氏韧带以上的消化道疾病,包括食管、胃、十二指肠、肝、胆、胰疾病)或全身性疾病所致的上消化道出血,血液经口腔呕出。常伴有黑便,严重时可有急性周围循环衰竭的表现。

> **★ 高频考点**
> (1)呕血的概念。
> (2)呕血的四大主因。

【病因】

(一)消化系统疾病

1. 食管疾病　食管炎、食管癌、食管异物、食管贲门黏膜撕裂、食管损伤等。

2. 胃及十二指肠疾病　消化性溃疡、应激性溃疡、急性糜烂出血性胃炎、胃癌、急性胃扩张等。

3. 肝、胆、胰腺疾病　肝硬化门静脉高压引起的食管和胃底静脉曲张破裂出血、肝癌、胆道结石、胆道蛔虫、胆囊癌、胆管癌和胰腺癌破裂等。

(二)血液系统疾病

白血病、血小板减少性紫癜、血友病、再生障碍性贫血等。

(三)其他全身性疾病

感染性疾病(如流行性出血热、钩端螺旋体病、暴发性肝炎、败血症等)、系统性红斑狼疮、尿毒症、肺源性心脏病、呼吸衰竭、维生素 C 及维生素 K 缺乏症等。

呕血的病因以消化性溃疡最为常见,其次为食管或胃底静脉曲张破裂出血,再次为急性糜烂性出血性胃炎和胃癌。这四种疾病是上消化道出血的"四大主因"。

> **★ 高频考点**
> (1)呕血的临床表现。
> (2)上消化道出血量及出血是否停止的判断。

【临床表现】

呕血前常有上腹不适和恶心,随后呕吐血性胃内容物。大量失血者会出现周围循环衰竭。

1. 呕血与黑便　呕血可出现黑便,有黑便不一定会出现呕血。其颜色与出血量的多少、在胃内停留时间的长短及出血部位有关。出血量多、在胃内停留时间短、出血位于食管则呕血血色鲜红或混有凝血块,或为暗红色;当出血量较少或在胃内停留时间长,则因血红蛋白与胃酸作用形成酸化正铁血红蛋白,呕吐物可呈咖啡渣样,为棕褐色。呕血的同时因部分血液经肠道排出体外,可致便血(柏油样便)或形成黑便。

2. 失血性周围循环衰竭　出血量占循环血容量 10% 以下时,患者一般无明显临床表现;出血量占循环血容量 10%～20% 时,可有头晕、无力等症状,多无血压、脉搏等变化;出血量达循环血容量的 20% 以上时,则有冷汗、四肢厥冷、心慌、脉搏增快等急性失血症状;

若出血量在循环血容量的 30% 以上,则有神志不清、面色苍白、心率加快、脉搏细弱、血压下降、呼吸急促等急性周围循环衰竭的表现。

3. 血液学改变　出血早期可无明显血液学改变,出血 3 h 以后由于组织液的渗出及输液等情况,血液被稀释,血红蛋白及血细胞比容逐渐降低,可出现急性失血性贫血。

4. 其他　大量呕血还可出现氮质血症、发热等表现。

【护理评估要点】

1. 相关病史与起病情况　有无消化性溃疡、慢性肝炎、肝硬化和血液病病史;有无服用水杨酸、糖皮质激素、吲哚美辛、保泰松等药物史;有无创伤、手术、休克和严重感染等应激史;出血前有无大量酗酒、进食粗硬或刺激性食物、劳累或精神紧张、剧烈呕吐等。

2. 临床特点

(1) 呕血与黑便的判断　口、鼻、咽等部位出血及咯血可从口腔吐出但不属于上消化道出血;此外进食大量动物血及服用铁剂、铋剂或中药可使粪便发黑,但一般黑而无光泽,隐血试验为阴性,应注意鉴别。呕血与咯血的鉴别见项目二任务五。

(2) 出血部位　通常幽门以上部位出血既有呕血又有黑便,幽门以下部位出血可仅表现为黑便。但也与出血量及出血速度有关,出血量小或出血速度慢的幽门以上部位出血可仅有黑便;出血量大、出血速度快的幽门以下部位出血可因血液反流入胃,同时有呕血和黑便。食管病变呕血颜色多为鲜红色或暗红色;胃内病变的呕血多为咖啡渣样物。

(3) 出血量　注意呕血与黑便的次数、量、颜色及性状。粪便隐血试验阳性提示每日出血量大于 5 mL;黑便提示出血量在 50 mL 以上;呕血示胃内积血量达 250~300 mL。由于呕血与黑便常混有呕吐物与粪便,且出血停止后仍有部分血液储留在胃肠道内,故失血量难以估计,临床上可采用测量脉搏、血压、尿量并观察症状和体征来估计出血量。

(4) 出血是否停止　注意排便次数、颜色的变化。如有下列征象提示继续出血或再出血:①反复呕血,甚至呕出的血液由咖啡渣样转为鲜红色。②黑便次数增加且稀薄,颜色变为暗红色,伴肠鸣音亢进。③经足量快速补充血容量,休克未见好转或血压不稳定。④血液红细胞数、血红蛋白量、红细胞比积继续下降,网织红细胞数及血尿素氮持续增高。

3. 伴随症状　中青年人伴慢性、周期性、节律性上腹痛多为消化性溃疡;中老年人伴无明显规律性的慢性上腹痛、厌食及消瘦、上腹部肿块应警惕胃癌;突然呕出大量鲜血者伴脾大、肝掌、蜘蛛痣、腹腔积液等,提示为肝硬化门静脉高压所致的食管或胃底静脉曲张破裂出血;伴黄疸、寒战、高热、右上腹绞痛,多为肝胆疾病引起;伴皮肤黏膜出血常与血液疾病及凝血功能障碍的疾病有关。近期有服用非甾体类抗炎药物史、酗酒史、大面积烧伤等应考虑急性胃黏膜病变等。头晕、黑矇、口渴、出冷汗提示血容量不足;伴有肠鸣音、黑便者,提示有活动性出血。

4. 呕血与黑便对人体功能性健康型态的影响　有无乏力、头晕、面色苍白、活动后心悸和气促等活动与运动型态的改变;有无紧张、焦虑、恐惧等压力与压力应对型态的改变。

注意观察生命体征、意识状况、周围循环状况。有无发热、呼吸困难、脉搏细速、血压降低、脉压缩小;有无精神疲倦、烦躁不安、嗜睡、昏迷;有无尿量减少、四肢厥冷、口唇发绀等;有无紧张、焦虑、恐惧等情绪变化。

5. 诊断、治疗及护理经过　是否做过紧急内镜检查;实验室检查结果有无异常;补充血容量所用药物的种类及液体总量,有无给予输血治疗;使用了哪些止血措施及护理措施,其效果如何。

> ★ **高频考点**
> 呕血的护理诊断及合作性问题。

【相关护理诊断/合作性问题】

1. 活动无耐力 与上消化道出血所致周围循环衰竭有关。

2. 组织灌注量改变 与上消化道出血所致血容量不足有关。

3. 恐惧 与急性上消化道大量出血及黑便有关。

4. 有皮肤完整性受损的危险 与排泄物对肛周皮肤的刺激有关。

5. 知识缺乏 缺乏有关出血的知识及防治的知识。

6. 潜在并发症 休克、急性肾功能衰竭。

二、便血

便血(hematochezia)是指消化道出血,血液由肛门排出。便血颜色可呈鲜红色、暗红色或黑色。若出血量少而肉眼观察不到颜色改变者,须经过隐血试验才能确定,称为隐血。

【病因】

(一) 消化道疾病

主要是下消化道疾病。

1. 小肠疾病 局限性肠炎、急性出血坏死性肠炎、肠伤寒、肠结核、肠套叠、小肠肿瘤等。

2. 结肠疾病 溃疡性结肠炎、结肠息肉、结肠癌、急性细菌性痢疾、阿米巴痢疾等。

3. 直肠肛管疾病 如直肠炎、直肠损伤、直肠息肉、直肠癌、痔、肛裂、肛瘘等。

(二) 其他

前述引起呕血的疾病,均可是便血的原因。

> ★ **高频考点**
> (1) 便血多为下消化道出血。
> (2) 便血的临床特点。

【临床表现】

1. 便血 便血多为下消化道出血,可表现为急性大出血、慢性少量出血及间歇性出血。如出血量多、速度快则呈鲜红色;若出血量小、速度慢,血液在肠道内停留时间较长,则可为暗红色。便血可表现为粪便带血或全血便。痔疮、肛裂或直肠肿瘤的出血,不与粪便混合,仅黏附在粪便表面,或于排便前后有鲜血滴下或喷出;急性出血坏死性肠炎排出洗肉水样便,且有特殊的腥臭味;急性细菌性痢疾和溃疡性结肠炎,血液与粪便混合呈黏液脓血样便;阿米巴痢疾粪便与血性黏液混合呈果酱样脓血便。上消化道出血多表现为黑便、柏油样便。

2. 全身表现 出血速度缓慢,出血量较少时,表现为少量便血而无明显全身症状。长期慢性失血,可出现乏力、头晕、耳鸣、心悸、气促等贫血症状。短时间大量出血,可有急性失血性贫血及周围循环衰竭的表现。

【护理评估要点】

1. 相关病史与起病情况 有无溃疡性结肠炎、痢疾、息肉、痔、肛裂、血液病等相关病史,有无进食刺激性食物等,有无服药史,有无便秘、精神刺激等。

2. 临床特点

(1)排除假性便血 服用铁剂、铋剂或中药者粪便呈灰黑色、无光泽,隐血试验阴性;口、鼻、咽部出血及咯血的血液被咽下或食用过多瘦肉、猪肝、动物血可引起黑便或隐血试验阳性,但通过仔细询问病史,了解进食情况等可鉴别。

(2)便血的特点 注意便血的方式,粪便的颜色、量、气味及性状。便血是出现在排便前还是排便后;血液是滴出、喷出,还是与粪便相混;便血是鲜红色、暗红色还是柏油样便;便血是粪便带血还是全为血液;有无特殊气味。

3. 伴随症状 便血伴发热多见于急性细菌性痢疾、肠伤寒、流行性出血热等急性传染病,及恶性肠肿瘤、急性出血性坏死性肠炎等;便血伴中腹部疼痛多见于小肠病变,伴下腹部疼痛多见于结肠病变;便血伴里急后重者提示病变累及直肠;便血伴全身出血倾向者提示可能为血液系统疾病。

4. 便血对人体功能性健康型态的影响 有无乏力、头晕、活动后心悸、气促等活动与运动型态的改变;有无饮食、营养因素的营养与代谢型态的改变;有无焦虑、恐惧等压力与压力应对型态的改变。

注意生命体征、疾病典型症状及腹部评估情况。有无急性周围循环衰竭的表现;有无慢性失血所致的贫血症状;有无焦虑、恐惧等情绪反应。

5. 诊断、治疗及护理经过 是否做过肛门指诊、肠道检查等;做过何种治疗;了解止血情况、采取的护理措施及效果。

护考链接

男,54岁。呕血6 h入院。身体评估:P 120次/分,BP 80/55 mmHg。神志不清,营养状况差。巩膜明显黄染,腹壁可见静脉曲张,肝肋下可触及,质地较硬,边缘较钝,脾肋下6 cm,移动性浊音阳性,肠鸣音弱。该患者呕血最可能的原因是(　　)。

A. 胆石症所致胆道出血　B. 消化性溃疡出血　C. 食管胃底静脉曲张破裂

D. 晚期胃癌出血　　　　　E. 胆管肿瘤所致胆道出血

答案与解析:C,病例显示巩膜黄染,腹壁静脉曲张,脾大,腹腔积液,呕血6 h,为肝硬化失代偿期表现。

【相关护理诊断/合作性问题】

1. 活动无耐力 与便血所致贫血有关。

2. 组织灌注量改变 与大量便血所致血容量减少有关。

3. 有皮肤完整性受损的危险 与排泄物对肛门周围皮肤刺激有关。

4. 有体液不足的危险 与便血所致周围循环衰竭有关。

5. 焦虑 与长期便血而病因未明有关。

任务十一　腹泻的评估

案例引导

患者,男,54 岁,因腹痛、腹泻、排果酱样血便 3 天入院。

1. 患者腹痛、腹泻、便血的病因可能是什么?

2. 如何全面收集腹泻患者的病史资料?

腹泻(diarrhea)指排便次数增多,粪质稀薄或呈水样,可带有黏液、脓血或未消化的食物。腹泻可分为急性腹泻与慢性腹泻两种,病程超过两个月者属慢性腹泻。

★ **高频考点**

(1) 腹泻、慢性腹泻概念。

(2) 腹泻的常见病因。

【病因】

(一) 急性腹泻

1. 肠道疾病 由病毒、细菌、真菌、原虫、蠕虫等感染所引起的各种肠炎、急性出血性坏死性肠炎、溃疡性结肠炎急性发作、急性缺血性肠病等。

2. 急性中毒 食用毒蕈、河豚、鱼胆及化学药物如砷、磷、铅、汞等引起的腹泻。

3. 全身性感染 如败血症、伤寒或副伤寒、钩端螺旋体病等。

4. 其他 如变态反应性肠炎、过敏性紫癜;服用某些药物,如氟尿嘧啶、利血平及新斯的明等;某些内分泌疾病,如甲亢危象等。

(二) 慢性腹泻

1. 消化系统疾病 ①胃部疾病:如慢性萎缩性胃炎、胃大部切除后胃酸缺乏等。②肠道感染:如肠结核、慢性细菌性痢疾、慢性阿米巴痢疾、血吸虫病、钩虫病、绦虫病等。③肠道非感染性病变:如克罗恩病、溃疡性结肠炎、结肠多发性息肉、吸收不良综合征等。④肠道恶性肿瘤。⑤肝胆疾病:如肝硬化、胆汁淤积性黄疸、慢性胆囊炎与胆石症。⑥胰腺疾病:慢性胰腺炎、胰腺癌、胰腺切除术后等。

2. 全身性疾病 ①内分泌及代谢障碍疾病:如甲亢、肾上腺皮质功能减退、类癌综合征、胃泌素瘤等。②其他系统疾病:系统性红斑狼疮、硬皮病、尿毒症、放射性肠炎等。③药物副作用:如利血平、甲状腺素、洋地黄类药物等。某些抗肿瘤药物和抗生素使用亦可导致腹泻。④神经功能紊乱:如肠易激综合征。

★ **高频考点**

腹泻的发生机制。

【发生机制】

腹泻的发生机制从病理生理角度可归纳为下列 5 个方面。但腹泻病例往往不是单一机制作用,而是涉及多种因素,却以其中的某一机制为主。

（一）分泌性腹泻

分泌性腹泻系肠道分泌大量液体超过肠黏膜吸收能力所致。常见于霍乱、沙门氏菌属感染、某些胃肠道内分泌肿瘤如胃泌素瘤等。霍乱弧菌外毒素引起的大量水样腹泻即属于典型的分泌性腹泻,霍乱弧菌外毒素刺激肠黏膜细胞内的腺苷酸环化酶,使细胞内环磷酸腺苷（cAMP）含量增加,引起大量的水与电解质分泌到肠腔而导致腹泻。

（二）渗出性腹泻

渗出性腹泻是由于黏膜炎症、溃疡或浸润性病变,而引起血浆、黏液、脓血渗出所致的腹泻。常见于肠道非感染或感染性炎症,如阿米巴肠炎、细菌性痢疾、溃疡性结肠炎、肿瘤溃烂等。

（三）渗透性腹泻

渗透性腹泻是由肠内容物渗透压增高,阻碍肠内水分与电解质的吸收而引起,如:乳糖酶缺乏,乳糖不能水解即形成肠内高渗;服用盐类泻剂或甘露醇等引起的腹泻亦属此型。

（四）动力性腹泻

动力性腹泻是由肠蠕动亢进致肠内食糜停留时间缩短,未被充分吸收所致的腹泻,如肠炎、甲亢、糖尿病、胃肠功能紊乱等。

（五）吸收不良性腹泻

吸收不良性腹泻是由肠黏膜的吸收面积减少或吸收障碍所引起,如小肠大部分切除、吸收不良综合征等。

【临床表现】

1. 急性腹泻 起病急,病程短,每天排便次数可达 10 次以上,粪便量多而稀薄,或呈水样,常混有黏液、脓血等;常有腹痛或里急后重感。由于排便频繁及粪便刺激,可使肛门周围皮肤红肿、糜烂及破损。急性严重腹泻可因短时间丢失大量水分及电解质而引起脱水、电解质紊乱及代谢性酸中毒。严重体液丧失者,可出现面色苍白、四肢湿冷、脉搏细速、血压下降等低血容量性休克表现。急性腹泻多为急性感染或食物中毒所致。

2. 慢性腹泻 起病缓慢,病程较长,可每天排便数次,粪便多为稀便,亦可带黏液、脓血。长期慢性腹泻可致营养不良、维生素缺乏、体重减轻,甚至发生营养不良性水肿。慢性腹泻多为慢性感染、非特异性炎症、吸收不良、肿瘤等所致。

3. 各类腹泻的特点 分泌性腹泻多为水样便,每天排便量大于 1000 mL,粪便无脓血及黏液,与进食无关,伴或不伴有腹痛;渗出性腹泻粪便量明显少于分泌性腹泻,可有脓血或黏液,多伴有腹痛及发热;渗透性腹泻粪便常有不消化食物、泡沫及恶臭,多不伴腹痛,禁食后腹泻可在 24～48 h 后缓解;动力性腹泻粪便较稀,无脓血及黏液,多不伴有腹痛。

★ **高频考点**

（1）急、慢性腹泻的临床特点。

（2）大便性状改变的临床意义。

4．大便性质

（1）黏液血便或脓血黏液便多见于细菌性感染。

（2）粪便呈暗红色或果酱样常见于阿米巴痢疾。

（3）大便呈血水或洗肉水样可见于急性出血性坏死性肠炎等。

（4）粪便呈米泔水样常见于霍乱和副霍乱。

（5）大便内含大量脂肪及泡沫，多为胰腺疾病或肠道吸收不良所致。

（6）粪便中带黏液无病理成分者常见于肠易激综合征。

【评估要点】

1．相关病史与起病情况　有无胃肠道疾病病史及甲亢、肝硬化等病史；有无相关用药史；有无饮食不当、进食不洁饮食或刺激性食物、集体进餐等；有无过劳、受凉、精神紧张等诱发或加重腹泻的因素。注意起病缓急及病程。

2．临床特点　注意排便的时间、次数、间隔时间、排便急缓；大便的颜色、气味、性质、量，有无黏液、脓液、血液或未消化食物等。

3．伴随症状　伴发热者可见于急性细菌性痢疾、伤寒或副伤寒、肠结核、败血症等；伴里急后重提示病变以结肠直肠为主，如痢疾、直肠炎、直肠肿瘤等；伴明显消瘦多提示病变位于小肠，如肠结核及吸收不良综合征；伴腹部包块者见于胃肠恶性肿瘤、肠结核等；伴重度失水者常见于分泌性腹泻，如霍乱、细菌性食物中毒等。

4．腹泻对人体功能性健康型态的影响　有无脱水、消瘦、肛周皮肤糜烂等营养与代谢型态的改变，有无失眠与疲乏等睡眠与休息型态的改变等。

急性严重腹泻时，注意观察生命体征、神志、尿量、皮肤弹性等，有无口渴、眼窝凹陷、口唇干燥、皮肤弹性下降、尿量减少、神志淡漠等脱水表现；有无肌肉无力、腹胀、肠鸣音减弱、心律失常等低钾血症表现；有无呼吸深大等代谢性酸中毒的表现。慢性腹泻时，注意营养状况，有无消瘦、贫血的表现。长期腹泻注意其有无精神紧张、焦虑不安等情绪反应。

5．诊断、治疗及护理经过　了解做过何种检查，血生化指标有无改变；补液的成分、量及速度；用药的种类、剂量及疗效；采用的护理措施及效果。

★ **高频考点**

　腹泻相关的护理诊断。

【相关护理诊断/合作性问题】

1．腹泻　与肠道感染有关等。

2．体液不足/有体液不足的危险　与腹泻所致体液丢失过多有关。

3．营养失调：低于机体需要量　与长期腹泻有关。

4．有皮肤完整性受损的危险　与排便次数增多及排泄物刺激有关。

5．焦虑　与慢性腹泻迁延不愈有关。

6．疲乏　与水、电解质平衡紊乱有关。

任务十二 便秘的评估

案例引导

张某,女,70岁。大便干结如羊粪,排出困难,伴有腹胀。长期服用便秘通口服液,但排便次数仍少,排出困难。左下腹压痛,可触及条索状包块,肠鸣音减弱,1～2次/分。

1. 张某出现便秘的主要原因是什么?
2. 张某存在哪些护理问题?

便秘(constipation)是指大便次数减少,一般每周少于3次,伴粪便量少干结、排便困难。便秘是临床上常见的症状,病因多样,以肠道疾病最为常见。

★ **高频考点**

(1)便秘的概念。

(2)原发性便秘的常见病因。

【病因】

(一)原发性便秘

(1)进食量少或食物缺乏纤维素或水分不足,对结肠运动的刺激减少。

(2)因工作紧张、生活节奏过快、精神因素等打乱了正常的排便习惯。

(3)结肠运动功能紊乱,如肠易激综合征。部分患者可表现为便秘与腹泻交替。

(4)年老体弱,活动过少,肠痉挛致排便困难;腹肌及盆腔肌张力不足,排便推动力不足,难以将粪便排出体外。

(5)滥用泻药,形成药物依赖,造成便秘。

(6)结肠冗长。

(二)继发性便秘

(1)直肠与肛门病变引起肛门括约肌痉挛、排便疼痛造成惧怕排便,如痔疮、肛裂、肛周脓肿和溃疡、直肠炎等。

(2)局部病变导致排便无力,如大量腹腔积液、膈肌麻痹、肌营养不良等。

(3)结肠完全或不完全性梗阻,如结肠良恶性肿瘤、克罗恩病、先天性巨结肠症;各种原因引起的肠粘连、肠扭转、肠套叠等。

(4)腹腔或盆腔内肿瘤的压迫,如子宫肌瘤等。

(5)全身性疾病使肠肌松弛、排便无力,如尿毒症、糖尿病、甲状腺功能低下、脑血管意外、截瘫等。此外,血卟啉病及铅中毒引起肠肌痉挛,亦可导致便秘。

(6)应用吗啡类药、钙通道阻滞剂、神经阻滞药、镇静剂、抗抑郁药以及含钙、铝的制酸剂等使肠肌松弛引起便秘。

【发生机制】

便秘的发生与下列因素有关：①摄入食物过少特别是纤维素和水分摄入不足，致肠内的食糜和粪团的量不足以刺激肠道的正常蠕动；②各种原因引起的肠道内肌肉张力减低和蠕动减弱；③肠蠕动受阻碍致肠内容物滞留而不能下排，如肠梗阻；④排便过程的神经及肌肉活动障碍，如排便反射减弱或消失、肛门括约肌痉挛、腹肌及膈肌收缩力减弱等。

【临床表现】

排便次数减少，粪便干硬、量少，难以排出。因粪块长时间停留在肠道内，不能及时排出，可引起腹胀及下腹部疼痛；粪便在肠道细菌作用下产生大量有害毒素并吸收入血，可引起头痛、头晕、食欲不振、乏力等；排便时，可有左腹部痉挛性疼痛及下坠感，常可在左下腹触及痉挛的乙状结肠；粪便过于坚硬时，排便可引起肛门疼痛，甚至引起肛裂或痔疮出血。排便疼痛和便血使患者产生紧张、焦虑情绪，且可引起肛门括约肌痉挛而加重便秘。

急性便秘可有原发性疾病的临床表现，如各种原因的肠梗阻，患者常伴有急性腹痛、腹胀、恶心、呕吐、腹部包块或肠型、肠鸣音亢进等症状和体征。慢性便秘多无特殊表现，部分患者诉口苦、食欲减退、腹胀、头晕、头痛、疲乏等神经功能紊乱的症状，但不严重。慢性习惯性便秘多发生在中老年人，尤其是经产妇。

★ 高频考点

便秘的护理评估要点。

【护理评估要点】

1. 相关病史与起病情况 有无与便秘有关的肠道病变，如肠梗阻、肠麻痹、肠道肿瘤、痔疮等；有无内分泌代谢性疾病、腹部及盆腔手术史；是否长期滥用泻药及灌肠；有无使用镇静剂、吗啡、抗胆碱能药的药物史；是否有饮食及生活习惯的改变等。

2. 临床特点

（1）既往排便习惯 以往排便情况，排便有无规律，每日排便的时间、次数、粪便的性状及软硬度，有无排便困难。

（2）便秘的特点 便秘的发生与病程，便秘是近期突然出现的，还是长期持续存在的；是偶尔发生还是间歇发作；是否于腹泻之后发生，还是与腹泻交替出现；有无诱因存在。注意排便的间歇时间，排便过程的表现，粪便的性状、量、干硬度、表面是否带血等。并注意了解年龄、职业、饮食及生活习惯，有无精神紧张、压力过大等诱因。

3. 伴随症状 伴呕吐、腹胀、绞痛见于肠梗阻；伴腹部包块见于结肠肿瘤、肠结核及克罗恩病；便秘与腹泻交替出现见于肠结核、溃疡性结肠炎、肠易激综合征；伴生活习惯改变、精神紧张，多为原发性便秘。

4. 便秘对人体功能性健康型态的影响 有无缺乏预防便秘的知识等健康观念与健康管理型态的改变等；有无腹痛、肛周疼痛等认知与感知型态的改变；有无食欲不振等营养与代谢障碍型态的改变；有无紧张、焦虑等压力与应对型态的改变。

5. 诊断、治疗及护理经过 是否采取过促进排便的措施及其效果。

【相关护理诊断/合作性问题】

1. 便秘 与滥用泻药有关，与长期卧床有关，与肠梗阻或肠道肿瘤等有关。

2. 组织完整性受损/有组织完整性受损的危险 与粪便过于干硬有关。

3. **疼痛** 与机械性肠梗阻有关,与排便困难所致肠痉挛有关。

4. **营养失调:低于机体需要量** 与便秘引起食欲不振有关。

5. **知识缺乏** 缺乏预防便秘的有关知识。

(魏映红)

任务十三 黄疸的评估

案例引导

吴某,男,29岁,乙肝大三阳病史5年。最近1周自觉食欲不振,倦怠无力,厌油,腹胀,上腹不适。巩膜及全身皮肤发黄,皮肤瘙痒。

1. 吴某皮肤、巩膜黄染的原因是什么?还有哪些原因可引起黄疸?

2. 吴某存在的护理问题有哪些?

黄疸(jaundice)是由于血清中胆红素浓度升高,使皮肤、巩膜、黏膜被染成黄色的现象。黄疸既是症状,也是体征。正常血清总胆红素(TB)保持相对恒定,为 $1.7 \sim 17.1\ \mu mol/L$。当血清总胆红素在 $17.1 \sim 34.2\ \mu mol/L$ 时,临床上不易察觉,称为隐性黄疸;当血清总胆红素超过 $34.2\ \mu mol/L$ 时,临床上可见黄疸,称显性黄疸。

> ★ **高频考点**
> 黄疸的概念。

【胆红素的正常代谢】

正常人体内的胆红素主要来源于血红蛋白。血液循环中衰老的红细胞经单核-巨噬细胞系统破坏和分解,生成胆红素、铁和珠蛋白。此胆红素称为游离胆红素或非结合胆红素(UCB),为脂溶性,迅即与血清白蛋白结合,分子增大,不能经肾小球滤过排出,故尿液中不出现 UCB。UCB 随血液循环到达肝脏,被肝细胞摄取,在葡萄糖醛酸转移酶的作用下,与葡萄糖醛酸结合形成结合胆红素(CB),为水溶性,可以通过肾小球滤过从尿中排出。

结合胆红素从肝细胞经胆管排入肠道后,在回肠末端及结肠经细菌酶的分解与还原作用,形成尿胆原。尿胆原大部分从粪便排出,称为粪胆素。小部分(10%~20%)经肠道吸收,通过门静脉血回到肝内,其中大部分再转变为结合胆红素,又随胆汁排入肠内,形成所谓“胆红素的肠肝循环”。被吸收回肝的小部分尿胆原经体循环由肾排出体外(图 2-1)。

【病因及发生机制】

(一)溶血性黄疸

凡能引起溶血的疾病都可产生溶血性黄疸。①先天性溶血性疾病,如海洋性贫血、遗传性球形红细胞增多症;②后天性获得性溶血性疾病,如自身免疫性溶血性贫血、新生儿溶血、不同血型输血后的溶血以及蚕豆病、蛇毒、毒蕈、阵发性睡眠性血红蛋白尿等引起的溶血。

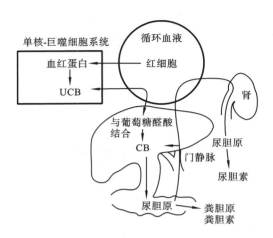

图 2-1 胆红素正常代谢示意图

由于大量红细胞的破坏,形成大量的 UCB,超过肝细胞的摄取、结合与排泄能力。另一方面,由于溶血造成的贫血、缺氧和红细胞破坏产物的毒性作用,削弱了肝细胞对胆红素的代谢功能,使 UCB 在血中浓度增高,超过正常水平而出现黄疸(图 2-2)。

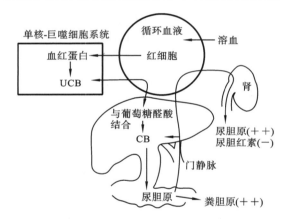

图 2-2 溶血性黄疸发生机制示意图

（二）肝细胞性黄疸

各种使肝细胞严重损害的疾病均可导致黄疸发生,如病毒性肝炎、肝硬化、中毒性肝炎、钩端螺旋体病、败血症等。

由于肝细胞的损伤致肝细胞对胆红素的摄取、结合能力降低,导致血中的 UCB 增加。另一方面,肝细胞受损,肝小叶结构破坏,CB 排入毛细胆管受阻而反流入循环血液中,致血中 CB 也增加而出现黄疸(图 2-3)。

（三）胆汁淤积性黄疸

肝内性胆汁淤积见于肝内泥沙样结石、癌栓、寄生虫病、病毒性肝炎、药物性胆汁淤积、原发性胆汁性肝硬化等。肝外性胆汁淤积可由胆总管结石、炎性水肿、肿瘤及蛔虫等阻塞所引起。

由于胆道阻塞,阻塞上方的压力升高,胆管扩张,最后导致小胆管与毛细胆管破裂,胆

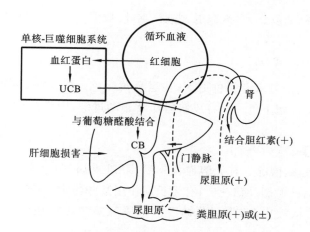

图 2-3 肝细胞性黄疸发生机制示意图

汁中的胆红素反流入血。此外,肝内性胆汁淤积有些是由于胆汁分泌功能障碍、毛细胆管的通透性增加,胆汁浓缩而流量减少,导致胆道内胆盐沉淀与胆栓形成(图 2-4)。

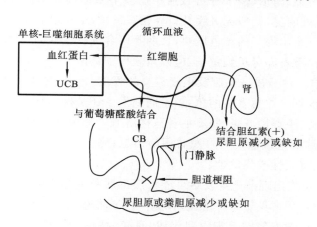

图 2-4 胆汁淤积性黄疸发生机制示意图

【临床表现】

(一)溶血性黄疸

一般黄疸较轻,皮肤呈浅柠檬色,尿液颜色、粪便颜色加深,不伴皮肤瘙痒,其他症状主要为原发病的表现。急性溶血时常表现为突起寒战、高热、头痛、呕吐、全身酸痛,并有不同程度的贫血和血红蛋白尿(尿呈酱油色或茶色)。严重者可发生急性肾功能衰竭。慢性溶血多为先天性,有家族史,表现为轻度或间歇性黄疸,常伴有贫血及脾肿大。

★ **高频考点**

(1)黄疸的临床特点。

(2)三种黄疸的鉴别。

(二)肝细胞性黄疸

皮肤、黏膜浅黄色至深黄色,尿色加深,粪便颜色不变或变浅,可伴有轻度皮肤瘙痒,可有肝脏原发病的表现,如疲乏、食欲减退、恶心、呕吐、腹胀、肝区不适或疼痛等,严重者可有出血倾向、腹腔积液、昏迷等。

（三）胆汁淤积性黄疸

皮肤呈暗黄色,完全阻塞者颜色更深,甚至呈黄绿色。尿色深,粪便颜色变浅,肝外胆道完全梗阻时大便呈白陶土色。伴有皮肤瘙痒及心动过缓,因脂溶性维生素 K 吸收障碍,常有出血倾向。

【护理评估要点】

1. 相关病史与起病情况 有无溶血性疾病、肝脏疾病、胆道疾病等病史;有无肝炎患者密切接触史或近期内血制品输注史;有无长期使用某些药物或长期反复接触某些化学毒物史;有无长期大量饮酒史;如为葡萄糖 6-磷酸脱氢酶缺乏症还应注意有无食用蚕豆等病史。

2. 临床特点

（1）真性黄疸的判断 注意与皮肤苍白及药物作用、高胡萝卜素血症等假性黄疸鉴别。进食过多的胡萝卜、南瓜、橘子等可致血中胡萝卜素增高而引起皮肤黄染,但以手掌、足底、前额及鼻部等处明显,一般无巩膜及口腔黏膜发黄;中年以后发生的球结膜下脂肪沉积多在内眦部出现分布不均匀的黄色斑块;长期服用含黄色色素的药物,如阿的平、呋喃类药物,可使皮肤黄染,重者亦可巩膜黄染,但以角膜周围最明显。

（2）黄疸的特点 注意皮肤黏膜及巩膜黄染的程度、色泽;尿液及粪便颜色的改变;有无皮肤瘙痒及其程度等。注意发生的急缓,是间断发生还是持续存在。急骤发生的黄疸多见于急性病毒性肝炎、中毒性肝炎、胆石症和急性溶血。缓慢发生的黄疸常见于肝硬化等。病毒性肝炎和溶血性黄疸持续 1 个月左右逐渐消退;癌性黄疸可呈进行性加重;胆总管结石引起的黄疸,可呈持续性或间歇性。

3. 伴随症状 黄疸出现前先有发热可能为病毒性肝炎等传染性疾病;黄疸伴寒战、高热、头痛、腰痛、酱油色尿多见于急性溶血;黄疸伴食欲减退、消瘦、蜘蛛痣、肝掌、腹腔积液、脾大等应考虑肝硬化;黄疸伴右上腹剧烈疼痛、寒战、高热称夏科三联征,提示急性化脓性胆管炎;黄疸伴右上腹剧烈疼痛见于胆石症或胆道蛔虫症等。黄疸伴腹腔积液者见于重症肝炎、肝硬化失代偿期、肝癌等。

4. 黄疸对人体功能性健康型态的影响 有无因皮肤瘙痒所致的睡眠与休息型态的改变;有无因皮肤、黏膜和巩膜发黄所致的自我概念型态的改变;有无因面临各种检查所致的焦虑、恐惧等压力与应对型态的改变。

5. 诊断、治疗及护理经过 注意有关的实验室检查结果;是否做过创伤性的病因学检查;采取哪些治疗及护理措施,效果如何。

护考链接

患者,男,68 岁,3 个月前出现巩膜黄染,呈进行性加深,皮肤瘙痒,消瘦明显,最可能是（ ）。

A.病毒性肝炎 B.肝硬化 C.胰头癌 D.胆道蛔虫病 E.胆石症

答案与解析：C,皮肤瘙痒提示有胆汁淤积,3 个月来黄疸进行性加重最可能是胰头癌。

【相关护理诊断/合作性问题】

1. 舒适的改变 与胆红素排泄障碍、血中胆盐增高引起皮肤瘙痒有关。

2. 自我形象紊乱 与皮肤、黏膜黄染,外形改变有关。

3. 有皮肤完整性受损的危险 与胆汁淤积所致的皮肤瘙痒有关。

4. 焦虑 与病因不明、创伤性病因学检查有关,与皮肤黄染经久不退有关。

任务十四　血尿的评估

案例引导

　　刘某,男,38 岁,发作性腰痛伴血尿 2 天就诊。发育正常,营养良好,皮肤、巩膜无黄染,浅表淋巴结不肿大,心肺无异常。腹平软,肝脾、双肾未触及,右肾区压痛(＋),叩痛(＋)。

　　1. 刘某出现血尿主要的原因是什么?

　　2. 哪些原因可以引起血尿?

　　血尿(hematuria)包括镜下血尿和肉眼血尿。镜下血尿是指尿色正常,但离心沉淀后尿液镜检可见每高倍视野有 3 个以上红细胞。肉眼血尿是指尿呈洗肉水样或血色,肉眼可见。血尿是泌尿系统疾病最常见的症状之一。98％的血尿是由泌尿系统疾病引起,2％的血尿由全身性疾病或泌尿系统邻近器官病变所致。

【病因】

(一) 泌尿系统疾病

　　肾小球疾病如急、慢性肾小球肾炎,IgA 肾病,遗传性肾炎;各种间质性肾炎、尿路感染、泌尿系统结石、结核、肿瘤;肾血管异常,尿路憩室、息肉和先天性畸形等。

(二) 全身性疾病

1. 感染性疾病 败血症、流行性出血热、猩红热、钩端螺旋体病和丝虫病等。

2. 血液病 白血病、再生障碍性贫血、血小板减少性紫癜、过敏性紫癜和血友病。

3. 免疫和自身免疫性疾病 系统性红斑狼疮、结节性多动脉炎、皮肌炎、类风湿性关节炎、系统性硬化症等引起肾损害时。

4. 心血管疾病 亚急性感染性心内膜炎、急进性高血压、慢性心力衰竭、肾动脉栓塞和肾静脉血栓形成等。

(三) 尿路邻近器官疾病

　　急、慢性前列腺炎,精囊炎,急性盆腔炎或脓肿,宫颈癌,输卵管炎,阴道炎,急性阑尾炎,直肠和结肠癌等。

(四)化学物品或药品对尿路的损害

如磺胺药、吲哚美辛、甘露醇、汞、铅、镉等重金属对肾小管的损害;环磷酰胺引起的出血性膀胱炎;抗凝剂如肝素过量也可出现血尿。

(五)功能性血尿

平时运动量小的健康人,突然加大运动量可出现运动性血尿。

★ **高频考点**

(1)血尿与血红蛋白尿的区别。

(2)尿三杯试验方法及意义。

【临床表现】

1. 尿色的改变 镜下血尿其尿色正常,肉眼血尿根据出血量多少而尿呈不同颜色。尿呈淡红色像洗肉水样,提示每升尿含血量超过 1 mL。出血严重时尿可呈血液状。肾脏出血时,尿与血混合均匀,尿呈暗红色;膀胱或前列腺出血尿色鲜红,有时有血凝块。但红色尿不一定是血尿,需仔细辨别。如:尿呈暗红色或酱油色,不混浊无沉淀,镜检无或仅有少量红细胞,见于血红蛋白尿;尿呈棕红色或葡萄酒色,不混浊,镜检无红细胞见于卟啉尿;服用某些药物如大黄、利福平,或进食某些红色蔬菜也可排红色尿,但镜检无红细胞。

2. 分段尿异常 将全程尿分段观察颜色如尿三杯试验,用三个清洁玻璃杯分别留起始段、中段和终末段尿观察,如:起始段血尿提示病变在尿道;终末段血尿提示出血部位在膀胱颈部、三角区或后尿道的前列腺和精囊腺;三段尿均呈红色即全程血尿,提示血尿来自肾脏或输尿管。

3. 镜下血尿 尿液显微镜检查可确定血尿,并可判断是肾性还是肾后性血尿。镜下红细胞大小不一、形态多样为肾小球性血尿,见于肾小球肾炎。因红细胞从肾小球基底膜漏出,通过具有不同渗透梯度的肾小管时,化学和物理作用使红细胞膜受损,血红蛋白溢出而变形。镜下红细胞形态单一,与外周血近似,提示血尿来源于肾后,见于肾盂肾盏、输尿管、膀胱和前列腺病变。

4. 症状性血尿 血尿的同时患者伴有全身或局部症状,而以泌尿系统症状为主。如伴有肾区钝痛或绞痛提示病变在肾脏。膀胱和尿道病变则常有尿频、尿急和排尿困难。

5. 无症状性血尿 部分患者血尿既无泌尿道症状也无全身症状,见于某些疾病的早期,如肾结核、肾癌或膀胱癌早期。

【护理评估要点】

1. 相关病史与起病情况 是否摄取药品或食物引起红色尿,是否为女性的月经期间,以排除假性血尿;有无腰腹部新近外伤和泌尿道器械检查史;有无泌尿系统疾病、血液病病史;有无长期大量应用解热镇痛药、抗癌药或抗凝药、磺胺药、抗生素等。有无药物过敏史、毒物接触史;有无家族中类似疾病史。注意起病的时间,如血尿是突然发生,还是间断发作或持续存在。

2. 临床特点 血尿的颜色、出现的时间及持续时间、程度、频度等。注意排尿起始、中间或结束时尿色的变化,是否有血凝块,有无加重或缓解的因素等。注意血尿与年龄、性别的关系,如儿童以肾小球肾炎多见,40岁以下女性多见于尿路感染,男性多见于结石、前列腺炎、尿道炎,40岁以上常见于肿瘤、前列腺增生、尿路感染。

3. 伴随症状 伴肾绞痛是肾结石或输尿管结石的特征;伴尿流中断见于膀胱结石和尿道结石;伴尿流细和排尿困难见于前列腺炎、前列腺癌;伴尿频、尿急、尿痛见于膀胱炎和尿道炎,同时伴高热常为肾盂肾炎;伴水肿、高血压、蛋白尿见于肾小球肾炎;伴肾肿块,单侧可见于肿瘤、肾积水和肾囊肿,双侧肿大见于先天性多囊肾;伴有皮肤黏膜及其他部位出血,见于血液病和某些感染性疾病。

4. 血尿对人体功能性健康型态的影响 有无尿色、尿量异常等排泄型态的改变;有无焦虑、恐惧等压力与压力应对型态的改变。

5. 诊断、治疗及护理经过 是否做过尿常规、尿潜血、尿培养、肾功能、凝血功能等实验室检查及腹部B超、CT检查等。用过何种药物,其剂量、时间、方法及疗效等。

【相关护理诊断/合作性问题】

1. 焦虑/恐惧 与预感自身受到疾病的威胁有关。

2. 排尿疼痛或困难 与膀胱或尿路结石有关。

3. 潜在并发症 继发感染。

护考链接

苏某,男,32岁,因患再生障碍性贫血需要输血,当输入红细胞悬液约200 mL时,突然畏寒、发热、呕吐一次,尿呈酱油样,血压10.0/6.0 kPa。该患者最有可能是下列哪一种输血不良反应?( )

A. 非溶血性发热性输血反应 　B. 溶血性输血反应 　C. 过敏反应

D. 细菌污染反应 　　　　　　　E. 循环超负荷

答案与解析:B,输血后出现尿呈酱油样、血压下降,是溶血反应的表现。

任务十五　少尿与多尿的评估

案例引导

钱某,男,55岁。于1周前开始排尿次数明显增多,且夜间须起床排尿3～4次,每次尿量同平常,自觉烦渴、多饮、多食、消瘦。

1. 钱某可能患有何种疾病?

2. 何谓多尿? 多尿的原因有哪些?

正常成人24 h尿量为1000～2000 mL。如24 h尿量少于400 mL,或每小时尿量少于17 mL称为少尿(oliguria);如24 h尿量少于100 mL,12 h完全无尿称为无尿。24 h尿量超过2500 mL称为多尿(polyuria)。

★ **高频考点**

（1）少尿、无尿、多尿的概念。

（2）尿量异常的常见病因。

【病因与发生机制】

（一）少尿与无尿

1. 肾前性因素

（1）有效血容量减少　如休克、重度失水、大出血、肾病综合征和肝肾综合征,大量水分渗入组织间隙和浆膜腔,血容量减少,肾血流量减少。

（2）心脏排血功能下降　各种原因所致的心功能不全,严重的心律失常,心肺复苏后体循环功能不稳定,及血压下降所致肾血流量减少。

（3）肾血管病变　肾血管狭窄或炎症、肾病综合征、狼疮性肾炎、长期卧床不起所致的肾动脉栓塞或血栓形成;高血压危象,妊娠高血压等引起的肾动脉持续痉挛,肾缺血导致急性肾功能衰竭。

2. 肾性因素

（1）肾小球病变　重症急性肾炎、急进性肾炎和慢性肾炎因严重感染、血压持续增高或肾毒性药物作用引起肾功能急剧恶化。

（2）肾小管病变　急性间质性肾炎包括药物性间质性肾炎和感染性间质性肾炎,生物毒或重金属及化学毒所致的急性肾小管坏死,严重的肾盂肾炎并发肾乳头坏死。

3. 肾后性因素

（1）尿路梗阻　如结石、血凝块、坏死组织阻塞输尿管、膀胱进出口或后尿道。

（2）尿路受压　如肿瘤、腹膜后淋巴瘤、特发性腹膜后纤维化、前列腺肥大。

（3）其他　输尿管手术后,结核或溃疡愈合后瘢痕挛缩;肾严重下垂或游走肾所致的肾扭转;神经源性膀胱等。

（二）多尿

1. 暂时性多尿　短时间内摄入过多水分和含水分过多的食物;使用利尿剂后,可出现短时间多尿。

2. 持续性多尿

（1）内分泌代谢障碍　①垂体性尿崩症,抗利尿激素分泌减少,尿量增多。②糖尿病,尿内含糖多引起高渗性利尿,尿量增多。③原发性甲状旁腺功能亢进,血液中过多的钙和尿中高浓度磷需要大量水分将其排出而形成多尿。④原发性醛固酮增多症,引起血中高浓度钠,刺激渗透压感受器,摄入水分增多,排尿增多。

（2）肾脏疾病　①肾性尿崩症,肾远曲小管和集合管存在先天或获得性缺陷,对抗利尿激素反应性降低,水分重吸收减少而出现多尿。②肾小管浓缩功能不全,见于慢性肾炎,慢性肾盂肾炎,肾小球硬化,肾小管酸中毒,药物、化学物品或重金属对肾小管的损害。也可见于急性肾功能衰竭多尿期等。

（3）精神因素　精神性多饮患者常自觉烦渴而大量饮水引起多尿。

【临床表现】

主要为尿量改变,表现为尿量减少甚至无尿,或尿量异常增多。常有原发病的其他表现。

1. 少尿 少尿伴大量蛋白尿、水肿、高脂血症和低蛋白血症见于肾病综合征。少尿伴血尿、蛋白尿、高血压和水肿见于急性肾炎、急进性肾炎。少尿伴有发热、腰痛、尿频、尿急、尿痛见于急性肾盂肾炎。少尿伴肾绞痛见于肾动脉血栓形成或栓塞、肾结石。少尿伴心悸、气促、胸闷不能平卧见于心功能不全。少尿伴有乏力、食欲减退、腹腔积液和皮肤黄染见于肝肾综合征。少尿伴有排尿困难见于前列腺肥大。

★ **高频考点**

(1) 少尿的伴随症状。

(2) 糖尿病、原发性醛固酮增多症多尿的特点。

2. 多尿 多尿伴有烦渴多饮,排低比重尿见于尿崩症。多尿伴有多饮、多食和消瘦见于糖尿病。多尿伴有高血压、低血钾和周期性麻痹见于原发性醛固酮增多症。多尿伴有酸中毒、骨痛和肌麻痹见于肾小管性酸中毒。少尿数天后出现多尿可见于急性肾小管坏死恢复期。多尿伴神经症状可能为精神性多饮。

【护理评估要点】

1. 相关病史与起病情况 有无泌尿系统疾病、内分泌疾病史等。有无如休克、大出血、脱水、心功能不全、肾脏疾病及肾功能衰竭、尿路梗阻等引起少尿的原因。有无大量饮水、精神紧张、大量使用利尿剂等引起多尿的原因。有无肾毒性药物服用史及药物过敏史。尿量改变出现的时间、发生的急缓等。

2. 临床特点 是否少尿或无尿、多尿,尿量改变的持续时间。准确记录 24 h 的出入量,注意排尿次数、排尿过程、尿色等。有无尿潴留、夜尿增多、尿比重变化等。

3. 伴随症状 有无气促、高血压、水肿、血尿等,有无腰痛、膀胱刺激征、排尿困难等。多尿之前是否有少尿,是否伴烦渴、多饮、多食、消瘦等,有无水、电解质及酸碱平衡紊乱等。

4. 少尿或无尿、多尿对人体功能性健康型态的影响 有无紧张、焦虑等压力与压力应对型态的改变;有无血尿、尿潴留等其他排尿型态的改变;有无水、电解质紊乱等营养与代谢型态的改变;有无因多尿而引起的睡眠与休息型态的改变。

5. 诊断、治疗及护理经过 是否做过尿常规、肾功能、血电解质和血糖等实验室检查及 B 超、CT 或造影检查等;是否应用强心、利尿药物治疗,其疗效及不良反应如何;采取了哪些具体的护理措施,效果如何。

护考链接

患者,男,39 岁,患急性重症胰腺炎并发休克 36 h,经抗休克治疗后行胰腺和其周围坏死组织清除、腹腔引流术。术后 HR106 次/分,血压 12.8/8 kPa(96/60 mmHg),R22 次/分,尿量 10 mL/h,尿比重 1.002,此患者目前最紧急的并发症是(　　)。

　　A.心功能不全　　　B.肺功能衰竭　　　C.肾功能衰竭

　　D.脑功能衰竭　　　E.血容量不足

答案与解析:C,尿量<17 mL/h 即为少尿,少尿为肾功能衰竭的表现。

【相关护理诊断/合作性问题】

1. 体液过多 与尿量减少、水钠潴留有关。

2. 睡眠紊乱 与排尿规律改变有关。

3. 焦虑 与预感自身受到疾病的威胁有关。

(许志舜)

任务十六 皮肤黏膜出血的评估

案例引导

贺某,男,50 岁,再生障碍性贫血。因吃油炸馍片后自感咽部有异物,症状逐渐加重,直至讲不出话来。入院后检查口唇发绀,发现舌根部有 3 cm×3 cm 血疱,急速用消毒针头刺破,并用无菌棉球加云南白药按压,局部症状可缓解。

1. 贺某舌根部出现血疱的原因和诱因是什么?

2. 贺某存在哪些护理问题?

皮肤黏膜出血(mucocutaneous hemorrhage)是因机体止血或凝血功能障碍所引起,通常以全身性或局限性皮肤黏膜自发性出血或损伤后难以止血为临床特征。

【病因与发生机制】

(一)血管壁功能异常

当毛细血管壁存在先天性缺陷或受损伤时则不能正常地发挥止血作用,而致皮肤黏膜出血。如遗传性出血性毛细血管扩张症、血管性假性血友病、过敏性紫癜、单纯性紫癜、老年性紫癜及机械性紫癜等,严重感染、化学物质或药物中毒及代谢障碍、维生素 C 或维生素 PP 缺乏、尿毒症、动脉硬化等。

(二)血小板异常

当血小板数量或功能异常时,血小板在血管损伤处黏附、聚集及血管收缩作用减弱,不能有效地促进局部止血,可引起皮肤黏膜出血。

1. 血小板减少 ①血小板生成减少:再生障碍性贫血、白血病、感染、药物性抑制等。②血小板破坏过多:特发性血小板减少性紫癜、药物免疫性血小板减少性紫癜。③血小板消耗过多:血栓性血小板减少性紫癜、弥散性血管内凝血。

2. 血小板增多 ①原发性:原发性血小板增多症。②继发性:继发于慢性粒细胞白血病、脾切除后、感染、创伤等。此类疾病血小板数虽然增多,但仍可引起出血现象,是由于活动性凝血活酶生成迟缓或伴有血小板功能异常所致。

3. 血小板功能异常 ①遗传性:血小板无力症(主要为聚集功能异常)、血小板病(主要为血小板第 3 因子异常）等。②继发性：继发于药物、尿毒症、肝病、异常球蛋白血症等。

（三）凝血功能障碍

任何一个凝血因子缺乏或功能不足均可引起凝血障碍，导致皮肤黏膜出血。

1. 遗传性 血友病、低纤维蛋白原血症、凝血酶原缺乏症、低凝血酶原血症、凝血因子缺乏症等。

2. 继发性 严重肝病、尿毒症、维生素 K 缺乏。

3. 循环血液中抗凝物质增多或纤溶亢进 异常蛋白血症类肝素抗凝物质增多、抗凝药物治疗过量、原发性纤溶或弥散性血管内凝血所致的继发性纤溶。

【临床表现】

皮肤黏膜出血表现为血液淤积于皮肤或黏膜下，形成红色或暗红色斑，压之不褪色。视出血面积大小可分为淤点、紫癜、淤斑和血肿。

1. 血小板异常引起的出血特点 出血点、紫癜和淤斑同时出现，常有鼻出血、牙龈出血、月经过多、血尿及黑便等，严重者可导致脑出血。血小板病患者血小板计数正常，出血轻微，以皮下、鼻出血及月经过多为主，但手术时可出现出血不止。

2. 血管壁功能异常引起的出血特点 皮肤黏膜的淤点、淤斑，如过敏性紫癜表现为四肢或臀部有对称性、高出皮肤（荨麻疹或丘疹样）的紫癜，可伴有痒感、关节痛及腹痛，累及肾脏时可有血尿。老年性紫癜常为手、足的伸侧淤斑；单纯性紫癜为慢性四肢偶发淤斑，常见于女性患者月经期等。

3. 凝血功能障碍引起的出血特点 常表现有内脏、肌肉出血或软组织血肿，亦常有关节腔出血，且常有家族史或肝脏病史。

★ **高频考点**

（1）不同原因所致出血的特点。

（2）皮肤黏膜出血的伴随症状。

【护理评估要点】

1. 相关病史与起病情况 有无过敏史、外伤、感染、肝肾疾病史；既往有无皮肤黏膜的淤点、紫癜、淤斑及出血性家族史；有无化学药物及放射性物质接触史、服药史；有无皮肤苍白、乏力、记忆力减退等贫血史。

2. 临床特点 有无自发性出血、损伤后出血不止。了解出血时间、缓急、部位、范围和诱因。

3. 伴随症状 有无鼻出血、牙龈出血、血尿、黄疸、关节肿痛或畸形等伴随症状。自幼有轻伤后出血不止，且有关节肿痛或畸形者，见于血友病。紫癜伴有黄疸见于肝脏疾病。

4. 皮肤黏膜出血对人体功能性健康型态的影响 有无乏力、头晕等活动与运动型态的改变，有无焦虑、恐惧等压力与应对型态的改变。

5. 诊断、治疗及护理经过 了解皮肤黏膜出血发生后的就医情况，做过哪些检查，是否使用过止血药，药物的种类、剂量、疗效和不良反应；休息、饮食、保护皮肤等护理措施的实施情况。

【相关护理诊断/合作性问题】

1. 组织完整性受损 与血小板、血管壁异常及凝血功能障碍有关。

2. 有口腔黏膜改变的危险 与口腔和舌黏膜出血有关。

3. 焦虑 与皮肤黏膜出血所致情绪改变、出血原因不明有关。

4. 知识缺乏 缺乏防止出血的相关知识。

5. 潜在并发症 颅内出血。

任务十七　抽搐与惊厥的评估

案例引导

　　患者,女,38 岁,近 5 年多次于情绪激动或生气后出现四肢抽搐,伴颈后仰,两眼紧闭,过度换气,每次抽搐发作持续数分钟至数小时不等。患者无颅脑外伤史,抽搐发作时未出现舌咬伤,无大、小便失禁,神经系统检查无异常,头颅 CT 及脑电图正常。

　　1. 引起抽搐与惊厥的原因及诱因有哪些?

　　2. 抽搐与惊厥的异同点是什么?

　　抽搐(tic)与惊厥(convulsion)均属于不随意运动。抽搐是指全身或局部成群骨骼肌非自主抽动或强烈收缩,常可引起关节运动和强直。当肌群收缩表现为强直性和阵挛性时,称为惊厥。惊厥表现的抽搐一般为全身性、对称性,伴有或不伴有意识丧失。

【病因】

　　抽搐与惊厥的病因可分为特发性与症状性。特发性常由先天性脑部不稳定状态所致。症状性病因如下。

（一）脑部疾病

1. 感染 如脑炎、脑膜炎、脑脓肿、脑灰质炎等。

2. 外伤 如产伤、颅脑外伤等。

3. 肿瘤 包括原发性肿瘤、脑转移瘤。

4. 血管疾病 如脑出血、蛛网膜下腔出血、高血压脑病、脑栓塞、脑血栓形成等。

5. 寄生虫病 如脑型疟疾、脑血吸虫病、脑包虫病、脑囊虫病等。

6. 其他 如先天性脑发育障碍、原因未明的大脑变性等。

（二）全身性疾病

1. 感染 如急性胃肠炎、中毒性菌痢、狂犬病、破伤风等。小儿高热惊厥主要由急性感染所致。

　2. 中毒 ①内源性,如尿毒症、肝性脑病。②外源性,如酒精、苯、铅、砷、汞、樟脑、白果、有机磷等中毒。

　3. 心血管疾病 高血压脑病或阿-斯综合征等。

　4. 代谢障碍 如低血糖、低钙及低镁血症、子痫、维生素 B_6 缺乏等。

5. 风湿病　如系统性红斑狼疮、脑血管炎等。

6. 其他　如突然撤停安眠药、抗癫痫药,还可见于热射病、溺水、窒息、触电等。

(三)神经症

如癔症性抽搐和惊厥。

【发生机制】

抽搐与惊厥发生机制尚未完全明了,认为可能是由运动神经元的异常放电所致。可由代谢、营养、脑皮质肿物或瘢痕等激发,与遗传、免疫、内分泌、微量元素、精神因素等有关。

★ **高频考点**
(1)抽搐与惊厥的典型表现。
(2)小儿惊厥的常见原因。
(3)癫痫大发作与癔症性抽搐的区别。

【临床表现】

1. 全身性抽搐　以全身骨骼肌痉挛为主要表现,典型者为癫痫大发作(惊厥),表现为患者突然意识模糊或丧失、全身强直、呼吸暂停,继而四肢发生阵挛性抽搐,呼吸不规则,大、小便失禁,发作约半分钟左右自行停止,可反复发作或呈持续状态。发作时眼球上翻、两侧瞳孔散大,对光反射迟钝或消失,病理反射阳性,可出现心率增快、血压升高以及汗液、唾液和支气管分泌物增多等自主神经征象。发作停止后不久意识恢复,醒后有全身乏力、头痛等症状。

发作可致跌伤、舌咬伤,短期频繁发作可致高热,发作时可因呼吸道分泌物、呕吐物吸入或舌后坠堵塞呼吸道而引起窒息。

2. 局限性抽搐　以身体某一局部连续性肌肉收缩为主要表现,大多见于口角、眼睑、手足等。而手足搐搦症则表现为间歇性双侧强直性肌痉挛,以上肢手部最典型,呈"助产士手"表现。

【护理评估要点】

1. 相关病史与起病情况　小儿应询问分娩史、生长发育异常史,有无脑部疾病、全身性疾病、癔症、毒物接触、外伤等病史及相关症状,有无癫痫家族史及类似发作史;有无内分泌代谢紊乱等。发作是否与高热、缺氧、劳累、饱食、饥饿、饮酒、睡眠、情绪波动和环境因素刺激有关。小儿惊厥多与高热有关,癔症性惊厥常由情绪波动引起,光、声刺激可使破伤风患者发生强烈痉挛。

2. 临床特点

(1)惊厥的发作情况　注意发作的时间、频率和严重程度,病程长短、发作的临床经过及表现、肢体抽搐的顺序、抽搐持续的时间,是持续强直性发作还是间歇阵挛性发作等。部分患者在惊厥发作前可有烦躁、口角抽搐,及肢体的麻木感、针刺感、触电感等先兆症状,但时间极为短暂。

(2)惊厥发生的年龄　新生儿惊厥多为产伤、窒息、颅内出血等引起;6个月至3岁者以高热惊厥多见;3岁以上者可为感染、癫痫、外伤、中毒引起;青壮年惊厥多为癫痫、颅脑损伤、脑肿瘤引起;老年人惊厥多由脑动脉硬化、高血压、脑肿瘤所致。

3. 伴随症状 伴发热,多见于小儿的急性感染,也可见于胃肠功能紊乱、重度失水等;伴血压增高,可见于高血压脑病、肾炎、子痫、铅中毒等;伴脑膜刺激征,可见于脑膜炎、脑膜脑炎、蛛网膜下腔出血等;伴瞳孔扩大与舌咬伤、意识丧失,可见于癫痫大发作;惊厥发作前有剧烈头痛,可见于高血压、急性感染、蛛网膜下腔出血、颅脑外伤、颅内占位性病变等;伴意识障碍或丧失,见于重症颅脑疾病等。

4. 抽搐与惊厥对人体功能性健康型态的影响 有无大、小便失禁等排泄型态的改变;有无个人或家庭应对无效所致的压力与应对型态的改变;有无体温过高等营养与代谢型态的改变等。

5. 诊断、治疗及护理经过 是否借助神经系统检查、必要的实验室检查、脑电图、脑血管造影、放射性核素扫描、CT 和 MRI 等检查寻找病因;发作期处理情况;发作间歇期使用药物的种类、剂量及方法、疗效;了解预防外伤及其他并发症的护理措施等。

护考链接

患者,男,38 岁,突然出现剧烈头痛、呕吐及抽搐。查体:体温、血压正常,脑膜刺激征(+)。最可能的诊断为(   )。

A.脑膜炎 B.高血压脑病 C.蛛网膜下腔出血 D.脑血栓形成 E.低血糖症

答案与解析:C,根据患者的年龄、症状、体征特点综合判断为蛛网膜下腔出血。

【相关护理诊断/合作性问题】

1. 有受伤的危险 与抽搐与惊厥发作时突然意识丧失有关。

2. 有窒息的危险 与抽搐、惊厥伴意识障碍所致呼吸道分泌物误吸有关;与抽搐、惊厥发作舌后坠阻塞呼吸道有关。

3. 完全性尿失禁/排便失禁 与抽搐、惊厥发作致短暂意识丧失有关。

4. 体温过高 与短时间内频繁发生惊厥或急性感染有关。

5. 个人/家庭应对无效 与无能力处理突发抽搐、惊厥有关。

任务十八 意识障碍的评估

案 例 引 导

李某,男,67 岁,神志不清、嗜睡 4 h。有高血压、糖尿病病史 8 年。入院时,T 37.6 ℃,P 74 次/分,BP 18.8/12.6 kPa(96/60 mmHg),R 14 次/分,呼之不应,双眼球向右侧斜视,双侧瞳孔缩小,直径 2 mm,对光反射迟钝。四肢肌张力增高,上肢屈曲,下肢伸直,双侧巴宾斯基征阳性,脑膜刺激征阳性。头颅 CT 示左基底节区脑出血。

1. 如何判断意识障碍的程度?

2. 目前李某主要的护理诊断有哪些?

意识障碍（disturbance of consciousness）是指人对周围环境及自身状态的识别和觉察能力出现障碍。多由于高级神经中枢功能活动受损引起，可表现为嗜睡、意识模糊、昏睡和昏迷。

【病因】

（一）重症急性感染

如败血症、肺炎、中毒型菌痢、伤寒、斑疹伤寒、恙虫病和颅脑感染（脑炎、脑膜脑炎）等。

（二）颅脑非感染性疾病

（1）脑血管疾病：脑缺血、脑出血、蛛网膜下腔出血、脑栓塞、脑血栓形成、高血压脑病等。

（2）脑占位性疾病：如脑肿瘤、脑脓肿。

（3）颅脑损伤：脑震荡、脑挫裂伤、外伤性颅内血肿、颅骨骨折等。

（4）癫痫。

（三）其他全身性疾病

1. 内分泌与代谢障碍　如尿毒症、肝性脑病、肺性脑病、甲亢危象、糖尿病性昏迷、低血糖、妊娠中毒症等。

2. 心血管疾病　如重度休克、急性肺水肿、阿-斯综合征等。

3. 水、电解质平衡紊乱　如低钠血症、低氯性碱中毒、高氯性酸中毒等。

4. 外源性中毒　如安眠药、有机磷农药、氰化物、一氧化碳、酒精和吗啡等中毒。

5. 物理性及缺氧性损害　如高温中暑、日射病、触电等。

【发生机制】

意识活动即大脑皮质功能活动，包括记忆、思维、理解、定向力和情感等精神活动，以及通过视、听、语言和复杂运动等与外界保持紧密联系的能力。正常的意识活动有赖于大脑皮质和脑干网状结构功能的完整。由于脑缺血、缺氧、能量供应不足和酶代谢异常等因素可引起脑细胞代谢紊乱，从而导致大脑皮质弥漫性损害或脑干网状结构损害、功能抑制，产生不同程度的意识障碍。

★ **高频考点**

（1）意识障碍程度的判断。

（2）意识障碍的相关护理诊断与合作性问题。

【临床表现】

意识障碍可有下列不同程度的表现。

（一）嗜睡

嗜睡（somnolence）是最轻的意识障碍，是一种病理性倦睡，患者陷入持续的睡眠状态，可被轻度刺激或言语所唤醒，醒后能正确回答问题和作出各种反应，但反应迟钝，停止刺激后又很快再入睡。

（二）意识模糊

意识模糊（confusion）是较嗜睡为深的一种意识障碍。患者意识水平轻度降低，能保持简单的精神活动，但对时间、地点、人物等定向能力发生障碍，思维和语言不连贯，可有错觉、幻觉、躁动不安或精神错乱等。

（三）昏睡

昏睡(stupor)是接近于人事不省的意识状态。患者处于深睡状态,不易唤醒。虽在强烈刺激下(如压迫眶上神经,摇动患者身体等)可被唤醒,但很快又再入睡。醒时答话含糊或答非所问。

（四）昏迷

昏迷(coma)是最严重的意识障碍,表现为意识持续的中断或完全丧失。按其程度不同又可分为以下几种。

1. 轻度昏迷   意识大部分丧失,无自主运动,对声、光刺激无反应,对疼痛刺激尚可出现痛苦表情或肢体退缩等防御反应。吞咽反射、角膜反射、瞳孔对光反射、眼球运动等可存在,血压、脉搏、呼吸无明显变化。

2. 中度昏迷   对周围事物及各种刺激均无反应,对剧烈刺激可有防御反应。角膜反射减弱,瞳孔对光反射迟钝,眼球无转动。

3. 深度昏迷   意识完全丧失,全身肌肉松弛,对任何刺激均无反应,深、浅反射均消失。机体仅能维持呼吸与循环功能,生命体征常有改变,大、小便失禁。

此外,还有一种以兴奋性增高为特征的急性脑功能失调,称为谵妄。表现为意识模糊、知觉障碍(如幻觉、错觉等)、定向力丧失、躁动不安、言语杂乱等,可见于急性感染高热期、中枢神经系统疾病、某些药物中毒(如颠茄类药物中毒、急性酒精中毒)、代谢障碍(如肝性脑病)等。

护考链接

某患者推之不醒,呼之不应。查体:瞳孔散大,角膜反射消失。可能为(   )。
A. 嗜睡   B. 昏睡   C. 熟睡   D. 浅昏迷   E. 深昏迷
答案与解析:E,深昏迷为对任何刺激无反应,任何反射均消失。

【护理评估要点】

1. 相关病史与起病情况

(1) 相关病史   有无急性感染、原发性高血压、严重心律失常、糖尿病、肺性脑病、尿毒症、颅脑外伤及癫痫等病史,有无类似发作史,有无毒物或药物接触史等。

(2) 起病情况   起病时间、发病前有无诱因、病情进展情况及病程长短等。发病急骤并成为疾病首发症状的常见于急性脑血管病、颅脑损伤、外源性中毒、中枢神经系统急性感染。缓慢发生的昏迷多见于脑肿瘤和代谢疾病,如肝性脑病,尿毒症等。高热或烈日下工作而突然昏迷应考虑日射病。

2. 临床特点   意识障碍程度:通过交谈了解患者的思维、反应、情感、计算、定向力等方面的情况,也可通过对刺激的反应、肢体活动情况、痛觉试验、神经反射等判断有无意识障碍及其程度。还可以按格拉斯哥昏迷评分表(Glasgow coma scale,GCS)对意识障碍的程度进行评估(表2-8)。

表 2-8 格拉斯哥昏迷评分量表

项目观察	反应	得分
睁眼反应	正常睁眼	4
	对声音刺激有睁眼反应	3
	对疼痛刺激有睁眼反应	2
	对任何刺激无睁眼反应	1
言语反应	能准确回答时间、地点、人物等定向问题	5
	能说话,但不能准确回答时间、地点、人物等定向问题	4
	用字不当,但字意可辨	3
	言语不清,字意难辨	2
	任何刺激无语言反应	1
运动反应	可按指令动作	6
	对疼痛刺激能定位	5
	对疼痛刺激有肢体退缩反应	4
	疼痛刺激时肢体过屈	3
	疼痛刺激时肢体过伸	2
	对疼痛刺激无反应	1

GCS 反映意识障碍等级评分的项目包括睁眼反应、言语反应和运动反应,分别测 3 个项目并予以计分,再将各个项目分值相加求其总和,即可得到意识障碍水平的客观评分。评估中应注意运动反应的刺激部位应以上肢为主,并以其最佳反应记分。评分及意义:14～15 分为正常,8～13 分表示患者已有程度不等的意识障碍,低于或等于 7 分者为昏迷,3 分及以下者为深度昏迷。

3. 伴随症状 先发热后有意识障碍见于重症感染性疾病;先有意识障碍后有发热见于脑出血、蛛网膜下腔出血、巴比妥类中毒等。意识障碍伴呼吸缓慢见于吗啡、巴比妥类、有机磷等中毒,伴心动过缓见于颅内高压症、房室传导阻滞等,伴高血压见于脑血管意外、高血压脑病、尿毒症等,伴低血压见于各种原因的休克;伴脑膜刺激征见于脑膜炎、蛛网膜下腔出血等,伴瞳孔散大见于颠茄类、酒精、氰化物等中毒以及癫痫、低血糖状态等,伴瞳孔缩小见于吗啡类、巴比妥类、有机磷等中毒。

4. 意识障碍对人体功能性健康型态的影响 有无压疮等营养与代谢型态的改变,有无肌肉萎缩、关节僵硬、肢体畸形所致活动与运动型态的改变,有无大、小便失禁等排泄型态的改变,有无亲属无能力照顾患者等角色与关系型态的改变。

注意测量生命体征,观察瞳孔变化,注意有无大、小便失禁,有无咳嗽反射及吞咽反射的减弱或消失,有无肺部感染或尿路感染的发生,有无口腔炎、结膜炎、角膜炎、角膜溃疡,有无营养不良及压疮形成,有无肢体肌肉挛缩、关节僵硬、畸形及活动受限。

5. 诊断、治疗及护理经过 是否做过 CT、MRI 等必要的辅助检查;消除脑水肿、保持呼吸道通畅、给氧、留置导尿管、抗感染、防止并发症等,并了解护理措施的应用及疗效等。

护考链接 ----------------------------•

患者,男,68岁,患尿毒症,护士查房时发现患者表情冷漠,反应迟钝,定向障碍,此种表现是(   )。

A.意识模糊   B.深昏迷   C.浅昏迷   D.嗜睡   E.谵妄

答案与解析:A,意识模糊的患者可保持简单的精神活动,但反应迟钝,有定向障碍。

•---------------------------

【相关护理诊断/合作性问题】

1. 急性意识障碍　与脑出血、脑炎、日射病有关等。

2. 清理呼吸道无效　与意识障碍所致咳嗽反射减弱或消失有关。

3. 有误吸的危险　与意识障碍所致咳嗽反射、吞咽反射减弱或丧失有关。

4. 有外伤的危险　与意识障碍所致躁动不安有关。

5. 有皮肤完整性受损的危险　与意识障碍所致自主运动丧失有关,与意识障碍所致排便、排尿失禁有关。

6. 有感染的危险　与意识障碍所致咳嗽反射减弱或消失有关,与留置导尿管有关。

7. 完全性尿失禁/排便失禁　与意识障碍所致排尿、排便失控有关。

8. 躯体移动障碍　与意识障碍所致自主运动丧失有关。

9. 语言沟通障碍　与意识障碍所致语言反应能力降低或丧失有关。

10. 营养失调:低于机体需要量　与意识障碍导致不能正常进食有关。

11. 照顾者角色困难　与意识障碍导致家属照顾无能或照顾者角色不当有关。

(魏映红)

•••••••••••••••••••••••• **项目小结**

常见症状评估是健康评估的重要内容,是临床护士收集患者资料、获得患者健康相关信息的主要途径。症状是健康史的重要组成部分,是评估健康状态的重要依据,也是反映病情的重要指标。症状的发生、发展和演变以及由此而造成的被评估者身心的反应,是临床护理病情观察的重点。本项目通过对发热、疼痛等18个常见症状评估的学习,有利于认识和分析症状、形成护理诊断及确定相关因素。作为护理专业的学生需要熟悉各个症状的病因、临床表现,了解其发生机制,重在掌握各个症状的护理评估要点,学会通过临床常见症状的评估,全面系统地收集健康资料,能对被评估者现存的或潜在的健康问题或生命过程的反应作出正确的判断。但是,我们还要明白疾病的症状很多,同一疾病可有不同的症状,相同症状可出现在不同的疾病中。因此,在临床护理评估中,切忌单凭一个或几个症状片面地得出结论,必须结合其他客观资料,相互印证,综合分析。

情景测试题

以下案例,每个案例有若干个问题,每个问题下面设 A、B、C、D、E 五个备选答案。请根据提供的信息,在每个问题的 A、B、C、D、E 五个备选答案中选择一个最佳答案。

(1~5 题共用题干)

患者,男,30 岁。三天前劳动时淋雨,当晚即自觉全身不适、头痛、乏力、寒战,口腔温度骤升至 39.8 ℃。体温持续不降,维持在 39~40 ℃水平,伴左侧胸痛、咳嗽、气急、咯铁锈色痰。入院时检查:T 39.3 ℃,R 30 次/分,P 102 次/分,BP 110/70 mmHg,神志清楚,急性病容,面色潮红,呼吸急促。左下肺呼吸运动减弱,语音震颤增强,叩诊呈浊音,可闻及支气管呼吸音及湿啰音。

1. 该患者的发热为(　　)。

A. 低热　　　　　B. 中等度热　　　　C. 高热　　　　　D. 超高热　　　　　E. 体温过低

2. 该患者的热型为(　　)。

A. 稽留热　　　　B. 弛张热　　　　　C. 间歇热　　　　D. 回归热　　　　　E. 波状热

3. 根据患者发热表现,请推测患者的发热正处于哪个阶段?(　　)

A. 体温骤升期　B. 体温缓升期　C. 体温骤降期　D. 体温渐升期　E. 高热期

4. 护理评估时,该患者不会出现的症状是(　　)。

A. 肌肉酸痛　　B. 皮肤干燥　　C. 呼吸困难　　D. 抽搐　　　　E. 食欲不振

5. 当前,患者首优的护理诊断名称是(　　)。

A. 体液不足　　　　　　　B. 疼痛　　　　　　　　C. 营养失调

D. 体温过高　　　　　　　E. 清理呼吸道无效

(6~10 题共用题干)

患者,男,35 岁。闻到花粉气味后,突发呼吸困难伴窒息感,无法行走。随后急诊入院。查体:呼吸 30 次/分,呼气延长,双肺哮鸣音,无湿啰音。

6. 该患者的呼吸困难属于(　　)。

A. 吸气性　　　B. 呼气性　　　C. 混合性　　　D. 阵发性　　　E. 心源性哮喘

7. 患者可能是发生了(　　)。

A. 自发性气胸　　　　　　B. 支气管哮喘　　　　　C. 急性左心衰竭

D. 气管异物　　　　　　　E. 肺气肿

8. 护士对患者查体时,还可能发现(　　)。

A. 三凹征　　　　　　　　B. 咯粉红色泡沫痰　　　　C. 口唇发绀

D. 间停呼吸　　　　　　　E. 下肢水肿

9. 患者不是心源性哮喘的主要依据是(　　)。

A. 性别　　　　　　　　　B. 年龄　　　　　　　　C. 突然发病

D. 呼吸未达 40 次/分　　　E. 肺内无湿啰音

10. 当前,患者首优的护理诊断名称是(　　)。

A. 气体交换障碍　　　　　B. 恐惧　　　　　　　　C. 自理缺陷

D. 活动无耐力　　　　　　E. 清理呼吸道无效

(11～15 题共用题干)

患者,女,32 岁,上腹部间歇性疼痛 3 年,空腹及夜间痛明显,进食后可缓解。今天间断呕血 2 次,量约 1000 mL。

11. 该患者呕血的原因最可能是(　　)。

A. 肠道感染
B. 胃溃疡出血
C. 十二指肠溃疡出血
D. 胃癌
E. 应激性溃疡

12. 该患者的粪便可呈(　　)。

A. 脓血样　　B. 果酱样　　C. 米泔水样　　D. 柏油样　　E. 白陶土样

13. 患者出现急性周围循环衰竭的表现,提示出血量占循环血容量的(　　)。

A. 10%　　B. 15%　　C. 20%　　D. 20%以上　　E. 30%以上

14. 下列何种征象提示出血停止?(　　)

A. 呕出暗红色血液
B. 肠鸣音亢进
C. 黑便次数增加且稀薄
D. 血尿素氮逐渐降低
E. 血压不稳定

15. 患者出现面色苍白、心率加快、脉搏细弱、血压下降、呼吸急促时,应做的护理诊断为(　　)。

A. 活动无耐力
B. 体液不足
C. 组织灌注量改变
D. 失血性休克
E. 急性肾功能衰竭

(16～18 题共用题干)

患者,女,38 岁,近 5 年多次于清绪激动或生气后出现四肢抽搐,伴颈后仰,两眼紧闭,过度换气,每次抽搐发作持续数分钟至数小时不等。患者无头部外伤史,抽搐发作时未出现舌咬伤,大、小便失禁,另外神经系统检查无异常,头颅 CT 及脑电图正常。

16. 该患者最可能的诊断为(　　)。

A. 癫痫大发作
B. 癔症
C. 晕厥
D. 癫痫小发作
E. 短暂性脑缺血发作

17. 该患者在抽搐发作时不会出现下列哪种情况?(　　)

A. 意识丧失
B. 双侧瞳孔扩大
C. 呼吸性碱中毒
D. 手足麻木
E. 颜面苍白

18. 抽搐发作约半分钟左右自行停止,发作时出现舌咬伤,大、小便失禁,常见于(　　)。

A. 高血压脑病　　B. 脑膜脑炎　　C. 颅脑外伤　　D. 癫痫大发作　　E. 子痫

情景测试题参考答案

1. C　2. A　3. E　4. B　5. D　6. B　7. B　8. C　9. E　10. A　11. C　12. D　13. E　14. D　15. C　16. B　17. A　18. D

项目三
身体评估

项目目标

1. 掌握身体评估的基本方法、评估内容及评估顺序。
2. 熟悉正常表现和常见异常体征的临床意义。
3. 了解正常表现和异常体征的发生机制。
4. 学会身体评估的各项操作技能、正确判断各项检查结果。
5. 能够对被评估者的病情及重点评估内容迅速作出判断。
6. 具有严谨求实，尊重、体贴被评估者的学习态度。

任务一　身体评估的基本方法

案例引导

李某，男，24 岁。4 天前出现频繁干咳，伴有胸骨后不适、乏力。未予重视。昨日出现咳嗽、咳黏液脓痰，痰中偶有血丝。作为接诊护士，在健康史采集后你该选择何种方法进一步为患者进行评估？

身体评估（physical examination）是评估者运用自己的眼、手、耳、鼻等感官或借助简便器械（如血压计、体温计、听诊器、叩诊锤等）来客观了解和评估被评估者机体健康状态的最基本的检查方法。

身体评估的基本方法包括视诊、触诊、叩诊、听诊和嗅诊。各部位视、触、叩、听、嗅诊的内容虽各不相同，但其基本方法和原则一致。要想熟练地进行全面、有序、重点、规范和正确的身体评估，需要反复的临床实践和丰富的临床经验。

一、身体评估的目的

身体评估一般于健康史采集后开始，目的是进一步收集被评估者的健康资料，验证病史询问中所获得的有临床意义的症状,发现被评估者存在的体征及其对治疗和护理的反应,为确定护理诊断寻找客观依据。临床上有一些疾病通过身体评估再结合病史就可以作出临床诊断。

二、身体评估前的准备及注意事项

(一)身体评估前的准备

身体评估前的准备包括用物准备、环境准备、知识准备、态度准备等。

1. 用物准备 根据需要准备好体温计、血压计、听诊器、手电筒、压舌板、棉签、叩诊锤等。

2. 环境准备 环境应安静、舒适、安全、温度适宜、光线充足,以自然光线照明为佳。

3. 知识准备 知识准备是指评估者应熟悉身体评估的正常顺序、基本方法、内容及注意事项。

4. 态度准备 关心体贴被评估者,具有良好的职业形象和护士素养。

(二)身体评估的注意事项

(1)以被评估者为中心,对被评估者进行必要的解释和说明,以取得其合作。

(2)评估者要衣着整洁、仪表端庄、举止大方、态度和蔼。

(3)评估时光线最好以自然光线作为照明,室内应温暖,环境应安静、舒适和具有私密性。

(4)评估前先洗净双手,避免医源性交叉感染。

(5)评估时,被评估者取适宜体位,评估者位于被评估者右侧,充分暴露被评估者的受检部位,必要时有第三者在场。

(6)评估按一定的顺序进行,通常先评估一般状态、皮肤黏膜及浅表淋巴结,然后依次是头、颈、胸、腹、脊柱、四肢、神经系统,以免重复和遗漏。必要时可检查肛门、直肠和生殖器。

(7)评估过程中动作应轻柔、准确、规范,做到手脑并用、重点突出,力求评估结果准确可靠。

(8)根据病情变化进行复查,及时发现新的体征和修正评估结果,以利于有效护理。

三、身体评估的基本方法

护考链接

患者,女,70岁。腹部手术后第三天,护士在观察病情时获得资料:患者的肠鸣音每分钟4次。护士收集资料的方法属于(　　)。

A. 视诊法　　B. 触诊法　　C. 听诊法　　D. 嗅诊法　　E. 叩诊法

答案与解析:C,肠鸣音属于腹部听诊内容。

（一）视诊

视诊（inspection）是评估者用视觉来观察被评估者全身或局部状态的评估方法。视诊可用于全身一般状态和许多体征的评估，如年龄、性别、发育、体型、营养、意识状态、面容与表情、体位、姿势、步态等。局部视诊可了解被评估者身体各部分的改变，如皮肤及黏膜颜色，头颈、胸部及腹部外形，四肢、肌肉、脊柱及关节生长发育状况。特殊部位的视诊需借助某些仪器如耳镜、鼻镜、眼镜等帮助评估。

视诊最好在自然光线下进行，夜间在灯光下常不易辨别黄疸和发绀，苍白和皮疹也不易看清。观察搏动、蠕动、肿物轮廓应从侧面观察更清楚。

★ 高频考点
（1）身体评估的基本方法。
（2）各种触诊方法的适用范围。

（二）触诊

触诊（palpation）是评估者通过手接触被检部位的感觉来感知被评估者身体某部位有无异常的一种评估方法。触诊的适用范围很广，可遍及全身各部，尤以腹部应用最多。它可以进一步评估视诊发现的异常现象，也可以明确视诊不能明确的体征，如皮肤温度、湿度、震颤、波动、压痛及包块的大小、轮廓、硬度、触痛、移动度等。常用部位有手指指腹（对触觉较为敏感）、掌指关节（对震动较为敏感）、手背（对温度较为敏感）。

1. 触诊方法　触诊时，由于目的不同而施加压力有轻有重，因而可分为浅部触诊法和深部触诊法。

（1）浅部触诊法（light palpation）：适用于体表浅在病变（关节、软组织、阴囊、精索、皮下结节、肌肉中的包块、关节腔积液、肿大的浅表淋巴结、胸腹壁的病变等）的评估。

（2）深部触诊法（deep palpation）：常用于腹部的评估，了解腹腔及盆腔脏器的情况。触诊时，可用单手或双手重叠在被检查部位，由浅入深逐渐加压向深层触摸，以感知被评估部位深部组织及脏器状况（图 3-1）。按评估目的和手法不同可分为以下几种。

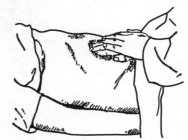

图 3-1　深部触诊法

① 深部滑行触诊法（deep slipping palpation）：常用于评估胃肠病变及腹部包块。触诊时，嘱被评估者张口平静呼吸，或与其谈话以分散注意力，平卧屈膝，尽量使腹肌放松。评估者以手掌置于腹壁，利用示指、中指、环指的掌指运动，以手指末端逐渐向腹腔的脏器及包块触摸，当触及到脏器或包块时，应做上下、左右滑动触摸，了解其形态、大小、硬度、活动、表面情况等。

② 深压触诊法（deep press palpation）：常用于评估有无压痛及反跳痛。触诊时，以 1～2 个并拢的手指逐渐深压腹壁被评估部位，用于探测腹腔深在病变或确定腹腔压痛点，如阑尾压痛点、胆囊压痛点、输尿管压痛点、消化性溃疡压痛点等。检查反跳痛时，是在手指深压的基础上停顿片刻后迅速将手指抬起，察看被评估者面部是否出现痛苦表情或询问是否感到疼痛加重。压痛提示脏器局部炎症，反跳痛提示炎症已波及壁层腹膜。

③ 双手触诊法(bimanual palpation):常用于肝、脾、肾、子宫和腹腔肿物的评估。触诊时,用左手置于被评估脏器或包块的背面或腔内,并向右手方向托起,右手置于腹部进行触摸,使被评估脏器位于双手之间,并更接近于体表,有利于右手触诊检查(图3-2)。

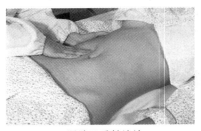 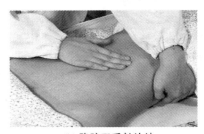

(a)肝脏双手触诊法　　　　　　　　　　(b)脾脏双手触诊法

图3-2　双手触诊法

④ 冲击触诊法(ballottement):只用于大量腹腔积液时肝、脾和腹腔包块难以触及者。触诊时,用右手并拢的3~4个指端,取70°~90°角,放于腹壁相应的部位,稍用力做数次急促的冲击动作,在冲击腹壁时指端会有腹腔肿块或脏器浮沉的感觉。大量腹腔积液时,手指急速冲击,腹腔积液在脏器或包块表面暂时移去,故指端易于触及肿大的肝、脾或腹腔包块。冲击触诊法会使被评估者不适,操作时应避免用力过猛(图3-3)。

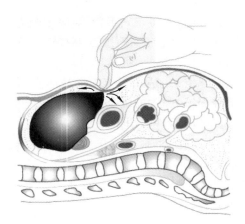

图3-3　冲击触诊法

2. 触诊的注意事项

(1)触诊前应向被评估者说明评估目的及可能造成的不适,消除被评估者的紧张情绪,以取得合作。

(2)被评估者一般取仰卧位,双手置于身体两侧,两腿稍屈略分开,腹肌尽量放松。评估者应位于被评估者右侧,面向被评估者,随时注意观察其触诊时的面部表情。

(3)评估者手应温暖,评估手法应注意由浅而深、由轻到重,操作应轻柔,以免引起肌肉紧张,影响评估结果。

(4)触诊时应自左下腹开始,自下而上,逆时针方向进行;若有病变,应由远离病变部位开始,渐及疑有病变处。

（5）触诊下腹部时应嘱患者先排尿，以免将充盈膀胱误诊为包块。

（6）触诊时评估者应手脑并用，边评估边思考，以明确病变的性质和来源。

（三）叩诊

叩诊（percussion）是评估者通过手指叩击或手掌拍击身体表面的某部位，使之震动而产生音响，根据震动和音响的特点来判断被评估部位的脏器状态有无异常的一种评估方法。

叩诊多用于确定肺尖宽度、肺下缘位置、心界大小、肝脾的边界、腹腔积液的有无以及子宫、膀胱有无胀大等情况。

1. 叩诊方法 根据叩诊目的和手法不同分为直接叩诊法和间接叩诊法。

（1）直接叩诊法（direct percussion）：适用于胸、腹部面积较广泛的病变。如大量胸腔积液、积气及大片肺实变、腹腔积液等。叩诊时，用右手并拢的示指、中指和环指掌面或指端直接轻轻拍击或叩击被评估部位的体表，借助拍击的反响及手指的震动来判断病变的情况（图 3-4）。

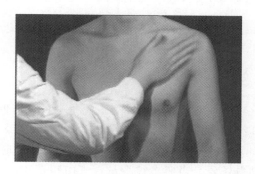

图 3-4　直接叩诊法

（2）间接叩诊法（indirect percussion）　这是临床上应用最多的叩诊法。叩诊时，评估者以左手中指第二指节紧贴于被检部位，其余手指稍微抬起，勿与体表接触；右手手指自然弯曲，以中指的指端垂直叩击左手中指末端指关节处或第二指骨远端背面。叩击时应以指关节、掌指关节及腕关节协同作用，避免肘关节和肩关节参与。叩击要灵活、短促而富有弹性，叩击后右手中指应立即抬起，以免影响对叩诊音的判断。叩诊时用力要均匀，使产生的叩诊音响基本一致，要有间歇，应避免不间断地连续快速叩击，同时在相应部位左右对比以便正确判断叩诊音的变化（图 3-5、图 3-6）。

2. 叩诊音（percussion sound）　叩诊时被叩部位产生的音响称为叩诊音。叩诊音的不

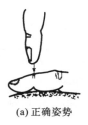　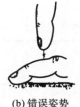　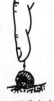　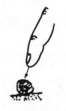

（a）正确姿势　　　（b）错误姿势　　　（c）正确方向　　　（d）错误方向

图 3-5　间接叩诊法正误示意图

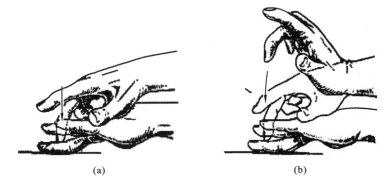

(a)   (b)

图 3-6　间接叩诊法正确方法

同是由于叩诊部位的组织或器官的密度、弹性、含气量以及距离体表间距不同,叩诊时产生的音响强度(振幅)、音调(频率)及持续时间也不同。在临床上将叩诊音分为清音、鼓音、浊音、实音和过清音五种。

> ★ **高频考点**
>
> (1) 叩诊音的种类。
>
> (2) 异常叩诊音的临床意义。

(1) 清音(resonance),是正常肺部的叩诊音。它是一种音调低、音响较强、振动持续时间较长的叩诊音,提示肺组织的弹性、含气量、致密度正常。

(2) 浊音(dullness),是一种音调较高、音响较弱、振动持续时间较短的叩诊音。除音响外,板指所感到的震动也较弱。当叩击被少量含气组织覆盖的实质器官时可产生浊音,如肝脏、心脏被肺覆盖的部位,或在病理状态下如肺炎(因肺含气量减少)。

(3) 实音(flatness),是一种音调较浊音更高、音响更弱、振动持续时间更短的叩诊音。当叩击不含气的实质性脏器(如肝、心脏、肌肉)时产生。病理状态下可见于大量胸腔积液或肺实变(因病变肺叶或肺段肺泡被炎性分泌物充填所致)。

(4) 鼓音(tympany),如同击鼓声,是一种比清音音响强、振动持续时间较长的叩诊音。在叩击含有大量气体的空腔脏器时出现,正常情况下见于胃泡区及腹部,病理情况下可见于气胸、气腹或肺内有较大空洞者。

(5) 过清音(hyperresonance),是一种介于清音与鼓音之间的叩诊音,音调较清音低,音响较清音强,是正常成人不会出现的一种病态叩击音。可见于肺组织弹性减弱而含气量增多的患者,如肺气肿患者。

几种叩诊音及其意义见表 3-1。

表 3-1　叩诊音及其意义

叩诊音	正常存在部位	临床意义
清音	正常肺部	无
浊音	被肺覆盖的心脏或肝脏	肺炎、肺不张
实音	未被肺覆盖的实质性脏器,如肝脏、心脏、肌肉	肺实变、胸腔积液

续表

叩诊音	正常存在部位	临 床 意 义
鼓音	正常的胃泡区、腹部	肺大空洞、气胸、气腹
过清音	无	肺气肿

3. 叩诊注意事项

（1）环境应安静，以免影响叩诊音判断。

（2）要充分暴露被检查部位。叩诊部位肌肉要松弛，否则影响叩诊音的音调与音响。

（3）叩诊时注意对称部位的比较与鉴别，还应注意不同病灶的震动感差异，进行综合考虑判断。

（4）叩诊动作要灵活、有弹性、短促。应以掌指关节和腕关节活动为主，避免肘关节的运动。一个部位每次连续叩击 2～3 下，如需要可再连续叩击 2～3 下。叩击用力要均匀，不可用力过猛，以免影响音效。

（四）听诊

听诊（auscultation）是评估者用耳或借助听诊器（图 3-7）听取身体各部位发出的声音，判断正常与否的一种评估方法。

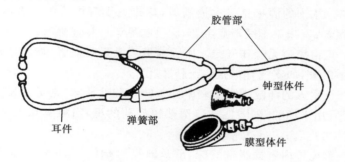

图 3-7　听诊器模式图

广义的听诊包括身体各部分所发出的任何声音，如语声、呼吸声、咳嗽声、呃逆、嗳气、呻吟、啼哭以及肠鸣音、关节活动音等，这些声音可对临床诊断提供线索。

1. 听诊方法

（1）直接听诊法（direct auscultation），是评估者用耳朵直接贴于被评估者体表某部位进行听诊。这种方法听到的声音一般较弱，也不方便，现已很少使用，仅在特殊和紧急情况下没有听诊器时采用。

（2）间接听诊法（indirect auscultation），是借助听诊器进行听诊的一种方法，为临床常用方法。可以在任何体位时使用，听诊效果好，对脏器内的音响有放大作用，能阻断环境中的噪声。应用范围广，常用于心、肺、腹部及血管等的听诊，还可以听取皮下气肿音、关节活动音、骨折面摩擦音等。

2. 听诊注意事项

（1）环境应安静，温暖，以免噪声干扰及寒冷刺激引起肌束颤动而出现附加音。

（2）应根据病情需要，嘱被评估者采取适当体位，病情严重者应减少体位的变动。

（3）评估前应先检查听诊器各部接头是否紧密、有无松动，耳件方向是否正确，皮管有无阻塞或破裂。

（4）听诊时，钟型体件与皮肤不应接触太紧，膜型体件要紧贴被检查部位，避免与皮肤摩擦而产生附加音。

（5）听诊过程中，评估者应集中注意力，注意排除其他音响的干扰，如听心音时应注意排除呼吸音干扰，听呼吸音时又要注意排除体件与皮肤摩擦产生其他杂音的干扰。

（五）嗅诊

嗅诊（smelling）是评估者通过嗅觉来判断发自被评估者身体的各种气味及与其健康状况相关的一种评估方法。这些气味多来自皮肤、黏膜、呼吸道、胃肠道呕吐物和排泄物，以及脓液或血液等，根据疾病的不同，其特点和性质也不同。

★ 高频考点

常见异常气味的临床意义。

1. 嗅诊方法　评估者将发自被评估者身体的气味扇向自己的鼻孔，仔细辨别气味的特点和性质。

2. 常见异常气味及其临床意义

（1）呼吸气味　浓烈的酒味见于大量酒者，蒜味见于有机磷中毒者，烂苹果味见于糖尿病酮症酸中毒患者，氨味见于尿毒症患者，腥臭味见于肝昏迷患者。

（2）痰液味　正常痰液无特殊气味。血腥味见于大量咯血者，如肺结核、肺癌等患者；恶臭味提示厌氧菌感染，如支气管扩张症或肺脓肿。

（3）汗液味　正常人的汗液无强烈刺激性气味。酸性汗味，常见于发热性疾病如风湿热、酸中毒和长期服用水杨酸、阿司匹林等解热镇痛药的患者；狐臭味见于腋臭患者；脚臭味见于足癣合并感染患者。

（4）呕吐物　单纯胃内容物略带酸味，酸臭味见于幽门梗阻患者，粪臭味见于肠梗阻和长期呕吐者。

（5）粪便味　腐败性臭味见于消化不良或胰腺功能不足患者，腥臭味见于细菌性痢疾患者，肝腥味见于阿米巴性痢疾患者。

（6）尿液味　浓烈的氨味见于膀胱炎患者，鼠尿臭味见于苯丙酮尿症患者。

（7）脓液味　有恶臭者提示有气性坏疽的可能。

（8）其他　患某些疾病时被评估者身上发出某些特殊气味，如：新烤的面包味见于伤寒患者；羽毛味见于麻风患者；蜂蜜味见于鼠疫患者。

临床工作中，嗅诊可迅速提供诊断线索，但必须结合其他检查才能作出正确的诊断。

护考链接

患者，男，28岁，因神志不清3h入院，5天来有咳嗽、发热，逐渐进入昏迷。身体评估：浅昏迷，皮肤弹性差，呼吸中有烂苹果气味。此患者首先应考虑的疾病是什么？（　　）

A. 有机磷中毒　　　　　　　B. 肝昏迷　　　　　　　　C. 尿毒症

D.糖尿病酮症酸中毒　　　　　E.酒精中毒

答案与解析:D,糖尿病酮症酸中毒的患者呼吸呈烂苹果气味。

任务二　一般评估

案例引导

　　患者,女,32岁,因多毛、肥胖1年,伴痤疮、声音变粗3个月就诊。患者于1年前开始喜食甜食及咸菜,伴有乏力。随后逐渐出现肥胖,体毛增多,以面部、颈后、背部及四肢为明显,未予诊治。3个月前,皮肤出现痤疮,且讲话声音明显变粗,遂来院就诊。临床诊断:Cushing综合征。

　　1. 你知道肥胖的判断标准是怎样的吗?

　　2. 患者具有何种典型面容?

一、全身状态

全身状态评估是整个身体评估过程中的第一步,是对被评估者全身状况的概括性观察。以视诊为主,配合触诊。评估内容包括:性别、年龄、生命征、发育与体型、营养状态、意识状态、面容与表情、体位、步态等。

（一）性别

性别(sex)不难判断,因为正常成人性征明显。性征的正常发育,在女性与雌激素和雄激素有关,在男性仅与雄激素有关。

1. 某些疾病的发生与性别有关　系统性红斑狼疮和甲状腺疾病多见于女性;胃癌、食管癌多见于男性,甲型血友病仅见于男性。

2. 疾病所致性征改变　肾上腺皮质肿瘤或长期使用肾上腺皮质激素,可使女性发生男性化;肝硬化所致的睾丸功能受损和肾上腺皮质肿瘤可使男性乳房发育,以及出现女性第二性征。

3. 性染色体数目和结构异常可致两性畸形　如性染色体为XXY、XYY。

（二）年龄

年龄(age)一般可经询问获知,但在某些情况下,如昏迷、死亡或隐瞒年龄时则需通过观察来判断。通过观察皮肤的弹性与光泽、肌肉状态、毛发的颜色与分布、面与颈部皮肤的皱纹以及牙齿的状态等进行粗略判断。

随着年龄的增长,机体出现生长发育、成熟、衰老等一系列改变。年龄与疾病的发生和预后密切相关,如:佝偻病、麻疹、百日咳多见于幼儿及儿童;结核病、风湿热多见于青少年;动脉硬化性疾病和某些癌肿多见于老年人。青年人患病后易康复,老年人康复则相对较慢。

（三）生命征

生命征（vital sign）是评估生命活动存在与否及其质量的指标，为身体评估时必须检查的项目之一，其内容包括体温（temperature，T）、脉搏（pulse，P）、呼吸（respiration，R）和血压（blood pressure，BP）。测量之后应及时而准确地记录于护理病历和体温单上。

1. 体温

（1）体温测量及正常范围　每次身体评估均应测定被评估者当时的体温并记录。为了防止体温测量结果的误差，测量前应将体温计的汞柱甩到35 ℃以下，检测局部避免冷热物品的影响或刺激。

① 口测法：将消毒后的体温计置于被评估者舌下，让其紧闭口唇，5 min后读数。正常值为36.3～37.2 ℃。测量时嘱被评估者不用口腔呼吸。

② 肛测法：嘱被评估者取侧卧位，将肛门体温计头端涂润滑剂后，缓慢插入肛门内达体温计长度的一半为止，5 min后读数。

③ 腋测法：将体温计头端置于被评估者腋窝深处，嘱其用上臂夹紧体温计，10 min后读数。测量前擦干腋窝处汗液。

④ 其他测温方法：如非接触式红外体温测量仪扫描额头温度，用于SARS、甲型H_1N_1流感时的监测筛选，具有安全、卫生、方便快捷、准确性高的优点。

（2）体温改变及临床意义　体温高于正常称为发热，常见于感染、创伤、变态反应、恶性肿瘤、脑血管意外、内出血等。体温低于正常称为体温过低，体温低于35 ℃以下称体温不升，可见于休克、严重营养不良、低温麻醉、甲状腺功能低下等。

2. 脉搏

（1）检查方法及正常表现　最常用的是触诊桡动脉。评估者以一手示指、中指、环指并拢，并将其指腹平放于桡动脉近腕关节处，以适当的压力感触桡动脉搏动情况，两侧触诊对比；注意脉率、脉律、强弱、紧张度、动脉壁弹性和波形变化等。正常成人的脉搏在安静清醒状态下为60～100次/分，节律规整。

★ 高频考点

常见异常脉搏的临床意义。

（2）常见异常脉搏及临床意义。

① 脉搏增快：成人脉率超过100次/分。生理情况下，见于情绪激动，剧烈运动时；病理情况下，见于甲亢、各种原因所致的发热、心力衰竭、休克等。

② 脉搏减慢：成人脉率低于60次/分。生理情况下，见于心脏储备功能好的运动员等；病理情况下，可见于颅内高压、阻塞性黄疸、甲状腺功能减退等。若脉率小于或等于40次/分，需考虑是否为病态窦房结综合征或房室传导阻滞等，应尽快查明原因，及时处理。

③ 水冲脉：脉搏骤起骤落，犹如潮水涨落，故名水冲脉。检查时握紧被评估者手腕掌面，将其前臂高举过头部，可明显感知急促有力的脉搏冲击感。此系脉压增大所致，常见于主动脉瓣关闭不全、动脉导管未闭、严重贫血和甲亢等。

④ 交替脉：节律规则而强弱交替的脉搏。一般认为系左心室收缩力强弱交替所致，为左心衰竭的重要体征之一。常见于高血压心脏病、急性心肌梗死、心肌炎等。

⑤ 奇脉：又称吸停脉，吸气时脉搏明显减弱或消失，是心包压塞的重要体征之一。正常人脉搏强弱不受呼吸周期影响。当有心包积液或缩窄性心包炎时，吸气时右心舒张受限，肺静脉回流入左心血量减少，故左心室搏血量减少致脉搏减弱，甚至消失。

⑥ 不整脉：脉搏的速率、节律、强度不规则。常见于窦性心律不齐、期前收缩、心房颤动等。

⑦ 无脉：脉搏消失，可见于严重休克及多发性大动脉炎。

护考链接 -

患者，女，40 岁。经医生诊断为甲亢，其常见的脉搏为（　　）。

A. 绌脉　　B. 水冲脉　　C. 交替脉　　D. 奇脉　　E. 无脉

答案与解析：B，甲亢因脉压增大会出现水冲脉。

- -

3. 呼吸

（1）检查方法及正常表现　观察胸廓和腹壁的起伏情况。评估时注意呼吸的频率、深度和节律。正常成人静息状态下呼吸均匀，为 12～20 次/分，呼吸与脉搏之比为 1：4。新生儿呼吸约为 44 次/分，随着年龄的增长而逐渐减慢。

★ 高频考点
呼吸频率、深度及节律改变的临床意义。

（2）常见呼吸改变及临床意义。

① 频率的改变：成人呼吸＞20 次/分称呼吸过速，常见于发热、疼痛、甲亢等。成人呼吸＜12 次/分称呼吸过缓，可见于颅内压增高、麻醉剂或镇静剂过量等。

② 深度的改变：a. 呼吸浅快，见于肺炎、胸膜炎、气胸、腹腔积液和肥胖等。b. 呼吸浅慢，见于镇静剂或麻醉剂过量、脑膜炎及意识丧失者。c. 深而稍快的呼吸，见于严重的代谢性酸中毒，如糖尿病酮症酸中毒、尿毒症酸中毒等；此种深长呼吸又称为库斯莫尔（Kussmaul）呼吸（图 3-8）。

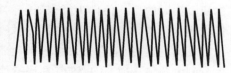

图 3-8　库斯莫尔呼吸

③ 节律的改变：a. 潮式呼吸（又称 Cheyne-Stokes 呼吸）：一种由浅慢逐渐变为深快，然后再由深快变为浅慢，继之呼吸暂停一段时间，再开始如上一次的周期性呼吸（图 3-9）。b. 间停呼吸（又称 Biots 呼吸）表现为有规律的呼吸几次后，突然停止呼吸，间隔一段时间后又开始呼吸，即周而复始的间断呼吸（图 3-10）。

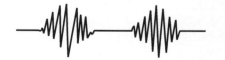

图 3-9　潮式呼吸

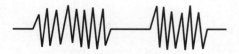

图 3-10　间停呼吸

以上两种异常呼吸多发生于中枢神经系统疾病,如脑炎、脑膜炎、颅内高压及某些中毒。是由于呼吸中枢的兴奋性降低,使调节呼吸的反馈系统失常所致,此时呼吸中枢对缺氧刺激已不敏感,只有二氧化碳积聚到一定程度时,才能有效刺激呼吸中枢,使呼吸得以恢复和加强。间停呼吸较潮式呼吸更为严重,患者的预后大多不良,常在临终前发生。应当注意,有些老年人在深睡时也可出现潮式呼吸,此为脑动脉硬化、中枢神经供血不足的表现。

★ 高频考点
(1)血压的间接测量法。
(2)血压的判断标准。
(3)血压变动的临床意义。

4. 血压 血压通常是指体循环动脉血压,是重要的生命体征。

(1)测量方法 有直接测压法和间接测量法两种。常用的间接测量法,即袖带加压法,是用血压计进行测量。血压计有汞柱式血压计、弹簧式血压计和电子血压计,临床上常用汞柱式血压计。

间接测量法的操作规程:被评估者半小时内禁烟、禁咖啡等,在安静环境下休息至少5 min。通常取仰卧位或坐位测量右上肢血压。评估者将血压计袖带缚于被评估者右上臂,袖带中部对准肱动脉,袖带下缘距肘窝上 2～3 cm,紧贴皮肤,松紧能容一指,将听诊器体件置于肘窝处肱动脉上,轻压听诊器体件,不得与袖带接触。然后向气袖内注气,边充气边听诊,待肱动脉搏动消失,再将汞柱升高 20～30 mmHg 后,开始缓慢放气,两眼平视缓慢下降的汞柱,同时听诊肱动脉搏动音,当听到的第一个搏动声响时的汞柱数值为收缩压,继续放气,声音突然变调或消失的汞柱数值为舒张压。根据听诊结果读出血压值。根据Korotkoff 5 期法,听到肱动脉搏动声第一响时的汞柱凸面所示的血压值为收缩压,声音消失时的血压值即舒张压。对于妊娠妇女、严重贫血及肱动脉搏动音不消失者,可以音调突然变沉闷时的血压值作为舒张压。测得血压后,间隔 1～2 min 再重复测量 1 次,以平均值作为测量结果。测量完血压后整理好血压计,并关上血压计的开关。

气袖宽度:应适合被评估者的上臂臂围,成人标准气袖宽为 12～13 cm。手臂过于粗大或测大腿血压时,用标准气袖测量值会过高,气袖应增宽至 20 cm。反之,手臂太细或儿童测压时用标准气袖则结果会偏低,其气袖宽度应在 7～8 cm。

(2)血压标准 根据中国高血压防治指南(2005 年修改版)的标准,规定如表 3-2所示。

表 3-2 成人血压水平的定义及分类

类 别	收缩压/mmHg	舒张压/mmHg
正常血压	<120	<80
正常高值	120～139	80～89
高血压:		
1 级高血压(轻度)	140～159	90～99

续表

类　别	收缩压/mmHg	舒张压/mmHg
2级高血压(中度)	160～179	100～109
3级高血压(重度)	≥180	≥110
单纯收缩期高血压	≥140	＜90

注:如收缩压与舒张压水平不在一个级别时按较高的级别分类。

（3）血压变动的临床意义。

① 高血压:若在安静、清醒的条件下采用标准测量方法,至少3次非同日血压值达到或超过收缩压140 mmHg和(或)舒张压90 mmHg,即可认为有高血压。高血压绝大多数为原发性高血压,约小于5％继发于其他疾病,如慢性肾炎等,称为继发性或症状性高血压。

② 低血压:凡血压低于90/60 mmHg时称低血压。常见于休克、心肌梗死、急性心脏压塞等。有些被评估者的血压一贯偏低,而一般无症状,这可能与体质因素有关。如果被评估者平卧5 min以上后站立1 min和5 min,其收缩压下降20 mmHg以上,并伴有头晕或晕厥,为体位性低血压。

③ 双侧上肢血压差别显著:双侧上肢血压差别达10 mmHg以上则属异常,见于多发性大动脉炎或先天性动脉畸形等。

④ 上下肢血压异常:正常下肢血压高于上肢血压达20～40 mmHg,如下肢血压等于或低于上肢血压应考虑主动脉缩窄,或胸腹主动脉型大动脉炎等。

⑤ 脉压改变:收缩压与舒张压之差称为脉压。当脉压＞40 mmHg,为脉压增大,见于甲亢、主动脉瓣关闭不全和动脉硬化等。若脉压＜30 mmHg,则为脉压减小,可见于主动脉瓣狭窄、心包积液及严重心力衰竭。

（四）发育与体型

1. 发育　发育(development)通常以年龄、智力和体格成长状态(包括身高、体重及第二性征)之间的关系综合评价。发育正常者其相互间关系均衡一致。成年以前,随年龄的增长,体格不断生长,在青春期生长速度加快,出现青春期急速成长期。正常人各年龄组的身高与体重之间存在一定的对应关系。

知识链接

成人发育正常的指标

头的长度为身高的1/7～1/8;胸围为身高的1/2;双上肢展开后,左、右中指端的距离与身高基本一致;坐高等于下肢的长度。

病态发育与内分泌的改变密切相关。在发育成熟前,垂体前叶功能亢进可致体格异常高大称为巨人症(gigantism);垂体功能减退可致体格异常矮小称为垂体性侏儒症

(pituitary dwarfism);甲状腺功能亢进可致体格高大;甲状腺功能减退可致体格矮小和智力低下称为呆小病(cretinism)。性激素决定第二性征的发育,性激素分泌受损时可致第二性征的改变。男性患者出现阉人征(eunuchism),表现为上、下肢过长,骨盆宽大,无胡须,毛发稀少,皮下脂肪丰满,外生殖器发育不良,发音似女声;女性患者出现乳房发育不良、闭经、体格男性化、多毛、皮下脂肪减少、发音似男声。此外,性腺功能减退使骨骺融合推迟,骨骼生长过度也可引起体格高大。

★ 高频考点

病态发育与内分泌的关系。

2. 体型 体型(habitus)是身体各部发育的外观表现,包括骨骼、肌肉的生长和脂肪分布的状态等。成人的体型可分为以下3种类型。

(1) 正力型(匀称型) 身体各部分结构匀称适中,腹上角为90°左右,见于多数正常成人。

(2) 超力型(矮胖型) 体格粗壮、颈粗短、肩宽平、胸围大,腹上角大于90°。

(3) 无力型(瘦长型) 体高肌瘦、颈细长、肩窄下垂、胸廓扁平,腹上角小于90°。

(五) 营养状态

营养状态(state of nutrition)与食物的摄入、消化、吸收和代谢等因素密切相关,并受心理、社会和文化等因素的影响,为评估健康和疾病严重程度的指标之一。

1. 评估方法 营养状态通常根据皮肤、毛发、皮下脂肪、肌肉的发育情况,结合年龄、身高和体重进行综合判断。最简便而迅速的方法是观察皮下脂肪充实的程度。无论男女,其前臂屈侧或上臂背侧下1/3处脂肪分布的个体差异最小,是判断脂肪充实程度最方便和最适宜的部位。此外,测量一定时期内体重的增减亦可反映营养状态,应于清晨、空腹、排便和排尿后,着单衣裤立于体重计中心进行测量。

2. 营养状态的分级 营养状态通常分为良好、不良、中等三个等级。

(1) 良好 黏膜红润,皮肤光泽、弹性良好,皮下脂肪丰满而有弹性,皮褶厚度正常或增大,肌肉结实,指甲、毛发润泽,肋间隙及锁骨上窝深浅适中,肩胛部和股部肌肉丰满。

(2) 不良 皮肤黏膜干燥、弹性降低,皮下脂肪菲薄,皮褶厚度低于正常,肌肉松弛无力,肌肉厚度低于正常,指甲粗糙无光泽,毛发稀疏,肋间隙及锁骨上窝凹陷,肩胛部和髂骨嶙峋突出。

(3) 中等 介于两者之间。

★ 高频考点

(1) 体重的判断标准。

(2) 消瘦与肥胖的常见原因。

3. 营养状态的判断

(1) 标准体重 成人的标准体重可用下列公式粗略计算:男(kg)=身高(cm)-105;女(kg)=[身高(cm)-105]-2.5。或者用公式:男(kg)=[身高(cm)-100]×0.9;女(kg)=

［身高（cm）－100］×0.85。体重在标准体重±10%的范围内为正常；超过标准体重的10%～20%为超重，超过20%以上为肥胖（obesity）；低于标准体重的10%时为消瘦。短期内的体重变化可以受水钠潴留或脱水的影响，应通过观察自身体重的前后变化，并结合病史和其他体液失衡的体征加以综合判断。

（2）体重质量指数（body mass index，BMI）BMI＝体重（kg）/身高的平方（m²）。2002年国际肥胖特别工作组提出亚洲成年人BMI正常范围为18.5～22.9，<18.5为体重过低，23～24.9为肥胖前期，25～29.9为Ⅰ度肥胖，≥30为Ⅱ度肥胖。2003年卫生部疾病控制司公布的《中国成人超重和肥胖症预防控制指南（试用）》中以BMI值≥24为超重，≥28为肥胖。

4. 异常发现

（1）营养不良 其发生主要是由于摄食不足或（和）消耗增多所致。主要表现为消瘦。多见于长期或严重的疾病，如消化道疾病所致摄食障碍或消化吸收不良，神经系统疾病及肝、肾等内脏疾病引起的严重恶心和呕吐，长期活动性肺结核、恶性肿瘤、糖尿病、甲亢等所致的糖、蛋白质、脂肪消耗过多等。极度消瘦者称为恶病质（cachexia）。

（2）营养过度 此为体内中性脂肪过多积聚的表现。主要表现为超重和肥胖。最常见原因为热量摄入过多，超过消耗量，常与内分泌、遗传、生活方式、运动和精神因素有关。按病因可将肥胖分为外源性肥胖和内源性肥胖两种。

① 外源性肥胖：主要与摄入热量过多有关，常有一定的遗传倾向。表现为全身脂肪分布均匀，身体各个部位无异常改变。儿童期患者表现为生长较快，青少年期患者有时可见外生殖器发育迟缓，一般无神经、内分泌与代谢等系统功能或器质性异常。

② 内源性肥胖：多由某些内分泌疾病引起，见于甲状腺功能减退、肾上腺皮质功能亢进（Cushing综合征）和胰岛素瘤等。内源性肥胖的脂肪分布多有显著特征，如下丘脑病变所致肥胖性生殖无能综合征（Frohlich综合征）表现为大量脂肪积聚在面部、腹部、臀部及大腿；肾上腺皮质功能亢进表现为向心性肥胖。

（六）意识状态

意识状态（consciousness）是人对周围环境和自身状态的认知和觉察能力，为大脑功能活动的综合表现。正常人意识清晰，反应敏捷精确，思维活动正常，语言流畅、准确，言能达意。凡能影响大脑功能活动的疾病都可引起不同程度的意识改变，称为意识障碍。意识障碍的临床表现与评估见项目二任务十八。

★ 高频考点
临床常见的典型面容。

（七）面容与表情

面容（facial feature）是指面部呈现的状态，表情（expression）是个体情绪状态在面部或姿态上的表现。健康人表情自然，神态安怡。某些疾病发展到一定程度时，可出现特征性的面容与表情。临床上常见的典型面容如下。

1. 急性病容 表情痛苦，躁动不安，面色潮红，有时可有鼻翼扇动、口唇疱疹。见于急性发热性疾病如大叶性肺炎、疟疾、流行性脑脊髓膜炎等。

2. 慢性病容 面容憔悴,面色晦暗或苍白,目光暗淡。见于慢性消耗性疾病,如恶性肿瘤、肝硬化、严重结核病等。

3. 甲状腺功能亢进面容 表情惊愕,眼裂增大,眼球凸出,目光炯炯,兴奋不安。见于甲亢患者(图 3-11)。

4. 黏液性水肿面容 面色苍黄,颜面水肿,睑厚面宽,目光呆滞,反应迟钝,眉毛、头发稀疏,舌色淡,舌体肥大。见于甲状腺功能减退患者。

5. 二尖瓣面容 面色晦暗,双颊紫红,口唇轻度发绀。见于风湿性心瓣膜病二尖瓣狭窄患者(图 3-12)。

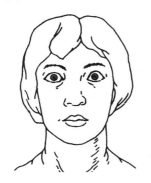

图 3-11 甲状腺功能亢进面容

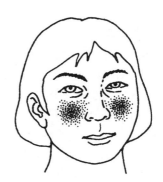

图 3-12 二尖瓣面容

6. 肢端肥大症面容 头颅增大,面部变长,下颌增大前突,眉弓及两颧隆起,唇舌肥厚,耳鼻增大。见于肢端肥大症患者(图 3-13)。

7. 满月面容 面圆如满月,皮肤发红,常伴痤疮和胡须生长。见于 Cushing 综合征及长期应用肾糖皮质激素者(图 3-14)。

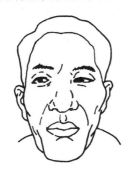

图 3-13 肢端肥大症面容

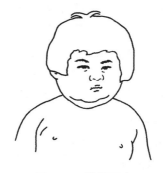

图 3-14 满月面容

8. 面具面容 面部呆板无表情,似面具样。见于震颤麻痹、脑炎等患者。

9. 伤寒面容 表情淡漠,反应迟钝呈无欲状态。见于肠伤寒、脑脊髓膜炎、脑炎等高热衰竭患者。

10. 苦笑面容 牙关紧闭,面肌痉挛,呈苦笑状。见于破伤风患者。

11. 贫血面容 面色苍白,唇舌色淡,表情疲惫。见于各类贫血患者。

12. 肾病面容 面色苍白,眼睑、颜面水肿,舌色淡,舌缘有齿痕。见于慢性肾脏病患者。

13. 肝病面容 面色晦暗,额部、鼻背和双颊有褐色色素沉着。见于慢性肝病患者。

14. 病危病容 又称 Hippocrates 面容。面部消瘦,面色铅灰或苍白,目光晦暗,表情淡漠,眼眶凹陷,鼻骨峭耸。见于大出血、严重休克、脱水、急性腹膜炎等患者。

护考链接

患者,女,52 岁。面色晦暗,双颊紫红,口唇轻度发绀,该患者是临床上常见的( )。

A.贫血面容 B.满月面容 C.肝病面容 D.急性病容 E.二尖瓣面容

答案与解析:E,面色晦暗,双颊紫红,口唇轻度发绀是二尖瓣面容。

(八)体位

体位(position)是指被评估者身体所处的状态。常见体位如下。

1. 自动体位(active position) 身体活动自如,不受限制。见于正常人、轻症或疾病早期患者。

2. 被动体位(passive position) 不能自己随意调整或变换身体的位置。见于极度衰弱或意识丧失者。

3. 强迫体位(compulsive position) 为减轻疾病的痛苦而被迫采取某种特殊的体位。

(1)强迫仰卧位 仰卧,双腿屈曲,以减轻腹部肌肉的紧张程度。见于急性腹膜炎等患者。

(2)强迫俯卧位 俯卧位可减轻脊背肌肉的紧张度。见于脊柱疾病患者。

(3)强迫侧卧位 患胸膜疾病者多采取患侧卧位,以限制患侧胸廓活动而减轻胸痛,并利于健侧代偿性呼吸,减轻呼吸困难。见于一侧胸膜炎和大量胸腔积液者。

(4)强迫坐位 又称端坐呼吸,患者坐于床沿,两手置于膝盖或床边。该体位可使膈肌下降,有利于胸廓和辅助呼吸肌运动,增加肺通气量,并减少回心血量和减轻心脏负担。见于心、肺功能不全者。

(5)强迫蹲位 患者于活动过程中,因感到呼吸困难和心悸而停止活动,采取蹲踞体位或膝胸位以缓解症状。见于发绀型先天性心脏病。

(6)强迫停立位:步行时心前区疼痛突然发作,被迫立刻站住,并以右手按抚心前区,待稍缓解后才继续行走。见于心绞痛患者。

(7)辗转体位 辗转反侧,坐卧不安。见于胆石症、胆道蛔虫症、肾绞痛等患者。

(8)角弓反张位 颈及脊背肌肉强直,出现头向后仰,胸腹前凸,背过伸,躯干呈弓形。见于破伤风患者及患脑膜炎的小儿(图 3-15)。

(九)步态

步态(gait)是走动时所表现的姿态。健康人的步态因年龄、机体状态和所受训练的影响而不同。常见的典型异常步态如下。

1. 蹒跚步态(waddling gait) 走路时身体左右摇摆如鸭步。见于佝偻病、大骨节病、进行性肌营养不良或双侧先天性髋关节脱位等患者。

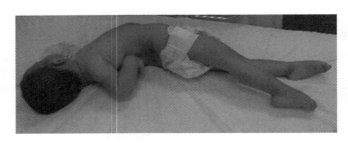

图 3-15　角弓反张位

2.醉酒步态(drunken gait)　行走时躯干重心不稳,步态紊乱如醉酒状。见于小脑疾病、酒精或巴比妥中毒患者。

3.共济失调步态(ataxic gait)　起步时一脚高抬,骤然垂落,且双目向下注视,两脚间距很宽,以防身体倾斜,闭目时不能保持平衡。见于脊髓痨患者。

4.慌张步态(festinating gait)　起步困难,起步后小步急速趋行,身体前倾,有难以止步之势。见于震颤麻痹患者(图 3-16)。

5.跨阈步态(steppage gait)　因踝部肌腱、肌肉弛缓,患足下垂,行走时必须抬高下肢才能起步。见于腓总神经麻痹患者(图 3-17)。

6.剪刀步态(scissor gait)　由于双下肢肌张力增高,尤其是伸肌和内收肌肌张力明显增高,移步时下肢内收过度,两腿交叉呈剪刀状。见于脑性瘫痪与截瘫患者(图 3-18)。

7.间歇性跛行(intermittent claudication)　步行中因下肢突发性酸痛乏力,被迫停止行进,需休息片刻后才能继续行进。见于高血压和动脉硬化者。

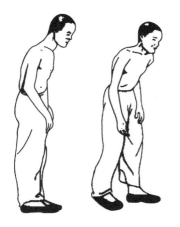

图 3-16　慌张步态

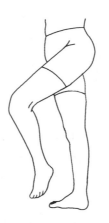

图 3-17　跨阈步态

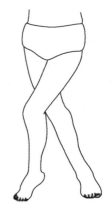

图 3-18　剪刀步态

二、皮肤黏膜

皮肤本身的疾病及其他许多疾病的病程中均可伴有多种全身或局部皮肤的病变或反应。皮肤黏膜评估方法以视诊为主,有时需配合触诊才能获得更清晰的印象。评估内容包括:颜色、湿度、温度、弹性、水肿及各种类型的皮肤损害等。

（一）颜色

皮肤颜色（skin color）与种族和遗传有关，并因毛细血管分布、血液充盈度、色素量及皮下脂肪厚薄而不同。常见异常发现有以下几种。

1. 苍白（pallor） 可由贫血、末梢毛细血管痉挛或充盈不足引起。见于惊恐、寒冷、休克、虚脱以及主动脉瓣关闭不全等。检查时以观察甲床、掌纹、结膜、口腔黏膜及舌质颜色为宜。

2. 发红（redness） 由于毛细血管扩张充血、血流加速、血量增加或红细胞数量增多所致。生理情况下见于运动、饮酒后；病理情况下见于发热性疾病或阿托品、一氧化碳中毒等。皮肤持久性发红见于 Cushing 综合征、长期服用糖皮质激素及真性红细胞增多症。

3. 发绀（cyanosis） 皮肤黏膜呈青紫色，常出现于舌、口唇、耳垂、面颊及肢端。见于还原血红蛋白量增高或异常血红蛋白血症。

4. 黄染（stained yellow） 皮肤黏膜发黄称黄染，常见原因如下。

（1）黄疸 因胆道阻塞、肝细胞损害或溶血性疾病致血清胆红素浓度增高，而使皮肤黏膜乃至体液及其他组织黄染。其特点如下：①早期或轻微的黄疸仅见于巩膜、硬腭后部及软腭黏膜，较明显时才见于皮肤；②黄疸所致的巩膜黄染是连续的，近角巩膜缘处黄染轻，远角巩膜缘处黄染重。

（2）胡萝卜素增高 过多食用胡萝卜、南瓜、橘子等引起血中胡萝卜素含量增高可使皮肤黄染。其特点如下：①黄染首先出现于手掌、足底、前额及鼻部皮肤；②一般无巩膜和口腔黏膜黄染现象；③停止食用富含胡萝卜素的蔬菜或果类，皮肤黄染逐渐消退。

（3）药物影响 长期服用阿的平、呋喃类等含有黄色素的药物也可引起皮肤黄染，其特点如下：①黄染首先出现于皮肤，重者巩膜黄染；②巩膜黄染的特点是近角巩膜缘处黄染重，远角巩膜缘处黄染轻，此可与黄疸区别；③停药后皮肤黄染逐渐消退。

5. 色素沉着（pigmentation） 因表皮基底层的黑色素增多，使部分或全身皮肤色泽加深，称色素沉着。正常人的身体外露部分、乳头、乳晕、腋窝、关节、肛门周围及生殖器官等处皮肤色素较深。如这些部位的色素明显加深或其他部位出现色素沉着，则为病理征象。常见于慢性肾上腺皮质功能减退症、肝硬化、肝癌晚期、肢端肥大症、疟疾以及使用砷剂和抗肿瘤药物等。妊娠妇女面部、额部可出现棕褐色对称性色素沉着，称为妊娠斑。老年人全身或面部也可出现散在色素沉着，称为老年斑。

6. 色素脱失（depigmentation） 皮肤丧失原有色素称为色素脱失，是由于酪氨酸酶缺乏使体内酪氨酸不能转化为多巴而缺乏黑色素所致。常见有白癜、白斑和白化症。白癜为多形性大小不等的色素脱失斑片，多见于身体外露部位，发生后可逐渐扩大，但进展缓慢，没有自觉症状，也不引起生理功能改变，见于白癜风。白斑多呈圆形或椭圆形，常发生于口腔黏膜及女性外阴部，部分白斑可发生癌变。白化症为全身皮肤和毛发色素脱失，为遗传性疾病，系先天性酪氨酸酶合成障碍所致。

（二）湿度

皮肤的湿度（moisture）与汗腺分泌功能、气温及湿度的变化有关。在气温高、湿度大的环境中出汗增多为生理性的调节。在病理情况下，出汗改变具有一定的诊断价值。

1. 多汗 见于风湿病、结核病、布氏杆菌病、甲亢、佝偻病和脑炎后遗症等患者。

2. 盗汗 夜间睡后出汗,多见于结核病患者。

3. 少汗及无汗 无汗者皮肤异常干燥,见于维生素 A 缺乏症、黏液性水肿、硬皮病、尿毒症或脱水患者。

4. 冷汗 大汗淋漓伴手足皮肤发凉,见于休克和虚脱患者。

（三）弹性

皮肤弹性(elasticity)与年龄、营养状态、皮下脂肪及组织间隙含液量有关。儿童及青年人皮肤紧张富有弹性;中年以后皮肤逐渐松弛,弹性减弱;老年人皮肤组织萎缩,皮下脂肪减少,弹性减退。

评估时常选择手背或上臂内侧部位(图 3-19),用拇指和食指将皮肤捏起,松手后如皮肤皱褶迅速平复为弹性正常。

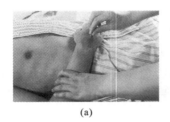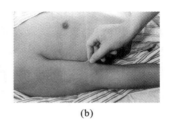

(a)   (b)

图 3-19　皮肤弹性评估方法

异常发现:皮肤弹性减弱,表现为皮肤皱褶平复缓慢,见于长期消耗性疾病、营养不良或严重脱水患者。发热时因血液循环加速,周围血管充盈,皮肤弹性可增加。

（四）水肿

皮下组织的细胞内及组织间隙内有过多液体积聚称为水肿(edema)。评估水肿可通过视诊和触诊来确定。水肿部位的皮肤紧张发亮。轻度水肿视诊不易发现,需与触诊结合。通常取胫骨前内侧皮肤,用手指按压被评估部位 3～5 s,若指压部位的组织出现凹陷为凹陷性水肿。黏液性水肿(见于甲状腺功能减退)及象皮肿(见于丝虫病)尽管组织明显肿胀,但指压后局部无凹陷,为非凹陷性水肿。根据水肿的程度可分为轻、中、重三度。

1. 轻度 仅见于眼睑、眶下软组织、胫骨前及踝部皮下组织,指压后可见组织轻度凹陷,平复较快。

2. 中度 全身组织均见明显水肿,指压后出现较深凹陷,平复缓慢。

3. 重度 全身组织严重水肿,身体低垂部位皮肤紧张发亮,甚至有液体渗出,可伴胸腔、腹腔等浆膜腔内积液,外阴部亦可见严重水肿。

（五）皮疹

皮疹(skin eruption)多为全身性疾病的征象之一,是临床上诊断某些疾病的重要依据。常见于传染病、皮肤病、药物及其他物质所致的过敏反应等。发现皮疹时应注意其出现与消失的时间、分布部位、发展顺序、形态大小、颜色、平坦或隆起、压之是否褪色、有无瘙痒及脱屑等。皮疹种类很多,常见皮疹如下。

1. 斑疹(maculae) 局部皮肤发红,一般不高出皮肤表面。见于斑疹伤寒、丹毒、风湿性多形性红斑等。

2. 玫瑰疹(roseola) 一种鲜红色圆形斑疹,直径 2～3 mm,多出现于胸、腹部,为伤寒和副伤寒的特征性皮疹。

3. 丘疹(papule) 除局部皮肤颜色改变外,病灶凸出于皮肤表面。见于麻疹、药物疹及湿疹等。

4. 斑丘疹(maculopapule) 在丘疹周围有皮肤发红的底盘。见于风疹、猩红热及药物疹等。

5. 荨麻疹(urticaria) 稍隆起皮肤表面的苍白色或红色、大小不等的局限性水肿,常伴瘙痒,为速发性皮肤变态反应所致。

> ★ **高频考点**
> (1) 各种皮疹及蜘蛛痣的特点。
> (2) 皮疹与皮下出血的区别。
> (3) 皮疹、皮下出血、蜘蛛痣的临床意义。

(六)脱屑

皮肤脱屑(desquamation)常见于正常皮肤角质层不断角化和更新,但因数量很少,一般不易察觉。病理情况下可见大量皮肤脱屑。米糠样脱屑常见于麻疹,片状脱屑常见于猩红热,银白色鳞状脱屑见于银屑病。

(七)皮下出血

皮下出血(subcutaneous hemorrhage)根据其直径大小分为以下几种:小于 2 mm 者称为淤点;3～5 mm 者称为紫癜;大于 5 mm 者称为淤斑;片状出血伴皮肤显著隆起称为血肿。皮下出血特点为局部皮肤呈青紫色或黄褐色(陈旧性),压之不褪色,除血肿外一般不高出皮面。常见于造血系统疾病、重症感染、某些血管损害性疾病、毒物或药物中毒及外伤等。

(八)蜘蛛痣与肝掌

蜘蛛痣(spider angioma)为皮肤小动脉末端分支性扩张所形成的血管痣,形似蜘蛛,大小不等,多出现于面、颈、手背、上臂、前胸和肩部等上腔静脉分布的区域内。其特点为用棉签或火柴杆压迫蜘蛛痣中心,可见辐射状小血管网消失,去除压力后又复出现(图 3-20)。

慢性肝病患者手掌大、小鱼际处皮肤常发红,压之褪色,称为肝掌(liver palms)。

一般认为蜘蛛痣和肝掌的发生与肝脏对雌激素的灭活作用减弱、体内雌激素水平升高有关,常见于急、慢性肝炎或肝硬化。

(九)皮下结节

皮下结节(subcutaneous nodules)无论大小均应进行触诊,评估时注意其大小、硬度、部位、活动度及有无压痛等。位于关节附近、长骨骺端、无压痛的圆形硬质小结节多为风湿小结;位于指尖、足趾和大小鱼际肌腱部位,颜色为粉红色且有压痛的小结节,称为 Osler 小结,见于感染性心内膜炎;位于外耳的耳廓、跖趾、指(趾)关节及掌指关节等部位的黄白色结节,无症状或有疼痛,多为痛风结节,是尿酸盐结晶在皮下组织沉积,引起慢性异物样反应所致;如结节沿末梢动脉分布,可为结节性动脉炎。

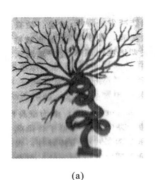
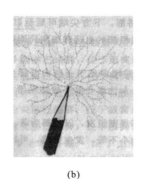

(a)   (b)

图 3-20 蜘蛛痣

三、浅表淋巴结

淋巴结(lymph node)分布于全身，一般评估仅能发现身体各部浅表淋巴结的变化。正常浅表淋巴结较小，直径多在 0.2～0.5 cm，质地柔软，表面光滑，与周围组织无粘连，无压痛，故不易被触及。

（一）浅表淋巴结的分布部位

浅表淋巴结呈组群分布，一个组群的淋巴结收集一定区域的淋巴液，局部炎症或肿瘤可引起相应区域的淋巴结肿大。全身浅表淋巴结的分布部位如下。

1. 头颈部淋巴结（图 3-21）

（1）耳前淋巴结　位于耳屏的前方。

（2）耳后淋巴结　位于耳后乳突表面，胸锁乳突肌止点处，亦称为乳突淋巴结。

（3）枕淋巴结　位于枕部皮下，斜方肌起点与胸锁乳突肌止点之间。

（4）颌下淋巴结　位于颌下腺附近，下颌角与颏部之中间部位。

（5）颏下淋巴结　位于颏下三角内，下颌舌骨肌表面，两侧下颌骨前端中点的后方。

（6）颈前淋巴结　位于胸锁乳突肌表面及下颌角处。

（7）颈后淋巴结　位于斜方肌前缘。

（8）锁骨上淋巴结　位于锁骨与胸锁乳突肌所形成的夹角处。

2. 上肢淋巴结

（1）腋窝淋巴结　这是上肢最大的淋巴结组群（图 3-22）。分为 5 群：①外侧淋巴结群：位于腋窝外侧壁。②胸肌淋巴结群：位于胸大肌下缘深部。③肩胛下淋巴结群：位于腋窝后皱襞深部。④中央淋巴结群：位于腋窝内侧壁近肋骨及前锯肌处。⑤腋尖淋巴结群：位于腋窝顶部。

（2）滑车上淋巴结　位于上臂内侧，内上髁上方 3～4 cm 处，肱二头肌与肱三头肌之间的间沟内。

3. 下肢淋巴结

（1）腹股沟淋巴结　位于腹股沟韧带下方股三角内，它又分为上、下两群。

（2）腘窝淋巴结　位于小隐静脉和腘静脉的汇合处。

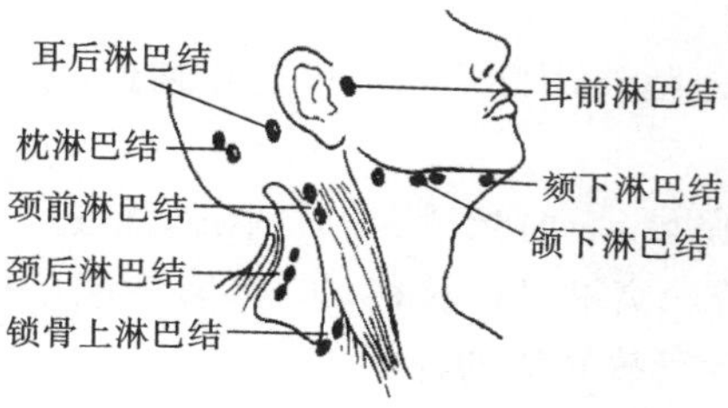

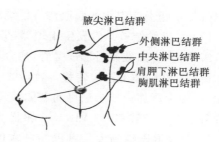

图 3-21 头颈部淋巴结

图 3-22 腋窝淋巴结

（二）评估方法

全身身体评估时，淋巴结的评估应在评估相应身体部位的过程中进行。评估时用并拢的示指、中指、环指三指紧贴被检部位，由浅入深，通过指腹按压的皮肤与皮下组织之间的滑动进行触诊。评估颈部淋巴结时，让被评估者头稍低，使皮肤或肌肉放松，便于触诊。评估锁骨上淋巴结时，让被评估者取坐位或卧位，头稍向前屈，用双手进行触诊，左手触诊右侧，右手触诊左侧（图 3-23）。评估腋窝淋巴结时，用手扶持被评估者前臂使其稍外展，右手触诊左侧，左手触诊右侧，依次触诊腋尖淋巴结群、中央淋巴结群、胸肌淋巴结群、肩胛下淋巴结群和外侧淋巴结群（图 3-24）。为了避免遗漏应特别注意淋巴结的评估顺序。头颈部淋巴结的评估顺序：耳前、耳后、枕部、颌下、颏下、颈前、颈后、锁骨上淋巴结。上肢淋巴结的评估顺序：腋窝淋巴结、滑车上淋巴结。下肢淋巴结的评估顺序：腹股沟淋巴结、腘窝淋巴结。

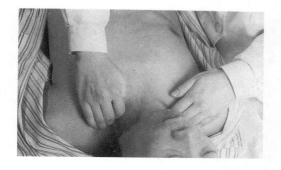

图 3-23 锁骨上淋巴结触诊

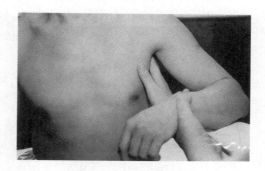

图 3-24 腋窝淋巴结触诊

当触及肿大的淋巴结时，应评估其部位、大小、数目、硬度、压痛、活动度及有无粘连，局部皮肤有无红肿、瘢痕、瘘管等，同时查寻引起淋巴结肿大的原发病灶。

（三）淋巴结肿大的临床意义

★ **高频考点**

淋巴结肿大的临床意义。

1. 局部淋巴结肿大

（1）非特异性淋巴结炎 急性炎症初始，肿大的淋巴结质地柔软、有压痛、表面光滑、无粘连；慢性炎症时淋巴结质地较硬。非特异性淋巴结炎由所属部位的急、慢性炎症所致，如：扁桃体炎、牙龈炎引起的颈部淋巴结肿大；胸壁、乳腺炎症引起的腋窝淋巴结肿大；会阴部、臀部、小腿炎症引起的腹股沟淋巴结肿大。

（2）淋巴结结核　常发生于颈部，呈多发性，质地稍硬，大小不等，可互相粘连，或与周围组织粘连，晚期破溃后形成瘘管，愈合后形成瘢痕。

（3）恶性肿瘤淋巴结转移　转移的淋巴结质地坚硬，表面光滑，与周围组织粘连，不易推动，一般无压痛。如肺癌可向右侧锁骨上淋巴结或腋窝淋巴结转移；胃癌、食管癌多向左侧锁骨上淋巴结转移，称 Virchow 淋巴结，系胃癌、食管癌转移的标志。

2. 全身淋巴结肿大　淋巴结肿大的部位可遍及全身，大小不等，无粘连。见于白血病、淋巴瘤、传染性单核细胞增多症等。

（刘爱平）

任务三　头面部检查

案例引导

患者，男，57 岁，在活动的过程中突然出现头痛，并进行性加重，且伴有头晕、呕吐，约 1 h 后昏迷，故急诊入院。体格检查：T36.5 ℃，P86 次/分，R20 次/分，血压220/110 mmHg，面色潮红，呈浅昏迷状态，呼吸深沉而有鼾音，两侧瞳孔等大等圆，对光反射较迟钝；右侧肢体肌张力低，腱反射未引出，右侧巴宾斯基征阳性。头颅 CT 提示左侧基底节区高密度影。临床诊断：脑出血。

瞳孔检查的内容有哪些？有何临床意义？

头部评估以视诊、触诊为主。评估内容包括头发和头皮、头颅、面部器官。

一、头发和头皮

（一）头发

评估时注意头发(hair)颜色、疏密度，有无脱发及其特点。

脱发常见于伤寒、甲状腺功能减退、头皮脂溢性皮炎、发癣、斑秃等疾病，或放疗和肿瘤化疗后。

（二）头皮

评估头皮(scalp)时需拨开头发观察头皮的颜色，注意有无头皮屑、头癣、疖、痈、血肿、外伤及瘢痕等。

二、头颅

评估头颅了解其大小、外形和有无异常运动。头颅大小以头围来衡量，为软尺自眉弓上缘经枕骨粗隆绕头一周的长度。新生儿头围约 34 cm，随年龄增长而增加，成人头围平均≥53 cm。婴幼儿需检查囟门情况。

（一）头颅外形异常

1. 小颅（microcephalia） 正常小儿前囟平坦，多在 1～1.5 岁闭合。如囟门过早闭合可引起小颅，常伴有智力发育障碍。

2. 方颅（squared skull） 前额左右突出，头顶平坦呈方形，见于小儿佝偻病或先天性梅毒。

3. 巨颅（large skull） 头颅增大，颜面很小，可见头、颈部静脉充盈。因颅内压增高压迫眼球而形成的双目下视、巩膜外露的特殊表情，称为落日现象（setting sun phenomenon），见于脑积水（图3-25）。

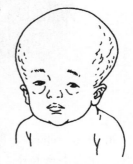

图 3-25　脑积水

4. 尖颅 头顶部尖突高起，造成与颜面的比例异常，是由于矢状缝与冠状缝过早闭合所致，见于 Apert 综合征（尖颅并指、趾畸形）。

5. 变形颅 发生于中年人，以颅骨增大变形为特征，同时伴有长骨的骨质增厚与弯曲，见于变形性骨炎。

（二）头部运动异常

颈椎疾病可见头部活动受限；震颤麻痹（帕金森病）可见头部不随意颤动；与颈动脉搏动一致的点头运动，称 Musset 征，见于严重主动脉瓣关闭不全。

三、面部器官

（一）眼

1. 眼眉（eyebrow） 正常人眉毛的疏密不完全相同，一般内侧与中间部分比较浓密，外侧部分比较稀疏。如外 1/3 眉毛过于稀疏或脱落，见于黏液性水肿、腺垂体功能减退症和麻风病等。

2. 眼睑（eyelid）

（1）睑内翻（entropion）由于瘢痕形成导致睑缘向内翻转，见于沙眼。

（2）上睑下垂（ptosis）单侧上睑下垂见于蛛网膜下腔出血、脑脓肿、脑炎、外伤等引起的动眼神经麻痹；双侧上睑下垂见于先天性上睑下垂、重症肌无力。

（3）眼睑闭合障碍 单侧眼睑闭合障碍见于面神经麻痹，双侧眼睑闭合障碍见于甲亢。

（4）眼睑水肿（blpharedema） 因眼睑皮下组织疏松，轻度或初发水肿常在眼睑表现出来，见于肾炎、慢性肝病、营养不良和血管神经性水肿等。

3. 结膜（conjunctiva） 结膜分睑结膜、穹隆部结膜和球结膜三部分。评估上睑结膜时需翻转眼睑。评估者用示指和拇指捏住上睑中外 1/3 交界处的边缘，嘱被评估者双目下视，然后轻轻向前下方牵拉，同时以示指向下压迫睑板上缘，与拇指配合将睑缘向上捻转即可将眼睑翻开（图3-26）。

结膜充血见于结膜炎、角膜炎，结膜苍白见于贫血，结膜发黄见于黄疸，颗粒与滤泡见于沙眼，散在的多少不等的出血点见于感染性心内膜炎，球结膜水肿见于重症水肿、颅内压

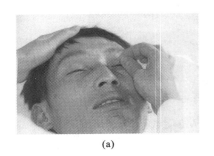
(a)

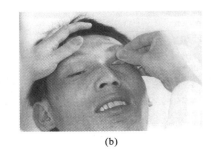
(b)

图 3-26   翻转眼睑检查上睑结膜

增高等。

4. 巩膜(sclera)   巩膜不透明,又因血管极少,故呈瓷白色。巩膜黄染主要见于黄疸。

5. 角膜(cornea)   角膜的感觉十分灵敏。评估时用斜照光易观察角膜的透明度,注意有无云翳、白斑、软化、溃疡和新生血管等。

(1)云翳与白斑(cloudy nebula and leukoplakia)如发生在角膜的瞳孔部位,可引起不同程度的视力障碍。

(2)角膜软化(keratomalacia)见于婴幼儿营养不良、维生素 A 缺乏等。

(3)角膜周围血管增生   见于重症沙眼。

(4)Kayser-Fleischer 环(凯-费氏环)   角膜边缘出现的黄色或棕褐色的色素环,环的外缘较清晰,内缘较模糊,是铜代谢障碍的结果,见于肝豆状核变性(Wilson 病)。

(5)老年环(arcus senilis)   角膜边缘及周围出现灰白色混浊环,多见于老年人,是类脂质沉着的结果,无自觉症状,亦不妨碍视力。

> ★ **高频考点**
> 甲亢的突眼征。

6. 虹膜(iris)   正常虹膜纹理近瞳孔部分呈放射状排列,周边呈环形排列。虹膜纹理模糊或消失见于炎症、水肿或萎缩;形态异常或有裂孔见于虹膜后粘连、外伤、先天性虹膜缺损等。

7. 眼球(eyeball)   检查时注意眼球的外形与运动。

(1)眼球突出(exophthalmos)   单侧眼球突出见于局部炎症或眶内占位性病变。双侧眼球突出见于甲亢,患者除突眼外尚有以下眼征:①眼球下转时上睑不能相应下垂;②瞬目(即眨眼)减少;③集合运动减弱,即目标由远处逐渐移近眼球时,两侧眼球不能适度内聚;④上视时无额纹出现。

(2)眼球下陷(enophthalmos)   双侧眼球下陷见于严重脱水或慢性消耗性疾病,老年人由于眶内脂肪萎缩亦有双侧眼球后退;单侧眼球下陷见于 Horner 综合征(患侧瞳孔缩小,眼裂变小,眼球内陷,可伴患侧面部无汗)。

(3)眼球运动   眼球运动受动眼神经、滑车神经、外展神经 3 对脑神经支配,当支配眼球运动的神经麻痹时,出现眼球运动障碍伴复视。评估方法:评估者置目标物(棉签或手指尖)于被评估者眼前 30～40 cm 处,嘱其固定头位,眼球随目标方向按左→左上→左下→右→右上→右下 6 个方向的顺序移动。每一方向代表双眼的一对配偶肌的功能。由支配眼肌运动的神经核病变、神经病变或眼外肌本身器质性病变引起的斜视,称为麻痹性斜视,多由颅脑外伤、鼻咽癌、脑炎、脑膜炎、脑脓肿和脑血管病变所致。

眼球震颤是指双侧眼球发生一系列有规律的快速往返运动。评估时,嘱被评估者眼球随评估者手指所示方向(水平和垂直)运动数次,观察是否出现震颤。眼球震颤见于耳源性眩晕、小脑疾病、视力严重低下等。

8. 瞳孔(pupil) 瞳孔为虹膜中央的孔洞,检查时应注意其大小、形状、位置,双侧是否等大等圆,对光反射、调节与集合反射是否正常。瞳孔缩小受动眼神经的副交感神经支配,瞳孔扩大受交感神经支配。

★ **高频考点**
瞳孔大小、形状及对光反射改变的临床意义。

(1) 瞳孔的形状与大小 正常为圆形,直径为 3~4 mm,双侧等大。生理情况下,婴幼儿和老年人瞳孔较小;青少年瞳孔较大,精神兴奋或在暗处瞳孔扩大。病理情况下:①瞳孔形状改变:青光眼或眼内肿瘤时瞳孔呈椭圆形,虹膜粘连时形状可不规则。②瞳孔大小改变:瞳孔缩小见于虹膜炎症、有机磷中毒或毛果芸香碱、吗啡、氯丙嗪等药物反应。瞳孔扩大见于外伤,颈交感神经受刺激,青光眼绝对期,视神经萎缩或阿托品、颠茄、可卡因等药物反应。双侧瞳孔大小不等常提示有颅内病变,如脑外伤、脑肿瘤、中枢神经梅毒、脑疝等。

(2) 对光反射 评估时嘱被评估者注视正前方,用手电筒光源直接照射一侧瞳孔,被照瞳孔立刻缩小,移开光源后马上复原,称直接对光反射。用手隔开两眼,光照一侧瞳孔,另一侧瞳孔也同时缩小,称间接对光反射。对光反射迟钝或消失,见于昏迷患者;双侧瞳孔散大伴对光反射消失为濒死状态的表现。

(3) 调节反射与集合反射 嘱被评估者注视 1 m 外的目标(评估者的示指尖),将目标迅速移近眼球(距离眼球约 20 cm 处),正常人瞳孔逐渐缩小,称为调节反射;再次将目标由 1 m 外缓慢移近眼球(距离眼球 5~10 cm 处),正常人可见双侧眼球内聚,为集合反射。当动眼神经功能损害时,调节反射和集合反射均消失。

9. 眼的功能检查

(1) 视力 视力分为远视力和近视力,后者通常指阅读能力。评估远视力用远距离视力表,被评估者距视力表 5 m 远,两眼分别检查,以能看清"1.0"行视标者为正常视力。如在 1 m 处不能辨认 0.1 行视标者,则改为"数手指",即辨认评估者所示的手指数。手指移近眼前到 5 cm 仍数不清者,则改为用手指在被评估者眼前左右摆动,不能看到眼前手动者,检测其光感是否存在,如光感消失,即为失明。评估近视力用近距离视力表,在距视力表 33 cm 处,能看清"1.0"行视标者为正常视力。通过视力评估可初步判断有无近视、远视、散光或器质性病变(如白内障、眼底病变)等。

(2) 色觉(color sensation) 色觉的异常可分为色弱和色盲两种。色弱(color weakness)是对某种颜色的识别能力减低,色盲(color blindness)是对某种颜色的识别能力丧失。

色觉评估应在适宜的光线下进行,让被评估者在 50 cm 距离处读出色盲表上的数字或图像。如被评估者在 5~10 s 内不能读出表上的彩色数字或图像,则可按色盲表的说明判断为某种色盲或色弱。

10. 眼底检查 需借助检眼镜方可进行，正常眼底的视乳头为卵圆形或圆形，边缘清楚，色淡红，颞侧较鼻侧稍淡，中央凹陷。动脉色鲜红，静脉色暗红，动、静脉管径的正常比例为 2：3。主要评估项目为视神经乳头、视网膜血管、黄斑区和视网膜各象限，评估时应注意视乳头的大小、颜色、边缘、形状及视网膜有无出血、渗出物和动脉有无硬化等。

视乳头水肿常见于颅内肿瘤、脑脓肿、外伤性脑出血、脑膜炎、脑炎等所致的颅内压增高时。高血压、动脉硬化、慢性肾炎、糖尿病等均可引起视乳头及视网膜血管的特征性改变。

（二）耳

耳分为外耳、中耳和内耳 3 个部分。

1. 外耳

（1）耳廓 评估耳廓的外形、大小、位置和对称性，是否有发育畸形、外伤瘢痕、红肿、瘘口、结节等。痛风者在耳廓上可触及痛性小结节，为尿酸钠沉着的结果；耳廓红肿并有局部发热和疼痛者见于感染。牵拉和触诊耳廓引起疼痛，常提示有炎症。

（2）外耳道 注意皮肤是否正常，有无溢液。外耳道局部红肿疼痛，伴耳廓牵拉痛为疖肿；如有黄色液体流出伴痒痛为外耳道炎；有脓液流出伴全身症状，见于急性中耳炎；外伤后有血液或脑脊液流出提示颅底骨折。对耳鸣患者应注意是否有外耳道瘢痕狭窄、耵聍或异物堵塞。

2. 中耳 观察鼓膜有无穿孔。正常鼓膜平坦，颜色灰白，呈圆形。鼓膜穿孔，如有溢脓并有恶臭，可能为胆脂瘤。

3. 乳突（mastoid） 乳突内腔与中耳道相连，化脓性中耳炎引流不畅时可蔓延为乳突炎，表现为乳突部皮肤红肿、压痛，有时可见瘘管，严重时可继发耳源性脑脓肿或脑膜炎。

4. 听力（audition） 粗测法为在静室中嘱被评估者闭目静坐，用手指堵塞一侧耳道，评估者持手表或以拇指与示指相互摩擦，自 1 m 以外逐渐移近被评估者耳部，直到其听到声音为止，并测量距离。用同样方法检测另一耳。正常者一般在 1 m 处即可听到机械表声或捻指声。精测法是使用规定频率的音叉或电测听设备，进行一系列较精确的测试方法，对明确诊断更有价值。听力减退见于耳道有耵聍或异物、听神经损害、局部或全身血管硬化、中耳炎等。

（三）鼻

评估时注意鼻部皮肤颜色和外形，有无鼻翼扇动，鼻道是否通畅，有无脓、血性分泌物，鼻窦有无压痛。

1. 鼻部皮肤颜色 鼻梁部皮肤出现红色水肿斑块，并向两侧面颊部扩展，呈蝶状，见于系统性红斑狼疮；鼻尖和鼻翼部位的皮肤发红，并有毛细血管扩张和组织肥厚，见于酒渣鼻（rosacea）。鼻梁皮肤出现黑褐色斑点或斑片为日晒后或慢性肝病、黑热病等所致的色素沉着。

2. 鼻外形改变 鼻腔部分或完全堵塞、外形改变、鼻梁宽平如蛙状，称为蛙状鼻（frog shaped nose），见于肥大的鼻息肉。鼻骨破坏后鼻梁塌陷，称为鞍鼻（saddle nose），见于鼻骨折、鼻骨发育不良、麻风病和先天性梅毒。

3. 鼻翼扇动（flaring of alaenasi） 表现为吸气时鼻孔开大，呼气时鼻孔回缩，见于高度呼吸困难者,如支气管哮喘、心源性哮喘发作、大叶性肺炎等患者。

4. 鼻中隔 鼻中隔如有明显偏曲,并出现呼吸障碍称为鼻中隔偏曲。鼻中隔出现孔洞称为鼻中隔穿孔,可听到鼻腔有哨声,用小型手电筒照射一侧鼻孔,可见对侧有亮光透入,穿孔多为鼻腔慢性炎症、外伤等引起。

5. 鼻出血(epistaxis) 多为单侧,见于外伤、鼻腔感染、局部血管损伤、鼻腔肿瘤、鼻中隔偏曲等患者。双侧出血多由全身性疾病所致,如流行性出血热、伤寒等发热性传染病,及血小板减少性紫癜、再生障碍性贫血、白血病、血友病等血液系统疾病,高血压、肝脏疾病、维生素 C 或维生素 K 缺乏等。妇女如出现周期性鼻出血则应考虑到子宫内膜异位症。

6. 鼻黏膜及分泌物 急性鼻黏膜充血肿胀,伴鼻塞和流涕,见于急性鼻炎。慢性鼻黏膜肿胀表现为鼻黏膜组织肥厚,见于慢性鼻炎。鼻黏膜萎缩、鼻腔分泌物减少、鼻甲缩小、鼻腔宽大、嗅觉减退或丧失,见于慢性萎缩性鼻炎。清稀无色的分泌物为卡他性炎症;黏稠发黄或发绿的脓性分泌物为鼻或鼻窦的化脓性炎症所致。

7. 鼻窦 鼻窦为鼻腔周围含气的骨质空腔,共 4 对(图 3-27),均有窦口与鼻腔相通,当引流不畅时易发生炎症,出现鼻塞、流涕、头痛和鼻窦区压痛。其中蝶窦因解剖位置较深,不能在体表进行检查。各鼻窦区压痛的检查法如下。

(1)上颌窦 评估者双手四指固定于被评估者两侧耳后,将拇指分别置于左右颧部向后按压。也可用右手中指指腹叩击颧部,询问有无压痛或叩击痛,并比较两侧有无区别。

(2)额窦 评估者一手扶持被评估者枕部,另一手拇指或示指置于眼眶上缘内侧用力向后向上按压;或以双手固定头部,两手拇指置于眼眶上缘内侧向后向上按压,询问有无压痛,两侧有无差别。也可用中指叩击该区,询问有无叩击痛。

(3)筛窦 双手固定于被评估者两侧耳后,双侧拇指分别置于鼻根部与眼内眦之间向后方按压,询问有无压痛。

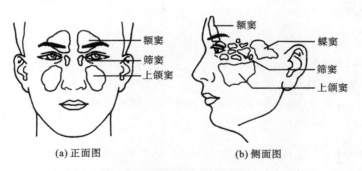

(a)正面图　　　　(b)侧面图

图 3-27 鼻窦正面图和侧面图

护考链接

哪一组鼻窦在体表检查时按压不到?(　　　)

A. 额窦　　B. 蝶窦　　C. 左上颌窦　　D. 右上颌窦　　E. 筛窦

答案与解释析:B,蝶窦位置较深,体表按压不到。

（四）口

评估时从外向内按口唇、口腔内器官和组织以及口腔气味的顺序进行。

1. 口唇　注意口唇颜色,有无疱疹、口角糜烂或口角歪斜。正常人口唇红润光泽。

（1）口唇颜色改变　口唇苍白见于虚脱、贫血、主动脉瓣关闭不全,口唇发绀见于心、肺功能不全,口唇颜色深红见于急性发热性疾病,口唇呈樱桃红色见于一氧化碳中毒。

（2）口唇干燥并有皲裂　见于严重脱水。

（3）口唇疱疹　为单纯疱疹病毒感染所致,常伴发于大叶性肺炎、感冒、流行性脑脊髓膜炎、疟疾等。

（4）口角糜烂　见于核黄素缺乏症。

（5）口角歪斜　见于面神经瘫痪或脑血管意外。

2. 口腔黏膜　注意口腔黏膜的颜色及有无出血点、溃疡、真菌感染。口腔黏膜的检查应在充分的自然光线下进行,也可用手电筒照明。正常口腔黏膜光洁呈粉红色。

（1）口腔黏膜色素沉着　口腔黏膜出现蓝黑色色素沉着斑片,多为肾上腺皮质功能减退症（Addison 病）。

（2）口腔黏膜损害　大小不等的黏膜下出血点或淤斑,见于各种出血性疾病或维生素 C 缺乏者。在相当于第二磨牙的颊黏膜处出现针尖大小白色斑点,称为麻疹黏膜斑（Koplik 斑）,为麻疹早期特征。黏膜充血、肿胀并伴有小出血点,称为黏膜疹,多呈对称性,见于猩红热、风疹和某些药物中毒者。黏膜溃疡见于口腔炎症患者。黏膜上有白色或灰白色凝乳块状物称为鹅口疮,为白色念珠菌感染所致,多见于衰弱的患儿和老年患者,或长期使用广谱抗生素和抗肿瘤药物者。

护考链接

鹅口疮常见于（　　　）。

A.猩红热　　　　　　　B.麻疹　　　　　　　C.肾上腺皮质功能减退症

D.长期使用广谱抗生素　　　　　　　E.维生素 C 缺乏

答案与解析:D,长期使用广谱抗生素可出现真菌感染,表现为鹅口疮。

3. 牙齿（tooth）　注意有无龋齿（dental caries）、残根（residual root）、缺牙和义齿（artificial tooth）等。发现牙齿疾病时,应按下列格式标明所在部位:

$$
\begin{array}{c}
上 \\
右\ 8\ 7\ 6\ 5\ 4\ 3\ 2\ 1\ \bigm|\ 1\ 2\ 3\ 4\ 5\ 6\ 7\ 8\ 左 \\
\hline
8\ 7\ 6\ 5\ 4\ 3\ 2\ 1\ \bigm|\ 1\ 2\ 3\ 4\ 5\ 6\ 7\ 8 \\
下
\end{array}
$$

注:1,中切牙;2,侧切牙;3,尖牙;4,第一前磨牙;5,第二前磨牙;6,第一磨牙;7,第二磨牙;8,第三磨牙。

如 2⌉ 为右上侧切牙,⌊5 为左下第二前磨牙。

正常牙齿为瓷白色。黄褐色牙称斑釉牙，为长期饮用含氟量较高的水所致；如发现中切牙切缘呈月牙形凹陷且牙间隙分离过宽，称为哈钦森（Hutchinson）牙，为先天性梅毒的重要体征之一；单纯牙间隙过宽见于肢端肥大症。

4. 牙龈（gum） 注意牙龈颜色，有无肿胀、溢脓及出血。正常牙龈呈粉红色，质坚韧且与牙颈部紧密贴合，评估时经压迫无出血及溢脓。牙龈水肿见于慢性牙周炎，牙龈出血见于牙石、维生素 C 缺乏、肝脏疾病或出血性疾病，牙龈的游离缘出现蓝灰色点线称为铅线，是铅中毒的特征。

5. 舌（tongue） 评估时嘱患者伸出舌头，舌尖翘起，左右侧移，以观察舌质、舌苔及舌的运动状态。正常人舌质淡红，表面湿润，覆有薄白苔，伸舌居中，活动自如无颤动。

（1）舌质与舌苔改变 舌乳头萎缩，舌面光滑呈粉红色或红色，见于贫血或营养不良患者；舌色发紫见于心、肺功能不全患者；舌乳头肿胀、发红类似草莓称草莓舌（strawberry tongue），见于猩红热或长期发热患者；舌面干燥，舌体缩小并有纵沟，称干燥舌，见于严重脱水、口服阿托品或放疗后患者；舌面绛红如生牛肉状，见于糙皮病口服。

（2）舌的运动异常 震颤见于甲亢患者，偏斜见于舌下神经麻痹患者。

★ **高频考点**
（1）扁桃体肿大的分度。
（2）口腔特殊气味的临床意义。

---

6. 咽部及扁桃体 评估时注意咽部颜色、对称性，有无充血、肿胀、分泌物及扁桃体大小。检查方法：被评估者取坐位，头略后仰，张口发"啊"音，评估者用压舌板于舌的前 2/3 与后 1/3 交界处迅速下压，此时软腭上抬，在照明的配合下即可见软腭、腭垂、咽腭弓、舌腭弓、扁桃体和咽后壁等。

咽部黏膜充血、红肿及黏液腺分泌增多，见于急性咽炎。慢性咽炎时咽部黏膜充血、表面粗糙，并可见淋巴滤泡呈簇状增殖。扁桃体发炎时腺体红肿、增大，扁桃体隐窝内有黄白色分泌物或渗出物形成的苔片状假膜，易剥离，此可与咽白喉鉴别。

扁桃体肿大分为三度：不超过咽腭弓者为Ⅰ度；超过咽腭弓者为Ⅱ度；达到或超过咽后壁中线者为Ⅲ度（图 3-28）。

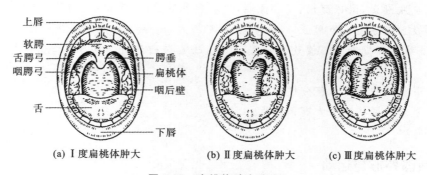

上唇
软腭
舌腭弓
咽腭弓
舌
腭垂
扁桃体
咽后壁
下唇

(a) Ⅰ度扁桃体肿大　　(b) Ⅱ度扁桃体肿大　　(c) Ⅲ度扁桃体肿大

图 3-28 扁桃体肿大分度

7. 腮腺（parotid gland） 腮腺位于耳屏、下颌角、颧弓所构成的三角区内，正常人腺体薄而软，不能触及其轮廓。腮腺导管开口位于上颌第二磨牙相对的颊黏膜上（图 3-29）。评

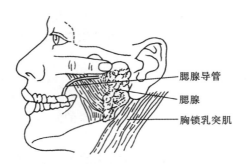

图 3-29 腮腺及腮腺导管位置示意图

估时注意导管口有无分泌物。腮腺肿大时可见到以耳垂为中心的隆起,并可触及边缘不明显的包块;腮腺混合瘤质韧呈结节状,边界清楚,可移动;腮腺恶性肿瘤质硬,固定,有痛感,发展迅速,与周围组织有粘连,可伴有面瘫。

8. 口腔的气味 健康人口腔无特殊气味,吸烟、饮酒的人可有烟酒味。特殊难闻的气味称为口臭(bad breath),见于以下内容。

(1) 口腔局部病变:牙龈炎、龋齿、牙周炎可产生臭味;牙槽脓肿为腥臭味;牙龈出血为血腥味。

(2) 全身性疾病:糖尿病酮症酸中毒患者可发生烂苹果味;尿毒症患者可发出尿味;肝坏死患者口腔中有肝臭味;肝脓肿患者呼吸时可有组织坏死的臭味;有机磷中毒患者可闻及大蒜味。

任务四　颈 部 检 查

案例引导

患者,女,28岁,因乏力、怕热、易怒、失眠1年,劳累后心悸、气短1个月入院。

身体评估:T 37.4 ℃,P 110 次/分,R 26 次/分,BP 110/60 mmHg,发育正常,体型消瘦,皮肤潮湿,眼球突出,闭合障碍,甲状腺Ⅱ度肿大,质软,无结节,两上极可及震颤,可闻及血管杂音。双肺正常,心界稍向左扩大,心率150 次/分,律不齐,心尖部可闻及 2/6 级收缩期杂音。腹软无异常,双膝、跟腱反射亢进。初步诊断:甲亢,甲亢性心脏病。

1. 甲状腺肿大是如何分度的?

2. 甲亢的甲状腺肿大有何特点?

一、颈部外形与运动

颈部的评估应在平静、自然状态下进行,被评估者最好取舒适坐位,暴露颈部和肩部。正常人颈部直立时两侧对称,男性甲状软骨较突出,伸屈、转动自如,转头时可见胸锁乳突肌突起。异常表现如下。

1. 头部向一侧偏斜 称为斜颈,见于颈肌外伤、瘢痕收缩、先天性颈肌挛缩等。

2. 头不能抬起 见于严重消耗性疾病的晚期、重症肌无力和进行性肌萎缩等。

3. 颈部运动受限并伴疼痛 见于软组织炎症、颈肌扭伤、颈椎病、颈椎结核或肿瘤等。

4. 颈项强直 此为脑膜受激惹的表现,见于各种脑膜炎、蛛网膜下腔出血等。

二、颈部皮肤和包块

1. 颈部皮肤 注意有无蜘蛛痣、感染(疖、痈、结核)及其他局限性或广泛性病变,如瘢痕、瘘管、神经性皮炎、银屑病等。

2. 颈部包块 注意包块的部位、数目、大小、质地、活动度、与邻近器官的关系和有无压痛等特点。非特异性淋巴结炎表现为淋巴结肿大,质地不硬,轻度压痛;恶性肿瘤发生淋巴结转移时,淋巴结质地较硬,且伴有纵隔、胸腔或腹腔病变的表现,如为全身性、无痛性淋巴结肿大,多见于血液系统疾病。

三、颈部血管

(一)颈静脉

正常人立位或坐位时不显露颈外静脉,平卧或半坐位时稍见充盈,但仅限于锁骨上缘至下颌角距离的下 2/3 内。

1. 颈静脉怒张(distention of jugular vein) 被评估者取 30°～ 45°角的半卧位时,静脉充盈超过锁骨上缘至下颌角距离的下 2/3,或坐位、立位时颈静脉充盈明显,称为颈静脉怒张。这提示静脉压升高,见于右心衰竭、心包积液、缩窄性心包炎、上腔静脉阻塞综合征。

2. 肝-颈静脉回流征(hepatojugular reflux sign) 如按压被评估者肿大的肝脏,其颈静脉充盈更加明显,称肝-颈静脉回流征阳性,是右心衰竭的重要征象之一,也可见于渗出性或缩窄性心包炎。临床上常用于鉴别淤血性肝肿大与肝脏疾病(如肝炎、肝硬化、肝癌等)所致的肝肿大。

3. 颈静脉搏动(jugular pulsation) 正常情况下不会出现颈静脉搏动。颈静脉搏动见于严重三尖瓣关闭不全。

> **★ 高频考点**
> 颈静脉怒张、肝-颈静脉回流征阳性、颈动脉明显搏动的临床意义。

(二)颈动脉

正常人安静状态下不易看到颈动脉搏动,在剧烈活动后才可见到颈动脉的搏动,且很微弱。如在静息状态下出现明显的颈动脉搏动,多见于主动脉瓣关闭不全、高血压、甲亢及严重贫血者。

颈动脉搏动应与颈静脉搏动鉴别:前者搏动比较有力,为膨胀性,能看到也能触到;后者搏动柔和,范围弥散,能看到而触不到。

四、甲状腺

甲状腺略呈 H 形,分左、右两个侧叶,中间以峡部相连,峡部位于环状软骨下第二至第四气管环前面,两侧叶向后围绕气管两侧,部分被胸锁乳突肌覆盖,两侧对称(图3-30)。甲状腺表面光滑,质地柔软,不易触及。在做吞咽动作时,甲状腺可随吞咽动作而上下移动。

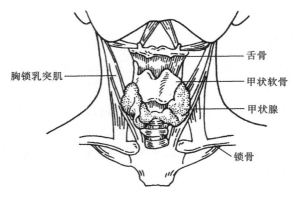

图 3-30 甲状腺位置

（一）甲状腺检查方法

1. 视诊 被评估者取坐位,头稍后仰,嘱其做吞咽动作的同时,观察甲状腺的大小和对称性。正常人甲状腺外观不突出,女性在青春发育期可略增大。

★ **高频考点**

（1）甲状腺肿大的分度。

（2）甲亢甲状腺肿大的特点。

（3）气管位置改变的临床意义。

---

2. 触诊 当视诊不能确定轮廓及性质时,可借助于触诊,触诊比视诊更能明确甲状腺的轮廓及病变的性质。包括甲状腺峡部和甲状腺侧叶的触诊,注意甲状腺的大小、形状、质地、表面是否光滑,有无结节、压痛及震颤。

（1）甲状腺峡部 评估者站于被评估者前面用拇指或站于被评估者后面用示指从胸骨上切迹向上触摸,感觉气管前软组织,判断有无增厚,嘱被评估者吞咽,可感到此软组织的滑动,判断有无增大和肿块。

（2）甲状腺侧叶 ①从前面进行触诊:评估者站(坐)于被评估者前面,一手拇指施压于一侧甲状软骨,将气管推向对侧;另一手示指、中指在对侧胸锁乳突肌后缘向前推挤甲状腺侧叶,拇指在胸锁乳突肌前缘触诊,配合吞咽动作,重复检查,可触及被推挤的甲状腺侧叶。用同法检查另一侧甲状腺(图3-31)。②从后面进行触诊:评估者站(坐)于被评估者后面,一只手示指、中指施压于一侧甲状软骨,将气管推向对侧,另一只手拇指在对侧胸锁乳突肌后缘向前推挤甲状腺,示指、中指在其前缘触诊甲状腺,配合吞咽动作,重复检查。用同法检查另一侧甲状腺(图3-32)。甲亢时在肿大的甲状腺上可触及震颤。

3. 听诊 触及肿大的甲状腺时应以听诊器置于其上进行听诊。

（二）异常表现

1. 甲状腺肿大 甲状腺肿大可分为三度:不能看出肿大但能触及者为Ⅰ度;能看出肿

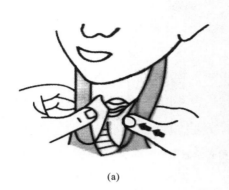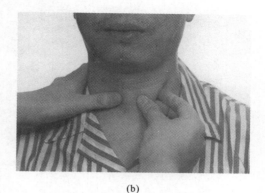

(a)   (b)

图 3-31 从前面触诊甲状腺

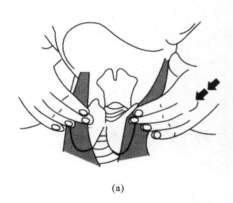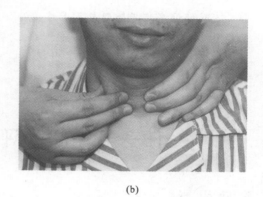

(a)   (b)

图 3-32 从后面触诊甲状腺

大又能触及,但在胸锁乳突肌以内者为Ⅱ度;超过胸锁乳突肌外缘者为Ⅲ度。甲状腺肿大见于甲亢、单纯性甲状腺肿、甲状腺癌、慢性淋巴性甲状腺炎(桥本甲状腺炎)和甲状旁腺腺瘤。

2. 杂音 甲亢时,可闻及连续性静脉"嗡鸣"音;弥漫性甲状腺肿伴功能亢进者可听到收缩期动脉杂音。

五、气管

正常人气管位于颈前正中部。评估时,嘱被评估者取舒适坐位或仰卧位,使颈部处于自然直立状态,评估者将示指与环指分别置于被评估者两侧胸锁关节上,中指置于胸骨上窝气管正中处,观察中指是否在示指与环指中间(图 3-33)。正常人两侧距离相等,提示气管居中。两侧距离不等,提示气管移位(tracheal displacement)。根据气管的偏移方向可以判断病变的性质:大量胸腔积液、胸腔积气、纵隔肿瘤及单侧甲状腺肿大时,气管向健侧移位;肺不张、肺纤维化、胸膜增厚粘连时,气管向患侧移位。

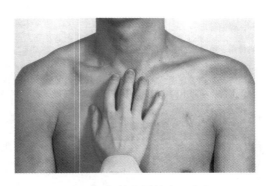

图 3-33　气管位置检查示意图

护考链接

下列哪种疾病不会引起气管移位？（　　　）

A.肺不张　　　B.肺纤维化　　　C.胸腔积液　　　D.阻塞性肺气肿　　　E.气胸

答案与解析：D,阻塞性肺气肿不会引起气管移位。

任务五　胸部评估及血管评估

案例引导

张某,女,18岁,学生。今天上午到公园游玩时,突然出现呼气性呼吸困难,轻度咳嗽,咳少量白色黏痰,活动时喘息加重。患者呈半坐位,心情烦躁,饮食减少,余无不适。五年来,有多次类似发作。

作为接诊护士,你下一步采取何种方法对患者进行评估？评估的重点是什么？

胸部(chest)是指颈部以下和腹部以上的区域。胸部的主要器官、组织包括胸壁、胸廓、乳房、气管、支气管、肺脏、心脏、大血管、食管、纵隔等。胸部评估的目的是判断胸腔脏器的生理和病理状态。胸部评估按视诊、触诊、叩诊、听诊的顺序进行;一般先评估前胸部及两侧胸部,然后再评估背部,同时注意对左右对称的部位进行对比。

一、胸部的体表标志

胸部的体表标志包括骨骼标志、自然陷窝和人工划线等,可用来标记胸部脏器的位置和轮廓,也用于描述体征的位置和范围,还可用于指示穿刺或手术的部位。

（一）骨骼标志

骨骼标志包括锁骨、肋骨、胸骨、胸骨角、第七颈椎棘突、肩胛骨下角等。

1. 前胸壁的骨骼标志 正中为胸骨,其上为胸骨柄,胸骨柄与胸骨体连接处向前形成的角性突起,称胸骨角(Louis角,或路易氏角),其两侧分别与左、右第二肋软骨连接,为计数前胸壁肋骨的重要标志。胸骨角标志着气管分叉、主动脉弓和第四胸椎水平(图3-34)。

2. 后胸壁的骨骼标志 正中为脊柱,两侧肋骨与胸椎相连。背部两侧有肩胛骨,肩胛骨的最下端为肩胛下角。当被评估者端坐,双臂自然下垂时,肩胛角相当于第七或第八肋骨水平。第七颈椎棘突在颈后最为突出,为背部颈椎与胸椎交界的骨性标志,低头时更为明显,以此作为计数胸椎的起点(图3-35)。

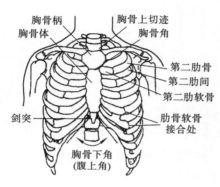

图 3-34 前胸壁的骨骼标志

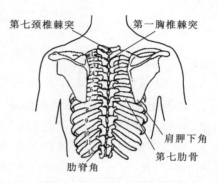

图 3-35 后胸壁骨骼标志

(二)垂直线标志

1. 锁骨中线(左、右) 锁骨肩峰端与胸骨端二者中点的垂直线,正常男子此线常通过乳头(图3-36)。

2. 前正中线(胸骨中线) 通过胸骨中央的垂直线(图3-36)。

3. 腋前线(左、右) 通过腋窝前皱襞所作的垂直线(图3-37)。

4. 腋中线(左、右) 通过腋窝中央所作的垂直线(图3-37)。

5. 腋后线(左、右) 通过腋窝后皱襞所作的垂直线(图3-37)。

6. 后正中线 通过脊椎棘突的垂直线(图3-38)。

7. 肩胛线(左、右) 当两臂自然下垂时通过肩胛下角的垂直线(图3-38)。

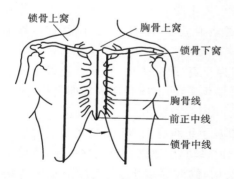

图 3-36 前胸壁自然陷窝及人工划线

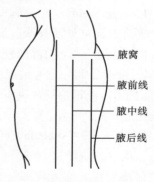

图 3-37 侧胸壁人工划线

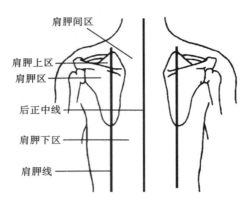

图 3-38　后胸壁分区及人工划线

（三）胸部的自然陷窝和分区

1. 胸骨上窝　胸骨上方的凹陷部,气管位于其后(图 3-36)。

2. 锁骨上窝(左、右)　锁骨上方的凹陷部,相当于两肺上叶肺尖的上部(图 3-36)。

3. 锁骨下窝(左、右)　锁骨下方的凹陷部,相当于两肺上叶肺尖的下部(图 3-36)。

4. 腋窝(左、右)　上肢内侧与胸壁间构成的凹陷区(图 3-37)。

5. 肩胛上区(左、右)　背部肩胛冈以上区域。外上以斜方肌上缘为界,相当于上叶肺尖下部(图 3-38)。

6. 肩胛下区(左、右)　在背部两肩胛线与平第 12 胸椎水平线之间的区域(图 3-38)。

7. 肩胛间区(左、右)　背部两肩胛骨之间的区域(图 3-38)。

二、胸壁、胸廓与乳房

（一）胸壁

胸壁(chest wall)评估的主要方法是视诊和触诊。病情允许时,以坐位最好,被评估者面对光源,与评估者相对而坐;评估背部时,被评估者上身稍前倾,两手抱肘。评估胸壁时除了注意营养状态、皮肤颜色和肿胀、淋巴结和骨骼肌的发育等情况外,还要注意下列各征象。

1. 静脉(vein)　正常胸壁静脉多无明显显露,但皮下脂肪较少者的侧胸壁以及哺乳期妇女乳房表面可见浅静脉。显露或扩张的静脉应检查血流方向。上腔静脉梗阻时,静脉血流方向自上而下,下腔静脉梗阻时血流自下而上。

2. 胸壁压痛　正常情况下胸壁无压痛。肋间神经炎、肋软骨炎、胸壁软组织炎及肋骨骨折的患者,受累的局部可有胸壁压痛。骨髓异常增生者,常有胸骨压痛和叩击痛,见于白血病患者。

3. 皮下气肿(subcutaneous emphysema)　胸部皮下组织有气体积存时称皮下气肿。视诊可见胸壁外观肿胀,触诊可引起气体在皮下组织内移动,出现捻发感或握雪感,听诊可闻及类似捻发音。可由胸部外伤、肋骨骨折、肺部疾病、胸腔穿刺术、产气杆菌感染等疾病引起。

4. 肋间隙(intercostale space)　肋间隙回缩常见于大气管阻塞引起的吸气性呼吸困

难,肋间隙膨隆见于大量胸腔积液、张力性气胸或严重肺气肿患者。此外,胸壁肿瘤、主动脉瘤或婴儿和儿童心脏明显增大者,其相应局部的肋间隙亦常膨出。

(二) 胸廓

胸廓评估时被评估者取坐位或立位,裸露全部胸廓,平静呼吸。评估者从前、后、左、右对患者胸廓形态进行全面、详细的视诊检查,必要时可配合触诊,要两侧对比观察。

正常胸廓两侧大致对称,呈椭圆形。双肩基本在同一水平上。锁骨稍突出,锁骨上、下稍凹陷。成年人胸廓的前后径较左右径为短,两者的比例约为 1:1.5。小儿和老年人胸廓的前后径略小于左右径或几乎相等,故呈圆柱形。常见胸廓外形的改变如图 3-39 所示。

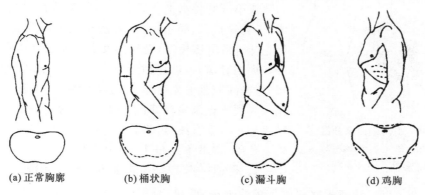

(a) 正常胸廓　　(b) 桶状胸　　(c) 漏斗胸　　(d) 鸡胸

图 3-39　胸廓外形的改变

注:虚线代表正常胸廓。

1. 扁平胸(flat chest)　胸廓呈扁平,前后径小于左右径的一半。肋骨斜度变大,肋间隙较窄,腹上角呈锐角,锁骨突出,锁骨上、下凹陷明显,可见于瘦长体型者,亦可见于慢性消耗性疾病,如肺结核等。

2. 桶状胸(barrel chest)　胸廓前后径增加,与左右径几乎相等,甚至超过左右径,呈圆桶状。肋骨上抬呈水平状,肋间隙增宽且饱满,腹上角增大。见于严重肺气肿或哮喘发作期,亦可见于婴幼儿、老年人或矮胖体型者。

★ **高频考点**

常见胸廓外形改变的临床意义。

3. 佝偻病胸(rachitic chest)　此为儿童佝偻病所致的胸廓改变。常见以下几种表现。①鸡胸(pigeon chest):胸廓的前后径略长于左右径,其上下距离较短,胸骨下端常前突,胸廓前侧壁肋骨凹陷,形如鸡的胸廓。②佝偻病串珠(rachitic rosary):前胸部各肋软骨与肋骨交界处常隆起,形成串珠状。③肋膈沟(harrison groove):下胸部前面的肋骨常外翻,沿膈附着的部位其胸壁向内凹陷形成的沟状带。④漏斗胸(funnel chest):胸骨近剑突处显著凹陷,形似漏斗状。

4. 胸廓一侧变形　胸廓一侧膨隆可见于大量胸腔积液、气胸、一侧严重代偿性肺气肿、巨大肺囊肿等。胸廓一侧平坦或下陷常见于肺不张、肺纤维化、广泛性胸膜增厚和粘连等。

5. 胸廓局部隆起　可能为胸壁局部肿块结节或胸内病变所致,常见于脂肪瘤、肋软骨炎、肋骨骨折、心脏明显肿大、心包大量积液、主动脉瘤及胸内或胸壁肿瘤等。

6. 脊柱畸形引起的胸廓变形　严重的脊柱前凸、后凸或侧凸，导致两侧胸廓不对称，肋间隙增宽或变窄。常见于脊柱结核等。

（三）乳房

乳房（breast）位于前胸部胸大肌和胸筋膜的表面。正常儿童和男性的乳房多不明显，乳头位置大约位于锁骨中线第四肋间隙。女性乳房在青春期后逐渐长大，呈半球形，乳头也长大呈圆柱状。成年女性乳房位于第二肋骨至第六肋骨之间，内侧至胸骨线旁，外侧可达腋中线。乳房的外上部向腋窝呈角状延伸。乳头在乳房前中央突起，平第四肋间隙或第五肋骨水平。妊娠和哺乳期乳腺增生，乳房明显增大，乳晕扩大，颜色加深，乳房皮肤可见浅表静脉扩张。停止哺乳后乳腺萎缩，老年妇女乳房萎缩更加明显。

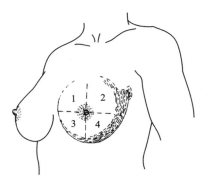

图 3-40　乳房划线及分区
注：1，内上象限；2，外上象限；
3，内下象限；4，外下象限。

评估乳房时，被评估者取坐位或仰卧位，充分暴露胸部，在光线充足的条件下先视诊后触诊，注意进行两侧对比。为便于记录病变部位，常以乳头为中心分别作一条水平线和一条垂直线，可将乳头分成 4 个象限，即内上象限、外上象限、内下象限和外下象限（图 3-40）。

1. 视诊　被评估者取坐位，面对光源，充分暴露颈部、前胸和两上臂。注意观察双侧乳房的大小、形状、对称性、外表、表面皮肤、乳头状态及有无溢液等。

> **★ 高频考点**
> （1）乳房评估的方法。
> （2）乳腺癌的乳房征象。

（1）**对称性**　正常女性取坐位时两侧乳房基本对称，但亦有轻度不对称者，此系两侧乳房发育程度不同的结果。一侧乳房明显增大见于先天性畸形、囊肿形成、炎症或肿瘤。一侧乳房明显缩小，多因发育不全引起。

（2）**表面情况**　乳房皮肤发红应考虑乳房炎症或乳腺癌。单纯炎症常伴局部肿胀、疼痛和发热。肿瘤所致者皮肤常显暗红色，不伴热痛，局部皮肤因癌细胞机械堵塞皮肤淋巴管而致外观呈橘皮样。此外，还应注意乳房皮肤有无溃疡、色素沉着和瘢痕等。

（3）**乳头**　注意乳头的位置、大小、两侧是否对称、有无倒置或内陷、有无分泌物。乳头回缩若自幼发生，为发育异常；如为近期发生，可能为癌变。乳头出现分泌物，提示乳腺导管有病变；乳腺癌时可出现乳头内陷伴乳头血性溢液。乳晕明显色素沉着常见于肾上腺皮质功能减退。

（4）**皮肤回缩**　外伤或炎症后乳房表层和深层之间悬韧带纤维缩短可致乳房皮肤回缩。如无确切的乳房急性炎症的病史，乳房皮肤回缩常提示恶性肿瘤的存在。为了能发现早期乳房皮肤回缩现象，评估者应请被评估者做一些能使前胸肌收缩、乳房悬韧带拉紧的上肢动作，如双手上举超过头部或双手叉腰等。

2. 触诊　触诊乳房时，被评估者通常取坐位或仰卧位。仰卧位时，应置一小枕头于被检测的肩胛骨下,并嘱被评估者将手臂置于枕后,有助于乳房平均分布于胸前。评估者应将示指、中指和环指并拢,用指腹进行触诊。被评估者若取坐位,应双臂下垂,必要时双手高举或双手叉腰。乳房较小者,评估者可用一只手托住乳房,另一只手将乳房组织向胸壁挤压进行触诊。乳房下垂时评估者可用双手进行触诊,即用一只手自下面托住乳房,另一只手由上面向下加压进行触诊。评估先从健侧乳房开始,后评估患侧乳房,按外上、外下、内下、内上的顺序进行,由浅入深进行触诊,直至四个象限检查完毕。最后触诊乳头、乳晕处。注意质地、弹性、有无压痛及肿块等。此外还应触诊腋下及锁骨上有无肿大淋巴结。

（1）硬度和弹性 正常乳房触诊时有模糊的颗粒感和柔韧感。女性在不同年龄和生殖周期,乳房的触感有所不同,青年人乳房柔软,质地均匀一致,中年人可触及乳腺小叶,老年人触诊时则有纤维结节感。月经期有乳房紧张感,妊娠期有柔韧感,哺乳期呈结节感。硬度增加和弹性消失提示皮下组织被炎症或新生物所浸润。

（2）压痛 乳房的某一区域压痛提示其下有炎症存在。月经期乳房也较敏感,而恶性病变极少出现压痛。

（3）包块 须注意包块的部位、形状、边缘、质地、压痛和活动度等。乳腺癌时可触及无痛肿块。

3. 乳房的常见病变

（1）急性乳腺炎 乳房红、肿、热、痛,常局限于一侧乳房的某一象限。触诊有硬结包块,伴寒战、发热及出汗等全身中毒症状,常发生于哺乳期妇女。

（2）乳腺肿瘤 乳腺癌多发生于中年后,多无炎症表现,活动度差,界限不清,局部皮肤呈橘皮样,乳头回缩,晚期常伴有腋窝淋巴结转移;良性肿瘤则质地较软,界限清楚并有一定活动度,常见者有乳腺囊性增生、乳腺纤维瘤等。

三、肺与胸膜

知识链接

胸腔与胸膜腔的概念

胸腔由胸廓围成,上界为胸廓上口,与颈部相连;下界借膈与腹腔分离。胸腔可分为3部分:左右两侧的胸膜腔、肺以及中间的纵隔。

胸膜腔是两个潜在性的腔隙,是由脏胸膜和壁胸膜在肺根处相互移行所形成的封闭的腔隙,左右各一,互不相通,腔内呈负压,含有少量浆液起润滑作用。

肺和胸膜的评估是胸部检查的重点之一,检查环境要舒适温暖,光线良好。检查时,被评估者一般取仰卧位或坐位,充分暴露胸部,坐位检查时,最好请被评估者端坐在凳子上,放松肌肉,双上肢自然下垂。肺和胸膜的检查一般按视诊、触诊、叩诊、听诊的顺序进行。

（一）视诊

1. 呼吸运动 呼吸运动是通过膈和肋间肌的收缩和松弛来完成的,以膈肌运动为主的呼吸形式称为腹式呼吸,以肋间肌运动为主的呼吸形式称为胸式呼吸。正常情况下吸气为主动运动,呼气为被动运动。一般成人静息呼吸时,潮气量约为 500 mL,稳定而有节律。

> ★ 高频考点
> (1) 各型呼吸困难的特点及临床意义。
> (2) 呼吸运动改变的临床意义。

(1) 呼吸运动的类型 健康人两种呼吸形式同时存在,但男性和儿童以腹式呼吸为主,女性以胸式呼吸为主。患某些疾病可使呼吸类型发生改变:①肺和胸膜疾病如肺炎、重症肺结核和胸膜炎等,或胸壁疾病如肋间神经痛、肋骨骨折等,均可使胸式呼吸减弱而腹式呼吸增强。②腹膜炎、大量腹腔积液、肝脾极度肿大、腹腔内巨大肿瘤及妊娠晚期,膈肌向下运动受限,则腹式呼吸减弱,代之以胸式呼吸增强。

(2) 呼吸运动的强弱 发热、运动使两侧呼吸运动增强,慢性弥漫性阻塞性肺气肿时两侧呼吸运动减弱,一侧肺和胸膜病变时,患侧呼吸运动减弱而健侧呼吸运动代偿性增强。

(3) 呼吸困难 上呼吸道部分阻塞患者,因气流不能顺利进入肺,故当吸气时呼吸肌收缩,造成肺内负压极度增高,从而引起胸骨上窝、锁骨上窝及肋间隙向内凹陷,称之为三凹征(图 3-41);因吸气时间延长,又称为吸气性呼吸困难,常见于支气管阻塞,如气管肿瘤、异物等。而下呼吸道阻塞患者,因气流呼出不畅,呼气费力,从而引起肋间隙膨隆,因呼气时间延长,又称之为呼气性呼吸困难,常见于支气管哮喘和阻塞性肺气肿。

2. 呼吸频率、深度 见项目三任务二。

3. 呼吸节律 常见呼吸节律的改变有潮式呼吸、间停呼吸、叹气样呼吸、抑制性呼吸。潮式呼吸和间停呼吸见项目三任务二。

叹气样呼吸:表现在一段正常呼吸节律中插入一次深大呼吸,并常伴有叹息声(图 3-42)。多为功能性改变,见于神经衰弱、精神紧张或抑郁症。

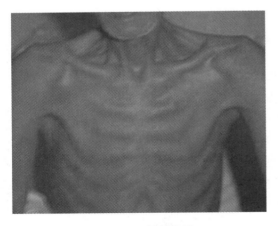

图 3-41 三凹征表现

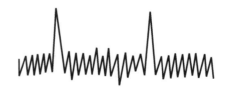

图 3-42 叹气样呼吸

抑制性呼吸:表现为胸部发生剧烈疼痛所致的吸气突然中断,呼吸运动短暂地突然受到抑制,患者表情痛苦,呼吸浅而快。常见于急性胸膜炎、胸膜恶性肿瘤、肋骨骨折及胸部严重外伤等。

（二）触诊

1. 胸廓扩张度 胸廓扩张度即呼吸时胸廓的活动度，于胸廓前下部检查较易获得。评估时，被评估者一般取仰卧位，评估者将两手掌置于被评估者下胸廓的对称处，左右拇指分别沿两侧肋缘指向剑突，嘱被评估者做深呼吸，观察拇指与前正中线间隔距离，可判断胸廓两侧呼吸动度是否对称（图3-43）。正常人平静呼吸或深呼吸时，两侧呼吸运动相等。若一侧胸廓扩张受限，常提示该侧病变，

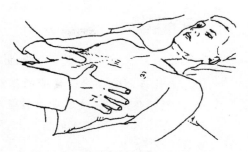

图 3-43 胸廓扩张度检查示意图

而健侧呼吸动度正常或代偿性增强。常见于大量胸腔积液、气胸、胸膜增厚、肺不张等。

2. 触觉语颤 被评估者发出声音时，声波沿气管、支气管及肺泡传到胸壁所引起的震动，并由评估者的手触及，称触觉语颤（语音震颤）。

★ 高频考点

（1）触觉语颤增强或减弱的临床意义。

（2）胸膜摩擦感的临床意义。

（1）评估方法 评估者将两手掌尺侧缘轻贴于两侧胸壁的对称部位，然后嘱被评估者发均匀强度的长"yi"音，自上而下，由内到外，双手交替感知、比较胸壁相应部位振动强度，注意有无增强、减弱或消失。检查上胸部背部时，被评估者取坐位，评估者立于被评估者背后进行检查（图3-44）。触觉语颤的强弱主要取决于气管、支气管是否通畅，胸壁传导是否良好。

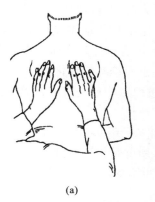
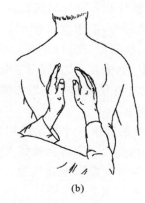

(a)　　　　　　　　　　　(b)

图 3-44 触觉语颤检查

（2）临床意义 正常成人、男性和消瘦者较儿童、女性和肥胖者为强，前胸上部较前胸下部强，右胸上部较左胸上部强。病理情况如下。

① 触觉语颤减弱或消失，主要见于：a.肺泡含气量过多，如肺气肿；b.支气管阻塞，如阻塞性肺不张；c.大量胸腔积液或气胸；d.胸膜高度增厚粘连；e.胸壁皮下气肿。

② 触觉语颤增强，主要见于：a.肺组织实变，如大叶性肺炎实变期、肺梗死等；b.接近胸膜的肺内巨大空腔，如空洞性肺结核、肺脓肿等。

知识链接 · - ●

触觉语颤强弱的影响因素

触觉语颤的强度受发音的强弱、音调的高低、支气管是否通畅、肺组织密度的大小、胸壁的厚薄以及支气管至胸壁距离的远近等因素的影响。一般而言,发音强、音调低、支气管通畅、肺组织的密度大、胸壁薄、支气管至胸壁的距离近者触觉语颤强,反之则弱。

3. 胸膜摩擦感 正常时胸膜脏层和壁层之间滑润,呼吸运动时不产生摩擦感。当各种原因引起胸膜炎症时,因纤维蛋白沉积于两层胸膜,使其表面变得粗糙,呼吸时脏层和壁层胸膜互相摩擦,可触到似皮革相互摩擦的感觉。在前胸下部或腋中线第五、六肋间最易触及;呼吸两相均可触及,以吸气末与呼气初较明显;若屏住呼吸,则此感觉消失。

胸膜摩擦感可见于下列疾病:①胸膜炎症,如结核性胸膜炎、化脓性胸膜炎以及其他原因引起的胸膜炎。②胸膜原发或继发肿瘤。③胸膜高度干燥,如严重脱水。④肺部病变累及胸膜,如肺炎、肺脓肿、肺梗死等。⑤其他,如糖尿病、尿毒症等。

(三)叩诊

1. 叩诊方法 有直接叩诊法和间接叩诊法两种,以间接叩诊法最常用。

(1)间接叩诊 肺部叩诊应从肺尖开始,自上而下,由外向内,两侧对照,逐个肋间进行;先叩前胸,再叩侧胸及背部。被评估者取坐位或仰卧位,两臂下垂,肌肉放松,均匀呼吸。评估前胸时,被评估者胸部稍向前挺;评估侧胸时,嘱被评估者双臂抱头;评估背部时,嘱被评估者向前稍低头,双手交叉抱肘。评估者左手板指应平贴于肋间隙并与肋骨平行(叩诊肩胛间区时,板指可与脊柱平行),以右手中指的指尖垂直叩击左手中指第二指骨前端,每次叩2～3下,力量要均匀、轻重应适宜。注意叩诊音的变化。

(2)直接叩诊 评估者右手手指并拢,以指腹面对胸壁进行叩击。主要适用于大面积病变如大量胸腔积液。

2. 影响叩诊音的因素 ①胸壁组织增厚:如皮下脂肪多、肌肉组织厚、乳房较大和胸壁水肿等,使叩诊音变浊。②胸廓骨骼支架增大、肋软骨钙化,可使叩诊震动易于向周围扩散,因而叩诊定界较难。③肺泡含气量、张力及弹性:如深吸气时肺泡含气量增多、肺泡张力增加,可使叩诊音调增高。

★ **高频考点**
(1)异常叩诊音。
(2)正常肺下界。
(3)肺下界移动度改变的临床意义。

3. 正常叩诊音 正常肺部叩诊音为清音,因受肺脏含气量的多少、胸壁的厚薄及临近器官的影响,叩诊音的强弱和高低有所不同。前胸上部较下部叩诊音稍浊,右胸上部较左胸上部叩诊音稍浊,背部的叩诊音较前胸部稍浊。左侧腋前线下方因胃泡的存在,叩诊呈鼓音。

4. 异常叩诊音 在正常肺脏的清音区内出现浊音、实音、过清音或鼓音，为异常肺部叩诊音或称病理性叩诊音，提示存在肺、胸膜或胸壁的病变。异常叩诊音的类型取决于病变的性质、范围及部位。一般距胸部表面 4 cm 以上的深部病灶、直径小于 3 cm 的小范围病灶或少量胸腔积液时，常不能发现叩诊音的改变。①浊音或实音，见于肺炎、肺结核、肺不张、肺肿瘤、胸水、胸膜增厚、胸壁水肿等。②过清音，多见于肺气肿。③鼓音，见于肺内大空洞、胸腔积气等。

5. 肺界叩诊

（1）肺上界 此即肺尖的宽度，其内侧为颈肌，外侧为肩胛带。叩诊方法：被评估者取坐位，评估者立于被评估者身后，用间接叩诊法由斜方肌前缘中央部开始叩诊，逐渐叩向外侧，在清音变浊音时，用笔做一记号；再向内叩，由清音变浊音时，用笔再做一记号。测量内外两标记间的宽度。正常肺尖的宽度（即 Kronig 峡）为 4～6 cm，右侧较左侧稍窄（图 3-45）。肺上界变窄或叩诊浊音，常见于肺结核所致的肺尖浸润、纤维性变和萎缩；肺上界增宽常见于肺气肿。

（2）肺前界 正常的肺前界相当于心脏的绝对浊音界。

（3）肺下界 通常在两侧锁骨中线、腋中线和肩胛下角线上叩诊肺下界。嘱被评估者平静呼吸，一般前胸从第二肋间隙、后胸从肩胛下角线第八肋间隙开始叩诊，向下叩至浊音。正常人平静呼吸时在锁骨中线、腋中线和肩胛下角线上，肺下界分别是第六、第八和第十肋间隙。肺下界的位置可因体型和发育情况的不同而有所差异，如矮胖者的肺下界可上升 1 个肋间隙，瘦长者可下降 1 个肋间隙。

病理情况下：①肺下界双侧降低见于肺气肿、腹腔内脏下垂等；②肺下界上升见于肺不张、腹腔积液、气腹、肝脾肿大、腹腔内巨大肿瘤及膈神经麻痹等。

护考链接

患者，女，22 岁，低热，乏力，食欲不振，伴咳嗽半年。查体：T37.6 ℃，胸廓对称，双侧呼吸动度一致，右肺上部触觉语颤增强，叩诊 Kronig 峡变窄，考虑可能是（ ）。

A. 肺水肿　　B. 肺气肿　　C. 气胸　　D. 皮下气肿　　E. 肺尖结核

答案与解析：E，该患者有结核中毒症状且有肺尖结核浸润的体征。

（4）肺下界移动度 嘱被评估者平静呼吸，评估者于肩胛下角线上先叩出肺下界的位置；然后嘱被评估者做深吸气并屏住呼吸，沿该线继续向下叩诊，当由清音变为浊音时，即为深吸气末的肺下界；再嘱被评估者做深呼气并屏住呼吸，然后由下向上叩诊，直至浊音变为清音，即为深呼气末的肺下界。两者之间距离即为肺下界移动度（图 3-45）。同样可在双侧锁骨中线、腋中线上叩出肺下界并标记，即为肺下界移动度。

正常肺下界移动度为 6～8 cm。肺下界移动度缩小见于：①肺组织弹性消失，如肺气肿；②肺组织萎缩，如肺不张和肺纤维化等；③肺组织炎症和水肿；④局部胸膜粘连。大量胸腔积液、胸腔积气及广泛胸膜增厚粘连时肺下界及其移动范围不能叩出；膈神经麻痹的

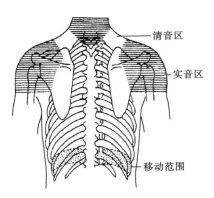

图 3-45　正常肺尖宽度和肺下界
移动度示意图

被评估者,肺下界移动度消失。

（四）听诊

听诊是肺部评估最重要的部分。评估时被评估者取坐位或卧位。听诊一般由肺尖开始,自上而下分别评估前胸部、侧胸部和背部。听诊前胸部应沿锁骨中线和腋前线,听诊侧胸部应沿腋中线和腋后线,听诊背部应沿肩胛线。要在上下、左右对称的部位进行对比。听诊时,嘱被评估者微张口做均匀呼吸,必要时做深呼吸或咳嗽。听诊的主要内容包括正常呼吸音、异常呼吸音、啰音、语音共振和胸膜摩擦音。

★ **高频考点**
(1) 正常呼吸音的听诊特点。
(2) 异常呼吸音的临床意义。

1. 正常呼吸音

(1) 支气管呼吸音　此为呼吸气流在声门、气管或主支气管内形成湍流所产生的声音,类似于把舌尖抬高张口呼出气体所发出的"ha"音。其特点为音强而调低,呼气时相较吸气时相长。正常在喉部,胸骨上窝,背部第 6、7 颈椎及第 1、2 胸椎附近可听到。

(2) 肺泡呼吸音　此为呼吸气流在细支气管和肺泡内进出所致。吸气时气流经支气管进入肺泡使肺泡壁由松弛变为紧张,呼气时肺泡壁由紧张变为松弛。类似上齿咬下唇吸气时所产生的"fu"音,是柔和的,有如微风吹拂的声音。其特点为吸气比呼气的时相长、音响强、音调高。正常人在大部分的肺野(除支气管呼吸音和支气管肺泡呼吸音分布的区域外)均可听到肺泡呼吸音。正常人肺泡呼吸音的强弱与性别、年龄的大小、呼吸的深浅、肺组织弹性的大小及胸壁的厚薄等有关。男性强于女性,儿童强于老年人,瘦长者强于矮胖者。乳房下部及肩胛下部肺泡呼吸音最强,其次是腋窝下部,而肺尖及肺下缘区域则较弱。

(3) 支气管肺泡呼吸音　又称混合呼吸音,兼具有支气管呼吸音和肺泡呼吸音的特点。吸气音的性质与正常肺泡呼吸音相似,但音调较高且较响亮。其呼气音的性质与支气管呼吸音相似,但强度较弱,音调稍低。吸气时相与呼气时相大致相同。正常人在胸骨角附近,肩胛间区第 3、4 胸椎水平可听到。

三种正常呼吸音的特点见表 3-3 及图 3-46。

表 3-3　三种正常呼吸音的特点

特点	支气管呼吸音	支气管肺泡呼吸音	肺泡呼吸音
强度	响亮	中等	柔和
音调	高	中等	低
吸气时相:呼气时相	1:3	1:1	3:1
性质	"ha"音	沙沙声	轻柔的沙沙声("fu"音)
正常听诊区域	胸骨柄附近	主支气管附近	大部分肺野

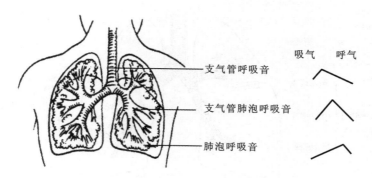

图 3-46 三种正常情况下呼吸音的分布及特点

2. 异常呼吸音

1）异常肺泡呼吸音　在肺泡呼吸音的听诊部位,听到增强或减弱的肺泡呼吸音等,称为异常肺泡呼吸音。

（1）肺泡呼吸音减弱或消失　常由于肺泡通气量减少所致,见于胸廓活动受限、呼吸肌疾病、支气管阻塞、压迫性肺膨胀不全、腹部疾病等。

（2）肺泡呼吸音增强　常由于肺泡通气功能增强,进入肺泡内的气体流速加快所致,见于运动、发热、贫血等。

（3）呼气音延长:①下呼吸道部分阻塞、痉挛或狭窄,导致呼气阻力增加,如支气管哮喘;②肺泡弹性减弱使呼气动力不足,如慢性阻塞性肺气肿。

（4）呼吸音粗糙　为支气管黏膜轻度水肿或炎症浸润,使支气管内壁不光滑,气流进出不畅所致,见于支气管或肺部炎症的早期。

2）异常支气管呼吸音　在正常肺泡呼吸音的听诊部位听到了支气管呼吸音,称为异常支气管呼吸音,亦称"管状呼吸音"。常见于:①肺组织实变;②肺内大空腔;③压迫性肺不张。

3）异常支气管肺泡呼吸音　在正常肺泡呼吸音的听诊部位听到支气管肺泡呼吸音,称为异常支气管肺泡呼吸音。由于肺部实变区域较小且与正常含气肺组织混杂存在,或肺实变部位较深且被正常肺组织覆盖所致。常见于支气管肺炎、肺结核、大叶性肺炎初期或在胸腔积液上方肺膨胀不全的区域。

3. 啰音　啰音是呼吸音以外的附加音。按性质不同可分为干啰音和湿啰音两种（图3-47）。

★ 高频考点

干、湿啰音的产生机制、听诊特点及临床意义。

1）干啰音　由于气管、支气管或细支气管狭窄或部分阻塞,空气吸入或呼出时发生湍流所产生的声音。常由炎症引起的黏膜充血水肿和分泌物增加、支气管平滑肌痉挛、管腔内肿瘤或异物阻塞以及管壁被管外肿大的淋巴结或纵隔肿瘤压迫等所致。

（1）分类:根据音调分类可分为高调干啰音和低调干啰音;根据部位可分为弥漫性干啰音和局限性干啰音。有时干啰音不用听诊器也能听到,如哮鸣音和喘鸣。哮鸣音是由于支气管平滑肌痉挛引起的一种高调干啰音,而喘鸣是主支气管以上大气道的干啰音。

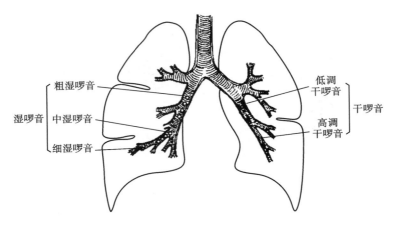

图 3-47   啰音发生的机制和部位

（2）听诊特点：①连续性，持续时间较长，音调较高。②吸气、呼气时相均可听到，以呼气时相明显。③啰音的性质、强度及部位均易变。

（3）临床意义：弥漫性干啰音见于慢性支气管炎、支气管哮喘、阻塞性肺气肿和心源性哮喘等；局限性干啰音可见于支气管内膜结核、肺癌和支气管异物等。支气管哮喘出现双肺满布高调哮鸣音，心源性哮喘出现双肺底湿啰音伴有哮鸣音。

2）湿啰音   又称水泡音，是由于吸气时气体通过呼吸道内的稀薄分泌物时，形成的水泡破裂所产生的声音；或是由于小支气管管壁因分泌物黏着而陷闭，吸气时突然张开重新充气所产生的爆裂音。

（1）分类：按音响强度可分为响亮性和非响亮性；按性质可分为粗湿啰音、中湿啰音、细湿啰音和捻发音。根据部位可分为局部性或两侧弥漫性。

（2）听诊特点：①断续而短暂，一次连续多个出现；②吸气时清楚，尤其吸气末更为明显；③啰音的部位恒定，性质不易变；④中、小水泡音可同时存在，咳嗽后可减轻或消失。

（3）临床意义：肺部局限性湿啰音，提示局部病变，如肺炎、肺结核或支气管扩张。两肺底出现湿啰音见于肺淤血、支气管肺炎等；两肺满布湿啰音见于急性肺水肿、严重的支气管肺炎。

4. 语音共振   检查方法是嘱被评估者用一般的声音强度重复发"yi"长音，喉部发音产生的振动经气管、支气管、肺泡传至胸壁，评估者用听诊器听之。正常时可听到柔和而模糊的声音。语音共振与语音震颤的临床意义相同。

护考链接

患者，男，30岁，咳嗽，咳大量脓臭痰8年，间断咯血半年，幼时曾患麻疹。查体：杵状指，胸廓对称，多次检查右下肺有恒定的湿啰音。应考虑（   ）。

A.慢性支气管炎   B.支气管哮喘   C.支气管扩张   D.肺结核   E.肺癌

答案与解释：C，结合病史、症状和体征综合分析应考虑为支气管扩张。

5. 胸膜摩擦音 正常人胸膜表面光滑,胸膜腔内只有微量液体起润滑作用。当胸膜由于炎症、纤维素渗出而内表面变得粗糙时,随呼吸活动两层胸膜相互摩擦发出胸膜摩擦音。胸膜摩擦音可见于急性纤维素性胸膜炎、肺炎、尿毒症、胸膜肿瘤等。其特点是似两手背或两张皮革相互摩擦的声音,粗糙而响亮,断续、长短不一。在胸膜移动度大的区域如前下侧胸壁最易听到。呼气与吸气时均可听到,一般在吸气末与呼气开始时较为明显,屏住呼吸则声音消失,深呼吸时则声音增强。借此可与心包摩擦音鉴别。

★ **高频考点**
胸部常见疾病的重要体征。

护考链接

急性心肌梗死患者突然出现明显呼吸困难,咳嗽,两肺满布湿啰音,心率 100 次/分,律齐,发绀,烦躁,首先考虑的诊断是( )。
A. 肺部感染力 B. 急性左心衰竭 C. 心源性休克 D. 心律失常 E. 肺栓塞
解析:B,心肌梗死可出现心力衰竭表现,以急性左心衰竭为主。结合本病例的症状和体征,应考虑为急性左心衰竭。

附:胸部常见疾病的主要症状和体征

(一)肺实变

肺实变(consolidation of lung)是指任何原因引起的以肺泡腔内积聚浆液,纤维蛋白和细胞成分增加,从而使肺泡含气量减少、肺组织密度增加的一种疾病。

1. 症状 多发生于中青年人,受凉后出现寒战、高热、胸痛、咳铁锈色痰、急性病容、口唇疱疹。

2. 体征

(1)视诊:胸廓对称,气管居中,患侧呼吸运动减弱。

(2)触诊:触觉语颤增强。

(3)叩诊:肺部叩诊患侧呈浊音或实音。

(4)听诊:患侧可闻及管状呼吸音和湿啰音,语音共振增强,累及胸膜者可闻及胸膜摩擦音。

(二)肺气肿

肺气肿(pulmonary emphysema)是指呼吸性细支气管远端(包括肺泡管、肺泡囊和肺泡)过度膨胀、过度充气和容积增大引起的疾病。

1. 症状 老年患者出现反复冬春季节咳嗽、咳白色黏液痰或浆液泡沫痰,呼吸困难逐渐加重。

2. 体征

(1)视诊:桶状胸、呼吸运动减弱、肋间隙增宽。

（2）触诊：气管居中、双侧触觉语颤减弱。

（3）叩诊：两肺过清音，肺下界降低，肺下界移动度减少，心浊音界缩小，肝浊音界下移。

（4）听诊：双侧肺泡呼吸音减弱，呼气延长，可闻及干啰音，语音共振减弱，心音遥远。

（三）肺不张

肺不张（atelectasis）是指肺充气减少伴容积缩小的一种病理改变。

1. 症状　主要为呼吸困难及原发疾病症状。

2. 体征

（1）视诊：病变部位胸廓塌陷，肋间隙变窄，呼吸运动减弱。

（2）触诊：气管向患侧移位，病变部位触觉语颤减弱。

（3）叩诊：病变部位浊音或实音，心脏向患侧移位。

（4）听诊：病变部位呼吸音减弱或消失，语音共振减弱或消失。

（四）胸腔积液

任何病理因素使胸膜腔内有过多纤维蛋白渗出时，均会形成胸腔积液（pleural effusion）。

1. 症状　与积液量的多少有关。大量胸腔积液可致患者取端坐位或患侧卧位、呼吸困难、发绀，可有压迫症状。

2. 体征　少量胸腔积液体检时可无异常发现。范围较小的包裹性胸腔积液以及叶间积液在体检时也常常难以发现。中等量或以上胸腔积液可有以下典型体征。

（1）视诊：患侧胸廓饱满，肋间隙增宽，呼吸运动受限，心尖搏动向健侧移位。

（2）触诊：气管移向健侧，患侧呼吸运动减弱，触觉语颤减弱或消失。

（3）叩诊：患侧浊音或实音。

（4）听诊：患侧呼吸音减弱或消失，语音共振减弱或消失。

（五）气胸

任何原因使胸膜破损，气体进入胸膜腔，称为气胸（pneumothorax）。

1. 症状　严重气胸可致患者取端坐位或患侧卧位、呼吸困难、发绀、颈静脉怒张等。

2. 体征　少量气胸常无明显体征，胸腔积气较多时有以下表现。

（1）视诊：患侧胸廓饱满，肋间隙增宽，呼吸运动减弱。

（2）触诊：气管移向健侧，触觉语颤消失。

（3）叩诊：患侧为鼓音。

（4）听诊：患侧呼吸音消失，语音共振减弱或消失。

四、心脏

案例引导

患者，女，37 岁，近 4 年来活动后心慌、气促，胸闷，咳嗽咳痰，间断咯血，食欲及睡眠差，消瘦、乏力，双颊部及口唇轻度发绀。

你作为接诊护士下一步该为患者如何进行评估？应重点对身体哪一部分进行检查？

心脏评估对于初步判定有无心脏病,了解其病因、性质、部位、程度等都有很大帮助,检查结果也对进一步正确地选择仪器检查提供有意义的参考。心脏评估应在安静、明亮、温暖的环境中进行。被评估者可取平卧位、半卧位或坐位,两上肢自然平放或下垂于躯干的两侧,身体勿左右倾斜。评估者站在被评估者右侧,按视诊、触诊、叩诊、听诊的顺序进行。

★ 高频考点
(1)正常心尖搏动的位置。
(2)心尖搏动病理性变化的临床意义。

(一)视诊

被评估者宜取卧位,除一般观察胸廓轮廓外,必要时评估者也可将视线与胸廓同高进行观察。

1. 心前区外形 心前区指心脏在体表的投影部位。正常人胸廓两侧对称,无心前区隆起和饱满。心前区隆起,可见于儿童期右心室增大的各种疾病,常见的有先天性法洛四联症,也可见于风湿性心脏病。心前区饱满见于大量心包积液。

2. 心尖搏动 心脏收缩时,心尖冲击心前区胸壁,使相应部位向外搏动,称为心尖搏动(图3-48)。

(1)正常心尖搏动 正常人心尖搏动位于胸骨左侧第5肋间锁骨中线内侧0.5~1.0 cm处,搏动范围的直径为2.0~2.5 cm。肥胖者、小儿及妇女妊娠时,横膈位置较高,心尖搏动向上外移可达第4肋间,

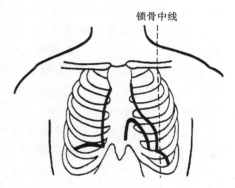

锁骨中线

图3-48 心尖搏动位置

而瘦长者心尖搏动向下移位,可达第6肋间。左侧卧位时,心尖搏动可左移2~3 cm,右侧卧位时,心尖搏动可右移1.0~2.5 cm。部分被评估者如肥胖、女性乳房遮盖及肺气肿等心尖搏动不易看清。

(2)心尖搏动的病理性变化 心尖搏动可因心脏疾病、胸部疾病或腹部疾病而发生改变。

① 心尖搏动的位置变化:左心室增大时,心尖搏动向左下移位;右心室增大时,心尖搏动向左移位;全心增大时,心尖搏动向左下移位,并伴有心界向两侧扩大;先天性右位心者心尖搏动位于右侧与正常心尖搏动相对应的部位。一侧大量胸腔积液或气胸时,心尖搏动向健侧移位;而一侧肺不张、肺纤维化、胸膜粘连时,心尖搏动向患侧移位。大量腹腔积液、腹腔内巨大肿瘤可使心尖搏动向上移。

② 心尖搏动的强弱及范围变化:高热、严重贫血、甲亢与左心室肥大均可使心尖搏动明显增强。急性心肌梗死、扩张型心肌病、心肌炎因为心肌收缩力减退而使心尖搏动减弱;心包积液、心包缩窄或肺气肿时,心尖搏动减弱甚至消失。心功能不全的被评估者,心尖搏动常较弥散、范围增大。

③ 负性心尖搏动:心脏收缩时,心尖搏动内陷,称为负性心尖搏动,见于粘连性心包炎或心包与周围组织广泛粘连、重度右心室肥大。

3. 心前区异常搏动

（1）胸骨左缘第2肋间搏动　见于肺动脉高压或肺动脉扩张时，有时也可见于少数正常青年人（瘦长者）在体力活动或者情绪激动时。

（2）胸骨右缘第2肋间及胸骨上窝搏动　见于升主动脉瘤及主动脉弓瘤等。

（3）剑突下搏动　见于肺气肿合并右心室肥大。

（二）触诊

★ 高频考点

（1）抬举性心尖搏动的临床意义。

（2）震颤的临床意义。

被评估者最好取平卧位，评估者可先用右手全手掌在心前区触诊，再逐渐变为用右手掌尺侧或示指、中指及环指指腹并拢同时进行触诊，必要时也可用单指指腹进行触诊。

1. 心尖搏动及心前区搏动　触诊除可进一步确定心尖搏动的位置外，尚可判断心尖或心前区有无抬举性搏动，触诊感知的心尖搏动凸起时是心室收缩期开始的标志，有助于确定第一心音。左心室肥大时，心尖搏动增强，范围亦增大，用手指触诊可使指端被顶起片刻，称为抬举性心尖搏动，为左心室肥大的可靠体征。右心室肥大时胸骨左缘第3～4肋间或剑突下出现搏动。

2. 震颤　又称猫喘，指心脏跳动时，用手在心前区触诊时所感到的一种细微的震动感，类似于在猫喉部摸到的呼吸震颤，是心血管器质性疾病的标志。震颤系血液经狭窄的口径或循异常的方向流动形成涡流造成瓣膜、血管壁或心腔壁振动传至胸壁所致。可以根据触及震颤的部位及时期来判断病变的部位及性质。一般情况下触诊有震颤者，也可以听到杂音，常见于某些先心病及狭窄性瓣膜病变。而瓣膜关闭不全时较少有震颤，仅在房室瓣重度关闭不全时可扪及震颤（表3-4）。

表3-4　心前区震颤的临床意义

部　　位	时　　期	常　见　病　变
胸骨右缘第2肋间	收缩期	主动脉瓣狭窄
胸骨左缘第2肋间	收缩期	肺动脉瓣狭窄
胸骨左缘第3、4肋间	收缩期	室间隔缺损
胸骨左缘第2肋间	连续性	动脉导管未闭
心尖区	舒张期	二尖瓣狭窄
心尖区	收缩期	重度二尖瓣关闭不全

3. 心包摩擦感　心包摩擦感是由于急性心包炎时纤维蛋白渗出致心包表面粗糙，心脏收缩时脏层与壁层心包产生的摩擦传至胸壁所致。收缩期与舒张期均可触及，收缩期、前倾体位或呼气末更为明显；在心前区胸骨左缘第4肋间处更易触到，是心包炎的特征。随着心包渗液量的增多，摩擦感则逐渐消失。

（三）叩诊

叩诊可确定心界，判定心脏和大血管的大小、形状及其在胸廓内的位置。心脏不含气，其中不被肺掩盖的部分叩诊呈绝对浊音（实音），称为绝对浊音界；心脏两侧被肺遮盖的部分叩诊呈相对浊音（浊音），称为相对浊音界（图 3-49）。相对浊音界反映心脏的实际大小。

1. 叩诊方法及顺序 用间接叩诊法叩诊。被评估者取坐位，保持上半身直立姿势，评估者面对被评估者而坐，左手板指与所叩心界边缘平行（板指与肋间垂直）；被评估者取仰卧位，评估者则立于被评估者右侧，板指与肋间平行（图 3-50）。逐一叩出每个肋间由清音变浊音处，以此确定心浊音界。通常的叩诊顺序是先左后右，自下而上，由外向内。叩诊时用力均匀、强度适中。

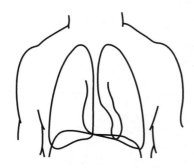

图 3-49　心脏边缘与肺脏重叠关系

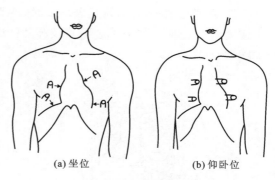

(a) 坐位　　　　(b) 仰卧位

图 3-50　心界叩诊时板指的位置

★ **高频考点**

（1）心脏的相对浊音界。

（2）"靴形心"和"梨形心"的临床意义。

叩左界时从心尖搏动外 2～3 cm 处开始，由外向内叩，缓慢移动手指，待叩诊音从清音变为浊音时，用笔作一标记；再继续向内叩诊，当叩诊音变为实音时，再用笔作一标记；用同法逐个肋间向上叩出心脏左界，直至第 2 肋间止。叩诊心右界时，自肝浊音界的上一肋间（通常为第 4 肋间）开始，从右锁骨中线处由外向内叩出心脏浊音界，作标记，依次向上至第 2 肋间止。然后用尺测量前正中线到各标记点的距离。清音变浊音处为相对浊音界，浊音变实音处为绝对浊音界。

2. 测量记录 以直尺测量每一肋间心左、右浊音界至前正中线的垂直距离（cm），并填表。正常心脏相对浊音界见表 3-5。

表 3-5　正常心脏相对浊音界

右/cm	肋间	左/cm
2～3	Ⅱ	2～3
2～3	Ⅲ	3.5～4.5
3～4	Ⅳ	5～6
	Ⅴ	7～9

注：成人锁骨中线至前正中线的距离为 8～10 cm。

3. 心浊音界改变及其临床意义 心浊音界大小、形态和位置的变化可因心脏本身病变和心脏外病变的影响而发生变化。

（1）心脏外病变　大量胸腔积液或气胸使心浊音界移向健侧；肺不张与胸膜增厚使心浊音界移向患侧；大量腹腔积液使膈肌抬高，心脏横位，心浊音界向左增大；肺气肿时心浊音界变小。

（2）心脏本身病变。

① 左心室增大：心左浊音界向左下扩大，心腰部（主动脉与左心室交界处轻度凹陷部分）加深，称"靴形心"或"主动脉型心"。常见于主动脉瓣关闭不全（图 3-51）、高血压心脏病等。

② 左心房增大：左心房显著增大时，胸骨左缘第 3 肋间心浊音界向外扩大，心腰部消失或膨出。二尖瓣狭窄时，左心房及肺动脉均扩大，心腰部更为饱满或膨出，称梨形心或二尖瓣型心（图 3-52）。

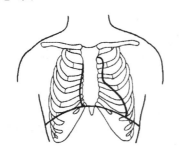
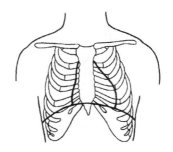

图 3-51　主动脉瓣关闭不全（靴形心）　　　　图 3-52　二尖瓣狭窄（梨形心）

③ 右心室增大：心左、右浊音界均可增大，常以左侧更为显著，多见于肺心病等。

④ 左、右心室增大：心浊音界向两侧增大且心左浊音界向左下扩大，称普大型，常见于扩张型心肌病、克山病等。

⑤ 心包积液：心包积液达一定量时，心浊音界向两侧扩大，其相对浊音界与绝对浊音界几乎相同，取坐位时呈三角烧瓶形。心包积液患者取仰卧位时，心底部浊音界明显增宽。这种心浊音界随体位改变而变化的特点，是鉴别全心扩大和心包积液的要点（图 3-53）。

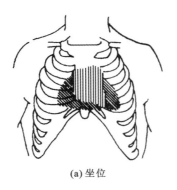
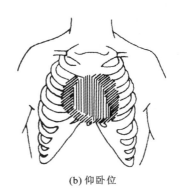

（a）坐位　　　　　　　　　　　（b）仰卧位

图 3-53　心包积液的心浊音界

（四）听诊

听诊是心脏评估的重要内容，常可获得极其重要的诊断依据。听诊时要求环境安静，被评估者多取仰卧位或坐位，必要时嘱被评估者在深呼气末屏住呼吸或做适当活动后听诊。评估者思想高度集中,仔细辨别声音改变。注意不能隔着衣服进行心脏听诊。

1. 心脏瓣膜听诊区的部位 心脏各瓣膜开放与关闭时所产生的声音传导至体表最易听清的部位称心脏瓣膜听诊区,与其解剖位置不完全一样。传统的心脏瓣膜听诊区为4个瓣膜5个区(图3-54)。

(1)二尖瓣听诊区 又称心尖区,位于心尖搏动最强点,即第5肋间左锁骨中线内侧。

(2)主动脉瓣听诊区 位于胸骨右缘第2肋间。

(3)主动脉瓣第二听诊区 位于胸骨左缘第3、4肋间。

(4)肺动脉瓣听诊区 位于胸骨左缘第2肋间。

(5)三尖瓣听诊区 位于胸骨体下端左缘,即胸骨左缘第4、5肋间。

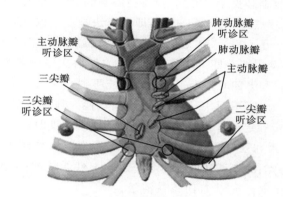

图3-54 心脏瓣膜及听诊区位置

★ **高频考点**

(1)心脏瓣膜听诊区的部位。

(2)心脏听诊的内容。

2. 听诊顺序 逆时针方向,二尖瓣听诊区→肺动脉瓣听诊区→主动脉瓣听诊区→主动脉瓣第二听诊区→三尖瓣听诊区,即听诊顺序为从心尖区开始至肺动脉瓣听诊区,再依次为主动脉瓣听诊区、主动脉瓣第二听诊区和三尖瓣听诊区。并与心脏视诊、触诊、叩诊协调一致。

亦有8字听诊法,即二尖瓣听诊区→主动脉瓣听诊区→主动脉瓣第二听诊区→肺动脉瓣听诊区→三尖瓣瓣听诊区,主要依据是瓣膜损害和杂音出现的概率,二尖瓣最高,主动脉瓣其次,肺动脉瓣和三尖瓣的器质性损害最少。

3. 听诊内容 听诊内容包括心率、心律、心音、额外心音、心脏杂音、心包摩擦音等。

(1)心率 每分钟心跳的次数。一般在心尖区听取第一心音,记录1 min。正常成人心率为60~100次/分,儿童偏快(3岁以下儿童的心率多在100次/分以上),老年人多偏慢。成年人心率超过100次/分,婴幼儿心率超过150次/分,称心动过速。心率低于60次/分,称心动过缓。运动、兴奋、激动等生理情况下心率增快,可达100~150次/分。如心率突然增快至160~240次/分,持续一段时间后突然终止,应考虑为阵发性室上性心动过速,在精神紧张、情绪激动、过度疲劳、烟酒过度或甲亢等情况下诱发。

★ **高频考点**

（1）期前收缩及心房颤动的听诊特点。

（2）S_1 和 S_2 的区别。

（2）心律　心脏跳动的节律。正常成人心律规整，部分儿童和青少年可出现随呼吸改变的节律，表现为吸气时心率增快、呼气时心率减慢，称为窦性心律不齐，一般无临床意义。听诊最能发现的心律失常是期前收缩和心房颤动。

①　期前收缩：在规则心律基础上，突然提前出现一次心跳，其后有一较长间隙。如每隔一次正常搏动后出现一次期前收缩，称为二联律；如每隔二次正常搏动出现一次期前收缩，称为三联律。期前收缩多见于冠心病、风湿性心脏病、甲亢性心脏病等。

②　心房颤动：听诊特点为"三个不一致"，即心率快慢不一致，第一心音强弱不一致，心率与脉率不一致（脉率小于心率）。常见于二尖瓣狭窄、冠心病、甲亢等。

（3）心音　每一心动周期有四个心音，依出现的先后次序命名为第一心音（S_1）、第二心音（S_2）、第三心音（S_3）和第四心音（S_4）。通常只能听到 S_1 和 S_2。部分健康儿童和青少年有时可听到 S_3。而 S_4 一般听不到，一旦出现则属病理性。判断 S_1 和 S_2 是心脏听诊最基本的技能，由此才能进一步确定杂音或额外心音所处的心动周期时相。

①　S_1：主要是二尖瓣和三尖瓣关闭，瓣叶突然紧张引起振动而产生。S_1 标志着心室收缩期的开始。S_1 听诊特点：a. 音调较低；b. 声音较响；c. 性质较钝；d. 占时较长（持续约 0.1 s）；e. 与心尖搏动同时出现；f. 心尖部听诊最清楚。

②　S_2：主要是主动脉瓣和肺动脉瓣的关闭引起瓣膜振动而产生。S_2 标志着心室舒张期的开始。S_2 听诊特点：a. 音调较高；b. 强度较低；c. 性质较清脆；d. 占时较短（持续约 0.08 s）；e. 在心尖搏动后出现；f. 心底部听诊最清楚。

知识链接 ----------------------------◦

$$P_2 \text{ 与 } A_2$$

在肺动脉瓣听诊区听到的 S_2 称 P_2，在主动脉瓣听诊区听到 S_2 称 A_2。正常青少年 $P_2 > A_2$，老年人 $A_2 > P_2$，中年人 $P_2 = A_2$。

③　S_3：由于心室舒张早期血液快速流入心室，使心室壁、房室瓣、腱索和乳突肌突然紧张引起振动而产生。S_3 出现在心室舒张期（S_2 之后）。S_3 听诊特点：a. 音调更低；b. 强度更弱；c. 性质较低钝；d. 持续时间较短（约 0.04 s）；e. 在心尖部及其内上方较清楚；f. 左侧卧位、呼气末、运动后、抬高上肢时易听到。

④　S_4：其产生与心房收缩，使房室瓣及其相关结构突然紧张引起振动有关。S_4 出现在心室舒张末期。病理性 S_4 又称房性或收缩期前奔马律，在心尖部及其内侧较明显，调低而弱。

（4）心音改变及其临床意义。

①　心音强度的改变：心音强度的改变受胸壁厚度、肺含气量等心外因素影响，主要受

心脏本身因素的影响,如心室收缩力、心排血量、瓣膜位置、瓣膜的活动性及其与周围组织的碰击(如人工瓣与瓣环或支架的碰撞)等。决定 S_1 强度的主要因素是心肌的收缩力、心室的充盈度和瓣膜的弹性及位置。决定 S_2 强度的主要因素是主动脉、肺动脉内的压力及半月瓣的状态。

★ 高频考点

(1)心音强度和性质改变的临床意义。

(2)奔马律、开瓣音的听诊特点及临床意义。

S_1 增强:见于二尖瓣狭窄、高热、贫血、甲亢和完全性房室传导阻滞。

S_1 减弱:见于二尖瓣关闭不全、P-R 间期延长、主动脉瓣关闭不全。

S_1 强弱不等:常见于心房颤动、频发室性早搏和完全性房室传导阻滞。

S_2 增强:常见于高血压、动脉粥样硬化、肺心病、左向右分流的先心病和左心衰竭。

S_2 减弱:常见于低血压、主动脉瓣或肺动脉瓣狭窄和关闭不全。

② 心音性质改变:S_1 失去原有特征,与 S_2 极相似,当心率增快时,心音类似钟摆的"di-da"音,称钟摆律。此音调常见于胎儿心音,又称胎心律。"钟摆律"的出现提示心肌严重受损,如大面积急性心肌梗死和重症心肌炎等。

③ 心音分裂:正常生理情况下,三尖瓣关闭迟于二尖瓣 $0.02\sim0.03$ s,肺动脉瓣关闭迟于主动脉瓣 0.03 s,但听诊时听到的是一个声音。如果各种原因导致二尖瓣与三尖瓣关闭明显不同步,致使左、右心室收缩明显不同步,可出现 S_1 分裂;肺动脉瓣与主动脉瓣的关闭明显不同步,可致 S_2 分裂。

S_1 分裂:生理情况下,S_1 分裂可见于青少年及儿童。病理情况下 S_1 分裂见于完全性右束支传导阻滞、右心衰竭、先天性三尖瓣下移畸形、二尖瓣狭窄或心房黏液瘤。

S_2 分裂:临床较常见,在肺动脉瓣区明显。临床上把 S_2 分裂又分为以下几种。a. 生理性分裂:深吸气时因胸腔负压增加,右心回心血流增加,右心室排血时间延长,左、右心室舒张不同步,使肺动脉瓣关闭明显延迟,因而出现 S_2 分裂,青少年常见。b. 通常分裂:临床上最为常见的 S_2 分裂,见于完全性右束支传导阻滞、肺动脉瓣狭窄、二尖瓣狭窄伴肺动脉高压等,或由于主动脉瓣关闭时间提前如二尖瓣关闭不全和室间隔缺损等引起左心室射血时间缩短的疾病。c. 固定分裂:S_2 分裂不受吸气、呼气的影响,S_2 分裂的两个成分时距较固定,见于房间隔缺损。d. 反常分裂:又称逆分裂,指主动脉瓣关闭迟于肺动脉瓣,见于完全性左束支传导阻滞、主动脉瓣狭窄或重度高血压。

(5)额外心音 在正常心音之外听到的附加心音,与心脏杂音不同。多数为病理性,大部分出现在 S_2 之后(即舒张期)。与原有的 S_1、S_2 构成三音律,如奔马律、开瓣音、心包叩击音等。

① 舒张期额外心音。a. 奔马律:心肌严重损害的体征,是心脏呼救的声音。是在 S_2 之后出现的额外音,当心率增快时与原有的 S_1、S_2 构成类似马奔跑时的蹄声,故称奔马律。奔马律标志左房压增高,反映左心室功能低下。临床常见于严重心肌损害(心肌梗死、高血压心脏病、冠心病、心肌炎等)所致左心衰竭。b. 开瓣音:又称二尖瓣开放拍击音,见于二尖瓣狭窄。是由于舒张早期血液自左心房迅速流入左心室时,弹性尚好的瓣叶迅速开放后又突然停止所致瓣叶振动引起的拍击样声音。出现于心尖内侧 S_2 后,听诊特点为音调高、历时

短促而响亮、清脆的声音,呈拍击样。开瓣音的存在可作为二尖瓣瓣叶弹性及活动尚好的间接指标,还可作为二尖瓣分离术适应证的重要参考条件。c.心包叩击音:见于缩窄性心包炎,为舒张早期心室急速充盈时,由于心包增厚阻碍心室舒张,以致心室在舒张过程中被迫骤然停止,引起室壁振动而产生的声音,在心尖部和胸骨下段左缘最易闻及,是在S_2后出现的中频、较响而短促的额外心音。

知识链接

奔马律分类

奔马律按其出现的时间早晚可分为以下三种。

(1)舒张早期奔马律:最为常见,是病理性的S_3,又称S_3奔马律,是由于心室舒张期负荷过重,心肌张力减低与顺应性减退以致心室舒张时,血液充盈引起室壁振动。其出现提示有严重器质性心脏病如心力衰竭、急性心肌梗死、重症心肌炎与心肌病等严重心功能不全。左心室奔马律在心尖区或其内侧,呼气时响亮;右心室奔马律则在剑突下或胸骨右缘第5肋间,吸气时响亮。

(2)舒张晚期奔马律:又称收缩期前奔马律或房性奔马律,发生于S_4出现的时间,实为增强的S_4,在心尖部稍内侧听诊最清楚,其发生与心房收缩有关,多数是由于心室舒张末期压力增高或顺应性减退,以致心房为克服心室的充盈阻力而加强收缩所产生的异常心房音。多见于阻力负荷过重引起心室肥厚的心脏病,如高血压心脏病、肥厚型心肌病、主动脉瓣狭窄和冠心病等。

(3)重叠型奔马律:由舒张早期和晚期奔马律重叠出现引起。两音重叠的形成原因可能是P-R间期延长及明显心动过速。心率较慢时两种奔马律同时出现而没有重叠,则听诊为四个心音,称舒张期四音律,常见于心肌病或心力衰竭。

② 收缩期额外心音。a.收缩早期喷射音:见于肺动脉高压、房间隔缺损和室间隔缺损、高血压、主动脉瓣狭窄、主动脉瓣关闭不全与主动脉缩窄等。b.收缩中晚期喀喇音:见于二尖瓣脱垂。

★ 高频考点
(1)杂音的产生机制。
(2)杂音的听诊要点。
(3)功能性杂音与器质性杂音的鉴别。

---

(6)心脏杂音　在心音与额外心音之外出现的一种持续时间较长的声音。是心脏收缩或舒张时血液在心脏或血管内产生湍流,引起室壁、瓣膜或血管壁振动所产生的异常声音。

① 杂音产生的机制:a.血流加速:血流速度越快,越易产生湍流,形成漩涡,而出现杂音。如剧烈运动后、发热、贫血、甲亢等。b.瓣膜口径或大血管通道狭窄:血流通过狭窄部位时可产生漩涡而出现杂音,如二尖瓣狭窄、主动脉瓣狭窄、肾动脉狭窄等。c.瓣膜关闭不

全:可致血液反流形成漩涡,产生杂音。如二尖瓣关闭不全、主动脉瓣关闭不全,相对性关闭不全如扩张性心肌病等。d.异常血流通道:如室间隔缺损、动脉导管未闭等,血液可经此通道而分流,形成漩涡,产生杂音。e.心腔异物或异常结构和大血管瘤样扩张:如心室内假腱索或乳头肌断裂等,血液被干扰而形成漩涡,产生杂音(图3-55)。

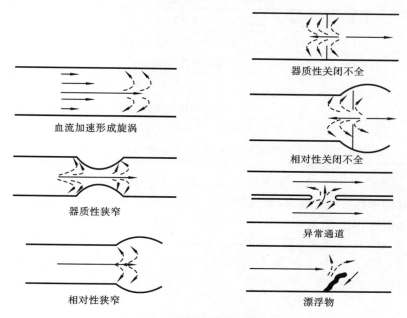

器质性关闭不全

相对性关闭不全

异常通道

漂浮物

血流加速形成漩涡

器质性狭窄

相对性狭窄

图 3-55 杂音产生的机制

② 心脏杂音的听诊要点。

a. 最响部位:杂音最响部位与病变部位密切相关,在某瓣膜区听到杂音最响,提示病变部位位于该瓣膜。如:杂音在心尖区最响,提示二尖瓣病变;杂音在主动脉瓣听诊或肺动脉瓣听诊区最响,提示主动脉瓣病变或肺动脉瓣病变。

b. 时期:按杂音出现的时期分为收缩期杂音(systolic murmur,SM)、舒张期杂音(diastolic murmur,DM)和连续性杂音(continuous murmur,CM)。如:二尖瓣关闭不全、主动脉瓣狭窄、肺动脉瓣狭窄出现收缩期杂音;二尖瓣狭窄、主动脉瓣关闭不全、肺动脉瓣关闭不全,出现舒张期杂音;动脉导管未闭的杂音为连续性。收缩期和舒张期均出现杂音时,称为双期杂音,如二尖瓣狭窄并二尖瓣关闭不全、主动脉瓣狭窄并主动脉瓣关闭不全。一般认为舒张期杂音和连续性杂音均为病理性或器质性杂音,而收缩期杂音则可能是器质性或功能性杂音。

c. 性质:由于杂音的频率不同而表现出的音色与音调不同,常以类似的声音来描述,如吹风样、隆隆样(雷鸣样)、叹气样(泼水样、哈气样)、机器声样、乐音样(鸟鸣样、鸥鸣样、鸽鸣样)等。此外,根据音调高低可分为柔和和粗糙两种,一般功能性杂音较柔和,器质性杂音较粗糙。如在心尖区听到粗糙的吹风样收缩期杂音,提示二尖瓣关闭不全,如听到舒张期隆隆样杂音则提示二尖瓣狭窄。主动脉瓣关闭不全的杂音常为叹气样,乳头肌功能不全的杂音常为乐音样,动脉导管未闭的杂音常为机器声样。

d. 强度(响度):收缩期杂音的强度一般采用 Levine 6 级法分级(表 3-6)。记录方法为杂音的级别为分子,6级为分母。如杂音的强度为3级,则记录为3/6级SM杂音。一般认为3/6级或以上的SM杂音多为器质性杂音。对舒张期杂音的分级也可参照此标准,但常仅将其分为轻、中、重三级。

表3-6 杂音强度分级

级别	响度	听诊特点	震颤
1	最轻	杂音很轻微,所占时间很短,需仔细听	无
2	轻度	较易听到的弱杂音	无
3	中度	较响亮,容易听到	无
4	响亮	较响亮的杂音	常伴有震颤
5	很响	粗糙,听诊器离开胸壁一定距离时听不到	伴有震颤
6	极响	震耳,听诊器距胸壁一定距离时亦可听到	强烈的震颤

e. 传导:杂音可沿产生杂音的血流方向传导,亦可经周围组织向外扩散。功能性杂音不传导。杂音的传导有一定规律,如二尖瓣关闭不全的杂音向左腋下传导,主动脉瓣狭窄的杂音向颈部传导,而二尖瓣狭窄的杂音较局限、不向他处传导。

f. 与呼吸、体位、运动的关系:采取一定的体位、深吸气、深呼气、适当运动可使杂音增强或减弱。如:二尖瓣狭窄杂音,取左侧卧位及呼气时更清楚;主动脉瓣关闭不全的杂音取前倾坐位及呼气时更清楚。

知识链接

杂音的强弱取决于以下因素。

① 狭窄程度:一般狭窄越重,杂音越强;但严重狭窄以致能通过的血流量极少时,杂音反而减弱或消失。

② 血流速度:流速增加时杂音可增强。

③ 压力阶差:狭窄口或异常通道两侧的压力阶差越大,则杂音越强。但缺损面积较大时,左、右心室之间压力阶差反而小,则杂音减弱甚至消失。

④ 心肌收缩力:推动血流的力量越大则杂音越强。当心力衰竭时,心肌收缩力减弱,血流淤滞,杂音可减弱;当心功能改善后,收缩力增强,血流加速,杂音亦随之增强。

⑤ 心脏以外的因素也可影响杂音的强弱,如胸壁增厚(肥胖、水肿等)、肺气肿、心包积液等均可使杂音减弱。

③ 杂音的临床意义如下。

收缩期杂音

二尖瓣听诊区:a. 功能性:见于运动、发热、贫血、妊娠与甲亢等。b. 相对性:见于左心增大引起的二尖瓣相对性关闭不全,如高血压心脏病、冠心病、心肌炎、贫血性心脏病和扩张型心肌病等。c. 器质性:主要见于风湿性二尖瓣关闭不全、二尖瓣脱垂综合征等。

主动脉瓣听诊区:a. 器质性:见于主动脉瓣狭窄。杂音为喷射性,响亮而粗糙,向颈部传导,常伴有震颤,且 A_2 减弱。b. 相对性:见于升主动脉扩张,如高血压心脏病和主动脉粥样硬化。杂音柔和,常有 A_2 亢进。

肺动脉瓣听诊区:a. 生理性:多见于青少年及儿童。b. 相对性:见于肺血多或肺动脉高压导致肺动脉扩张产生的肺动脉瓣相对狭窄、二尖瓣狭窄、房间隔缺损。c. 器质性:见于肺动脉瓣狭窄。

三尖瓣听诊区:a. 相对性:多见于右心室扩大如二尖瓣狭窄伴右心衰竭、肺心病伴心力衰竭。b. 器质性:极少见。

其他部位:常见的有胸骨左缘第 3、4 肋间响亮而粗糙的收缩期杂音伴震颤,提示室间隔缺损或肥厚型梗阻性心肌病。

舒张期杂音

二尖瓣听诊区:a. 器质性:见于风湿性二尖瓣狭窄。b. 相对性:见于重度主动脉瓣关闭不全,主动脉反流入左心室的血液导致左心室舒张容量负荷过高,将二尖瓣前叶冲起,二尖瓣基本处于半关闭状态,呈相对狭窄而产生杂音,称 Austin-Flint 杂音。

主动脉瓣听诊区:可见于各种原因引起的主动脉瓣关闭不全。杂音呈现为舒张期柔和叹气样的特点,常向胸骨左缘及心尖传导,于前倾坐位、呼气末屏住呼吸时明显,在主动脉瓣第二听诊区最清楚。

肺动脉瓣听诊区:多见于肺动脉扩张导致相对性关闭不全。杂音呈吹风样、柔和常合并 P_2 亢进,称 Graham-Stell 杂音。常见于二尖瓣狭窄伴明显肺动脉高压。

三尖瓣听诊区:见于三尖瓣狭窄,极少见。

连续性杂音

在收缩期和舒张期均可听到的杂音,将第二心音掩盖。常见于先心病动脉导管未闭、动静脉瘘。杂音粗糙、响亮似机器样,持续整个收缩期与舒张期。在胸骨左缘第 2 肋间稍外侧,常伴有连续性震颤。

★ **高频考点**

(1) 常见杂音的临床意义。

(2) 心包摩擦音的听诊特点及临床意义。

护考链接

诊断二尖瓣狭窄下列哪项最有意义?(　　)

A. 心尖区第一心音增强　　B. 肺动脉瓣区第二心音增强　　C. 心腰部向外膨出

D. 心尖区舒张期隆隆样杂音　　　　　　　　　　E. 心尖搏动向左移位

答案与解析:D,特征性杂音对二尖瓣狭窄的诊断最有价值。

(7) 心包摩擦音:心包摩擦音的产生机制同心包摩擦感。听诊特点为粗糙、高调、搔抓样、类似于在耳边用手指搔抓手背所发出的声音,其发生与心跳一致,与呼吸无关,屏气时摩擦音仍存在。在胸骨左缘第 3、4 肋间最易闻及。可见于各种感染性心包炎、风湿性或结核性病变、急性心肌梗死及尿毒症等。如心包渗液增多,则心包摩擦音消失。

护考链接

心包摩擦音与胸膜摩擦音的鉴别主要靠(　　　)。

A. 摩擦音的部位　　　B. 摩擦音的性质　　　　C. 病变的程度

D. 屏住呼吸时听诊　　E. 改变体位听诊

答案与解析:D,心包摩擦音屏气时摩擦音仍存在而胸膜摩擦音屏气时摩擦音消失。

五、周围血管检查

周围血管检查包括脉搏和血压、血管杂音、周围血管征。

(一)脉搏和血压

其检查方法、正常范围及临床意义见项目三任务二。

> **★ 高频考点**
> 周围血管征的常见类型、体检特点及临床意义。

(二)血管杂音

1. 静脉杂音　由于静脉内压力低,不易出现显著的压力阶差和漩涡,故杂音多不明显。临床上较有意义的是颈静脉血液快速流入上腔静脉所致的颈静脉营营声,为无害性杂音,在锁骨上窝出现,尤其是右侧,呈低调、柔和、连续性杂音,取坐位及站位时较明显。此外,肝硬化时由于门静脉高压引起腹壁静脉曲张,可在脐周或上腹部闻及连续性静脉嗡鸣声。

2. 动脉杂音　常见的周围血管杂音有:①甲亢时,在甲状腺侧叶可闻及连续性吹风样杂音,提示局部血流丰富;②多发性大动脉炎致血管狭窄,在累及部位如两侧锁骨上、颈后三角区或背部等可闻及收缩期杂音;③肾动脉狭窄时,可在上腹部及腰背部听到收缩期杂音;④外周动静脉瘘时,在病变部位出现连续性杂音。

(三)周围血管征

周围血管征是由于脉压增大所致的一组体征,包括水冲脉、枪击音、杜氏(Duroziez)双重杂音和毛细血管搏动征。常见于主动脉瓣关闭不全、严重贫血、甲亢、动脉导管未闭、动静脉瘘等。

(1)水冲脉　整个手握紧被评估者手腕掌面,示指、中指、环指指腹触于桡动脉上,将其前臂高举过头部,可明显感到急促有力、骤起骤降、犹如水冲的脉搏。

(2)枪击音(pistol shot sound)在外周较大动脉表面,轻放听诊器膜型体件可听到一种与心跳一致、短促响亮如同射枪的声音。听诊部位常选择股动脉,有些患者在肱动脉、足背动脉处也可听到。

(3)杜氏(Duroziez)双重杂音　将听诊器的钟型体件稍加压力于股动脉上,可闻及收缩期与舒张期双期吹风样、不连续的杂音。

（4）毛细血管搏动征（capillary pulsation） 评估者用手指轻压被评估者指甲末端或用清洁的玻片轻压被评估者的口唇黏膜，使局部发白，随心脏搏动可见到发白的局部边缘出现有规律的红白交替现象。

护考链接

周围血管征不包括（ ）。

A.颈静脉怒张 B.颈动脉搏动增强 C.毛细血管搏动 D.水冲脉 E.枪击音

答案与解析：A，周围血管征是脉压增大的表现，颈静脉怒张提示静脉压增高。

附：循环系统常见疾病的主要症状和体征

★ 高频考点

循环系统常见疾病的重要体征。

（一）二尖瓣狭窄

二尖瓣狭窄（mitral stenosis）病理改变为二尖瓣瓣叶交界处粘连、融合，使瓣口明显狭窄。

1.症状 最早出现的症状是劳力性呼吸困难，可有咳嗽和咯血。

2.体征

（1）视诊：①可有二尖瓣面容及口唇发绀；②心前区隆起；③心尖搏动左移及剑突下搏动。

（2）触诊：心尖部可触及舒张期震颤。

（3）叩诊：心界稍向左扩大，呈梨形心。

（4）听诊：①特征性改变为心尖部听到较局限的低调、隆隆样舒张中、晚期杂音，左侧卧位时更清楚；②第一心音亢进；③P_2亢进和分裂；④肺动脉瓣区可听到 Graham-Steel 杂音；⑤可有开瓣音。

（二）二尖瓣关闭不全

二尖瓣关闭不全（mitral insufficiency）多因二尖瓣瓣叶和腱索病损，引起器质性关闭不全，也可因左心室扩大引起相对性关闭不全。

1.症状 症状出现较晚，较重者有乏力、气短、心悸等。

2.体征

（1）视诊：心尖搏动向左下移位。

（2）触诊：抬举性心尖搏动。

（3）叩诊：心浊音界向左下扩大，后期可向两侧扩大。

（4）听诊：①最主要的体征是心尖部吹风样收缩期杂音，可为全收缩期杂音，性质粗糙，高调，强度在 3/6 级或 3/6 级以上，向左腋下或左肩胛下区传导；②S_1减低；③P_2亢进伴分裂。

（三）主动脉瓣狭窄

主动脉瓣狭窄(aortic stenosis)由多种原因所致主动脉半月瓣交界处粘连、融合,或瓣叶纤维化、钙化,使瓣膜开放受限,引起狭窄。

1. 症状 重度狭窄者心搏量明显减少,主要症状是头晕,甚至晕厥;心肌缺血可致心绞痛,产生各种心律失常。

2. 体征

(1) 视诊:心尖搏动增强,可向左下移位。

(2) 触诊:①可出现抬举性心尖搏动;②胸骨右缘第 2 肋间可触及收缩期震颤;③脉搏细弱。

(3) 叩诊:心界可正常,或向左下扩大。

(4) 听诊:①特征性体征是胸骨右缘第 2 肋间粗糙而响亮的 3/6 级以上的收缩期喷射性杂音,向颈部传导;②A_2减弱,甚至消失;③S_2反常分裂。

（四）主动脉瓣关闭不全

主动脉瓣关闭不全(aortic insufficiency)是主动脉瓣或主动脉根部疾病致半月瓣缩短或变形,瓣环扩大,瓣叶舒张期不能闭合,形成关闭不全。

1. 症状 舒张压过低可致心绞痛、头晕,脉压过大时可有头部血管搏动感。

2. 体征

(1) 视诊:心尖搏动向左下移位,搏动范围较广。

(2) 触诊:心尖部搏动弥散,向左下移位,可呈抬举性。

(3) 叩诊:心浊音界向左下扩大,呈靴形心。

(4) 听诊:①主要体征为主动脉瓣第二听诊区叹气样舒张期杂音,向心尖部传导,坐位及呼气末屏住呼吸时更清楚;②左心室增大时,心尖部可闻及 Austin-Flint 杂音;③心尖部S_1及 A_2减弱。

周围血管表现:周围血管征如颈动脉搏动、点头运动、水冲脉、毛细血管搏动征、枪击音和杜氏双重杂音。

（五）心包积液

心包积液(pericardial effusion)是由于感染性病因(结核性、化脓性等)和非感染性病因(尿毒症、肿瘤、风湿病等)引起心包腔内液体积聚。

1. 症状 心前区闷痛、呼吸困难,压迫邻近器官出现干咳、声音嘶哑、吞咽困难。

2. 体征

(1) 视诊:坐位,呼吸困难,躯体前倾,心尖搏动不明显或消失。大量心包积液可致心前区饱满。

(2) 触诊:心尖搏动触不到。

(3) 叩诊:心浊音界向两侧扩大,并随体位改变而变化。

(4) 听诊:炎症渗出初期可听到心包摩擦音,当渗出液增多时,心包摩擦音消失,心音弱而遥远。

（刘丽萍）

任务六 腹部评估

案例引导

　　王某,男,20岁,学生。夜间睡眠中突然出现上腹部剧烈刀割样疼痛,继而波及右下腹,伴恶心、呕吐,呕吐物为胃内容物,无发热、腹泻、头痛。

　　你作为接诊护士为该学生进行身体评估,应重点评估身体哪一部分? 如何评估?

　　腹部主要由腹壁、腹腔和腹腔内脏器组成。腹部的范围上以膈肌为顶,下以骨盆为底;腹部体表上以两侧肋弓下缘和胸骨剑突与胸部为界,下至两侧腹股沟韧带和耻骨联合。前面和侧面为腹壁,后面为脊柱和腰肌,其内为腹膜腔和腹腔脏器。

　　腹腔内有很多重要脏器,故腹部评估是身体评估的重要组成部分。腹部评估应用视诊、触诊、叩诊、听诊四种方法,尤以触诊最为重要。为了避免触诊评估刺激胃肠蠕动而影响听诊结果,腹部评估一般按视诊、听诊、叩诊、触诊的顺序进行,但临床记录时仍按视诊、触诊、叩诊、听诊的顺序书写。

一、腹部的体表标志和分区

　　为准确描述和记录腹部症状、体征的部位,常借助一些体表的自然标志,并对腹部进行适当的分区。

(一)腹部体表标志

　　常用的腹部体表标志(图3-56)如下。

　　1. 肋弓下缘　肋弓由第8～10肋软骨连接形成,其下缘是腹部体表的上界,常用于腹部分区、肝脾的测量和胆囊的定位。

　　2. 剑突　剑突是胸骨下端的软骨,是腹部体表的上界,常作为肝脏测量的标志。

　　3. 腹上角　两侧肋弓至剑突根部的交角,常用于判断体型及肝脏的测量。

　　4. 脐　脐位于腹部中心,平第3～4腰椎之间,是腹部四区分法和阑尾压痛点的定位标志。

　　5. 髂前上棘　髂嵴前上方突出点,是腹部九区分法的标志和骨髓穿刺的部位。

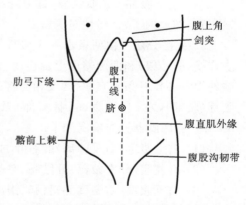

图3-56　腹部前面体表标志示意图

　　6. 腹直肌外缘　相当于锁骨中线的延续,常为手术切口和胆囊压痛点的定位。

　　7. 腹中线　前正中线的延续,是腹部四区分法的垂直线。

　　8. 腹股沟韧带　腹部体表的下界,是找股动脉、股静脉的标志,腹股沟疝常通过此处。

9．耻骨联合　耻骨联合为两耻骨间的纤维软骨连接，组成腹部体表下界。

10．肋脊角　两侧背部第 12 肋骨与脊柱的交角，为检查肾区叩击痛的位置。

（二）腹部分区

常用的腹部分区有四区分法和九区分法。

知识链接

四区分法和九区分法的利与弊：四区分法简单易行，但定位粗略。九区分法定位准确，但因分区较小，一个脏器可投影于多个分区，且因个体差异，脏器位置可略有不同。

1．四区分法　通过脐划一条水平线与一条垂直线，两线相交将腹部分为四区，即左上腹部、右上腹部和左下腹部、右下腹部（图 3-57）。各区所包含主要脏器如下。

★ 高频考点

腹部四区分法和九区分法。

（1）右上腹部　肝、胆囊、幽门、十二指肠、小肠、胰头、右肾上腺、右肾、结肠肝曲、部分横结肠、腹主动脉。

（2）右下腹部　盲肠、阑尾、部分升结肠、小肠、右输尿管、膨胀的膀胱、女性右侧卵巢和输卵管、增大的子宫、男性右侧精索。

（3）左上腹部　肝左叶、脾、胃、小肠、胰体、胰尾、左肾上腺、左肾、结肠脾曲、部分横结肠、腹主动脉。

（4）左下腹部　乙状结肠、部分降结肠、小肠、左输尿管、膨胀的膀胱、女性左侧卵巢和输卵管、增大的子宫、男性左侧精索。

2．九区分法　由两条水平线和两条垂直线将腹部划为"井"字形的九区。两侧肋弓下缘连线（肋弓线）和两侧髂前上棘连线（髂棘线）为两条水平线，腹中线至左、右髂前上棘连线的中点各作一条垂直线，四线相交将腹部划分为九区，即左、右上腹部（季肋部），左、右侧腹部（腰部），左、右下腹部（髂窝部）及上腹部、中腹部（脐部）和下腹部（耻骨上部）（图 3-58）。各区脏器分布情况如下。

（1）右上腹部（右季肋部）肝右叶、胆囊、结肠肝曲、右肾、右肾上腺。

（2）右侧腹部（右腰部）升结肠、空肠、右肾。

（3）右下腹部（右髂窝部）盲肠、阑尾、回肠下端、淋巴结、女性右侧卵巢和输卵管、男性右侧精索。

（4）上腹部　胃、肝左叶、十二指肠、胰头、胰体、横结肠、腹主动脉、大网膜。

（5）中腹部（脐部）十二指肠、空肠、回肠、下垂的胃或横结肠、肠系膜及淋巴结、输尿管、腹主动脉、大网膜。

（6）下腹部　回肠、乙状结肠、输尿管、膨胀的膀胱、女性增大的子宫。

（7）左上腹部（左季肋部）　脾、胃、结肠脾曲、胰尾、左肾、左肾上腺。

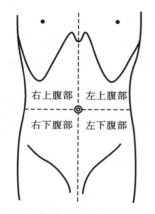

图 3-57　腹部体表四区分法示意图

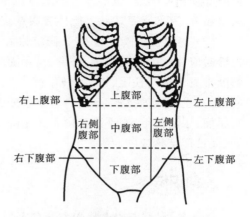

图 3-58　腹部体表九区分法示意图

（8）左侧腹部（左腰部）　降结肠、空肠、回肠、左肾。

（9）左下腹部（左髂部）　乙状结肠、淋巴结、女性左侧卵巢和输卵管、男性左侧精索。

二、视诊

腹部视诊前，嘱被评估者排空膀胱取仰卧位；充分暴露全腹，时间不宜过长，以免腹部受凉引起不适；光线宜充足而柔和，从前侧方射入视野；评估者立于被评估者右侧，按一定顺序自上而下地观察腹部，必要时评估者应将视线降低至腹部平面，从侧面进行观察。

腹部视诊的主要内容有腹部外形、呼吸运动、腹壁静脉、胃肠型及蠕动波，以及腹臂的其他情况等。

（一）腹部外形

应注意腹部是否对称，有无全腹或局部的膨隆或凹陷，有腹腔积液或腹部肿块时，还应测量腹围的大小。正常成人仰卧时腹部外观对称平坦，前腹壁大致处于肋缘至耻骨联合同一平面或略为低凹。前腹壁稍高于肋缘与耻骨联合的平面，称腹部饱满，多见于肥胖者和小儿；前腹壁稍低于肋缘与耻骨联合的平面，称腹部低平，多见于消瘦者和老年人。腹部明显膨隆或凹陷者具有病理意义。

> ★ 高频考点
> （1）腹部明显膨隆或凹陷的临床意义。
> （2）各种原因所致静脉曲张的特点。
> （3）胃肠型及蠕动波的临床意义。

1. 腹部膨隆　平卧时前腹壁明显高于肋缘与耻骨联合的平面，外观呈凸起状，称腹部膨隆（图 3-59（a））。生理性的腹部膨隆见于妊娠、肥胖等，病理性的腹部膨隆又可分为全腹膨隆与局部膨隆两种。

（1）全腹膨隆　常见于大量腹腔积液、胃肠胀气、巨大腹部肿块、妊娠晚期、过度肥胖等。其中大量腹腔积液患者仰卧时，因腹壁松弛，液体下沉于腹腔两侧，腹部扁平而宽，称为蛙状腹，立位时腹腔积液积于下腹部呈悬垂腹。胃肠胀气及气腹时，全腹膨隆呈球形，两侧腰部膨出不明显,腹部外形不随体位发生明显变化。腹腔内巨大肿块如巨大卵巢囊肿、畸胎瘤等,腹部常呈球状。肥胖者腹壁皮下脂肪过多,其特点是腹壁厚、脐部凹陷。

(2)局限性膨隆　常见于脏器肿大、肿瘤、炎性包块、胃或肠胀气、腹壁肿物或疝等。视诊时应注意膨隆的部位、外形,是否随呼吸而移位或随体位而发生改变,有无搏动。上腹膨隆常见于幽门梗阻、胃扩张、肝癌等;左上腹膨隆多见于脾肿大等;右上腹膨隆常见于肝肿大、胆囊肿大等;脐部膨隆常见于脐疝、腹部炎症性包块等;下腹膨隆常见于妊娠子宫、子宫肌瘤、尿潴留等;左下腹膨隆常见于降结肠及乙状结肠癌;右下腹膨隆常见于阑尾周围脓肿、回盲部结核或肿瘤等。

知识链接

1. 肥胖与大量腹腔积液的判断　可观察脐部,脐膨出者为大量腹腔积液,脐凹陷者为肥胖。

2. 腹围的测量　为了动态观察腹腔积液的增减,应定期测量腹围大小,方法是取仰卧位,空腹及排尿后,用软尺测量经脐环绕腹部一周的长度,每次测量腹围均需在同样条件下进行。

3. 局部膨隆肿块来源判断　肿块来自腹腔内还是在腹壁,可通过抬头试验判断。方法:嘱患者仰卧,两手托头做仰卧起坐动作,使腹部肌紧张,如果局部膨隆更明显,说明是腹壁上的肿块,被腹肌托起而明显;反之,如膨隆变得不清楚或消失,说明肿块来自腹腔内。

2. 腹部凹陷　取仰卧位时,前腹壁明显低于肋缘至耻骨联合平面,称腹部凹陷(图3-59(b)),见于显著消瘦、严重脱水等。凹陷严重时全腹部向下塌陷几乎贴近脊柱,肋弓、髂嵴和耻骨联合显露,外形呈舟状,称舟状腹(图3-59(c)),见于恶病质,如结核病、恶性肿瘤等慢性消耗性疾病。局部凹陷多由于腹壁瘢痕收缩所致,被评估者取立位或加大腹压时,凹陷可更加明显。

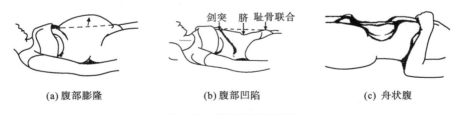

(a)腹部膨隆　　　(b)腹部凹陷　　　(c)舟状腹

图3-59　腹部外形示意图

(二) 呼吸运动

正常男性及小儿以腹式呼吸为主,而成年女性则以胸式呼吸为主。腹式呼吸减弱常见于腹膜炎、腹水、急性腹痛、腹腔内巨大肿物或妊娠等;腹式呼吸消失多见于胃肠穿孔所致急性腹膜炎或膈肌麻痹等;腹式呼吸增强见于胸腔疾病(如大量胸腔积液等)。

（三）腹壁静脉

正常人腹壁皮下静脉一般不显露，较瘦或皮肤白皙的人才隐约可见。当门静脉高压致循环障碍或上、下腔静脉回流受阻而有侧支循环形成时，腹壁静脉显而易见或迂曲变粗，称为腹壁静脉曲张。利用指压法判断腹壁静脉血流方向，有助于鉴别静脉阻塞的部位。

1. 判断血流方向的方法 评估者选择一段没有分支的腹壁静脉，将一只手的示指和中指并拢压在静脉上，然后将一手指沿着静脉紧压并向外移动，挤出这段静脉中的血液，到一定距离后放松该手指，另一手指仍紧压静脉，观察静脉是否很快重新充盈；再以同样方法放松另一手指，再次观察静脉充盈情况。如果挤空的静脉很快充盈，则血流方向是从放松的手指端流向紧压的手指端；如果被挤空的静脉不能迅速充盈，则血流方向是从紧压的手指端流向放松的手指端（图 3-60）。

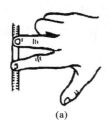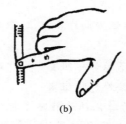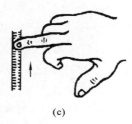

(a)   (b)   (c)

图 3-60　评估静脉血流方向示意图

2. 判断曲张静脉的来源 ①门静脉高压时，血液经再通的脐静脉进入腹壁浅静脉而流向四周，可见曲张静脉以脐为中心向四周放射，如水母头状，其血流方向与正常相同，即脐水平线以上的血流自下向上经胸壁静脉和腋静脉进入上腔静脉，脐水平线以下的血流自上向下经大隐静脉进入下腔静脉（图 3-61）。②上腔静脉阻塞时，上腹壁及胸壁浅静脉曲张，血流方向为自上而下。下腔静脉阻塞时，曲张静脉大多纵形分布在腹壁两侧，血流方向自下而上（图 3-62）。

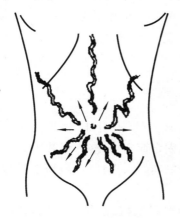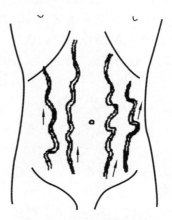

图 3-61　门静脉高压时腹壁曲张　　　　**图 3-62　下腔静脉阻塞时腹壁**
静脉血流分布及方向　　　　　　　　**曲张静脉血流分布及方向**

知识链接

正常腹壁静脉的血流方向

脐水平以上的腹壁静脉,血流方向自下向上,经胸壁静脉和腋静脉流入上腔静脉。脐水平以下的腹壁静脉,血流方向自上向下经大隐静脉流入下腔静脉。

护考链接

王某,男,42岁,肝硬化腹腔积液1个月。护理评估发现:曲张静脉以脐为中心向四周放射,如水母头状,脐以上血流方向由下至上,脐以下血流由上至下。该患者出现曲张静脉的原因是( )。

A. 上腔静脉阻塞　　　B. 下腔静脉阻塞　　　C. 门静脉高压

D. 髂内静脉阻塞　　　E. 髂外静脉阻塞

答案与解析:C,肝硬化,门静脉高压脐静脉重新开放,与附脐静脉、腹壁静脉连接,侧支循环建立,便形成以脐为中心的向四周放射分布的静脉充盈、曲张,血流向上、向下走行。

（四）胃肠型和蠕动波

正常人腹部一般看不到胃和肠的轮廓及蠕动波形,除非是腹壁松弛菲薄的经产妇、老年人或极度消瘦者可能见到。

胃肠道发生梗阻时,梗阻近端的胃或肠段因内容物积聚而饱满隆起,在腹壁可显出各自的轮廓,称胃型或肠型。同时,由于该部位蠕动加强,在腹壁可见到蠕动波。胃蠕动波自左肋缘下开始,缓慢地向右推进,到达右腹直肌旁消失,此为正蠕动波;有时尚可见到自右向左的逆蠕动波。小肠梗阻时的肠型及蠕动波多见于脐部,结肠远端梗阻的肠型及蠕动波多位于腹部周边。胃、肠麻痹时,蠕动波消失。

（五）腹壁其他情况

1. 脐　正常脐清洁干燥。脐凹处分泌物呈浆液性或脓性,有臭味,多为炎症所致;脐部溃烂,可能为化脓性或结核性炎症;脐部溃疡如坚硬、固定而突出,多为癌肿所致。

2. 皮疹　常出现于发疹性高热疾病或某些传染病(如麻疹、猩红热、斑疹伤寒)及药物过敏等。

3. 腹纹　多分布于下腹部。长期的腹部膨胀,可使腹壁真皮层结缔组织因张力增高而断裂产生白色腹纹,见于曾过度肥胖、大量腹腔积液和经产妇(又称妊娠纹)。皮质醇增多症者在下腹部、臀部、股外侧和肩背部可见到紫纹。

4. 瘢痕　腹部瘢痕多为外伤、手术或皮肤感染的遗迹,对提示和证实被评估者的病史有重要价值。

5. 疝　腹腔内容物经腹壁或骨盆壁的间隙或薄弱部分向体表突出而形成疝。脐疝多见于婴幼儿，也可见于经产妇或有大量腹腔积液的被评估者。

6. 皮肤颜色变化　正常腹部皮肤颜色较暴露部位稍淡；孕妇在脐与耻骨之间的中线上有褐色色素沉着，分娩后才逐渐消退。脐周围或下腹壁发蓝为腹腔内大出血的征象，见于异位妊娠破裂或出血性胰腺炎。左腰部皮肤呈蓝色，为血液自腹膜后间隙渗到侧腹壁的皮下所致，见于急性出血性胰腺炎。腹股沟及系腰带的部位有褐色色素沉着，可见于肾上腺皮质功能减退。

三、听诊

腹部听诊主要听取来自腹腔脏器、血管及肌肉运动等产生的各种声音。腹部听诊时，环境应安静，被评估者取仰卧位或坐位，评估者将听诊器轻置于腹壁上，重点听诊肠鸣音、振水音及血管杂音等。

> **★ 高频考点**
> （1）正常肠鸣音。
> （2）肠鸣音改变及振水音出现的临床意义。

（一）肠鸣音

肠蠕动是肠管内气体随液体流动，产生一种断续的咕噜音，称肠鸣音。通常可在右下腹部听诊，正常肠鸣音每分钟4～5次，其频率、声响和音调变异较大。在急性肠炎、服泻药后或胃肠道大出血时，肠蠕动增加，肠鸣音每分钟可在10次以上，称为肠鸣音活跃。机械性肠梗阻时，肠鸣音次数多且声音响亮、高亢，称肠鸣音亢进。若肠蠕动减弱，肠鸣音明显少于正常，或数分钟才听到一次，称肠鸣音减弱，见于腹膜炎、低血钾及胃肠动力低下等。如持续3～5 min未听到肠鸣音，用手指轻叩或搔弹腹部仍不能诱发肠鸣音者，称为肠鸣音消失，见于急性腹膜炎或麻痹性肠梗阻。

（二）振水音

振水音是指胃内气体与液体相撞击而发出"咣啷"的声音。被评估者取仰卧位，评估者将听诊器体件置于（或以一耳贴近）左上腹部，同时将稍弯曲的四指并拢，连续迅速冲击其上腹部，若胃内有液体积存，则可听到胃内气体与液体相撞击而产生的声音，即为振水音。正常人在餐后或饮入大量液体时可出现振水音。如空腹或饭后6 h以上仍可闻及振水音，则表示胃排空不良，有较多液体潴留，常见于幽门梗阻、胃扩张等。

（三）血管杂音

正常人腹部无血管杂音。在腹中部或腹部一侧闻及收缩期喷射性杂音，常提示腹主动脉瘤或腹主动脉狭窄。前者可触到该部位搏动的肿块；后者下肢血压明显低于上肢血压，严重者触不到足背动脉搏动。在年轻的高血压患者左、右上腹闻及收缩期吹风样杂音，提示肾动脉狭窄。静脉性杂音为连续潺潺声，无收缩期与舒张期性质，常出现于脐周或上腹部，此音提示门静脉高压时侧支循环形成。

腹部的血管杂音应注意与胎心音鉴别。一般妊娠20周以上的妇女可在脐下正中或稍偏左或偏右听到胎心音，似钟表的"滴答"声，速度较快，可达120～160次/分。

四、腹部叩诊

腹部叩诊的作用在于判断某些脏器的大小和叩击痛,胃肠道充气情况,腹腔内有无积气、积液和肿块等。直接叩诊法和间接叩诊法均可应用于腹部,但一般多采用间接叩诊法。腹部叩诊内容如下。

(一)腹部叩诊音

正常腹部叩诊大部分区域为鼓音,肝、脾、增大的膀胱和子宫以及两侧腹部近腰肌处叩诊为浊音。当肝、脾或其他脏器极度肿大,腹腔内肿瘤或大量腹腔积液时,鼓音范围缩小,病变部位可出现浊音或实音。当胃肠高度胀气和胃肠穿孔致气腹时,则鼓音范围明显增大。

(二)肝脏叩诊

1. 肝上界及肝下界叩诊

(1)叩诊方法 嘱被评估者取平卧位,平静呼吸,采用间接叩诊法沿右锁骨中线、右腋中线和右肩胛线进行,由肺部清音区向下逐一肋间叩向腹部,当清音变为浊音时,即为肝上界。此处相当于被肺遮盖的肝顶部,故又称肝相对浊音界。再向下叩1~2个肋间,则浊音变为实音,此处的肝脏不再被肺所遮盖而直接贴近胸壁,称为肝绝对浊音界。确定肝下界时,最好由腹部鼓音区沿右锁骨中线或正中线向上叩,由鼓音转为浊音处即是。

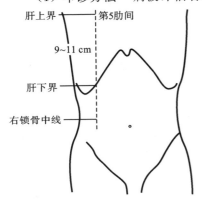

图3-63 正常肝上、下界示意图

(2)正常范围 匀称体型者的正常肝脏在右锁骨中线上,其上界在第5肋间,下界在右肋弓下缘,两者的距离为肝上下径,为9~11 cm(图3-63)。在右腋中线上,其上界为第7肋间,下界相当于第10肋骨水平。在右肩胛线上,其上界为第10肋间。矮胖体型者肝上、下界均可高1个肋间,瘦长体型者则可低1个肋间。

(3)肝脏叩击痛 评估者用左手手掌平放在右季肋部,右手握拳用尺侧轻叩左手背,如被评估者感到疼痛即为叩击痛。正常人无肝区叩击痛,肝区叩击痛见于肝炎、肝脓肿、肝癌等。

知识链接

肝浊音界变化的临床意义

(1)肝浊音界扩大见于肝癌、肝脓肿、肝炎、肝淤血和多囊肝等。

(2)肝浊音界缩小见于急性重型肝炎、肝硬化和胃肠胀气等。

(3)肝浊音界消失代之以鼓音者,多由于肝表面覆有气体所致,是急性胃肠穿孔的一个重要征象。

(4)肝浊音界向上移位见于右肺纤维化、右下肺不张及气腹、鼓肠等。肝浊音界向下移位见于肺气肿、右侧张力性气胸等。

★ 高频考点
（1）肝浊音界变化的临床意义。
（2）移动性浊音。

（三）移动性浊音

移动性浊音是指因体位不同而出现浊音区变动的现象。当腹腔内游离液体超过1000 mL以上时，出现移动性浊音，是临床检查腹腔内游离液体的常用方法。评估时嘱被评估者取仰卧位，评估者自腹中部脐平面开始向被评估者左侧腹叩诊，发现浊音时，板指固定不动，嘱被评估者换为右侧卧位，再度叩诊，此处变为鼓音，表明浊音移动；继续向右侧叩诊，叩出右侧腹部浊音区后，再嘱被评估者换为左侧卧位，以核实浊音是否移动（图3-64）。

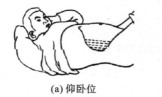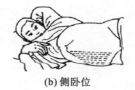

(a) 仰卧位　　　　　(b) 侧卧位

图3-64　腹腔移动性浊音叩诊示意图

护考链接

消化科重度水肿患者，护理查体发现：全身高度水肿，呈凹陷性；腹平坦，移动性浊音（＋）。估计其腹腔积液量是（　　）。

A. 300～500 mL　　　　B. 500～1000 mL　　　　C. 1000～1500 mL

D. 1500～2000 mL　　E. 2000～2500 mL

答案与解析：C，出现移动性浊音提示腹腔内游离液体达1000 mL以上。

（四）胃泡鼓音区

胃泡鼓音区位于左前胸下部肋缘以上，约呈半圆形，因胃底穹窿含气而形成（图3-65）。其上界为横膈及肺下缘，下界为肋弓，左界为脾脏，右界为肝左缘。正常情况下胃泡鼓音区应该存在（除非在饱餐后），大小则受胃内含气量的多少和周围器官组织病变的影响。此区明显缩小或消失可见于中、重度脾肿大，左侧胸腔积液、心包积液、肝左叶肿大。

（五）肋脊角叩击痛

主要用于检查肾脏病变。检查时，被评估者取坐位或侧卧位；评估者用左手掌平放在其肋脊角处（肾区），右手握拳用由轻到中等的力量叩击左手背。正常时肋脊角处无叩击痛，当有肾炎、肾盂肾炎、肾结

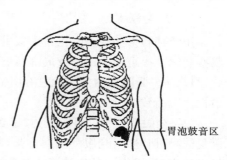

胃泡鼓音区

图3-65　胃泡鼓音区示意图

石、肾结核及肾周围炎时,肾区有不同程度的叩击痛。

(六)膀胱叩诊

叩诊在耻骨联合上方从上往下,膀胱空虚时叩诊呈鼓音,叩不清膀胱的轮廓。当膀胱内有尿液充盈时,耻骨上方叩诊呈圆形浊音区。排尿或导尿后,如浊音区转为鼓音,可与妊娠子宫、子宫肌瘤相鉴别。

五、触诊

触诊是腹部评估最重要的方法。触诊内容主要包括腹壁紧张度、有无压痛和反跳痛、腹部肿块及腹内脏器等情况。

知识链接

腹部触诊的注意事项

(1)嘱被评估者排尿后取低枕仰卧位,双上肢自然置于身体两侧,双腿稍屈并稍分开,腹肌尽量放松,做张口缓慢腹式呼吸。检查肝、脾时,可根据需要嘱被评估者分别取左、右侧卧位;检查肾脏时可取坐位或立位。

(2)评估者站在被评估者的右侧,面向被评估者,充分暴露被检部位,用温暖的右手,先全手掌放于腹壁上部,待被评估者适应片刻后以轻柔动作按顺序触诊。

(3)一般先从左下腹开始以逆时针方向至右下腹,再至脐部,依次触诊腹部各区,并进行比较。原则是由浅入深从健康部位开始,逐渐移向病变区。

(4)边触诊边观察被评估者的反应与表情,精神紧张者亦可边触诊边与之交谈,转移其注意力而减少腹肌紧张。

(5)检查顺序应从健康部位开始,逐渐移向病变区域。一般常规体检先从左下腹开始,循逆时针方向,由下而上,先左后右,由浅入深。

★ **高频考点**

(1)麦氏点、胆囊点的部位及压痛的临床意义。

(2)腹膜刺激征的概念及临床意义。

(一)腹壁紧张度

用浅部触诊法检查。正常人腹壁有一定的张力,但触之柔软,较易压陷,称腹壁柔软。某些病理情况可使全腹壁或局部腹壁紧张度增加或减弱。

1. 腹壁紧张度增加 触之有明显抵抗感,多为腹腔内炎症或化学性刺激引起腹肌反射性痉挛所致。

(1)全腹壁紧张 可表现为:①板状腹:急性胃肠穿孔或脏器破裂引起急性弥漫性腹膜炎时,腹肌痉挛,全腹壁高度紧张,甚至强直硬如木板。②揉面感或柔韧感:结核性或癌性腹膜炎时,因腹膜炎症缓渐且有腹膜增厚和肠管、肠系膜的粘连,触之腹壁柔韧而具抵抗感,不易压陷。③腹壁张力增加而无肌痉挛和压痛:见于腹腔内容物增加,如肠胀气、气腹、腹腔内大量腹腔积液等。

（2）局部腹壁紧张　常因其下的脏器炎症波及腹膜而引起。上腹或左上腹肌紧张见于急性胰腺炎，右上腹肌紧张常见于急性胆囊炎，右下腹肌紧张常见于急性阑尾炎。

值得注意的是，年老体弱、腹肌发育不良、大量腹腔积液或过度肥胖的患者腹膜虽有炎症，但腹壁紧张可不明显；盆腔脏器炎症也不引起明显腹壁紧张。

2. 腹壁紧张度减低　检查时腹壁松软无力，失去弹性，多因腹壁肌张力降低或消失所致。见于慢性消耗性疾病或老年体弱、严重脱水的患者。

（二）压痛及反跳痛

用浅部触诊法和深压触诊法进行检查。正常腹部无压痛和反跳痛。

1. 压痛　触诊时由浅入深进行按压，出现疼痛，称为压痛。真正的压痛多来自腹壁或腹腔内的病变，压痛的部位常提示存在相关脏器的病变。如肝胆疾病在右上腹出现压痛，盆腔疾病如膀胱、子宫及附件的疾病可在下腹部出现压痛。一些位置较固定的压痛点常反映特定的疾病，如胆囊点（右锁骨中线与肋缘交界处）的压痛标志胆囊的病变，麦氏（McBurney）点（位于脐与右髂前上棘连线中、外 1/3 交界处）压痛标志阑尾的病变等。

2. 反跳痛　在触诊出现压痛时，按压的手指仍压于原处并稍停片刻，使压痛感觉趋于稳定，然后突然将手抬起，如此时被评估者感觉腹痛骤然加剧，并常伴有痛苦表情或呻吟，称为反跳痛。反跳痛是腹膜壁层已受炎症累及的征象，是腹内脏器病变累及腹膜的标志。当腹内脏器炎症尚未累及壁层腹膜时，可仅有压痛而无反跳痛。

腹肌紧张、压痛及反跳痛合称腹膜刺激征，是急性腹膜炎的重要体征。

护考链接

宋某，男，46 岁。腹部剧痛 10 h 入院。住院一天后，护理查房，腹部评估发现：腹式呼吸运动减弱，腹部稍隆起，全腹腹肌紧张，有压痛和反跳痛。据此，护士推测患者发生了（　　）。

A. 急性腹膜炎　B. 急性阑尾炎　C. 急性胰腺炎　D. 膀胱炎　E. 肝硬化

答案与解析：A，腹肌紧张、压痛及反跳痛合称腹膜刺激征，是急性腹膜炎的重要体征。

（三）腹部肿块

用浅部触诊法和深部滑行触诊法进行检查。腹部肿块可来源于腹腔或腹壁，见于脏器发生肿大或异位、肿瘤、囊肿、炎性肿块、肿大的淋巴结以及肠内粪块等。如触到肿块时应注意其部位、大小、形态、质地、压痛、搏动、移动度及与邻近组织的关系等。如：有显著压痛的包块多为炎性；恶性肿瘤大多形态不规则、表面凹凸不平且质地坚硬。

（四）液波震颤

液波震颤又称波动感。被评估者平卧，评估者用一手的掌面贴于腹壁一侧，另一手四指并拢屈曲，用指端叩击对侧腹壁（或以指端做冲击式触诊），如腹腔内有大量游离腹腔积液存在时,若贴于腹壁的手掌有被波动冲击的感觉,称为液波震颤。见于腹腔内有大量游离液体(3000 mL 以上)时。为防止腹壁本身的震动传至对侧,触诊时可让另一人将手掌的尺侧缘或直尺轻压于腹部正中线上,即可阻止之。

（五）肝脏触诊

被评估者取仰卧屈膝位,使腹壁放松,评估者立于被评估者右侧,嘱被评估者做较深而均匀的腹式呼吸以使肝脏随膈肌运动而上下移动。

★ 高频考点
(1) 肝脏触诊的方法及内容。
(2) 肝脏肿大的临床意义。

1. 触诊方法

（1）单手触诊法　评估者将右手四指并拢,掌指关节伸直,示指与中指的指端指向肋缘或示指前端的桡侧与肋缘平行,置于被评估者右锁骨中线上肝下缘的下方。随被评估者深呼气时,手指压向腹深部,深吸气时,手指向上迎触下移的膈肌及下移的肝脏。如此反复进行,手指逐渐向肋缘移动,直到触到肝缘或肋缘为止。再用同样的方法在前正中线上触诊肝左叶。

（2）双手触诊法　评估者右手位置同单手触诊法,并用左手托住被评估者右腰部,拇指张开置于右肋缘,触诊时左手向上推,使肝下缘紧贴前腹壁,并限制右下胸扩张,以增加膈下移的幅度,这样吸气时下移的肝脏就更易碰到右手指,可提高触诊的效果(图 3-66)。

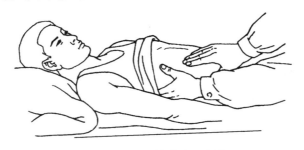

图 3-66　双手触诊法示意图

（3）钩指触诊法　适用于儿童和腹壁薄软者,触诊时,评估者位于被评估者右肩旁,面向其足部,将右手掌搭在其右前胸下部,右手第 2~5 指弯曲成钩状,嘱被评估者做深呼吸动作,评估者随吸气而更进一步屈曲指关节,这样指腹容易触到下移的肝下缘。

2. 触诊内容及临床意义　触及肝脏时,应仔细体会并描述下述内容。

（1）大小　正常的肝脏一般在肋缘下触不到,但腹壁松软的体瘦人,于深吸气时可于肋弓下 1 cm 以内触及,剑突下多在 3 cm 以内。肝肿大可分为弥漫性及局限性。弥漫性肝肿大见于肝炎、肝淤血、脂肪肝、早期肝硬化等。局限性肝肿大见于肝脓肿、肝肿瘤及肝囊肿等。

（2）质地　一般将肝脏质地分为三级:质软(如触口唇)、质韧(如触鼻尖)和质硬(如触前额)。正常肝脏质地柔软,急慢性肝炎及肝淤血质韧,肝硬化质硬,肝癌质地最坚硬。

（3）表面状态和边缘　正常的肝脏表面光滑,边缘整齐,厚薄一致。脂肪肝或肝淤血时,肝表面光滑,边缘圆钝;肝癌、多囊肝时肝表面高低不平呈结节状,且边缘不规则;巨块型肝癌、肝脓肿肝表面可呈大块隆起。

（4）压痛 正常肝脏无压痛。如果肝包膜有炎性反应或因肝肿大受到牵拉,则有压痛,见于肝炎、肝淤血、肝脓肿。

（5）搏动 正常肝脏及因炎症、肿瘤等引起的肝肿大不伴有搏动。当肝肿大压迫腹主动脉或右心室增大到向下挤压肝脏时,可出现肝脏搏动。

（6）肝-颈静脉回流征 如按压被评估者肿大的肝脏,其颈静脉充盈更明显,称肝-颈静脉回流征阳性。见于淤血性肝肿大,是右心衰竭的重要征象之一。

护考链接

患者,男,42 岁。畏寒、发热 6 天,肝区疼痛 2 天。腹部评估:肝右肋下 2 cm,质软,触痛,边缘整齐,肝右侧肋间隙局限性压痛,并有叩击痛。该患者可能是（　　）。

A.肝癌　　B.肝炎　　C.肝脓肿　　D.多囊肝　　E.肝包虫病

答案与解析:C,患者肝区疼痛 2 天,局限性压痛、叩击痛,并发热,可推测患者肝区有局限性的炎症,结合肝触诊质软、边缘整齐,肝脓肿可能性最大。

（六）脾脏触诊

注意其大小、质地、边缘和表面情况,有无压痛等。

> ★ **高频考点**
> （1）脾肿大的分度及临床意义。
> （2）Murphy 征。

1. 触诊方法 多采用双手触诊法,脾脏明显肿大而位置又较表浅时,用右手单手触诊稍用力即可查到。如果肿大的脾脏位置较深,应用双手触诊法进行检查:被评估者仰卧,两腿稍屈曲,评估者左手绕过被评估者腹前方,手掌置于其左胸下部第 9～11 肋处,将脾从后向前托起,并限制胸廓运动。右手掌平放于脐部,与左肋弓大致成垂直方向,配合呼吸,如同触诊肝脏一样,迎触脾尖,直至脾缘或左肋缘。在脾轻度肿大而仰卧位不易触到时,可嘱患者取右侧卧位,右下肢伸直,左下肢屈曲,此时用双手触诊则容易触到脾脏(图 3-67)。

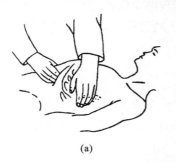
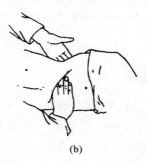

(a)　　　　　　　　　　　　　(b)

图 3-67　脾脏触诊示意图

2. 脾肿大的分度及临床意义　正常脾脏在肋缘下不能触及。脾肿大可分为轻、中、高三度。

（1）轻度　深吸气时，脾下缘不超过肋下2 cm。见于急慢性肝炎、伤寒、亚急性心内膜炎及败血症等，质地多较柔软，治愈后多可恢复正常。

（2）中度　脾下缘超过肋下2 cm，但不超过脐水平线。见于肝硬化、慢性淋巴细胞性白血病，质地一般较硬。

（3）高度（巨脾）　脾下缘超过脐水平线或向右超过前正中线。表面光滑者见于血吸虫病、慢性粒细胞性白血病等，表面有结节见于淋巴瘤和恶性组织细胞病。

知识链接

脾肿大的测量与记录方法

脾脏轻度肿大时只作第Ⅰ线测量，脾脏明显肿大时应加测第Ⅱ线和第Ⅲ线，其距离均以厘米表示。

第Ⅰ线测量（又称甲乙线）：左锁骨中线与左肋缘交点至脾下缘的距离。

第Ⅱ线测量（又称甲丙线）：左锁骨中线与左肋缘交点至脾脏最远点的距离。

第Ⅲ线测量（又称丁戊线）：脾右缘与前正中线的最大距离。

若脾脏高度肿大向右超过前正中线，第Ⅲ线测量以"＋"表示，若未超过前正中线，则以"－"表示。

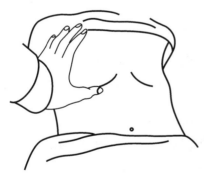

图 3-68　Murphy 征检查法示意图

（七）胆囊触诊

可用单手滑行触诊法或钩指触诊法，与肝脏触诊要领相同。正常时胆囊不能触及。胆囊肿大时可在右肋下、腹直肌外缘处触到一梨形或卵圆形肿物，常见于急性胆囊炎、胆囊结石或胆囊癌。

胆囊触痛征检查方法：评估者左手掌平放于被评估者右胸下部，以拇指指腹勾压于腹直肌外缘与肋弓交界处（胆囊点），然后嘱患者缓慢深吸气，在吸气过程中如因剧烈疼痛而致吸气中止称墨菲征（Murphy 征）阳性，常见于急性胆囊炎（图 3-68）。

护考链接

张某，男，56岁。既往肝炎病史20余年，近2个月腹胀明显，心慌、气短、呼吸困难。查体：面颈部蜘蛛痣3个，腹部膨隆，如蛙腹，液波震颤，脾肋缘下4 cm。

1. 患者脾大的分度为（　　）。

A. 轻度　　B. 中度　　C. 高度　　D. 无肿大　　E. 重度

2. 通过患者的临床表现和体检结果判断，患者的肝炎已转变为（　　）。

A.肝癌　　B.慢性肝炎　　C.急性肝炎　　D.肝脓肿　　E.肝硬化

答案与解析：1.B,2.E,解析参见脾肿大的分度及临床意义。

（八）肾脏触诊

一般用双手触诊法。被评估者仰卧,两腿屈曲并做深呼吸。评估者立于被评估者右侧,以左手掌托住其右腰部向上推起。右手掌平放在右上腹部,手指方向大致平行于右肋缘而稍横向,于被评估者吸气时双手夹触肾,如触到光滑钝圆的脏器,可能为肾下极。触诊左肾时,左手越过患者前方而托住左腰部,右手掌横置于患者左上腹部,依前法双手触诊左肾。正常人肾脏一般不易触及。

当肾脏和输尿管有结石、结核或化脓性炎症时,可在以下相应部位出现压痛点。①季肋点：第10肋骨前端,右侧位置稍低,相当于肾盂位置。②上输尿管点：在脐水平线上腹直肌外缘。③中输尿管点：在髂前上棘水平腹直肌外缘,相当于输尿管第二狭窄处。④肋脊点：背部第12肋骨与脊柱的交角（肋脊角）的顶点。⑤肋腰点：第12肋骨与腰肌外缘的交角（肋腰角）顶点（图3-69）。肋脊点和肋腰点压痛是肾盂肾炎、肾脓肿和肾结核等肾脏炎性疾病的常见体征,季肋点压痛亦提示肾脏病变；上输尿管点或中输尿管点出现压痛,提示输尿管结石、结核或化脓性炎症。

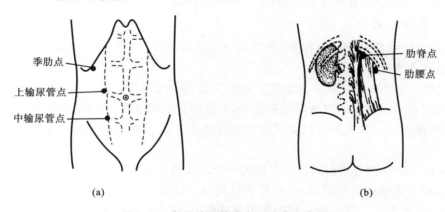

图 3-69　肾及输尿管病变压痛点示意图

（九）膀胱触诊

正常膀胱空虚时隐存于盆腔内,不易触到。膀胱触诊一般采用单手滑行法。在仰卧屈膝的情况下评估者以右手自脐开始向耻骨方向触摸。充盈的膀胱触之有囊性感,不能用手推移,按压时憋胀,有尿意,排尿或导尿后缩小或消失。见于尿道梗阻（如前列腺肥大或前列腺癌）、脊髓病（如截瘫）所致的尿潴留。

附：腹部常见疾病的主要症状和体征

（一）急性阑尾炎

急性阑尾炎是阑尾的急性细菌性感染,为急腹症中最常见的疾病。

1. 症状 典型的早期表现为上腹痛或脐周痛,几小时后转移至右下腹部。发病早期,常伴有恶心、呕吐、便秘及腹泻。

2. 体征 早期在上腹部或脐周有位置不定的压痛,右下腹可不出现压痛。起病数小时后,McBurney 点有显著而固定的压痛和反跳痛。嘱患者取左侧卧位,两腿伸直,当使右腿被动向后过伸时发生右下腹痛,称腰大肌征阳性。患者取仰卧位,用右手压迫左下腹,再用左手挤压近侧结肠,结肠内气体可传至盲肠和阑尾,引起右下腹疼痛者,为结肠充气(Rovsing)征阳性。当阑尾穿孔形成阑尾周围脓肿时,可触及压痛性肿块。

(二)消化性溃疡

胃、十二指肠溃疡是一种常见的消化系统疾病,一般认为胃液的消化作用是溃疡形成的基本因素,故称为消化性溃疡。

1. 症状 慢性、周期性、节律性上腹痛是本病的主要特点,常有餐后腹胀、反酸、嗳气、流涎、恶心、呕吐、食欲不振等伴随症状。

2. 体征 消化性溃疡活动期时,上腹部常有压痛点,与疼痛部位一致,并可在背部第10～12 胸椎旁有压痛,胃溃疡偏左侧,十二指肠偏右侧;缓解期则不明显。

(三)急性腹膜炎

腹膜受到细菌感染或化学物质(如胃液、肠液、胰液、胆汁等)的刺激时,所致的急性炎症,称为急性腹膜炎。

1. 症状 急性弥漫性腹膜炎常见于消化性溃疡穿孔和外伤性胃肠穿孔。多为突发的持续性剧烈腹痛,一般以原发病灶处最显著,常迅速扩展至全腹。在深呼吸、咳嗽和变换体位时疼痛可加重。急性局限性腹膜炎疼痛往往局限于病变脏器的部位。早期常出现恶心与呕吐。

2. 体征 ①急性危重症面容。②腹式呼吸运动减弱或消失。③典型的腹膜炎三联征(腹膜刺激征),即腹壁肌紧张、腹部压痛和反跳痛。溃疡穿孔时可出现板状腹。④叩诊肝浊音界缩小或消失。⑤腹腔内有较多游离液体时,可叩出移动性浊音。⑥听诊肠鸣音减弱或消失。

(四)肠梗阻

肠内容物不能正常运行、顺利通过肠道,称为肠梗阻,是临床上常见的一种急腹症。根据肠梗阻的发展快慢,分为急性和慢性肠梗阻。

1. 症状 肠梗阻由于原因、部位、病变程度及发病急缓不同,可有不同的症状,但其共同的表现是腹痛、呕吐、腹胀和肛门排气及排便停止。

2. 体征 ①患者呈痛苦病容。②视诊发现腹部膨隆,腹式呼吸减弱或消失。③机械性肠梗阻时可见肠型及蠕动波。④触诊发现腹壁紧张,有压痛。绞窄性肠梗阻时有反跳痛。⑤叩诊全腹呈高调鼓音,肝浊音界缩小或消失。⑥绞窄性肠梗阻时腹腔内有渗液,可叩出移动性浊音。⑦听诊肠鸣音明显亢进,呈金属音调。⑧麻痹性肠梗阻时无肠型,肠鸣音减弱或消失。

任务七　肛门、直肠和生殖器评估

案例引导

　　苏某,女,22岁,未婚。因肛门口触及一柔软包块,伴疼痛3天就诊。3天前患者用力排便后,即感肛门剧烈疼痛,并有便后滴血、排便不净感,后常感肛门口疼痛、有分泌物,自触肛门口发现有一蚕豆大小的柔软包块。

　　该患者肛门口包块为何原因所致?如何进行肛门部位的评估?

　　肛门、直肠和生殖器评估是身体评估不可缺少的一部分,在临床实际工作中,往往由于对该项检查的认识不足,部分被评估者不愿接受,故常被忽略。因此,对有评估指征的被评估者应对其说明评估的目的、方法和重要性,使之能接受并配合。

一、肛门、直肠评估

(一)常用体位

1. 左侧卧位　被评估者左腿伸直,右腿向腹部屈曲,臀部移向检查床边缘(图3-70),评估者位于其背面检查,适用于女性或重症患者。

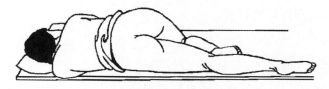

图3-70　左侧卧位

2. 肘膝位　被评估者两肘关节屈曲,胸部俯于床面,双膝关节屈曲成直角跪于检查床上,臀部抬高(图3-71),用于检查前列腺、精囊及乙状结肠和直肠镜检查。

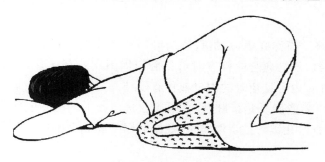

图3-71　肘膝位

3. 截石位　被评估者仰卧于检查台上,臀部抬高,两腿屈曲并外展。适用于重症体弱患者或膀胱直肠窝的检查及直肠双合诊、三合诊。

4. 蹲位 被评估者蹲成排大便时的姿势,屏气向下用力。适用于检查直肠脱出、内痔及直肠息肉等。

> ★ **高频考点**
> 肛门、直肠常见的异常改变。

(二)评估方法

以视诊、触诊为主,辅以内镜检查。检查结果及其病变部位按时钟方向记录,并注明评估所取的体位。肘膝位时肛门后正中点为 12 点钟位,前正中点为 6 点钟位,截石位时则与此恰好相反。

1. 视诊 评估时用手分开被评估者臀部,注意观察肛门、肛周、会阴有无结节、瘘管、肛裂、炎症、皮疹及痔。常见异常有以下几种。

(1)肛裂 肛裂是肛管齿状线以下深达皮肤全层的纵形及梭形裂口或感染性溃疡。检查时肛门常见裂口,触诊时有明显触压痛。患者自觉疼痛,尤其以排便时明显,在排出的粪便周围常附有少许鲜血。

(2)痔 痔是直肠下端黏膜下或肛管边缘皮下静脉丛扩大和曲张所致的静脉团。患者常有大便带血,痔块脱出,疼痛或瘙痒感。痔分为内痔、外痔和混合痔三种:①内痔,位于齿状线以上,表面被直肠下端黏膜所覆盖,在肛门内口可查到柔软的紫红色包块,排便时可突出肛门外;②外痔,位于齿状线以下,表面被肛管皮肤所覆,在肛门外口可见柔软的紫红色包块;③混合痔,是齿状线上、下静脉丛扩张和曲张,其上部被直肠黏膜覆盖,下部被肛管皮肤所覆盖,具有内痔和外痔的特点。

护考链接

邹某,男,28 岁。用力排便后出现肛门剧痛,无便血。查体:肛管皮下有暗紫色肿块,伴触痛。应该考虑为(　　)。

A. 内痔　　B. 外痔　　C. 混合痔　　D. 肛裂　　E. 肛瘘

答案与解析:B,肛门外口可见有触痛的暗紫色肿块是外痔。

(3)肛门直肠瘘 简称肛瘘,是指直肠与肛门周围皮肤相通的瘘管,多为肛管或直肠周围脓肿或结核所致,不易愈合。检查时可见肛门周围皮肤有瘘管开口,有时见脓性分泌物流出,在直肠或肛管内可见瘘管的内口或伴有硬结。

(4)直肠脱垂 直肠脱垂是指肛管、直肠或乙状结肠下端的肠壁部分或全部向外翻而脱出于直肠外。检查时让被评估者取蹲位,观察肛门外有无突出物。必要时可让者屏气做排便动作以利观察。

2. 触诊(直肠指诊)

(1)评估方法 评估者戴手套(或指套),外涂适量润滑液,示指先在被评估者肛门处轻轻按摩,待肛门括约肌松弛后慢慢插入肛门、直肠内。注意肛管及直肠内壁是否光滑,有无触痛、肿块、波动感及触痛。男性还可触诊前列腺及精囊,女性可检查卵巢、子宫、输卵管等,必要时配合双合诊进行检查。

(2)临床意义 触痛剧烈常见于肛裂;触及波动感提示肛门、直肠周围脓肿;触到坚硬、凹凸不平的肿块常见于直肠癌;指诊后指套表面有黏液、血液、脓液,说明有炎症或组织破坏。

护考链接

李某,男,16 岁。肛周右侧皮肤反复破溃、流脓 2 个月。体检发现:距肛门右侧约 3 cm 处有一乳头状突起,挤压时有脓液流出。应考虑为( )。

    A.肛门周围脓肿   B.内痔   C.外痔   D.肛裂   E.肛瘘

答案与解析:E,肛门右侧皮肤上可见肛瘘开口,挤压有脓液流出证实为肛瘘。

二、男性生殖器评估

男性生殖器包括阴茎、阴囊、前列腺、精囊等。评估时被评估者应充分暴露下身,双下肢取外展位,先检查外生殖器(阴茎和阴囊),再检查内生殖器(前列腺和精囊)。

(一)外生殖器

1. 阴茎

(1)大小与形态 正常成人阴茎长 7～10 cm,成人阴茎过小见于垂体功能或性腺功能不全;儿童阴茎过大是性早熟现象,见于促性腺激素过早分泌和睾丸间质细胞瘤。

★ 高频考点
包茎与包皮过长。

(2)包皮 正常成人包皮不掩盖尿道口,翻起后应露出阴茎头。包皮翻起后不能露出尿道外口或阴茎头者称为包茎;包皮长度超过阴茎头,但翻起后能露出尿道口甚或阴茎头者称为包皮过长。包茎或包皮过长易引起尿道外口或阴茎头感染、嵌顿,甚至阴茎癌。

(3)阴茎头与冠状沟 评估时应尽量将包皮上翻暴露阴茎头及阴茎颈,观察其表面色泽,有无充血、水肿、分泌物及结节等。正常人阴茎头与冠状沟应红润、光滑、无红肿及结节。如有硬结并伴有暗红色溃疡、易出血或呈菜花状,应考虑阴茎癌的可能性。

(4)尿道口 评估者用拇指和示指顺着阴茎头的下方向阴茎根稍用力,即可将尿道口分开。正常尿道口黏膜红润、清洁、无分泌物。如出现红肿、分泌物或溃疡及触痛,见于尿道炎症。

2. 阴囊 被评估者取立位或仰卧位,两腿稍分开,评估者将双手拇指置于阴囊前面,其余四指放在阴囊后面,双手同时对比触诊。评估时应注意有无阴囊水肿、溃疡、鞘膜积液,注意睾丸、附睾、精索及被评估者感觉。

(1)阴囊皮肤及外形 正常阴囊皮肤深暗色,多皱褶。视诊时注意观察阴囊皮肤有无皮疹、脱屑等损害,观察阴囊外形有无肿胀、包块。阴囊常见病变如下:①阴囊湿疹:阴囊皮肤增厚呈苔藓样,有小片鳞屑;或皮肤暗红色、糜烂,有大量浆液渗出,常伴有顽固性奇痒。

②阴囊水肿:可为全身性水肿的一部分,也可为局部因素如局部炎症或过敏反应、静脉血或淋巴回流受阻等引起。③阴囊象皮肿:常为丝虫病引起的淋巴管炎或淋巴管阻塞所致。阴囊皮肤粗糙、增厚,如象皮样。④阴囊疝:肠管或肠系膜等腹腔内容物,经腹股沟管下降至阴囊内所形成,表现为一侧或双侧阴囊肿大,触之有囊性感。⑤鞘膜积液:阴囊肿大,触之有水囊样感。

知识链接

阴囊透光试验

评估方法是用不透明的纸片卷成圆筒,一端置于肿大的阴囊部位,对侧阴囊以手电筒照射,从纸筒的另一端观察阴囊透光情况。也可把房间光线调暗,用电筒照射阴囊后观察。透光试验有利于鉴别是鞘膜积液还是阴囊疝或睾丸肿瘤,前者透光试验时阴囊透光呈橙红色均质的半透明状,后者则不透光。

（2）睾丸 睾丸左右各一,椭圆形,表面光滑柔韧,按压稍有痛胀感。检查时两侧对比注意观察睾丸的大小、形状、硬度及有无触压痛等。急性睾丸炎时,睾丸出现急性肿痛,压痛明显。睾丸肿瘤或白血病细胞浸润时,一侧睾丸肿大、质硬并有结节。睾丸慢性肿痛多见于结核。睾丸过小常为先天性或内分泌异常引起,如肥胖性生殖无能症等。睾丸未下降入阴囊内而隐藏在腹腔、腹股沟管内或阴茎根部、会阴部等处,称为隐睾。

（3）附睾 位于睾丸后外侧,是储存精子和促使精子成熟的器官。附睾炎症时可触及附睾肿大,有结节、压痛;若触及无痛结节状的硬块,伴有输精管增粗,多为附睾结核。

（4）精索 位于附睾上方,正常呈柔软的索条状,无压痛。若有挤压痛且局部皮肤红肿多为精索急性炎症;精索触诊有蚯蚓团样感为精索静脉曲张的特征。

（二）内生殖器

1. 前列腺 被评估者取肘膝位。评估者示指戴指套(或手套),并外涂润滑剂,徐徐插入肛门,向腹侧触诊。正常成人前列腺距肛门约 4 cm,质韧而有弹性,左、右两叶之间可触及正中沟。良性前列腺肥大正中沟消失,前列腺肿大、质硬、表面有结节等考虑癌变。

2. 精囊 精囊位于前列腺外上方,正常者柔软、光滑,肛诊一般不易触及。

护考链接

王某,男,66 岁。进行性排尿困难 1 年,夜尿每晚 3～5 次。直肠指诊发现:距肛门约 4 cm 处前列腺肿大,质韧而有弹性,正中沟消失,无触痛、无压痛。应考虑为（ ）。

A.膀胱炎 B.膀胱癌 C.前列腺癌 D.良性前列腺肥大 E.尿道结石

答案与解析:D,良性前列腺肥大时正中沟消失,质韧而有弹性。

三、女性生殖器评估

女性生殖器包括内、外两部分。外生殖器包括阴阜、大阴唇、小阴唇、阴蒂、阴道前庭，内生殖器包括阴道、子宫、输卵管、卵巢。评估时被评估者应排空膀胱，暴露下身，仰卧于检查台上，两腿外展、屈膝（即截石位），评估者戴无菌手套进行检查。女性生殖器评估包括视诊、触诊和阴道窥器检查。一般不常规进行生殖器检查，如有适应证或疑有妇产科疾病时应进行此项检查。

（一）外阴

通过视诊观察阴毛的多少和分布，阴蒂的大小、长短，大小阴唇有无畸形或水肿、炎症、湿疹，观察外阴有无白斑、溃疡、尖锐湿疣、生殖器疱疹、损伤等情况，然后注意评估处女膜是否与婚史、产史相符。

（二）阴道壁和子宫颈

通过窥阴器进行观察，注意黏膜的色泽，正常阴道黏膜是淡红色，柔软、光滑；注意阴道分泌物的量与性状，观察阴道壁有无溃疡、赘生物或瘘管。进一步检查子宫颈，注意子宫颈的位置和方向，正常子宫颈口应朝下、朝后。还要注意子宫颈的大小、黏膜的颜色及有无产伤引起的撕裂。宫颈炎时，子宫颈充血、肥大、糜烂，有时子宫颈管增生，呈红色颗粒状，或变成息肉，质脆易出血。对严重的宫颈炎患者，应警惕癌变。

（三）其他检查

1. 双合诊　双合诊为阴道和腹壁的联合检查（图 3-72）。目的在于扪清阴道、子宫、附件、宫旁结缔组织及盆腔内其他组织有无异常。评估者一手戴消毒手套，食、中二指涂润滑油，然后沿阴道后壁轻轻伸入。先了解阴道深度，有无畸形、瘢痕、肿块和子宫颈穹窿部情况；再了解子宫颈大小、形状、硬度及子宫颈口情况，有无接触性出血。随后将阴道内两指放在子宫颈后方，另一手掌心朝后，手指平放在腹部平脐处，当阴道内手指向上、向前抬举子宫颈时，放在脐部的手指往下、往后按压腹壁，并逐渐往耻骨联合部移动，通过内、外手指同时分别抬举、按压并协调一致，即可触知子宫的位置、大小、形状、硬度、活动度以及有无压痛。扪清子宫后，将阴道两指移向一侧穹窿部，此时另一手从同侧下腹壁髂嵴水平开始，由上往下按压腹壁，与阴道内手指相互对合，以触摸该侧子宫附件处有无肿块、增厚或压痛等。

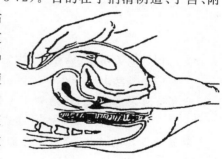

图 3-72　双合诊示意图

2. 三合诊　三合诊为经阴道、直肠、腹部的联合检查。将一手示指伸入阴道，中指伸入直肠，另一手置于下腹部配合检查。可了解后倾后屈子宫的大小，查清子宫后方、盆腔后半部的情况，估计盆腔癌肿浸润盆腔的范围。

3. 直肠-腹部诊　以一手示指伸入直肠，另一手放在下腹部进行检查，适用于未婚女性。

（刘　涛）

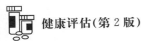

任务八　脊柱与四肢评估

案例引导

　　患者，女，34 岁。间歇性发热、纳差，体温 37.6～39.2 ℃，伴腕关节酸痛 1 个月余。身体评估：头发稀少，口腔有溃疡，左膝关节及右膝关节局部红肿、压痛明显，但无畸形。实验室检查：尿蛋白（＋），血白细胞 $3.7×10^9$/L，血沉 45 mm/h，LE 细胞（－）、抗 sm 抗体（＋）。

　　作为接诊护士该如何对患者做进一步的评估？应重点对身体哪一部分进行评估？

一、脊柱

　　脊柱是维持身体正常姿势（特别是立位）的重要支柱。脊柱由颈椎、胸椎、腰椎、骶椎、尾椎构成，是躯体活动的枢纽，且椎管内有脊髓和神经，对人体的活动和功能非常重要。脊柱评估时以视诊为主，结合触诊和叩诊，了解脊柱弯曲度、有无畸形、活动范围是否受限及有无压痛、叩击痛等。

知识链接

脊柱的体表定位

　　（1）第 7 颈椎（隆椎）的棘突特别长，颈前屈时更为明显。

　　（2）将双上肢垂于体侧时，两肩胛冈内侧连线通过第 3 胸椎的棘突，棘突下缘约平第 3、4 胸椎间隙；两肩胛下角的连线，通过第 7 胸椎棘突，相当于第 8 胸椎椎体。

　　（3）双侧髂嵴最高点的连线，一般通过第 4 腰椎椎体下部或第 4、5 椎体间隙。双侧髂后上棘的连线，通过第 5 腰椎与第 1 骶椎棘突之间。

（一）脊柱弯曲度

　　1. 评估方法　让被评估者脱去上衣，取站立位或坐位，双臂自然下垂，身体稍向前倾，从后面观察脊柱有无侧弯、两肩是否等高或评估者用手指沿脊椎的棘突以适当压力自上而下划压，致皮肤出现一条红色充血痕，用于观察脊柱有无侧弯。从侧面观察脊柱各部形态，了解有无前后突出畸形。

★ 高频考点

脊柱变形、压痛、叩击痛的临床意义。

　　2. 生理性弯曲　正常人直立时从背面观察脊柱无侧弯；从侧面观察脊柱有四个生理弯曲，即颈段、腰段向前凸，胸段、骶段向后凸，呈 S 形。

3. 脊柱病理性变形

（1）脊柱后凸　脊柱过度后弯称为脊柱后凸，也称驼背，多发生于胸段。常见于佝偻病、胸椎结核、强直性脊柱炎、脊柱退行性变、脊柱外伤骨折等（图 3-73）。

（2）脊柱前凸　脊柱过度向前凸，多发于腰段。常见于晚期妊娠、大量腹腔积液、腹腔巨大肿瘤者。

（3）脊柱侧凸　脊柱离开后正中线向左或右偏曲称为脊柱侧凸，可分为姿势性侧凸和器质性侧凸两种。姿势性侧凸无脊柱结构的异常，改变体位可使侧凸得以纠正，常见于儿童发育期坐姿不良、椎间盘脱出所致的坐骨神经痛，一侧下肢明显短于另一侧及脊髓灰质炎后遗症等。改变体位不能使侧凸得以纠正为器质性侧凸，可见于先天性脊柱发育不全、佝偻病、胸膜粘连、慢性胸膜肥厚及肩或胸部畸形等（图 3-74）。

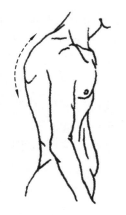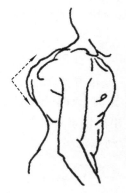

图 3-73　脊柱后凸

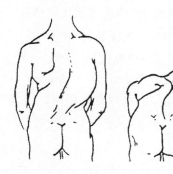

图 3-74　脊柱侧凸

护考链接

青少年脊柱后凸形成特征性的成角畸形，常见于（　　）。

A.椎间盘突出症　B.胸椎结核　C.强直性脊柱炎　D.脊柱外伤　E.佝偻病

答案与解析：B；胸椎结核致椎体破坏、压缩，棘突明显向后凸出，形成特征性的成角畸形。

（二）脊柱活动度

1. 评估方法　让被评估者做前屈、后伸、左右侧弯和旋转等动作，以观察脊柱的活动情况及有无变形。已有脊柱外伤可疑骨折或关节脱位时，应避免活动，以防损伤脊髓。

2. 正常活动度　正常人脊柱有一定的活动度，颈段与腰段活动范围最大，胸段活动范围较小，而骶段几乎不活动。一般情况下，颈椎可前屈 35°～45°，后伸 35°～45°，左右侧弯 45°，旋转 60°～80°。胸椎可前屈 30°，后伸 20°，左右侧弯 20°，旋转 35°。腰椎前屈 75°～90°，后伸 30°，左右侧弯 25°～35°，旋转 30°。但由于年龄、运动训练以及脊柱结构等因素，脊柱活动度的个体差异很大。

3. 活动受限　脊柱各段活动度受限常见于相应脊柱节段肌肉及韧带劳损、脊柱增生性关节炎、结核或肿瘤所致脊柱骨质破坏、脊柱外伤所致骨折或关节脱位等。

(三) 脊柱压痛和叩击痛

1. 脊柱压痛　被评估者取端坐位,身体稍向前倾,评估者以右手拇指自上而下逐个按压脊柱棘突及椎旁肌肉,观察有无压痛。正常者每个棘突及椎旁肌肉均无压痛。若某一部位有压痛,提示压痛部位的脊柱或肌肉可能有病变或损伤。

2. 脊柱叩击痛

(1) 直接叩击法　用叩诊锤或手指直接叩击各个脊柱棘突。

(2) 间接叩击法　嘱被评估者取端坐位,评估者用左手掌面放在被评估者的头顶,右手半握拳以小鱼际肌叩击左手背观察患者有无疼痛(图3-75)。

正常人脊柱无压痛、叩击痛。如脊柱有病变,在受损部位可产生压痛、叩击痛,可见于脊柱结核、骨折及椎间盘突出。压痛表明病变较浅,而叩击痛说明病变深在,如脊柱结核和其他炎症时,叩击痛较压痛明显。

(四) 脊柱特殊检查

1. 瑞-舒测试法　测定脊柱前弯时的伸长率。受试者做立正姿势,以髂嵴为中心,在其上10 cm及下5 cm处各做一个标志,测量两点间距离;再嘱受试者尽量弯腰至最大限度,再以软尺测量两点间距离。正常人弯腰时的两点距离较直立时的15 cm增加4～8 cm(图3-76)。该检查法可对幼年强直性脊柱炎患者进行动态观察。

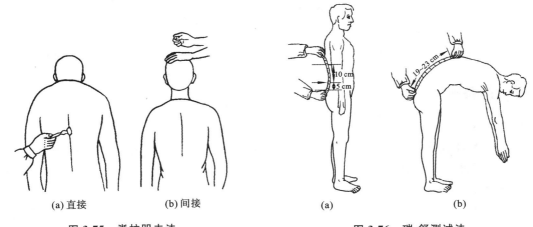

(a) 直接　　(b) 间接

图 3-75　脊柱叩击法

(a)　　(b)

图 3-76　瑞-舒测试法

2. 拾物试验　被评估者站立,嘱其拾起地上物品。腰椎正常者两膝、腰部自然弯曲,俯身将物品拾起。腰椎僵硬者,则蹲下时腰部挺直地用手接近物品,称为拾物试验阳性。多见于腰椎病变如腰椎结核、腰椎间盘突出症、腰肌外伤或炎症(图3-77)。

3. 直腿抬高试验(Lasegue 征)　被评估者仰卧,双下肢伸直,评估者一手置于被评估者的大腿伸侧,另一手托住踝部将下肢抬起,正常人可抬高70°以上(80°～90°)。如抬高不足70°,且伴有下肢后侧(股后肌群)放射性疼痛即为阳性,见于各种原因所致的坐骨神经痛(图3-78)。

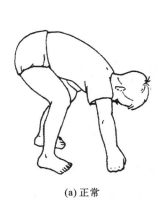
(a) 正常

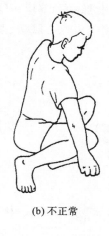
(b) 不正常

图 3-77 拾物试验

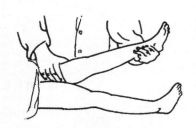

图 3-78 Lasegue 征检查示意图

二、四肢与关节

四肢及关节的评估通常运用视诊与触诊，两者相互配合。四肢评估除大体形态和长度评估外，应以关节评估为主。正常人四肢及关节左右对称，形态正常，无肿胀及压痛，活动不受限。常见异常如下。

（一）形态异常

1. 肢端肥大 软组织、骨骼、韧带均增生与肥大，以致肢端较正常者明显粗大，手指、足趾粗而短，手、足背厚而宽，皮肤粗糙变厚，伴色素沉着，多汗、多毛，为垂体前叶嗜酸性细胞肿瘤和增生所致的生长激素分泌过多引起，见于肢端肥大症与巨人症。

2. 肌肉萎缩 肌肉组织体积缩小，触诊时肌肉松软无力。此为神经营养因素引起，如急性脊髓灰质炎、周围神经损伤等，也可为肌炎或长期肢体废用所引起。

3. 骨折与关节脱位 骨折时可见肢体缩短或变形，骨折部位肿胀、淤血，触诊有压痛；反复活动，有时可触到骨擦感及听到骨擦音。关节脱位时可见肢体位置改变，关节运动受限，不能伸屈、内翻、外展和旋转。

4. 手部异常

（1）匙状指 又称反甲，其特点为指甲中心部凹陷，边缘翘起，呈匙状，病变指甲变薄，表面粗糙有条纹。常为组织缺铁和某些氨基酸代谢障碍所致。常见于缺铁性贫血、高原疾病，偶见于风湿热及甲癣等（图 3-79）。

（2）杵状指（趾） 又称槌状指（趾），表现为手指或足趾末端增生、肥厚而呈杵状膨大。其特点为末端指节明显增宽、增厚，指甲从根部到末端拱形隆起（图 3-80）。常见于慢性缺氧性疾病、代谢障碍及中毒损害,如化脓性肺部疾病(如支气管扩张症、慢性肺脓肿、支气管肺癌等)、慢性阻塞性肺气肿、发绀型先天性心脏病、亚急性感染性心内膜炎等。

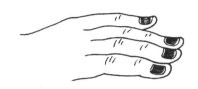

图 3-79　匙状指

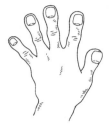

图 3-80　杵状指

(3) 指关节变形　常见的指关节变形如下:①梭形关节:常见于近端指关节增生、肿胀呈梭状畸形,为双侧对称性病变。早期局部有红肿及疼痛,晚期明显强直、活动受限,重者手腕及手指尺侧偏斜、天鹅颈畸形(图 3-81)。见于类风湿性关节炎。②爪形手:手关节呈鸟爪样变形,表现为掌指关节过伸,指间关节屈曲,骨间肌和大小鱼际肌萎缩,见于进行性肌萎缩、脊柱空洞症、麻风等。若第 4、5 指呈爪形,见于尺神经损伤。其他引起指关节畸形还有痛风(图 3-82)、先天性疾病等。

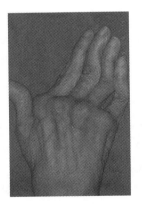

图 3-81　天鹅颈畸形

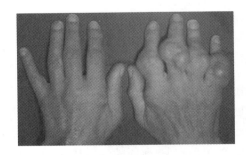

图 3-82　手部痛风石

护考链接

缺铁性贫血可出现下列哪种表现?(　　)
A.杵状指　　B.匙状指　　C.足内、外翻　　D.膝内、外翻　　E.马蹄足
答案与解析:B,匙状指常见于缺铁性贫血。

5. 肩关节变形　正常双肩对称呈弧形,如果肩关节弧形轮廓消失,肩峰突出,称为方肩,常见于肩关节脱位或三角肌萎缩(图 3-83)。

6. 肘关节变形　将被评估者患侧手部放置在头顶上,再嘱被评估者主动伸直肘关节,如不能主动伸直,即为阳性,见于尺骨鹰嘴骨折。

7. 膝关节变形 膝关节如有红、肿、热、痛及运动障碍多为炎症所致,多见于风湿性关节炎活动期、结核性或外伤性关节炎、痛风等。关节腔内有过多液体积聚时,称为关节腔积液。

浮髌试验检查方法:被评估者平卧,肢体伸直放松,评估者左手拇指和其他手指分别固定在肿胀关节上方两侧并加压,使关节腔内的积液不能上下流动,然后用右手示指将髌骨连续向下按压数次,当按压时有髌骨与关节面的碰触感,松开时有髌骨随手浮起感,称为浮髌试验阳性(图 3-84)。若为结核性膝关节腔积液时,有一种如同触及绒垫的柔软感。

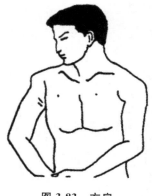

图 3-83 方肩

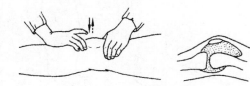

图 3-84 浮髌试验

★ **高频考点**

(1) 浮髌试验的检查目的。

(2) 膝内、外翻畸形。

护考链接 ----------

浮髌试验主要是检查(　　)。

A. 髌骨有无骨折　　　B. 膝关节滑膜炎　　　C. 膝关节腔积液

D. 膝腱反射　　　E. 膝关节活动度

答案与解析:C,浮髌试验主要是检查膝关节腔有无积液。

---

8. 膝内、外翻畸形 正常人双脚并拢直立时,双膝及双内踝均能靠拢。如果双脚的内踝部靠拢时,两膝因双侧胫骨向外弯曲而呈 O 形时,称为膝内翻,又称 O 形腿(图 3-85(a))。当双下肢膝关节靠近时,双侧小腿斜向外方呈 X 形弯曲,使双侧的内踝分离,称为膝外翻,又称 X 形腿(图 3-85(b))。膝内、外翻畸形可见于佝偻病和大骨节病。

9. 足部畸形 正常人当膝关节固定时,足掌可向内翻、外翻各达 35°,复原时足掌、足跟可全面着地。常见足部畸形如下(图 3-86)。

(1) 平跖足 正常人站立时,足的纵弓下方可插入一个手指。若足底变平,直立时足底中部内侧也能着地,称为平跖足,也称扁平足,多为先天性异常。

(2) 马蹄足 站立时仅以前足着地,跟腱有挛缩,常由胫前肌瘫痪引起。

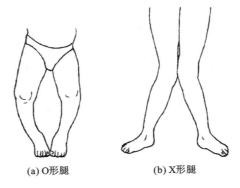

(a) O形腿　　　　　(b) X形腿

图 3-85　膝内、外翻畸形

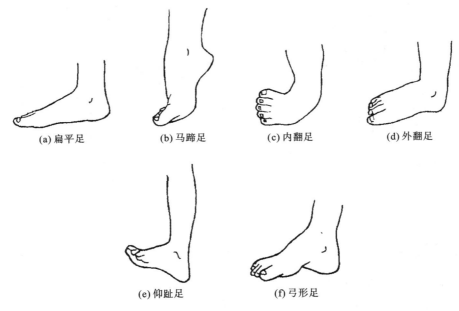

(a)扁平足　　　(b)马蹄足　　　(c)内翻足　　　(d)外翻足

(e)仰趾足　　　　　(f)弓形足

图 3-86　常见足部畸形

（3）内翻足　站立或行走时，仅以足外侧负重，跟骨及跟腱向内侧偏移，垂足常与内翻足合并存在。

（4）外翻足　畸形与内翻足相反，足内侧纵弓下陷，跟骨及跟腱向外侧偏移，足内侧负重，多由胫后肌瘫痪引起。

（5）仰趾足　站立时以足跟负重，有时前足部不能着地。足跟与足前部外形比例改变，足跟代偿性增宽变大，常由腓肠肌及比目鱼肌瘫痪引起。

（6）弓形足　足纵弓增高，跖骨头下垂，足底软组织异常缩短，常继发于脊髓灰质炎的肌肉麻痹及脊柱裂。

（二）功能障碍

关节活动有主动运动和被动运动。主动运动指被评估者用自己的力量活动，能达到的最大范围称为主动关节活动范围。被动运动指用外力使关节活动，能达到的最大范围称被动关节活动范围。

（刘爱平）

任务九　神经系统评估

案例引导

　　患者,女,41 岁。入院前一天下午与他人争吵时突然出现刀劈样剧烈头痛,伴喷射样呕吐 3 次。身体评估:神志清,BP 170/90 mmHg,颈部抵抗,颅神经（一）,眼底未见异常,四肢腱反射迟钝,四肢肌张力对等,肌力 5 级,双侧克氏征（十）,双下肢病理征（一）。腰椎穿刺示脑脊液呈血性,头颅 CT 检查示各脑沟及双侧裂池均见高密度影。

　　脑血管意外的患者会出现哪些体征? 神经系统评估的重点是什么?

一、脑神经评估

　　脑神经共 12 对,其中,第Ⅰ、Ⅱ、Ⅷ对脑神经为感觉神经,第Ⅲ、Ⅳ、Ⅵ、Ⅺ、Ⅻ对脑神经为运动神经,第Ⅴ、Ⅶ、Ⅸ、Ⅹ对脑神经为感觉和运动的混合性神经。

　　（一）嗅神经

　　嗅神经为第Ⅰ对脑神经,嗅神经的评估主要是评估嗅觉。

　　首先询问被评估者有无嗅觉障碍,后嘱患者闭目,并闭塞一侧鼻孔,用盛有带有气味而无刺激性的溶液（如酒、白醋、香水、松节油、薄荷水等）的小瓶或有特殊气味的物品置于另一侧鼻孔下,让被评估者辨别各种气味,并说出是何气味或作出比较。两侧鼻孔分别测试,可了解一侧或双侧嗅觉是否正常等。一侧嗅觉障碍常提示为同侧嗅神经损伤,如创伤、前颅凹占位性病变和脑膜结核等。双侧嗅觉障碍常提示为鼻黏膜病变。

　　（二）视神经

　　视神经为第Ⅱ对脑神经。视神经评估包括视力、视野和眼底检查三部分,是视神经的最基本项目。

　　1. 视力　分别检查两眼远视力和近视力。对视力严重减退者,可让被评估者在一定距离辨认眼前手指数目。若无光感,称完全失明,见于眼疾病所致视神经萎缩、球后视神经炎等。

　　2. 视野　常用的评估方法有手试法和视野计法。用以判断眼球固定不动、正视前方所能看到的最大空间范围。

　　（1）手试法简单实用,临床上常用于观察视野有无缺损。常见视野缺损有单盲、偏盲和象限盲,提示为视网膜、视神经、视交叉、视束和视中枢的病变（图 3-87）。

　　（2）视野计法较为精确,一般在手试法检查有异常时再作此法检查。

　　3. 眼底检查　用以观察视神经乳头、视网膜血管和视网膜,了解有无视网膜、颅内、视

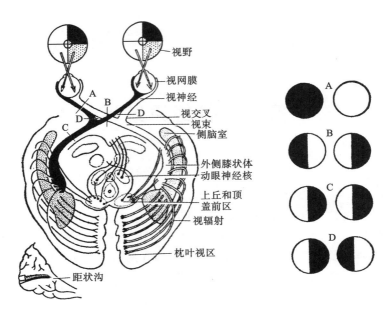

图 3-87　各种视野缺损

神经及血管病变等。此检查须借助检眼镜才能看到。

（三）动眼神经、滑车神经和外展神经

动眼神经、滑车神经和外展神经分别为第Ⅲ、Ⅳ、Ⅵ对脑神经。此3对脑神经共同管理眼肌运动，合称眼球运动神经，可同时检查。

1. 外观　注意有无上睑下垂，双侧眼裂是否对称，眼球有无偏斜、凸起、内陷等。

2. 眼球运动　评估者置目标物（棉签或手指尖）于被评估者眼前30～40 cm处，嘱被评估者固定头部，眼球随目标方向移动，一般按左→左上→左下，右→右上→右下6个方向的顺序进行。注意观察眼球运动有无受限。

（四）三叉神经

三叉神经为第Ⅴ对脑神经，是混合性神经。具有运动与感觉两种功能，以管理头面部感觉为主。

1. 感觉功能　三叉神经感觉纤维分布在面部皮肤及眼、鼻和口腔黏膜。评估时分别用针、棉花束和盛有冷热水的试管检测面部的痛觉、触觉和温度觉，并随时询问被评估者是否有感觉减退、消失或过敏，同时进行内外、上下、左右对比，确定出感觉障碍区域。

2. 运动功能　运动功能受三叉神经运动纤维支配。评估时先观察双侧颞肌及咀嚼肌有无萎缩，然后嘱被评估者用力做咀嚼动作，同时以双手触按被评估者咀嚼肌，以对比双侧肌力强弱，最后嘱被评估者做张口运动，以上、下门齿中缝为标准，观察张口时下颌有无偏斜。

3. 下颌反射　被评估者轻启下颌，评估者以左手拇指轻置于下颌齿列上，右手执槌轻叩拇指，观察有无反射及其强弱程度。

（五）面神经

面神经为第Ⅶ对脑神经，为混合性神经，以支配面部表情肌运动为主，其他尚有管理舌前 2/3 的味觉纤维等。

1. 运动功能　首先观察被评估者双侧的额纹、眼裂、鼻唇沟和口角是否对称,再嘱被评估者做皱额、皱眉、闭眼、露齿、鼓腮和吹哨等动作,观察有无瘫痪及是否对称。一侧面神经周围性(核或核下性)损害时,患侧额纹减少、眼裂较大、鼻唇沟变浅,不能皱额、闭眼,露齿时口角歪向健侧,鼓腮及吹口哨时患侧漏气。

2. 味觉检查　嘱被评估者伸舌,评估者以棉签蘸取少量有味觉的溶液(如醋、盐、糖、奎宁),轻擦于被评估者一侧的舌前部,然后嘱其用手指出事先写在纸上的甜、咸、酸三个字之一。其间不能讲话、不能缩舌、不能吞咽,每测试过一种溶液需用温水漱口,并分别检查两侧以对照。

(六)位听神经

位听神经为第Ⅷ对脑神经。为一对单纯性感觉神经,其包括耳蜗神经和前庭神经两部分。前者主要检查听力,后者主要检查前庭功能。

1. 听力　检查听觉除用对话、听表音等方法外,一般应用音叉测验,这是鉴别传导性聋和神经性聋的标准方法。可先用粗测听力的方法,嘱被评估者闭眼,用手掩住另一侧耳道,评估者持机械手表,自 1 m 以外逐渐移近至被评估者的耳部,直到被评估者听到声音为止,测其距离。正常人一般在 1 m 可闻及声音。

2. 前庭功能　损害时产生眩晕、呕吐、眼球震颤和平衡失调等。

(七)舌咽神经、迷走神经

舌咽神经、迷走神经分别为第Ⅸ、Ⅹ对脑神经,均为混合性神经,共同支配腭、咽和喉的感觉和运动功能。舌咽神经还传导舌后 1/3 的味觉。检查时注意被评估者有无声音嘶哑、鼻音及吞咽困难。

(八)副神经

副神经为第Ⅺ对脑神经。为一对单纯运动神经,支配双侧胸锁乳突肌和斜方肌。嘱被评估者做耸肩及转颈运动,并比较两侧肌力。副神经受损时,可出现一侧异常,表现为向对侧转头及患侧耸肩无力。

(九)舌下神经

舌下神经为第Ⅻ对脑神经。为单纯运动神经,支配同侧所有舌肌。评估时先观察舌在口腔内有无舌肌萎缩及肌束颤动。然后嘱被评估者伸舌,观察有无偏斜。

二、运动系统评估

(一)肌营养

观察和比较双侧对称部位的肌肉有无萎缩及假性肥大。必要时用软尺测量两侧肢体同一部位的周径。肌萎缩主要见于下运动神经元损害及肌肉疾病,如脊髓前角灰质炎、进行性肌营养不良。假性肥大常见于进行性肌营养不良。

(二)肌张力

肌张力指肌肉松弛状态下做被动运动时所感到的阻力,或触摸肌肉时的硬度。

评估方法：触摸被评估者肌肉的硬度及被动屈伸其肢体时感知其阻力来判断，以手指捏拿肌肉，感受肌肉的弹力；以手扶住关节，另一手抓住肢体远端做屈伸的被动运动，注意在被动运动中的阻力。

★ 高频考点

(1) 肌张力改变的临床意义。

(2) 肌力的判断。

(3) 中枢性瘫痪和周围性瘫痪的鉴别。

1. 肌张力增高 屈伸被评估者肢体时阻力较高。锥体束病变表现为痉挛性肌张力增高，开始做被动运动时阻力较大，然后迅速减少，称为折刀样肌张力增高；锥体外系病变表现为强直性肌张力增高，做被动运动时阻力始终一样增高，亦称铅管样肌张力增高；如伴有震颤则出现规律而断续的阻力增高，称齿轮样肌张力增高，见于震颤麻痹。

2. 肌张力减弱 做被动运动时阻力减低，或触诊时肌肉松软，表现为关节过伸。见于周围神经病变、脊髓灰质炎、脊髓休克期及小脑病变等。

(三) 肌力

肌力指肢体随意运动时肌肉最大的收缩力。嘱被评估者做肢体屈伸动作，评估者从相反方向测试被评估者对阻力的克服力量，需两侧对比。

1. 肌力的六级分级法

0 级：肌肉完全瘫痪，无任何肌肉收缩。

1 级：有肌肉收缩，但不能产生动作。

2 级：肢体能在床面上移动，但不能抬离床面。

3 级：肢体能抬离床面，但不能抵抗阻力。

4 级：肢体能抵抗阻力，但较正常差。

5 级：正常肌力。

随意运动功能的丧失称瘫痪，表现为自主运动时肌力减退(不完全性瘫痪)或消失(完全性瘫痪)。

2. 瘫痪的性质 上、下运动神经元受损，分别引起中枢性瘫痪和周围性瘫痪(表 3-7)。

表 3-7 中枢性瘫痪和周围性瘫痪的鉴别

中枢性瘫痪(上运动神经元性)	周围性瘫痪(下运动神经元性)
一个以上肢体瘫痪	个别或几个肌群受累
瘫痪肢体无肌萎缩(可因废用引起轻度萎缩)	瘫痪肢体明显萎缩
肌张力痉挛性增高(痉挛性瘫痪或硬瘫)	肌张力减弱(迟缓性瘫痪或软瘫)
深反射亢进	深反射减弱或消失
病理反射(＋)	病理反射(一)

(四) 不随意运动

不随意运动是指随意肌不自主收缩所产生的一些无目的的异常动作，多数为锥体外系病变的表现。

1. 震颤 震颤为两组拮抗肌交替收缩引起的一种肢体摆动动作。临床上最常见的是静止性震颤,即震颤在静止时表现明显,而在做意向动作时减轻或消失,常见于震颤麻痹,也可见于老年性震颤。前者同时伴肌张力增高,而后者通常肌张力不高。

2. 舞蹈样动作 舞蹈样动作为肢体大关节快速、不规则、无目的、不对称的运动,类似舞蹈,睡眠时可减轻或消失。该动作如发生于面部,犹如做鬼脸,多见于儿童期风湿热病变。

3. 手足徐动 手足徐动又称指划动作,为一种手指或脚趾缓慢持续的伸展动作,见于新纹状体病变。

4. 手足搐搦 发作时手足肌肉呈紧张性痉挛,手腕屈曲、手指伸展、指掌关节屈曲、拇指内收靠近掌心并与小指相对,形成"助产士手"。见于低钙血症等。

5. 其他 小震颤为手指的细微震颤,闭目平伸双臂易检出,见于甲状腺功能亢进症等。

★ **高频考点**
共济运动常用的评估方法。

（五）共济运动

共济运动主要评估小脑的功能。机体任何动作的完成均依赖于某组肌群协调一致的运动,称共济运动。这种协调除锥体系参与外,主要靠小脑的功能,其他还有前庭神经、视神经、深感觉及锥体外系均参与协调。常用的评估方法如下。

1. 指鼻试验 嘱被评估者手臂伸直、外旋,然后用伸直的示指指尖反复触及自己的鼻尖,先睁眼后闭眼,先慢后快,并左、右两侧比较。小脑半球病变时同侧指鼻不准;若睁眼准确,闭眼时出现障碍则为感觉性共济失调。

2. 对指试验 被评估者张开双上肢,使双手示指由远而近互碰指尖,观察动作是否准确。

3. 轮替动作 嘱被评估者伸直手掌并以前臂反复做快速旋前、旋后动作。共济失调者动作缓慢、不协调。

4. 跟-膝-胫试验 先让被评估者仰卧,将一侧下肢伸直抬起,然后将足跟置于对侧下肢的膝盖上,并将足跟沿胫骨前缘直线下移至足背。观察完成动作是否协调及完成动作是否困难。小脑损害时动作不准,感觉性共济失调者闭眼时常难以寻找到膝盖。

5. 闭目难立征 又称 Romberg 征。嘱被评估者双足并拢直立,两臂向前平伸,先睁眼后闭眼。正常人睁、闭眼均能保持姿势,若出现躯干摇晃或倾斜不稳称阳性,均提示为共济失调;睁眼、闭眼均为阳性,闭眼更明显,提示为小脑病变;睁眼阴性,闭眼阳性,提示为感觉性共济失调,常见于脊髓后索病变。

护考链接

下列哪项不属于共济运动的检查？（　　）

A.指鼻试验　B.跟-膝-胫试验　C.轮替动作　D.卧立位试验　E.Romberg 征

答案与解析:D,卧立位试验属自主神经功能检查。

三、感觉系统评估

感觉系统评估时,被评估者必须意识清晰、精神状态正常、合作,应向被评估者说明评估的目的和方法,以取得配合。

(一)浅感觉

浅感觉检查为临床上感觉评估最常用的方法,临床上常用痛觉、温度觉和触觉 3 个方面的检查。

1. 痛觉 被评估者应闭目接受测试,以免主观或暗示。通常用大头针的针尖轻刺被评估者皮肤,询问被评估者有无疼痛的感觉,并左右、远近端对比。

2. 温度觉 用盛有热水(40～50 ℃)或冷水(5 ℃～10 ℃)的试管交替接触被评估者皮肤,然后嘱其说出冷或热的感觉。温度觉障碍见于脊髓侧索损害。

3. 触觉 用棉签头上拉出的纤毛或软纸片轻触被评估者的皮肤或黏膜,询问有无感觉,并对比。触觉障碍见于脊髓后索病损。

(二)深感觉

深感觉检查是测试肌肉、肌腱和关节等深部组织的感觉,临床上常用运动觉、位置觉和震动觉 3 个方面的检查。深感觉障碍常见于脊髓后索病变。

1. 运动觉 嘱被评估者闭目,评估者轻轻夹住被评估者的手指或足趾的两侧,做上下运动,然后固定于某一位置。请被评估者说出是第几个手指或足趾,并说出运动方向。

2. 位置觉 嘱被评估者闭目,将其肢体摆成某一姿势,然后请被评估者描述该姿势或用对侧肢体模仿。位置觉障碍见于脊髓后索损害。

3. 震动觉 用振动的音叉柄置于骨隆起处(内外踝、手指、尺骨茎突、鹰嘴、桡骨小头、脊柱等),询问有无震动感,并两侧对比,判断有无差别。震动觉障碍见于脊髓后索损害。

(三)复合觉

复合觉是经过大脑皮层的分析、综合和判断来完成的,又称皮层感觉。深、浅感觉检查正常时才检查复合觉。常用的有皮肤定位觉、两点辨别觉、图形觉和实体觉等。评估时也均需闭目,并两侧对比。复合觉障碍为皮层病变的特征,但皮层感觉区分布较广,一般病变仅损及部分区域,故常表现为对侧上肢或下肢感觉障碍。

1. 皮肤定位觉 这是测定触觉定位能力的检查。评估者的手指或棉签轻触被评估者皮肤某一处,让被评估者指出被触部位。

2. 两点辨别觉 以钝角分规两脚分开一定距离接触被评估者皮肤,如感觉为两点,则缩小其间距,直至感觉为一点为止,再测量分规两脚之间距离。身体各部对感觉灵敏度不同,以舌尖、鼻端、手指最明显,四肢近端和躯干最差。正常人指尖为 2～8 mm,手背为 2～3 cm,躯干为 6～7 cm。如触觉正常而两点辨别觉障碍,见于顶叶疾病。

3. 图形觉 嘱被评估者闭目,然后在其皮肤上画简单几何图形或写简单数字,请其说出。若发生障碍见于丘脑水平以上病损。

4. 实体觉 令被评估者用单手触摸生活中的常用物品,如钥匙、钢笔、硬币等,然后说出物品形状和名称。检查时应先测患侧。

四、神经反射评估

神经反射是以反射弧来完成的,反射弧包括感受器、传入神经、中枢、传出神经和效应器,反射弧中任何一环节病变都可影响反射,使其减弱或消失。反射又受高级神经中枢的控制,如锥体束以上的病变可使深反射活动失去抑制而出现反射亢进。神经反射评估时必须左、右两侧对比,两侧不对称时临床意义较大。神经反射评估一般包括浅反射、深反射、病理反射和脑膜刺激征等。

★ **高频考点**
(1)神经反射评估的内容。
(2)浅、深反射增强或减弱的临床意义。

(一)浅反射

浅反射是刺激皮肤、黏膜、角膜等引起肌肉快速收缩的反应。临床上浅反射消失或减弱见于反射弧受损的周围神经病和锥体束受损。浅反射包括以下内容。

1. 角膜反射 嘱被评估者眼睛向内上注视,评估者用蘸湿的棉签毛由外侧向内侧轻触角膜外缘,被刺激一侧眼睑即刻闭合,称为直接角膜反射;受试对侧的眼睑也闭合称为间接角膜反射。角膜反射的感受器为一侧角膜,传入神经为同侧三叉神经眼支,中枢为桥脑,通过双侧面神经支配眼轮匝肌,引起双侧眼睑闭合。

凡直接角膜反射与间接角膜反射均消失者为三叉神经病变(传入障碍);如直接角膜反射消失,间接角膜反射存在,为同侧面神经麻痹(传出障碍)。深昏迷患者两侧角膜反射均消失。

2. 腹壁反射 嘱被评估者仰卧,双下肢稍屈,使腹肌松弛,然后用钝头竹签分别沿肋缘下(胸髓 7～8 节)、平脐(胸髓 9～10 节)和腹股沟上(胸髓 11～12 节)三个部位,由外向内轻而快地划过一侧皮肤(图 3-88)。正常反应是同侧腹肌收缩。双侧上、中、下腹壁反射均消失见于昏迷和急性腹膜炎患者;上、中、下部分腹壁反射消失分别见于不同平面的胸髓病损;单侧腹壁反射全消失见于同侧锥体束病损。但肥胖者或经产妇腹壁反射可引不出。

3. 提睾反射 嘱被评估者仰卧,双下肢稍屈,使腹肌松弛,用钝头竹签由下而上轻划股内侧上方皮肤,正常可引起同侧提睾肌收缩,同侧睾丸上提(图 3-88)。反射中枢位于腰髓 1～2 节。昏迷患者双侧提睾反射消失,一侧减弱或消失见于锥体束损害。但局部病变如腹股沟斜疝、阴囊水肿、睾丸炎等也可影响提睾反射。

4. 跖反射 嘱被评估者仰卧,下肢伸直,评估者手持其踝部,用钝头竹签自足底外侧方由后向前划至小趾掌跖关节处再转向拇趾侧。正常反应为足趾跖屈(图 3-89)。

(二)深反射

1. 深反射分类 刺激骨膜、肌腱引起的反射是通过深部感受器来完成的,称为深反射,又称为腱反射。

(1)肱二头肌反射 被评估者取坐位或卧位,评估者左手托起被评估者肘关节并将拇指置于被评估者肱二头肌肌腱上(坐位),或将左手中指置于被评估者肱二头肌肌腱上(卧位),右手持叩诊锤叩击自己的拇指或中指指甲。正常反射为肱二头肌收缩,前臂快速屈

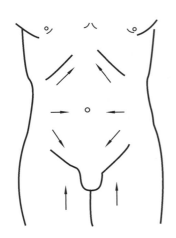

图 3-88 腹壁反射、提睾反射

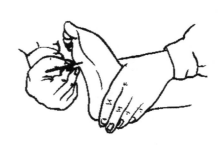

图 3-89 跖反射

曲。反射中枢位于颈髓 5～6 节(图 3-90)。

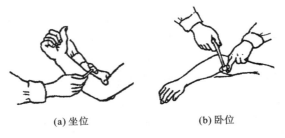

(a)坐位　　　　　(b)卧位

图 3-90 肱二头肌反射检查法

(2)肱三头肌反射　被评估者上臂外展,肘部半屈,评估者的左手托持其上臂,右手持叩诊锤叩击尺骨鹰嘴上方的肱三头肌肌腱。正常反射为肱三头肌收缩而前臂稍伸展。反射中枢为颈髓 7～8 节(图 3-91)。

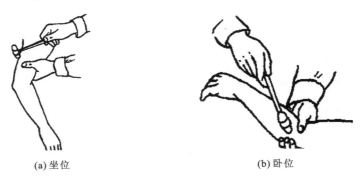

(a)坐位　　　　　(b)卧位

图 3-91 肱三头肌反射检查法

(3)膝腱反射　坐位检查时,嘱被评估者小腿自然下垂放松,与大腿约成 90°角;卧位时,评估者的左手托起被评估者两膝关节使小腿与大腿约成 120°角,然后右手持叩诊锤叩击髌骨下方的股四头肌肌腱。正常反射为股四头肌收缩而致小腿前伸。反射中枢位于腰髓 2～4 节(图 3-92)。

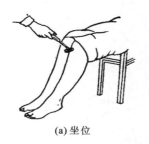
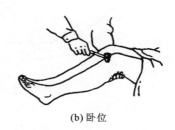

(a) 坐位　　　　　　　　(b) 卧位

图 3-92　膝反射检查法

（4）跟腱反射　嘱被评估者仰卧，膝部屈曲约 90°并外展，下肢取外旋外展位，评估者的左手使其足部背屈约 90°，然后叩击跟腱；或被评估者跪于床边，叩击跟腱。正常反射为腓肠肌收缩而致足跖屈。反射中枢位于骶髓 1～2 节（图 3-93）。

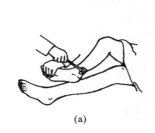
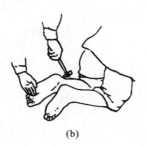

(a)　　　　　　　　　　(b)

图 3-93　跟腱反射检查法

（5）桡骨骨膜反射　评估者以左手托住被评估者腕部，前臂置于半屈半旋前位，并使腕关节自然下垂，用叩诊锤直接叩击桡骨茎突。正常反应为前臂旋前、屈肘。反射中枢位于颈髓 5～8 节。

护考链接

深反射不包括（　　）。

A.肱二头肌反射　　B.肱三头肌反射　　C.膝反射　　D.提睾反射　　E.跟腱反射

答案与解析：D，提睾反射属浅反射。

2）深反射合并痉挛　深反射双侧对称性的增强或减弱有时并不一定表示病理情况；而双侧不对称性变化，常提示一侧有病变。深反射减弱或消失常见于下运动神经元病变、肌肉疾病、深昏迷或脊髓休克期。深反射亢进为上运动神经元病变的重要体征。异常亢进的深反射常合并持久性的痉挛，即用一持续力量使被检查的肌肉处于紧张状态，则该反射所涉及的肌肉会发生节律性收缩，临床上常见的如下。

（1）髌阵挛　嘱被评估者仰卧，下肢伸直，评估者用手指捏住其髌骨上缘上下活动几次后突然持续用力向下推动，髌骨发生连续性上、下颤动称为髌阵挛阳性（图 3-94）。

（2）踝阵挛　嘱被评估者仰卧，评估者的一手托住被评估者腘窝，以另一手握其足前部，将足部踝关节背屈几次后突然持续用力使其背屈，小腿三头肌发生节律性收缩而致足

健康评估（第 2 版）························· ▪ •194•

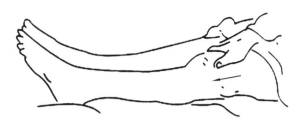

图 3-94　髌阵挛检查法

部呈现交替性屈伸动作，称为踝阵挛阳性（图 3-95）。

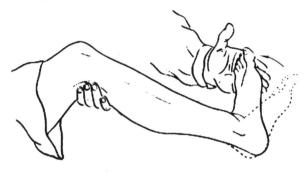

图 3-95　踝阵挛检查法

（三）病理反射

锥体束受损时，大脑失去了对脑干和脊髓的抑制作用而出现的异常反射，称为病理反射。1 岁半以内的婴幼儿由于锥体束发育未完善，可出现这种反射，但不属于病理反射。临床上把浅反射减弱或消失、深反射增强或亢进、病理反射阳性称为锥体束征。

1. 霍夫曼（Hoffmann）征　评估者用左手持被评估者腕关节上方，使其腕关节稍背伸，右手以中指及食指夹持被评估者中指第二指节，稍向上提拉，同时用拇指向下迅速弹刮被评估者中指指甲。由于中指深屈肌受到牵引而引起拇指及其他三指轻微掌屈反应，称为 Hoffmann 征阳性（图 3-96）。此为上肢锥体束征，多见于颈髓病变。通常认为是病理反射，但也有认为是深反射亢进的表现。

2. 巴宾斯基（Babinski）征　检查方法同跖反射。阳性反应为踇趾缓慢背伸，伴有其余足趾呈扇形散开。这是最早出现的病理反射，见于锥体束受损（图 3-97）。

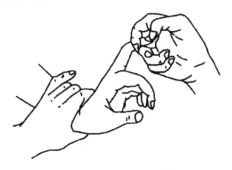

图 3-96　Hoffmann 征检查法

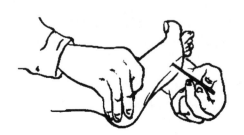

图 3-97　Babinski 征检查法

3. 查多克（Chaddock）征 用钝头竹签在足背外侧由外踝下方划至趾跖关节处再转向内侧（图 3-98）。阳性表现同 Babinski 征。

4. 奥本海姆（Oppenheim）征 用拇指和示指在胫骨前缘自上而下滑压（图 3-99）。阳性表现同 Babinski 征。

5. 戈登（Gordon）征 用手捏压腓肠肌。其阳性表现与临床意义均与 Babinski 征相同（图 3-100）。

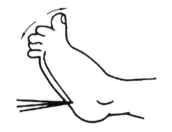
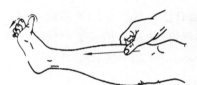
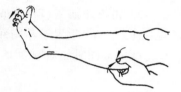

图 3-98　Chaddock 征检查法　　图 3-99　Oppenheim 征检查法　　图 3-100　Gordon 征检查法

护考链接

巴宾斯基征阳性的典型表现为（　　）。

A. 脚趾均背屈　　　B. 脚趾均跖屈　　　C. 脚趾均不动

D. 下肢迅速回收　　E. 蹬趾背屈，其他各趾散开

答案与解析：E，巴宾斯基征阳性的表现是蹬趾背屈，其余足趾呈扇形分开。

（四）脑膜刺激征

当脑膜或附近病变波及脑膜时，可刺激脊神经根，使相应的肌群发生痉挛，当牵涉这些肌肉时，被评估者可出现防御反应，这种现象称为脑膜刺激征，深昏迷时可消失。脑膜刺激征见于各种脑膜炎、蛛网膜下腔出血和颅内压增高等情况。

1. 颈项强直 嘱被评估者去枕仰卧，颈部放松，双下肢伸直，评估者以左手托其后枕部，右手置于被评估者胸前对其做屈颈动作。被动屈颈时如抵抗力增加，下颌不能贴近前胸且有阻力时，提示颈强直。

2. 克尼格（Kernig）征 嘱被评估者仰卧，一侧肢体伸直，评估者将其另一侧肢体髋关节、膝关节屈曲成直角，一手置于被评估者膝部，另一手置于被评估者踝部，并将其小腿抬高。正常人膝关节可伸达 135°以上，如伸膝受限且伴疼痛与屈肌痉挛则为 Kernig 征阳性

(图 3-101)。

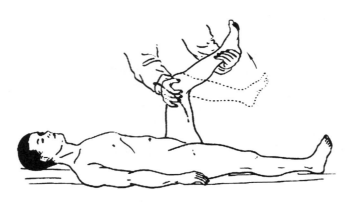

图 3-101　Kernig 征检查法

3. 布鲁津斯基(Brudzinski)征　嘱被评估者仰卧,下肢自然伸直,评估者以一手托住其后枕部,另一手置于其胸部,然后使被评估者头颈前屈。若在头颈前屈时出现双侧髋关节与膝关节同时屈曲则为 Brudzinski 征阳性(图 3-102)。

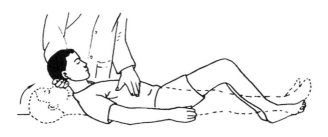

图 3-102　Brudzinski 征检查法

护考链接 ---------------------------------

患者,男,45 岁。体力劳动时突然出现剧烈头痛、呕吐。检查:颈强直(＋＋＋),Kernig 征(＋)。最可能的诊断是(　　)。

A.脑膜炎　B.小脑出血　C.内囊出血　D.脑干出血　E.蛛网膜下腔出血

答案与解析:E,患者劳动时出现剧烈头痛、呕吐,并有脑膜刺激征,符合蛛网膜下腔出血的特点。

五、自主神经功能评估

自主神经分为交感和副交感两个系统,主要功能是调节内脏、血管、竖毛肌与腺体等活动。大部分内脏接受交感和副交感神经纤维的双重支配,在大脑皮质的调节下,协调整个机体内、外环境的平衡。临床上常用的评估方法如下。

（一）眼心反射

压迫眼球数十秒钟后可使迷走神经兴奋性增高,从而使心率减慢,称为眼心反射。

嘱被评估者仰卧、双眼自然闭合,计数其 1 min 脉搏,然后评估者用左手中指、示指分别置于被评估者眼球两侧,并逐渐加压,以被评估者不痛为限,加压 20～30 s 后计数脉率。正常人可较压迫前减少 10～12 次/分,超过 12 次/分提示为副交感神经兴奋性增强;如压迫后不但不减慢反而加速,则提示为交感神经兴奋性增强。

(二)卧立试验

分别于被评估者平卧和直立时计数 1 min 脉搏。由平卧到直立时脉搏增加超过 10 次/分为交感神经兴奋性增强;由直立到平卧时脉搏减少超过 10 次/分为副交感神经兴奋性增强。

(三)皮肤划纹试验

用钝头竹签在皮肤上适度加压画一条线,数秒钟后,皮肤先出现白色划痕,高出皮面,后渐转为红色,属正常反应。如白色划痕持续时间超过 5 min,提示交感神经兴奋性增强;如红色划痕迅速出现、明显增宽甚至隆起,且持续时间延长,提示副交感神经兴奋性增强。

(尹红星)

项目小结

身体评估是评估者运用自己的感觉器官或借助简单的辅助工具来客观了解和评估被评估者身体健康状况的最基本方法,是被评估者的客观资料的主要来源,是护理诊断的重要依据。身体评估所运用的视、触、叩、听、嗅诊评估方法是护士必须掌握的临床基本技能。身体评估的内容包括身体评估的基本方法、一般评估、头面部评估等九个任务。评估要按一定的顺序进行,尤其是对初学的护生来说,通常先评估一般状态、皮肤黏膜及浅表淋巴结,然后依次评估头、颈、胸、腹、脊柱、四肢、神经系统,以避免重复和遗漏。对有肛门、直肠和生殖器评估指征的患者,需要进行相应的评估。各部位评估的内容虽各不相同,但其方法和原则基本一致。面对具体患者时,应在全面系统、井然有序的评估基础上有所侧重,最大限度地减少患者的不适和不必要的体位变化,并方便操作者,保证评估的效率和速度。要想掌握身体评估的核心内容,必须抓住实践教学的有限时间,认真、踏实练习,并且需要在以后的护理临床工作中反复实践、总结。

情景测试题

以下案例,每个案例有若干个问题,每个问题下面设 A、B、C、D、E 五个备选答案。在每个问题的 A、B、C、D、E 五个备选答案中选择一个最佳答案。

(1～3 题共用题干)

患者,女,45 岁。因"风湿性心脏病、心房颤动"入院,主诉心悸、头晕、胸闷、四肢乏力,护士为其诊脉时发现脉搏细速、不规则,同一单位时间内心率大于脉率,听诊心率快慢不一,心律完全不规则,心音强弱不等。

1. 此脉搏称为（　　）。

A. 间歇脉　　　B. 缓脉　　　　　C. 细脉　　　　　D. 洪脉　　　　　E. 细脉

2. 此脉搏属于（　　）。

A. 频率异常　　B. 波形异常　　C. 节律异常　　D. 强弱异常　　E. 动脉壁弹性异常

3. 护士为其测量心率、脉率的正确方法是（　　）。

A. 先测心率，再在右侧测脉率

B. 先测心率，再在左侧测脉率

C. 一人同时测心率和脉率，共测 1 min

D. 一人听心率，一人在右侧测脉率，同时测 1 min

E. 一人听心率，一人在左侧测脉率，同时测 1 min

（4～6 题共用题干）

患者，男，47 岁。因误服大量巴比妥类药物入院。住院期间，患者呼吸呈周期性变化：呼吸由浅慢逐渐变为深快，然后转为浅慢，经过一段时间呼吸暂停，又重复上述变化，其形态如潮水起伏。

4. 该患者的呼吸节律称为（　　）。

A. 陈-施呼吸　　B. 毕奥呼吸　　　C. 浮浅性呼吸　　D. 鼾声呼吸　　　E. 库斯莫尔呼吸

5. 该呼吸节律中呼吸变为深快的主要机制是（　　）。

A. 呼吸中枢兴奋性增强

B. 高度缺氧刺激颈动脉体化学感受器

C. 高度缺氧刺激呼吸中枢，使其兴奋性增强

D. 二氧化碳浓度降低刺激主动脉弓的化学感受器

E. 二氧化碳浓度增高刺激颈动脉体和主动脉弓的化学感受器

6. 一段时间后，患者表现为呼吸和呼吸暂停现象交替出现，在有规律的几次呼吸后，突然停止呼吸，间隔一段时间后，又开始呼吸，如此反复交替出现。此呼吸称为（　　）。

A. 鼾声呼吸　　　B. 毕奥呼吸　　　C. 陈-施呼吸　　　D. 浮浅性呼吸　　E. 库斯莫尔呼吸

（7～9 题共用题干）

患者，女，27 岁。春天游园时突然出现呼气性呼吸困难。查体：胸廓饱满，呼吸运动减弱，双肺叩诊呈过清音，两肺哮鸣音伴呼气延长。

7. 该患者最可能的诊断是（　　）。

A. 支气管异物　　　　　　　　B. 支气管哮喘发作　　　　　　　C. 支气管扩张

D. 气胸　　　　　　　　　　　E. 肺气肿

8. 该患者最可能的诱因是（　　）。

A. 花粉　　　B. 尘螨　　　　C. 动物毛屑　　　D. 病毒感染　　　E. 精神因素

9. 除该患者病情外，肺部叩诊呈过清音还常见于下列哪种病变？（　　）

A. 肺炎　　　B. 肺结核　　　C. 肺不张　　　D. 肺气肿　　　E. 胸腔积液

（10～13 题共用题干）

患者，男，31 岁。自幼好发扁桃体炎，6 年前于劳动时出现呼吸困难，后咳粉红色泡沫痰及出现双下肢水肿，诊断为慢性风湿性心脏病、二尖瓣狭窄及主动脉关闭不全。

10. 患者双下肢水肿的原因是(　　)。

　　A. 左心衰竭　　B. 肾功能衰竭　　C. 肝功能衰竭　　D. 右心衰竭　　E. 细菌感染

11. 在心尖区可听到舒张期杂音,其瓣膜病变是(　　)。

　　A. 肺动脉瓣狭窄　　　　　　B. 主动脉瓣关闭不全　　　　C. 主动脉狭窄

　　D. 二尖瓣关闭不全　　　　　E. 二尖瓣狭窄

12. 以下哪项不属于周围血管征?(　　)

　　A. 脉压增大　　　　　　　　B. 水冲脉　　　　　　　　　C. 颈静脉怒张

　　D. 毛细血管搏动　　　　　　E. 股动脉枪击音

13. 该患者出现周围血管征的原因是(　　)。

　　A. 肺淤血　　B. 脉压增大　　C. 微循环障碍　　D. 大循环淤血　　E. 心力衰竭

(14～16 题共用题干)

苏某,女,45 岁。反复上腹饥饿痛 20 年,近 1 周出现频繁呕吐,呕吐量大,呕吐物为宿食,不含胆汁。护理评估发现胃型,胃蠕动波,胃内振水音。

14. 空腹或餐后多久才是有临床意义的胃内振水音?(　　)

　　A.1～2 h　　　　B.2～3 h　　　　C.2～4 h　　　　D.4～6 h　　　　E.6～8 h

15. 对该患者出现胃型的原因推测,较准确的是(　　)。

　　A. 腹痛　　　　　B. 腹壁菲薄　　　　C. 胃肠麻痹　　　　D. 胃肠道梗阻　　E. 呕吐

16. 该患者频繁呕吐,护士可提出的护理诊断是(　　)。

　　A. 体液过多　　B. 恶心　　　　C. 体液不足　　　D. 呕吐　　　　E. 清理呼吸道无效

(17～21 题共用题干)

王某,女,50 岁。既往有乙肝病史 20 年,近来感腹胀而就诊。护理评估发现:面部见蜘蛛痣 2 个,全腹膨隆,腹肌柔软,移动性浊音阳性。

17. 移动性浊音阳性,提示(　　)。

　　A. 腹腔积液　　B. 腹膜炎　　　C. 肠梗阻　　　　D. 肠胀气　　　E. 腹内积气

18. 不会出现全腹膨隆的是(　　)。

　　A. 腹膜炎　　　B. 妊娠中晚期　　C. 胃肠穿孔　　　D. 胃癌晚期　　E. 门静脉高压

19. 结合病史及临床表现,患者所患疾病是(　　)。

　　A. 肝硬化　　　B. 卵巢囊肿　　　C. 肥胖　　　　　D. 肠穿孔　　　E. 肠梗阻

20. 治疗 1 个月后复查,查体移动性浊音消失。1 年后复查,查体出现液波震颤,提示(　　)。

　　A. 腹腔积液增多　　　　　　B. 腹腔积液减少　　　　　　C. 腹腔积液消失

　　D. 幽门梗阻　　　　　　　　E. 肝包膜炎

21. 1 年后再次入院,腹部查体示压痛、反跳痛阳性,但无呕吐及肛门停止排气、排便,提示(　　)。

　　A. 脾破裂　　　　　　　　　B. 肠穿孔　　　　　　　　　C. 原发性腹膜炎

　　D. 肠梗阻　　　　　　　　　E. 肠粘连

(22～26 题共用题干)

李某,男,40 岁。有胃溃疡病史 5 年。昨日午餐后,突发性上腹部疼痛 2 h,来院急诊。

护理评估:腹平坦,腹肌呈板样强直,全腹压痛、反跳痛,肝浊音界缩小,肠鸣音消失。

22. 患者腹肌呈板样强直,全腹压痛、反跳痛,表明为( )。
    A. 腹部炎症　　B. 胃溃疡　　　C. 肠炎　　　　　D. 腹壁肿物　　E. 腹腔肿物

23. 肝脏叩诊、肝浊音界缩小的原因是( )。
    A. 肝表面覆有气体　　　　　B. 肝肿大　　　　　C. 腹水
    D. 肝癌　　　　　　　　　　E. 肝炎

24. 腹部听诊,肠鸣音消失的原因是( )。
    A. 肠坏死　　　　　　　　　B. 肠梗阻　　　　　C. 肠炎
    D. 剧痛而不敢腹式呼吸　　　E. 炎症刺激而致肠麻痹

25. 经综合分析后,患者极可能是( )。
    A. 急性胰腺炎　　　　　　　B. 肠梗阻　　　　　　C. 阑尾穿孔
    D. 胃溃疡穿孔,腹膜炎　　　E. 胆道蛔虫

26. 当前,患者的首优护理诊断/合作性问题是( )。
    A. 营养失调:低于机体需要量　与禁食有关
    B. 便秘　与肠鸣音消失、炎症刺激肠麻痹有关
    C. 知识缺乏　与缺乏疾病相关知识有关
    D. 体液过多　与穿孔所致腹腔积液有关
    E. 潜在并发症:感染性休克　与胃穿孔及胃内容物、空气进入腹腔引发感染有关

(27~28 题共用题干)

患者,女,48 岁。晚餐后洗衣时突然出现剧烈头痛、恶心、喷射性呕吐,随后意识模糊,被家人送到医院,急行 CT 检查,图像上呈高密度影,脑膜刺激征阳性,无肢体瘫痪,既往体健。

27. 该病的诊断是( )。
    A. 蛛网膜下腔出血　　　　　B. 脑瘤　　　　　　　C. 脑梗死
    D. 脑出血　　　　　　　　　E. 周围性面神经麻痹

28. 该患者还可能出现下列哪项体征?( )
    A. Kernig 征　　　　　　　　B. Babinski 征　　　　　C. Hoffmann 征
    D. Chaddock 征　　　　　　　E. Gordon 征

情景测试题参考答案

1. C　2. C　3. D　4. A　5. B　6. B　7. B　8. A　9. D　10. A　11. E　12. A　13. B
14. E　15. D　16. C　17. A　18. D　19. A　20. A　21. C　22. A　23. A　24. E　25. D
26. E　27. A　28. A

项目四
心电图检查

 项目目标

1. 掌握常规心电图导联的连接方式、心电图的测量方法及临床应用价值。
2. 熟悉正常心电图和常见异常心电图的图形及临床意义。
3. 了解心电图产生的原理及导联轴的相关知识。
4. 学会心电图描记的操作技能、心电图的阅读及分析方法。
5. 能够迅速辨认出心肌梗死、期前收缩、心房颤动及心室颤动和传导阻滞等常见的心电图改变。

任务一　心电图的描记

案例引导

　　张女士,50 岁,公司经理。持续性心前区压榨性疼痛 2 h,面色苍白,出冷汗,烦躁并有濒死感。T 37 ℃,P 104 次/分,R 24 次/分,BP 84/60 mmHg,神志清楚,急性痛苦面容,心脏听诊心音低钝,HR 104 次/分,心律不齐,未闻及杂音。急查心电图示:偶发性室性期前收缩,$V_1 \sim V_6$ 导联 S-T 段弓背向上抬高,可见病理性 Q 波。临床诊断为"冠心病、急性心肌梗死"。
　　你知道临床诊断的最主要依据是什么吗?

一、心电图产生的原理

　　心脏在机械收缩之前先有生物电活动,其电活动过程中产生的微小生物电流可经过身体组织传导至体表各部。用心电图机在体表将心脏产生的这种生物电变化记录下来,描记出的一条上下变化的连续曲线图形即为心电图(electrocardiogram,ECG)。心电图检查是临床上广泛应用的无创性辅助检查,是健康评估的一种重要方法。

知识链接 ·······················•

　　心肌细胞具有兴奋性、自律性、传导性的电生理特性和收缩性的机械特性,心肌的电生理特性是心肌有序而协调收缩的基础。现代心脏电生理学研究表明:心脏的生物电活动产生是由于心肌细胞在除极、复极的动态过程中,细胞膜对细胞膜内外带电离子的选择性定向流动,使细胞膜表面及两侧出现电位变化所致。

•························　　　　　　　　　•

(一)心肌细胞的电位变化

　　当心肌细胞处于静息状态时,细胞膜外排列带正电荷的阳离子,细胞膜内排列带等量负电荷的阴离子,细胞膜内外保持相对恒定的极化状态,细胞膜表面和内外均无电位变化,无电流产生。当心肌细胞某个部位受到刺激(阈刺激)时,心肌细胞开始除极,细胞膜离子通道选择性开放,细胞膜内外电荷进行交换,该部位内负外正的状态逆转为内正外负的状态;此时,已除极部位细胞膜外带负电荷,邻近尚未除极部位的细胞膜外仍带正电荷,两者之间形成一对电偶,沿着除极方向总是电源(正电荷)在前,电穴(负电荷)在后,电流自电源流入电穴。由于除极引起的细胞膜内外电位变化迅速向邻近细胞扩布,很快整个心肌细胞完全除极,均呈内正外负的除极化状态,细胞膜表面和内外暂无电位变化,不产生电流。之后,复极过程开始,先除极的部位先复极,后除极的部位后复极;已复极部位细胞膜外带正电荷,尚未复极部位的细胞膜外仍带负电荷,两者之间也构成一对电偶,沿着复极方向总是电穴(负电荷)在前,电源(正电荷)在后。复极完毕后,整个心肌细胞恢复到静息时内负外正的极化状态,无电位变化,不产生电流。

　　由此可见,心肌细胞只有在除极和复极过程中才有明显的电位变化,即在已除极与未除极、已复极与未复极之间形成电位差,产生电流;而极化状态和除极化状态时无电活动,不产生电流。若用电流计去记录细胞膜外的电变化,无电流时指针不动,描记为一水平线;有电活动时,检测电极面对电源(正电荷),描记出向上的波形;检测电极面对电穴(负电荷),描记出向下的波形。就单个细胞而言,复极过程与除极过程方向一致,但电流方向却相反;检测电极固定,描记出的除极波和复极波方向相反(图4-1)。实际上,临床上心电图检查不是把电极置于心肌细胞膜外,而是置于体表来测定心脏产生的电位变化,心电图检查所描记出的除极波主波方向与复极波方向是一致的。这是因为正常人心室除极是从心内膜向心外膜推进,而复极是从心外膜向心内膜推进的,其机制尚不清楚。

　　(二)心电向量概念

　　1. 向量与心电向量　　物理学上将既有大小又有方向的量称为向量(vector)。向量常用"→"表示,箭头所指方向表示向量的方向,箭杆长度代表向量大小。心肌细胞在除极与复极过程中可形成电偶,电偶两极之间存在着电位差(即电动势),这种电动势既有数量大小,又有方向性(由电穴指向电源),故称之为心电向量。除极、复极时产生的心电向量分别称为除极、复极向量,除极向量的方向与除极方向一致,而复极向量的方向与复极方向相反。

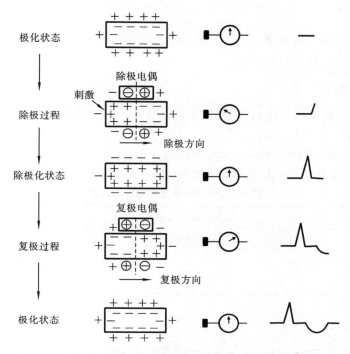

图 4-1 单个心肌细胞电位变化过程以及检测描记波形示意图

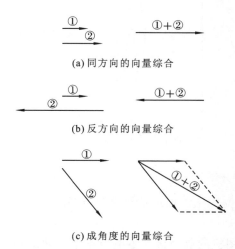

(a) 同方向的向量综合

(b) 反方向的向量综合

(c) 成角度的向量综合

图 4-2 向量综合的方法

2. 综合心电向量与瞬间综合心电向量 单个心肌细胞激动时会产生一个心电向量,多个心肌细胞产生的心电向量总和,则称为综合心电向量。心脏在除极或复极的过程中,每个瞬间都有许多心肌细胞同时发生除极或复极,产生许多大小、方向各不相同的心电向量。若按向量综合法则对心脏激动每一瞬间的众多心电向量进行合成,即可得到该瞬间的综合心电向量。其方法是同方向的向量相加,方向不变;相反方向的向量相减,取较大向量的方向;互成角度的两个向量,则按平行四边形法取其对角线为综合向量(图 4-2)。可以认为,由体表测得的心电变化,乃是全部参与电活动的心肌细胞所产生的电位变化按上述法则综合的结果。

二、心电图的导联体系

心电图导联是指在体表不同部位放置电极,通过导联线与心电图机的正负两极连接,从而将心脏的电活动记录下来的电路连接方法。心电图机实质上是一个精密的电流计,导联就是引导体表心脏生物电流至心电图机的连接方式。电极位置和连接方法不同可组成不同的导联,不同的导联反映心脏不同部位的电位变化。目前临床上应用最为广泛的是国际通用导联体系,即常规 12 导联体系,其中肢体导联 6 个,胸导联 6 个。

★ **高频考点**

（1）国际通用的导联体系。

（2）胸导联正电极的安放位置。

（一）肢体导联

肢体导联的电极放置部位只有 3 个，即右上肢(R)、左上肢(L)和左下肢(F)，通过不同的连接方法组成 6 个导联。

1. 标准导联(standard leads) 又称双极肢体导联，反映两个肢体之间的电位差变化。标准导联有 3 个，分别用Ⅰ、Ⅱ、Ⅲ表示(表 4-1、图 4-3)。

表 4-1　标准导联正负电极的位置

导联名称	正极(检测电极)	负极
Ⅰ	左上肢(L)	右上肢(R)
Ⅱ	左下肢(F)	右上肢(R)
Ⅲ	左下肢(F)	左上肢(L)

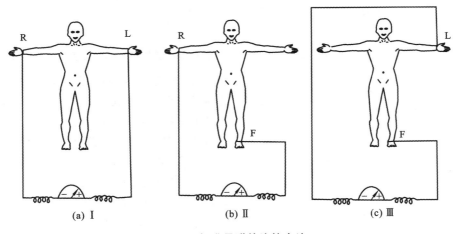

(a) Ⅰ　　　　　　(b) Ⅱ　　　　　　(c) Ⅲ

图 4-3　标准导联的连接方法

2. 加压单极肢体导联 基本上代表检测部位电位变化。加压单极肢体导联有 3 个，用 aVR、aVL、aVF 表示。

为了探查身体某一部位的电位变化，必须使心电图机的负极接在零电位点上。理论和实践均证实，将左上肢、右上肢和左下肢的 3 个电极各通过 5 kΩ 电阻，然后并联起来组成无干电极或称中心电端(central terminal)，该处电位接近零且较稳定。若将心电图机的负极连于中心电端，正极分别连接右上肢、左上肢、左下肢，即构成单极肢体导联 VR、VL、VF，但此种连接的心电图形振幅较小，不便于观测。目前广泛应用的加压单极肢体导联(表 4-2、图 4-4)，其方法是若要描记某一个单极肢体导联心电图时，将该肢体与中心电端的连线断开，使描记的心电图波形不变，振幅增大 50%。

表 4-2 加压单极肢体导联正负电极的位置

导 联 名 称	正极（检测电极）	负 极
aVR	右上肢（R）	左上肢＋左下肢
aVL	左上肢（L）	右上肢＋左下肢
aVF	左下肢（F）	右上肢＋左上肢

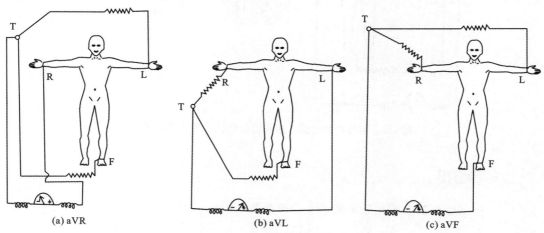

(a) aVR (b) aVL (c) aVF

图 4-4 加压单极肢体导联的连接方法

（二）胸导联

胸导联（chest leads）属单极导联，反映胸壁检测部位的电位变化。常用胸导联有 6 个，包括 $V_1 \sim V_6$（表 4-3、图 4-5）。

表 4-3 胸导联正负电极的位置

导 联 名 称	正极（检测电极）	负 极
V_1	胸骨右缘第 4 肋间	中心电端
V_2	胸骨左缘第 4 肋间	中心电端
V_3	V_2 与 V_4 连线中点	中心电端
V_4	左锁骨中线平第 5 肋间	中心电端
V_5	左腋前线与 V_4 同一水平	中心电端
V_6	左腋中线与 V_4 同一水平	中心电端

在特殊情况下，可按需记录胸导联 $V_7 \sim V_9$，$V_{3R} \sim V_{6R}$。胸导联的负极均与中心电端相连，正极连接部位是 V_7 在左腋后线与 V_4 同一水平，V_8 在左肩胛线与 V_4 同一水平，V_9 在左脊旁线与 V_4 同一水平，$V_{3R} \sim V_{6R}$ 在右胸部与 $V_3 \sim V_6$ 对称处。

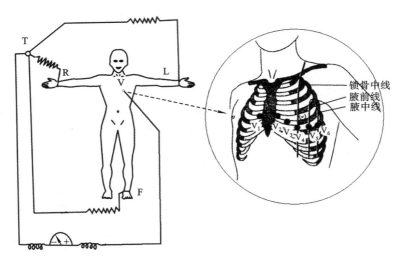

图 4-5　胸导联的连接方法及检测电极体表位置示意图

护考链接

检测电极置于左锁骨中线第 5 肋间的导联为（　　　）。

A. V_1　　　　B. V_2　　　　C. V_3　　　　D. V_4　　　　E. V_5

答案与解析：D，见表 4-3，V_4 正极（检测电极）位于左锁骨中线第 5 肋间。

（三）导联轴

某一导联正负两极之间的假想连线称为该导联的导联轴，方向由负极指向正极。标准导联的 3 条导联轴可以连接成 1 个三角形，若将左上肢（L）、右上肢（R）和左下肢（F）设想为一个以心脏为核心的等边三角形的三个顶点，中心电端位于三角形的中心（零电位点），即构成所谓 Einthoven 三角。标准导联 Ⅰ、Ⅱ、Ⅲ 的导联轴可分别用 RL、RF、LF 表示，加压单极肢体导联 aVR、aVL、aVF 的导联轴可分别用 OR、OL、OF 表示。为便于表明 6 个肢体导联的导联轴之间的关系，将 Ⅰ、Ⅱ、Ⅲ 导联的导联轴分别平行移动，并作 aVR、aVL、aVF 导联轴负极端的延长线，使各导联轴一并通过坐标图的轴中心点，即构成额面六轴系统（图 4-6）。此坐标系用 ±180° 的角度标志，以 Ⅰ 导联正极端为 0°，顺时针方向的角度为正，逆时针方向的角度为负。每条导联轴从中心 O 点分为正负两半，每个导联轴间的夹角为 30°。此对测定额面心电轴以及判断肢体导联心电图波形有很大帮助。

胸导联均以中心电端为中心，检测电极侧为正，其对侧为负，就此构成心前区导联的导联轴系统（图 4-7），对于判断心前区导联心电图波形有一定帮助。

三、心电图的描记方法

（一）心电图机的结构及类型

1. 一般心电图机的基本结构　主要包括电源、导联线、记录纸及记录纸盒、描笔调节

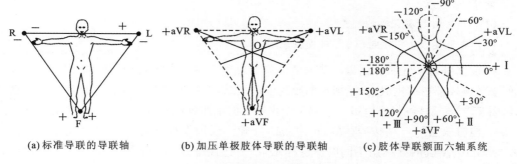

(a) 标准导联的导联轴   (b) 加压单极肢体导联的导联轴   (c) 肢体导联额面六轴系统

图 4-6   肢体导联的导联轴

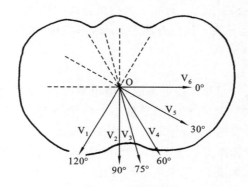

图 4-7   胸导联轴

钮、抗交流电干扰键、滤波键、纸速键(一般有 25 mm/s 与 50 mm/s 两挡)、定标键(有 1/2 mV、1 mV、2 mV 三挡)、导联选择键(12 个常规心电图导联按顺序排列)等。

2. 心电图机的类型   目前临床上常用的心电图机按记录的方式可分为三种,即热笔式、喷墨式和激光矩阵式。热笔式在基层医疗单位最常使用。

(二)常规心电图操作标准

记录符合技术要求的心电图是心电图诊断的前提,也是护士应熟练掌握的基本技能。心电图描记的具体要求:心电图基线稳定,波形清晰,导联正确,无干扰、伪差、基线漂移等。

1. 环境要求   ①室内保持温暖(室温不低于 18 ℃),以免因寒冷而引起肌电干扰。②诊察床最好选用木床,如在铁床上做,应注意绝缘。床的宽度不应过窄,以免机体紧张而引起肌电干扰。③使用交流电源的心电图机必须接可靠的专用地线。④心电图机旁不要摆放其他电器用具。

2. 被评估者准备   ①检查前按申请单核对被评估者姓名。②对初次接受心电图检查者,说明此项检查无害、无痛苦,消除紧张心理。③除急症外,一般应避免饱餐后或吸烟、饮浓茶后检查。④被评估者休息片刻,取下手表和饰物,卷起衣袖及裤腿,解开上衣,取平卧位进行检查。⑤被评估者四肢平放,肌肉放松,保持平静呼吸;记录过程中不能移动四肢及躯体,必要时记录胸导联心电图时需屏气。

★ **高频考点**

(1) 心电图的描记方法。

(2) 走纸速度、定标电压、电极安置。

3. 皮肤处理 于被评估者两侧前臂远端腕横纹上方约 3 cm 处及两内踝上方 7 cm 处、胸前安放电极部位的皮肤上,涂抹导电胶或生理盐水,保持皮肤与电极良好接触及导电性能;也可用 75% 酒精仔细拭净电极安放部位的皮肤上的油脂,以消除皮肤阻力,减少伪差发生。

4. 电极安置 严格按照国际统一标准,准确无误地安放常规 12 导联心电图电极。目前,国产心电图机的导线用不同的颜色标示,以免连接错误。肢体导联为黑色导线,其末端有红色、黄色、绿色、黑色 4 种颜色标识,其中红色导线接右上肢,黄色导线接左上肢,绿色导线接左下肢,黑色导线接右下肢。胸导联为白色导线,其末端有明确标记,不仅分别标明 $V_1 \sim V_6$ 或 $C_1 \sim C_6$ 导联,且导线末端也有颜色区分,用红色、黄色、绿色、褐色、黑色、紫色分别代表 $V_1 \sim V_6$ 导联线。

5. 描记心电图

(1) 接通电源及地线 当使用蓄电池或充电电源时,可不用地线。如有外部交流电干扰,可按下抗交流电干扰键(HUM)。但尽量不要使用该键,更不要同时使用去肌颤滤波(EMG),否则会使心电图波幅下降,导致心电图波形失真。

(2) 定好标准 一般选择走纸速度 25 mm/s,定准电压 1 mV = 10 mm(即输入 1 mV 电压时,描笔移动 10 mm 幅度)。记录笔应调节在心电图纸的中心线上。若描记过程中发现某些导联心电图电压太高超出图纸范围,可选择定准电压 1 mV = 5 mm(即选 1/2 mV 的定标键)。

(3) 导联切换 依次记录 Ⅰ、Ⅱ、Ⅲ、aVR、aVL、aVF 和 $V_1 \sim V_6$ 导联心电图,婴幼儿可做 9 个导联(肢体导联 6 个,胸导联 V_1、V_3、V_5)。除心律不齐适当加长 V_1 或 Ⅱ 导联外,一般各导联记录 3~5 个心室波即可。如见有急性下壁心肌梗死图形,应及时加做右胸导联($V_{3R} \sim V_{6R}$)及 $V_7 \sim V_9$ 导联。

(4) 及时排除干扰和伪差 描记过程中快速初步阅读心电图,如发现记录错误或干扰和伪差大影响分析,应及时调整或予以排除,相应导联需重新描记。

(5) 标明信息和整理资料 描记完毕后,关上电源开关。将被评估者的姓名、性别、年龄、记录时间、病区及床号等立即标注在心电图纸的前部,同时标记各导联、走纸速度及定准电压。若描记过程中改变定准电压者,一定要在相应的导联处注明。记录的心电图按一定格式排放并粘贴好。

护考链接 ···

国产心电图机的白色导线接( )。

A. 左上肢　　B. 右上肢　　C. 左下肢　　D. 右下肢　　E. 胸导联

答案与解析:E,肢体导联为黑色导线,其末端有红色、黄色、绿色、黑色 4 种颜色标识;胸导联为白色导线,其末端分别用红色、黄色、绿色、褐色、黑色、紫色明确标记。

任务二 心电图的测量及正常范围

案例引导

王先生,52岁,干部。有高血压病史6年。因过劳而自觉头昏、头痛、心悸、乏力、眼花一天就诊。BP 170/110 mmHg,P 103次/分,律齐,A_2亢进。心电图检查:P波规律出现,形态、大小正常;P-R间期0.16 s,P-P间期0.58 s;R_I 2.0 mV,$R_I + S_{III}$ 3.0 mV,R_{III} 0.5 mV;V_1导联QRS波群呈RS型,R_{V_5} 2.8 mV;QRS波群时间为0.10 s,VAT_{V_5} 0.06 s;V_5导联S-T段下移0.08 mV。

其心电图检查结果是否正常?

一、心电图各波段的组成和命名

心电图可反映整个心脏兴奋的产生、传导和兴奋恢复过程中的生物电变化,而每一心动周期顺序出现的心电变化与心脏的特殊传导系统密切相关。正常心脏的激动起源于窦房结。窦房结发出电兴奋后,首先引起心房激动,同时依次经过心脏特殊传导系统,即结间束→房室结(激动传导在此处延搁0.05~0.07 s)→希氏束→左、右束支→浦肯野纤维,最终传导至相应的心肌细胞,引起心室的激动。这种先后有序的电激动的传播,引起一系列电位变化,形成了心电图上的相应波段(图4-8)。

每一心动周期均在心电图纸上记录到一组上下变化的波形,临床心电学为这些波段规定了统一的名称(图4-9)。

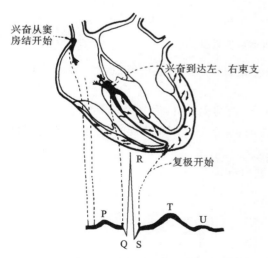

图4-8 心脏特殊传导系统及心电活动的传导与心电图的关系

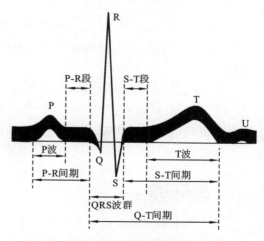

图4-9 心电图各波、段、间期示意图

★ **高频考点**

（1）心电图各波段、间期代表的意义。

（2）QRS波群的命名原则。

P波：反映心房除极过程的电位变化。最早出现、幅度较小，其起始部位代表右心房除极，中间部分代表右、左心房同时除极，终末部分代表左心房除极。

P-R段：反映心房复极过程及房室结、希氏束及左、右束支的电活动，是从P波终点至QRS波群起点间的平段，实为P-Q段。

P-R间期：反映心房除极开始至心室除极开始所需的时间，是从P波起点到QRS波群起点间的水平距离，包括P波和P-R段在内。

QRS波群：反映心室除极过程的电位变化，是一组变化复杂、幅度最大的综合波，因检测电极的位置不同而呈多种形态。其统一命名原则如下：第一个正向波称为R波；R波前的负向波称为Q波；R波后的第一个负向波称为S波；S波后的正向波称为R′波；R′波后的负向波称为S′波。若QRS波群只有一个负向波，称为QS波；只有一个正向波，称为R波。其波形特征常根据QRS波群中各波的幅度大小，采用英文字母的大、小写形式Q或q、R或r、S或s表示（图4-10）。

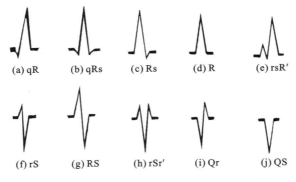

图4-10　QRS波群命名示意图

S-T段：反映心室早期缓慢复极过程的电位变化，是从QRS波群终点至T波起点间的平段。

T波：反映心室晚期快速复极过程的电位变化，是QRS波群后一个较宽的平缓波。

Q-T间期：反映心室除极与复极全过程的总时间，是从QRS波群起点至T波终点间的水平距离，包括QRS波、S-T段、T波在内。

U波：发生机制不明，多认为是心肌激动的激后电位。

护考链接 -

代表心室肌除极电位和时间变化的波形是（　　）。

A. P波　　　　B. P-R间期　C. QRS波群　D. S-T段　　　E. T波

答案与解析：C，QRS波群反映心室除极过程的电位变化。

二、心电图的测量方法

（一）心电图纸

心电图纸是一种特殊光电敏感纸，纸上印满了纵横细线交织的方格，小方格的边长为

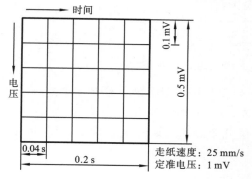

图 4-11 心电图纸示意图

1 mm，大方格边长为 5 mm，其纵横线略粗。记录心电图时，横向距离代表时间，用以计算各波和各间期所占的时间，纵向距离代表电压，用以计算各波振幅的高度或深度。若按常规 25 mm/s 的走纸速度描记心电图，每小格（1 mm）代表 0.04 s，每大格（5 mm）代表 0.2 s；若定准电压为 1 mV（输入 1 mV 的电压使曲线移位 10 mm），每小格（1 mm）代表 0.1 mV，每大格（5 mm）代表 0.5 mV（图 4-11）。

临床上描记心电图时可根据需要调整走纸速度或定准电压，这时每小格（1 mm）代表的时间或者电压亦随之改变。因此，应将走纸速度和定准电压标记在心电图记录纸上，以便正确分析和诊断。

（二）心率的测量

测量心率时，先测一个心动周期所需的时间，常用 R-R 间期或 P-P 间期表示。R-R 间期是测相邻两个 R 波顶点间的距离，P-P 间期是测相邻两个 P 波起点间的距离，正常情况下 R-R 间期等于 P-P 间期。心律规则时，只需测量 1 个 R-R（或 P-P）间期；心律不规则时，测量 5 个以上 R-R（或 P-P）间期，取其平均值。

★ **高频考点**

（1）心率的测量。

（2）心电轴的目测法。

1. **计算法** 心率（次/分）＝60/R-R（或 P-P）间期（s）。
2. **查表法** 按 R-R（或 P-P）间期查表（表 4-4），找出相应心率。

表 4-4　自 R-R 间期推算心率表

1	2	1	2	1	2	1	2	1	2	1	2
77.5	77.5	67	89.5	56	107	45	133	34	176	23	261
77	78	66	91	55	109	44	136	33	182	22	273
76	79	65	92.5	54	111	43	139	32	187	21	286
75	80	64	94	53	113	42	143	31	193	20	300
74	81	63	95	52	115	41	146	30	200	19	316
73	82	62	97	51	117.5	40	150	29	207	18	333
72	83	61	98.5	50	120	39	154	28	214	17	353
71	84.5	60	100	49	122.5	38	158	27	222	16	375

续表

1	2	1	2	1	2	1	2	1	2	1	2
70	86	59	101.5	48	125	37	162	26	230	15	400
69	87	58	103	47	127.5	36	166.5	25	240	14	428
68	88	57	105	46	130	35	171.5	24	250	13	461

注：①表中 R-R 间期均是小数点以下的秒数（平均值），例如 R-R 为 0.73 s，则心率为 82 次/分；R-R 为 0.15 s，心率为 400 次/分。

②表中两项乘积为 6000 左右，所以两者可以互用，即其中一项为 R-R 间期，另一项则为心率。

3. 估算法 有两种方法：一种是数 30 个大格（共 6 s）内的 QRS 波群或 P 波个数，乘以 10。另一种是用 300 除以 R-R 或 P-P 间期的大格数。

4. 测量法 应用专门的心电图测算尺根据连续几个心动周期的 R-R 间期，直接读出相应的心率数。

（三）各波段的测量

心电图振幅和时间的测量工具是分规（图 4-12）。

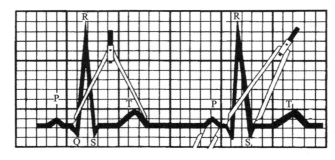

图 4-12　心电图测量示意图

1. 振幅的测量 测量正向波的高度时，应自基线（参考水平线）上缘垂直地测量到该波的顶点；测量负向波的深度时，应自基线的下缘垂直地测量到该波的底端。P 波起始前的水平线是测量 P 波振幅的基线；QRS 起始部的水平线是测量 QRS 波群、S-T 段、T 波和 U 波振幅统一采用的基线。如果 QRS 起始部为一斜段时，则应以 QRS 波群起点作为测量参考点。测量 S-T 段移位时，通常取 J 点（S 波的终点与 S-T 段起始的交接点）后 40 ms 处为测量点。当 S-T 段抬高时，应测出该点 S-T 段上缘距对照基线上缘的垂线距离；当 S-T 段压低时，应测量该点 S-T 段下缘距对照基线下缘的垂线距离。若取 J 点后 60 ms 或 80 ms 处测量 S-T 段，报告结果时用 ST60 或 ST80 表示测量点。

2. 时间的测量 P 波及 QRS 波群时间的测量应选择 12 个导联中最宽的 P 波及 QRS 波群进行测量，从波形起点的内缘量至波形终点的内缘。正向波的时间从基线下缘测量，负向波的时间从基线上缘测量。室壁激动时间（VAT），即 R 峰时间，是从 QRS 波群的起点量到 R 波顶端垂直线之间的水平距离。若 R 波有切迹或有 R′波，则以最后的 R 波峰为准。P-R 间期应选择 12 个导联中 P 波宽大且有 Q 波的导联进行测量，Q-T 间期测量应取 12 个导联中最长的 Q-T 间期（图 4-13）。若使用 12 导联同步心电图仪记录心电图，则各波

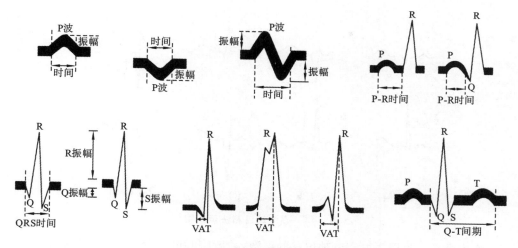

图 4-13　心电图各波段振幅、时间的测量

段时间的测量有新规定。

（四）平均心电轴

1.概念　平均心电轴一般指平均 QRS 电轴,简称心电轴(cardiac electric axis),是心室除极过程中全部瞬间向量的综合(平均 QRS 向量),借以说明心室在除极过程这一总时间内的平均电动势的方向和强度。它是空间性的,但心电图学研究的是它投影在额面上的方向与大小。通常采用心电轴与 I 导联轴的正极侧形成的夹角来表示平均心电轴的偏移方向。

2.测量方法　常用的方法有以下两种。

（1）目测法　这是最常用的方法。根据 I、III 导联 QRS 波群主波方向来估测心电轴是否偏移(表 4-5、图 4-14)。

表 4-5　目测法测量心电轴的判断标准

I 导联 QRS 波群主波方向	III 导联 QRS 波群主波方向	心电轴
向上	向上	不偏
向上	向下	左偏
向下	向上	右偏
向下	向下	不确定

（2）计算法（振幅法）　这是较为准确的判定心电轴的方法。先分别测算 I 导联和 III 导联 QRS 波群振幅的代数和(R 波为正,Q、S 波为负),然后将求得的 I、III 导联 QRS 波群振幅的代数和分别标在 I、III 导联轴上,并通过这两点分别做 I、III 导联轴的垂直线,求得两垂直线的交叉点。电偶中心"0"点与该交叉点相连即为心电轴,该轴与 I 导联轴正侧的夹角即为心电轴的角度(图 4-15)。也可将测算的 I 导联、III 导联 QRS 波群振幅的代数和值通过查表直接求得心电轴。

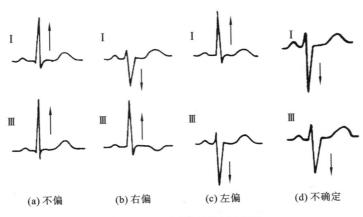

图 4-14　心电轴目测法示意图

3. 临床意义　根据额面心电轴偏移的度数,一般将心电轴分为正常、左偏、右偏、不确定电轴 4 类(图 4-16)。心电轴的正常变动范围较大,在 −30°~+90°,多为 0°~+90°;电轴位于 −30°~−90°范围为心电轴左偏,常见于横位心脏(肥胖、腹腔积液、妊娠等)、左心室肥大和左前分支阻滞等。位于 +90°~+180°范围为心电轴右偏,常见于正常的垂位心脏和右心室肥大等。位于 −90°~−180°称为不确定电轴(或电轴极度右偏),可以发生在正常人(正常变异),亦可见于某些病理情况,如高血压、冠心病、肺源性心脏病等。

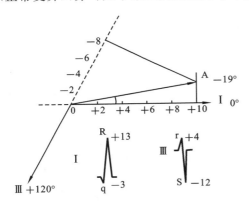

图 4-15　心电轴计算法示意图

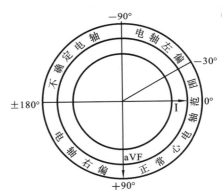

图 4-16　心电轴正常范围及其偏移

(五)心脏钟向转位

钟向转位指心脏沿其长轴(自心尖部朝心底部观察)发生顺时针或逆时针方向的转动,通常根据胸导联的 QRS 波群的波形来判断。正常时 V_3 或 V_4 导联 QRS 波群呈 RS 型,其正向波与负向波大致相等,为左、右心室过渡区波形。若 V_1、V_2 导联出现过渡区波形,提示心脏有逆钟向转位,常见于左心室肥大;若 V_5、V_6 导联出现过渡区波形,提示心脏有顺钟向转位,常见于右心室肥大。但需要指出,钟向转位图形并非都是心脏在解剖上转位的结果,正常人有时心电位变化时亦可出现此种转位图形(图 4-17)。

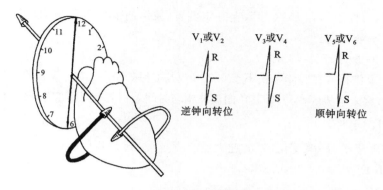

图 4-17 心脏钟向转位判断示意图

护考链接

目测心电轴主要根据哪两个导联中 QRS 波群主波方向？（　　）

A. Ⅰ、Ⅱ　　　B. Ⅱ、Ⅲ　　　C. Ⅰ、Ⅲ　　　D. aVR、aVL　E. aVL、aVF

答案与解析：C，根据Ⅰ、Ⅲ导联 QRS 波群主波方向来估测心电轴是否偏移。

三、正常心电图

正常 12 导联心电图的波形特点如下（图 4-18）。

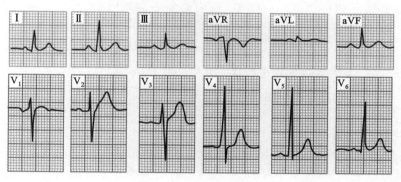

图 4-18 正常心电图

★ **高频考点**

（1）P 波的形态、时间及电压。

（2）P-R 间期。

（3）QRS 波群及 Q 波的特点。

（4）S-T 段的偏移。

（一）P 波

1. 形态　大部分导联上呈圆钝形，有时可有轻度切迹。P 波在Ⅰ、Ⅱ、aVF、$V_4 \sim V_6$ 导联上均直立(波形向上),在 aVR 导联上一定倒置(波形向下),而Ⅲ、aVL、$V_1 \sim V_3$ 导联上可直立、倒置、低平或双向。

2. 时间 一般小于 0.12 s。

3. 电压 P 波振幅在肢体导联小于 0.25 mV,胸导联小于 0.20 mV。V_1 导联 P 波为双向时,V_1 导联 P 波终末电势(Ptf_{V_1}),即其负向波波幅与时间乘积的绝对值应小于 0.04 mm·s。

（二）P-R 间期

P-R 间期随年龄、心率变化,年龄越大或心率越慢,其 P-R 间期越长。心率在正常范围时,成人的 P-R 间期为 0.12～0.20 s。

（三）QRS 波群

1. 形态

(1) 肢体导联:在没有电轴偏移的情况下,Ⅰ、Ⅱ、Ⅲ导联的 QRS 波群主波均向上。aVR 导联的 QRS 波群主波向下,呈 QS、rS 或 Qr 型;aVF、aVL 导联的 QRS 波群主波多向上,呈 qR、Rs 或 R 型;aVL 导联中也可呈 rS 型等。

(2) 胸导联:QRS 波群在 $V_1 \sim V_6$ 导联的变化规律是 R 波逐渐增高,S 波逐渐变浅。V_1、V_2 导联多呈 rS 型,V_3、V_4 导联多呈 RS 型,V_5、V_6 导联多呈 qR、qRs 型或 Rs 型;其中,V_1 的 R/S 小于 1,V_3 的 R/S 约等于 1,V_5 的 R/S 大于 1。

2. 时间

(1) QRS 波群时间:正常成年人应小于 0.12 s,多数为 0.06～0.10 s。

(2) R 峰时间:室壁激动时间(VAT)。正常人在 V_1 导联上的 VAT 不超过 0.04 s,V_5 导联上的 VAT 则不超过 0.05 s;VAT_{V_1} 是右心室壁激动时间,VAT_{V_5} 是左心室壁激动时间。

3. 电压

(1) 肢体导联:Ⅰ导联的 R 波不超过 1.5 mV,$R_Ⅰ + S_Ⅲ$ 不超过 2.5 mV,$R_Ⅱ + R_Ⅲ$ 不超过 4.0 mV,aVR 导联的 R 波不超过 0.5 mV,aVL 导联的 R 波不超过 1.2 mV,aVF 导联的 R 波不超过 2.0 mV。

(2) 胸导联:V_1 导联的 R 波不超过 1.0 mV,$Rv_1 + Sv_5$ 不超过 1.2 mV,V_5 导联的 R 波不超过 2.5 mV,$Rv_5 + Sv_1$ 不超过 4.0 mV(男性)或不超过 3.5 mV(女性)。

6 个肢体导联的 QRS 波群振幅(正向波与负向波振幅的绝对值相加)一般不应都小于 0.5 mV,6 个胸导联的 QRS 波群振幅(正向波与负向波振幅的绝对值相加)一般不应都小于 0.8 mV,否则称为低电压。

4. Q 波 除 aVR 导联外,其他导联 Q 波的振幅小于同导联 R 波的 1/4,时间小于 0.04 s,而且无切迹。但 V_1、V_2 导联中不应有 q 波,但偶可呈 QS 型。超过正常范围的 Q 波称为异常 Q 波(病理性 Q 波)。

（四）S-T 段

正常的 S-T 段多位于基线上,有时可有轻微的偏移。在任何导联中(aVR 除外),S-T 段下移不应超过 0.05 mV;S-T 段上移,在肢体导联和 $V_4 \sim V_6$ 导联不超过 0.1 mV,在 $V_1 \sim V_2$ 导联不超过 0.3 mV,在 V_3 导联不超过 0.5 mV。

（五）T波

1. 形态 T波钝圆,占时较长,为前肢较长、后肢较短的波形。正常情况下,T波方向常和QRS波群的主波方向一致,在Ⅰ、Ⅱ、V_4~V_6导联直立,aVR导联倒置,其他导联可直立、倒置或双向。若V_1的T波方向直立,则V_2~V_6导联就不应再倒置。

2. 电压 除Ⅲ、aVL、aVF、V_1~V_3导联外,其他导联T波振幅不应低于同导联R波的1/10。在胸导联上,T波有时可高达1.2~1.5 mV。

（六）Q-T间期

心率在60~100次/分时,Q-T间期一般为0.32~0.44 s。心率增快时,Q-T间期缩短;心率减慢时,Q-T间期延长。为消除心率对Q-T间期的影响,常用校正的Q-T间期,即Q-Tc。Q-Tc＝Q-T间期/$\sqrt{R\text{-}R}$,正常Q-Tc≤0.44 s。

（七）U波

U波是在T波后0.02~0.04 s出现的振幅很小的波,其方向多数与T波一致,不应高于同导联T波。U波在胸导联较易见到,以V_2~V_4导联较为明显,其振幅可高达0.2~0.3 mV。

> **知识链接**
>
> 小儿心电图特点:小儿心率较成人快,新生儿120~140次/分,1~5岁90~120次/分,6~9岁80~100次/分,10岁以后60~100次/分。P波时间较成人稍短(<0.09 s),P-R间期较成人短(7岁以后恒定于0.10~0.17 s),Q-Tc较成人略长。婴幼儿常呈右心室占优势的QRS图形特征:Ⅰ导联有深S波,V_1(V_{3R})导联多呈高R波而V_5、V_6导联常出现深S波,Rv_1电压随年龄增长逐渐减低,Rv_5逐渐增高;小儿Q波较成人深(常见于Ⅱ、Ⅲ、aVF导联)。T波变异性较大,新生儿的肢体导联及右胸导联常出现T波低平、倒置。

任务三 心电图的分析应用及心电监护

> **案例引导**
>
> 患者,男,56岁,于清晨突发上腹部剧烈疼痛伴频繁呕吐1 h,门诊以"急性胃肠炎"收住入院。入院后给予补液、止痛等治疗,病情不见好转,且疼痛持续并进行性加重;患者面色苍白、大汗淋漓、烦躁不安、呼吸困难,濒死感明显。血压100/70 mmHg,心率110次/分,心律不齐,心尖部第一心音减弱,可闻及第四心音。急查心电图,结果表明为急性前壁心肌梗死合并室性期前收缩。立即给予氧气吸入、吗啡10 mg皮下注射、利多卡因100 mg静脉注射,并将患者转入冠心病监护病房(CCU)进一步抢救,最终转危为安。
>
> 你知道为什么此患者要转入CCU吗?心电监护的目的是什么?

一、心电图的临床应用价值

心电图检查是目前临床上最重要且应用最广泛的检查手段之一,其临床应用价值如下。

（1）对各种心律失常的诊断具有肯定价值。能分析和鉴别心律失常的类型,指导治疗和判断预后等,其作用至今尚无其他方法可以取而代之。

（2）特征性心电图改变和演变是诊断心肌梗死可靠而实用的方法。可对心肌梗死进行定性、定位、定期诊断及动态观察。

（3）对房室肥大、心肌受损和心肌缺血的判断有参考价值,有利于各种心脏疾病的诊断和鉴别诊断。

（4）在药物应用中观察某些药物对心肌的影响,如洋地黄、奎尼丁等,为临床用药决策提供依据。

（5）有助于电解质紊乱的诊断,如血钙和血钾的过低或过高等。

（6）心电图和心电监护还广泛应用于手术麻醉、各种危重患者的抢救、用药观察及航天和登山运动等领域。

（7）心脏电生理检查及借助描记心音图、超声心动图、阻抗血流图等对心音变化、瓣膜活动、心肌功能状态进行判断时,常需同步描记心电图,作为心动周期的时相标记。

心电图检查在心血管疾病诊断中占有重要地位。但由于心电图主要反映心脏电激动的电活动,因此心电图检查有一定的局限性。心电图对心脏疾病不能作出病因诊断,也不能准确判断心脏功能和直接诊断心脏结构的形态变化。许多心脏疾病,特别是早期阶段,心电图可以正常;多种心脏病可引起同样的心电图改变。因此,心电图检查结果必须结合临床资料进行分析。

> ★ **高频考点**
> 心电图的临床应用价值。

二、心电图的阅读及分析方法

为了提高心电图诊断的正确性和合理性,在阅读和分析心电图时必须仔细观察心电图特征,熟悉心电图的正常变异,根据心电图的各种变化综合分析、全面考虑心脏在心律、传导、房室肥大和心肌四个方面有无异常,并紧密结合具体病例的临床资料作出具体、明确的心电图诊断,提出适当的解释。

知识链接

心电图诊断的原则:

（1）能用一种道理解释的不要设想过多的可能性。

（2）首先考虑多见的诊断。

（3）从临床角度出发,心电图诊断要顾及治疗和患者安全。

心电图的阅读和分析步骤如下。

1. 一般浏览 确认定准电压和走纸速度,检查有无导联记录或标记错误,判别和排除伪差或干扰(如肌肉震颤、基线漂移、交流电干扰等)。

2. 判断心律 寻找并分析 P 波的形态和出现规律,确定主导心律是否为窦性心律。若不是窦性心律,应分析是哪一种异位心律起主导作用。

3. 计算心率 若心房律、心室律规则一致,测 P-P 间期或 R-R 间期一项即可,按公式计算其心率或查表得出心率。否则,分别测出 P-P、R-R 间期计算心房率、心室率。

4. 判断心电轴 一般用目测法确定。观察 Ⅰ、Ⅲ 导联 QRS 波群主波方向,大致判断心电轴是否正常;必要时计算心电轴具体角度判断有无偏移。

5. 分析 P 波与 QRS 波群及相互关系 注意各导联 P 波和 QRS 波群的形态、时间、电压变化,判断是否正常;并通过 P 波与 QRS 波群的出现顺序、P-R 间期的时间及是否固定等判断有无心律失常。

6. 判断 ST-T 改变 观察 S-T 段有无上抬、下移及形态变化,T 波的方向及形态特点,以及出现改变的导联及导联数量,判断 ST-T 改变及改变类型。

7. 测定 Q-T 间期 判断 Q-T 间期有无延长或缩短。

8. 提出心电图诊断 根据测算结果,重点地列出其特征,结合临床资料和既往心电图资料等,综合分析后提出心电图诊断。

护考链接

心电图检查对下列哪种疾病最有诊断价值?(　　　)

A. 心律失常
B. 心肌梗死
C. 冠状动脉供血不足
D. 房室肥大
E. 药物中毒

答案与解析:A,心电图反映心脏电生理变化,是各种心律失常诊断的首选检查方法。

三、心电图监护

心电图监护是利用心电监测仪对人体的心电活动进行长时间和(或)远距离监测,通过计算机分析处理后将心电图显示于示波屏上并按设置发出警报或打印出心电图波形及数据,为临床诊断和应急处理提供可靠依据的一种方法。

★ 高频考点

(1)心电监护的目的及应用范围。

(2)电极安放。

(3)需立即报告、处理的严重异常情况。

(一)心电图监测的目的及应用范围

心电图监测的主要目的是及时发现致命性心律失常和潜在致命性心律失常。

心电图监测在临床上用于急危重症和病情多变的患者。常用于：①急性心肌梗死和不稳定型心绞痛患者。②洋地黄制剂及抗心律失常药物治疗的监测。③心肺复苏、直流电复律或除颤、心脏起搏的监测。④心血管疾病的介入性诊疗技术应用的监测。⑤其他大手术和麻醉、严重电解质紊乱、多脏器功能衰竭等患者的监测。目前应用范围已扩大到临床各科室,尤其是 ICU、CCU 的应用显得极为重要。

(二) 心电图监护的种类

目前在临床应用的主要有动态心电图监测、电话传输心电图监测、床边心电图监测三种类型。

1. 动态心电图监测 又称为 Holter 监测。连续记录被评估者 24 h 或更长时间的动态心电活动,经计算机回放系统的分析、编辑与修改,打印出异常心电图图例及有关的数据和图表,作出诊断报告。

2. 电话传输心电图监测 利用电话传输技术和心电信号-声波信号转换显示系统,将人体心电活动信号通过被评估者佩戴的微型心电发送器,最终在示波屏上显示心电图或打印出心电图波形。可远距离监测人体心电活动改变。

3. 床边心电图监测 目前应用最广泛。利用床边心电监测仪、无线遥控心电监测仪或中央心电监测系统,连续不断地检测危重患者的心电图变化,医护人员通过显示在示波屏上的心电图特征(如心率、心律、S-T 段和 T 波的改变、期前收缩等),对被评估者的瞬间心电改变进行及时分析、诊断,并采取相应紧急治疗措施。

目前,各医院 ICU、CCU 内通常配备一种名为"中央心电监测系统"的心电监护设备,它由一台中央监测仪和 4~8 台床旁监测仪组成。中央监测仪一般放置在医(护)办公室或护士站,床旁监测仪分别置于患者床旁,其心电信号通过导线遥控输入中央检测台,根据型号不同,可同时或分别显示不同床旁监测仪的心电信号。目前多用多道生理参数监护仪,可 24 h 连续监测心搏的频率、节律与体温、呼吸、血压、脉搏及经皮血氧饱和度等。

(三) 床边心电监护的操作程序

1. 检查仪器 接通床旁监测仪的电源线,打开监测仪。取出心电导联线,将导联线的插头插入"心电"插孔内,检查监测仪功能及各种导联线连接是否正常。

2. 体位 根据被评估者的病情,协助被评估者取合适的卧位(一般取平卧位)。

3. 选择电极部位 暴露被评估者的胸部,选择电极放置的位置:白色电极——放右锁骨中线第 1、2 肋间(右上,RA),黑色电极——放左锁骨中线第 1、2 肋间(左上,LA),红色电极——放左锁骨中线第 5、6 肋间(左下,LL),绿色电极——放右锁骨中线第 5、6 肋间(右下,RL),棕色电极——放胸骨左缘第四肋间(C),或剑突处(PS)。因心电监护主要是观察心电图波形的大致形态和检测心率,其电极片的粘贴部位没有极为严格的要求,临床上常用 3 只电极的监测导联,即 RA、LA、LL。

4. 皮肤处理 根据所选导联用电极上附带的小砂轮进行相应部位皮肤去脂,然后用75%的酒精清洁该处皮肤,必要时在电极安放处剔除体毛,防止电极片接触不良。

5. 电极片粘贴 将导联线的电极头与 3 个电极片上电极扣好;按监测仪标识的要求,将电极片粘贴于被评估者胸前正确位置,避开伤口,必要时避开除颤位置。

6. 连接传感装置 根据监测需要,绑好血压袖带,放置好体温探头和血氧探头等,如需监测其他参数时,将相应的监测模块插入多功能监测仪。

7. 设置参数标准 设置监测内容的报警参数,调整波幅、音量及其他设置,并将监测仪与中心监测仪连接。

8. 安置被评估者 帮助被评估者取合适的体位,交代注意事项,整理床单元,询问被评估者的需要。

9. 中央监测仪调试 打开中央监测仪的开关,调节好监测的所有被评估者的心电波幅、报警预设等。

10. 监测与记录 通过中央及床旁监测仪持续观察被评估者的各项生理参数,并做好记录。发现异常时及时通知医师处理。

(四)心电监护的注意事项

1. 确保监测设备正常运行 使用前必须熟悉监测仪的性能和操作方法,并认真检查设备和调试。正确设置报警界限,不能关闭报警声音。

2. 解释交代 做好被评估者及家属的解释工作,告知被评估者及家属不应擅自应用、调节监测仪,以免误诊和造成仪器的损坏。

3. 密切监测 24 h 不间断地通过中央监测仪观测心电图及各项参数的变化,并加强床边巡视。定期观察并定时更换被评估者电极片及传感器的位置。

4. 及时消除伪差和干扰 ①注意保暖和消除被评估者精神紧张,避免肌肉颤动引起伪差。②监测设备接好地线,保证与大地直接相通;避免周围环境中交流电器工作对其产生影响。③正确进行电极片粘贴处皮肤的处理,保证电极与皮肤接触良好。④固定好导联线,经常检查导联粘贴情况,发现脱落和断裂及时更换。

5. 监护中出现严重异常情况立即报告、配合处理 ①致死性心律失常,如心室扑动、心室颤动、心室停顿或心-电机械分离。②潜在致死性心律失常,如频发、多源(形)性、成联律、成对的室性期前收缩或者 R-on-T 型室性期前收缩、室性阵发性心动过速、心室率低于40 次/分的高度房室传导阻滞等。

6. 维修保养 监测仪停用期间,注意其保养和维修,使之处于备用状态。

任务四 常见异常心电图分析

案例引导

　　张女士,49 岁,心慌气短 10 余年,2 日前突然咯血 100 mL,呈鲜红色,混有泡沫。既往有关节肿痛病史。体检:面部轻度发绀,心率 86 次/分,二尖瓣听诊区闻及舒张期隆隆样杂音。心电图提示 P 波呈双峰状。

　　此患者可能是什么疾病?其诊断依据有哪些?

一、心房与心室肥大

心房、心室肥大是由心房、心室内压力增高及负荷过重引起的,是器质性心脏病的常见后果。心房肥大多表现为心房腔扩大而较少出现心房肌肥厚,其心电图主要表现为 P 波的形态、时间及电压的异常。心室肥大包括心室肌肥厚和心室腔扩大,其心电图主要表现为 QRS 波群电压增高、心电轴偏移、QRS 波群时间轻度延长以及 ST-T 改变。

★ **高频考点**
(1) 肺型 P 波与二尖瓣型 P 波的心电图特征。
(2) 心肌缺血时 ST-T 的改变。

(一) 心房肥大

正常激动经窦房结→右心房→房间束→左心房。右心房激动在先形成 P 波的前、中部分,左心房激动在后形成 P 波的中、后部分。右心房肥大时右心房的除极时间延长,与稍后除极的左心房时间重叠,P 波时间并不延长,而主要表现为 P 波振幅增高;因其可见于各种原因引起的肺动脉高压、肺动脉狭窄等,尤其多见于肺源性心脏病,故此 P 波又称肺型 P 波。左心房肥大时左心房的除极时间延长,P 波时间延长且可出现双峰切迹,P 波振幅不高于正常;因其多见于风湿性心脏病二尖瓣狭窄,故此 P 波又称二尖瓣型 P 波(图 4-19)。

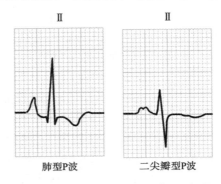

肺型P波　　　　二尖瓣型P波

图 4-19　心房肥大(P 波改变)示意图

1. 右心房肥大　其心电图特征如下。

(1) P 波高尖,其振幅大于或等于 0.25 mV,以 Ⅱ、Ⅲ、aVF 导联最为明显。

(2) V_1、V_2 导联 P 波直立时,振幅大于或等于 0.15 mV,如 P 波呈双向时,其振幅的算术和大于或等于 0.20 mV。

(3) P 波时间正常,小于 0.12 s(图 4-20)。

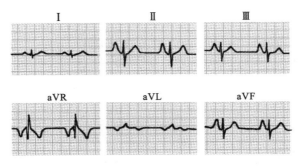

图 4-20　右心房肥大心电图

2. 左心房肥大 其心电图特征如下。

（1）P 波增宽，其时限大于或等于 0.12 s，常呈双峰形，峰间距离大于或等于 0.04 s，尤其以 I、II、aVL 导联改变明显。

（2）V_1 导联 P 波常呈先正而后出现深宽的负向波，Ptf_{V_1}（绝对值）大于或等于 0.04 mm・s（图 4-21）。

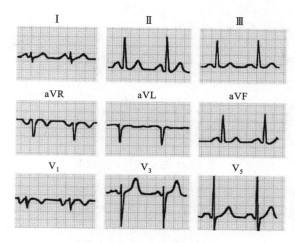

图 4-21　左心房肥大心电图

3. 双心房肥大 主要心电图特征如下。

（1）P 波增宽，其时限大于或等于 0.12 s；其振幅大于或等于 0.25 mV。

（2）V_1 导联 P 波高大双相，上下振幅均超过正常范围。

（二）心室肥大

正常右心室位于心脏的右前方，左心室位于心脏的左后方，右心室壁较薄仅为左心室壁厚度的 1/3，故正常心室综合向量主要以左心室占优势。只有当右心室肥大达到一定程度时，才能影响或改变正常以"左心室占优势"的心室除极特征，表现出右心室面导联（V_1、aVR）的 R 波增高，而位于左心室面导联（I、aVL、V_5）的 S 波加深；左心室肥大时，可使左心室优势的情况显得更为突出，出现左心室面导联（I、aVL、aVF、V_5、V_6）R 波振幅增高，而面向右心室的导联（V_1 和 V_2）则出现较深的 S 波。右心室肥大多见于肺源性心脏病、风湿性心脏瓣膜病（如二尖瓣狭窄）、先天性心脏病（如房间隔缺损）等。左心室肥大多见于高血压、冠心病、风湿性心脏病及某些先天性心脏病等。

1. 右心室肥大 其心电图特征如下。

（1）QRS 波群形态及电压的改变：①V_1 导联 R/S 大于或等于 1，呈 R 型或 Rs 型；V_5 导联 R/S 小于或等于 1；aVR 导联以 R 波为主，R/Q 或 R/S 大于或等于 1。②Rv_1 大于 1.0 mV 或 Rv_1+Sv_5 大于 1.05（重症大于 1.2 mV）。③R_{aVR} 大于 0.5 mV。

（2）心电轴右偏，明显肥大者心电轴可大于+110°。

（3）QRS 波群时限多正常，VAT_{V_1} 大于 0.03 s。

（4）ST-T 改变：V_1～V_3 导联 S-T 段下移，伴 T 波双向或倒置（图 4-22）。

当右心室高电压同时伴有 ST-T 改变者，称为右心室肥大伴劳损。

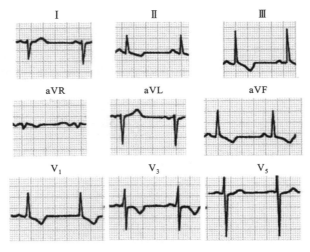

图 4-22　右心室肥大心电图

上述指标中,QRS 波群形态及电压的改变(V_1、aVR)和心电轴右偏是诊断右心室肥大的可靠指标,其他各项仅具有参考意义。一般来说,阳性指标越多,则诊断的可靠性越大。心电图诊断右心室肥大的准确性较高,敏感性较低;但一旦出现典型的右心室肥大心电图表现,则表示右心室肥大已相当显著。

2. 左心室肥大　其心电图特征如下。

(1) QRS 波群电压增高:①肢体导联 R_{aVL} 大于 1.2 mV;R_{aVF} 大于 2.0 mV;R_I 大于 1.5 mV;$R_I + S_{III}$ 大于 2.5 mV。②心前区导联 Rv_5 或 Rv_6 大于 2.5 mV;$Rv_5 + Sv_1$ 大于 3.5 mV(女性)或大于 4.0 mV(男性)。

(2) 可出现额面心电轴左偏。

(3) QRS 波群时限达 0.10～0.11 s,但一般小于 0.12 s;VAT_{V_5} 大于 0.05 s。

(4) ST-T 改变:在 R 波为主的导联,出现 S-T 段下移达 0.05 mV 以上,T 波低平、双向或倒置(图 4-23)。

当 QRS 波群电压增高同时伴有 ST-T 改变者,称为左心室肥大伴劳损。

在心电图诊断中,QRS 波群电压增高,是左心室肥大的一个重要特征。符合一项或几项 QRS 波群电压增高标准的基础上,结合其他阳性指标之一,一般可以成立左心室肥大的诊断。符合条件越多及超过正常范围越大者,诊断的可靠性越大。如仅有 QRS 波群电压增高,而无其他任何阳性指标者,只能作出左心室高电压的诊断。

3. 双侧心室肥大　其心电图特征如下。

(1) 大致正常心电图:双侧心室电压同时增高而互相抵消。

(2) 单侧心室肥大心电图:一侧心室肥大被另一侧心室肥大的图形掩盖。

(3) 双侧心室肥大心电图:既表现出右心室肥大的心电图特征(如 V_1 导联 R 波为主,电轴右偏等),又存在左心室肥大的某些征象(如 V_5 导联 R/S 大于 1,R 波振幅增高等)。

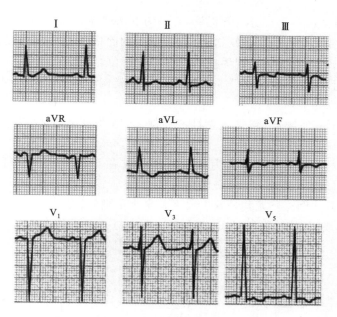

图 4-23 左心室肥大心电图

二、心肌缺血与心肌梗死

(一)心肌缺血

心肌缺血通常发生在冠状动脉粥样硬化基础上。心肌缺血,心室的复极不能正常进行。心电图上主要表现为缺血区相关导联的 T 波与 S-T 段的改变。

1. T 波改变 正常情况下,心室的复极过程是从心外膜开始向心内膜方向推进的。发生心肌缺血时,复极过程发生改变,心电图上出现缺血型 T 波改变。

(1)心内膜下心肌缺血时,该处心肌复极速度较正常时延迟,使原来存在的与心外膜复极向量相抗衡的心内膜复极向量减小或消失,T 波向量增加。面向缺血区的导联上常出现高大直立的 T 波(图 4-24)。

(2)心外膜下心肌缺血(包括透壁性心肌缺血)时,心肌复极顺序逆转,即心肌复极先从心内膜下心肌开始,再向心外膜下心肌扩展,从而使复极方向与正常时相反。面向缺血区的导联上常出现 T 波倒置。这种倒置深尖、双肢对称的 T 波多在冠状动脉供血不足时出现,又被称为冠状 T 波(图 4-25)。

(3)若心脏双侧对应部位心内膜下心肌均缺血,或心内膜和心外膜下心肌同时缺血

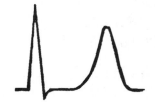

图 4-24 高大直立的 T 波示意图

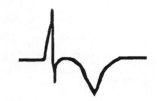

图 4-25 对称性 T 波倒置示意图

时,两种心电向量的改变可部分相互抵消,心电图上出现 T 波低平或双向。

2. S-T 段改变 当心肌持续缺血时,心肌细胞的除极速度亦会减慢,表现为除极尚未结束时复极即已开始,心电图表现为损伤型 S-T 段移位。

(1)心内膜下心肌缺血时,S-T 向量背离心外膜指向心内膜,使位于心外膜的导联出现 S-T 段下移大于或等于 0.05 mV。

(2)心外膜下心肌缺血(包括透壁性心肌缺血)时,S-T 向量指向心外膜面导联,引起 S-T 段抬高大于 0.1～0.3 mV。

心肌缺血的心电图可仅仅表现为 S-T 段改变或者 T 波改变,也可同时出现 ST-T 改变。典型的心肌缺血发作时,面向缺血部位的导联常显示 S-T 段压低(下移大于或等于 0.1 mV)和(或)T 波倒置。尤其是 S-T 段下移呈水平型(指通过 R 波顶点的垂线与 S-T 段的夹角等于 90°)或下斜型(指通过 R 波顶点的垂线与 S-T 段的夹角大于 90°)时诊断意义更大(图 4-26)。

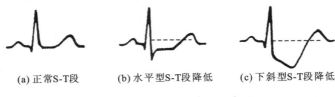

(a) 正常S-T段　　(b) 水平型S-T段降低　　(c) 下斜型S-T段降低

图 4-26　S-T 段改变类型示意图

知识链接

心绞痛的心电图特征如下。

1. 典型心绞痛　表现为缺血部位导联显示一过性损伤型 S-T 段移位(水平型、下斜型下移大于 0.10 mV,持续时间超过 1 min)和(或)缺血型 T 波改变;也可出现一过性心律失常,如期前收缩、房颤等。心绞痛缓解后心电图迅速恢复正常。

2. 变异型心绞痛　多出现暂时性 S-T 段抬高并常伴有高耸 T 波和对应导联的 S-T 段压低,这是急性严重心肌缺血的表现;如 S-T 段持续抬高,提示将可能发生心肌梗死。

(二) 心肌梗死

心肌梗死(myocardial infarction,MI)是心肌缺血性坏死。绝大多数是在冠状动脉粥样硬化的基础上发生完全性或不完全性闭塞,使相应的心肌发生严重而持久的急性缺血所致,属冠心病的严重类型。其心电图的特征性改变及其演变规律是确定心肌梗死的诊断和判断病情的主要依据之一。临床上对疑诊患者应多次反复描记心电图,并仔细对比每次心电图图形或者进行心电监护以利于早期作出正确诊断。

★ 高频考点
(1)心肌梗死的心电图特征性改变。
(2)心肌梗死的定位诊断。

1. 心电图的特征性改变 冠状动脉发生闭塞后,受其供血的心肌因得不到血液灌注而发生一系列病理变化,梗死后心肌的综合心电向量也随之发生改变且进行性变化,在心电图相关导联上可先后出现缺血、损伤和坏死 3 种类型的图形。

(1)缺血型改变 当冠状动脉急性闭塞后,心肌缺血引起复极过程变化,心电图出现缺血型 T 波改变:①通常缺血最早出现于心内膜下肌层,使面向缺血区的导联上出现高耸巨大、直立、前后两肢对称的 T 波。②缺血发生在心外膜下肌层或透壁性心肌缺血时,则面向缺血区的导联上出现对称性倒置 T 波。

(2)损伤型改变 若缺血持续时间较长,缺血程度进一步加重,则会造成心肌损伤。由于心肌的除极过程仍无明显改变,心电图表现为面对损伤区的导联 S-T 段逐渐抬高,并与 T 波融合,形成弓背向上高于基线的单向曲线。常见的损伤型 S-T 段抬高的形态变化见图 4-27。

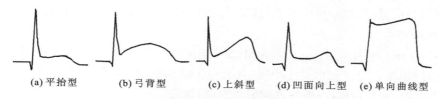

(a) 平抬型　　(b) 弓背型　　(c) 上斜型　　(d) 凹面向上型　　(e) 单向曲线型

图 4-27　常见损伤型 S-T 段抬高的形态变化示意图

(3)坏死型改变 当心肌更严重而持久地缺血时,心肌发生坏死。由于坏死的心肌细胞丧失了电活动,而正常心肌仍照常除极,故产生一个与梗死部位相反的综合心电向量。心电图表现为面向坏死区的导联上出现异常 Q 波(时间大于或等于 0.04 s,电压大于或等于同导联 R 波的 1/4)或呈 QS 波。

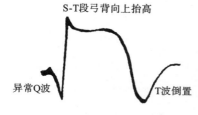

S-T段弓背向上抬高

异常Q波　　　　T波倒置

图 4-28　心肌梗死的特征性图形

临床上,心电图描记到的常是三种改变的混合图形(图 4-28),即异常 Q 波、S-T 段弓背向上抬高及 T 波倒置。其中,S-T 段弓背向上抬高、异常 Q 波是急性心肌梗死非常有特征的表现,尤其是 S-T 段抬高呈弓背向上的单向曲线是急性心肌梗死最具诊断价值的心电图改变。若上述三种改变同时出现,则心肌梗死的诊断基本确立。

2. 心肌梗死的图形演变与分期 急性心肌梗死发生后,其图形除具有特征性改变外还呈现一定的演变规律。根据心电图图形的演变过程和演变时间可分为超急性期(早期)、急性期、近期(亚急性期)和陈旧期(图 4-29)。

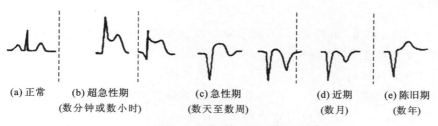

(a) 正常　　(b) 超急性期　　(c) 急性期　　(d) 近期　　(e) 陈旧期
　　　　　(数分钟或数小时)　　(数天至数周)　　(数月)　　(数年)

图 4-29　典型的急性心肌梗死的图形演变过程及分期

（1）超急性期（早期）：发生于急性心肌梗死后数分钟至数小时内，持续时间很短，临床上不易记录到。心电图表现：首先出现高大的 T 波（最早的改变），以后迅速出现 S-T 段呈上斜型抬高，与高耸直立 T 波相连，尚未出现异常 Q 波。

（2）急性期：此期开始于心肌梗死后数天，一般持续到数周，心电图呈现一个动态演变过程。出现异常的 Q 波或者 QS 波；S-T 段呈弓背向上抬高，抬高显著者可呈单向曲线，继而逐渐下降至基线或接近基线；T 波由直立开始倒置，并逐渐加深。坏死型的 Q 波、损伤型的 S-T 段抬高和缺血型的 T 波倒置在此期内可同时并存。

（3）近期（亚急性期）：发生在心肌梗死后数周或者数月，一般持续 3～6 个月。心电图表现：抬高的 S-T 段逐渐下移至基线；缺血型冠状 T 波由倒置较深逐渐变浅，直至恢复正常；坏死型 Q 波持续存在。

（4）陈旧期（愈合期）：常出现在心肌梗死后数年，心电图表现：S-T 段和 T 波恢复正常或 T 波持续倒置、低平，趋于恒定不变，残留下异常 Q 波或者 QS 波。一般梗死后患者的异常 Q 波将持续存在。

近年来，临床上通过对急性心肌梗死患者早期实施有效治疗（溶栓、抗栓或介入性治疗等），已明显缩短了心肌梗死的整个病程，其心电图演变过程也变得不典型，目前可将心肌梗死仅分为两期，即急性期（一般指发病后 4 周内）和陈旧期。

3. 心肌梗死的定位诊断　发生心肌梗死的部位多与冠状动脉分支的供血区域相关，因此，心电图的定位基本与病理一致。心电图上心肌梗死的定位诊断，一般主要根据坏死型图形（异常 Q 波或 QS 波）所在导联进行判断（表 4-6、图 4-30）。

表 4-6　常见心肌梗死的定位及与冠状动脉的关系

梗死部位	坏死型图形所在导联	闭塞的冠状动脉
前间壁	V_1、V_2、V_3	前降支
前壁	V_3、V_4	前降支
广泛前壁	V_1～V_6、I、aVL	前降支
后壁	V_7、V_8、V_9	回旋支或右冠状动脉
下壁	II、III、aVF	右冠状动脉或回旋支
侧壁	V_5、V_6、I、aVL	前降支的对角支或回旋支

护考链接

患者，男，60 岁，因胸痛就诊，既往有心绞痛病史 10 年。鉴别急性心肌梗死与心绞痛，心电图的主要区别是（　　）。

A. S-T 段抬高　　　　　B. S-T 段压低　　　　　C. T 波倒置

D. T 波低平　　　　　　E. 出现异常深而宽的 Q 波

答案与解析：E，异常的 Q 波是心肌梗死的坏死型改变。

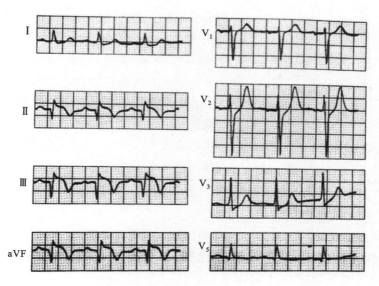

图 4-30　急性下壁心肌梗死心电图

三、电解质紊乱和药物影响

（一）电解质紊乱

血清电解质浓度的增高或降低，均可直接影响心肌细胞的除极与复极及激动的传导，并可反映在心电图上。需强调的是心电图改变与血清电解质水平并不完全一致，如同时存在多种电解质紊乱时，可相互影响，从而加重或抵消心电图改变，故应密切结合病史和临床表现进行判断。

1. 高血钾　血钾浓度高于 5.5 mmol/L 为高血钾。心电图表现：①T 波高尖，基底部变窄，呈帐篷状，Q-T 间期缩短，尤以胸导联明显。②随着血钾浓度的进一步增高，QRS 波群增宽，P-R 间期及 Q-T 间期延长，P 波、R 波电压降低，S 波加深，S-T 段压低。③严重高血钾（血钾＞7 mmol/L）时，QRS 波群愈来愈宽，P 波增宽，振幅减小或消失，可出现"窦室传导"（因心房肌受抑制，窦房结的激动沿 3 个结间束经房室交界区传入心室）。④高血钾的最后阶段，宽大的 QRS 波群甚至与 T 波融合呈正弦波（图 4-31）。⑤高血钾可引起室性心动过速、室扑或室颤，甚至心脏停搏。

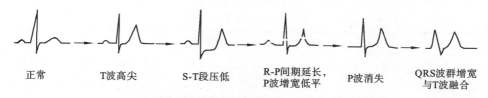

| 正常 | T波高尖 | S-T段压低 | R-P间期延长，P波增宽低平 | P波消失 | QRS波群增宽与T波融合 |

图 4-31　高血钾浓度逐渐增高引起的心电图改变示意图

2. 低血钾　血钾浓度低于 3.5 mmol/L 为低血钾。心电图表现：①S-T 段压低，T 波低平或倒置。②U 波显著，U 波振幅可与 T 波等高或 U 波高于 T 波；T-U 融合、呈双峰状（图 4-32）。Q-T 间期一般正常或轻度延长，QT-U 间期延长。③明显低血钾可使 QRS 波

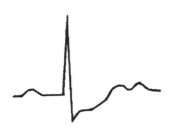

图 4-32　S-T 段压低及 T-U 融合示意图

群时间延长，P 波增高。④严重者可出现各种心律失常，其中以期前收缩、阵发性心动过速多见。

（二）洋地黄类药物

洋地黄类药物是治疗心力衰竭、室上性心动过速等的常用药物。但此类药物的安全范围狭窄，治疗剂量与中毒剂量十分接近，且个体差异很大，用药后容易出现中毒反应，故用药后要注意监测心电图变化。

★ **高频考点**
洋地黄中毒的心电图特征。

1. 洋地黄效应　这是接受洋地黄治疗的标志，并不意味着中毒。其特征性表现：①ST-T 呈"鱼钩状"改变。S-T 段下斜型压低，与倒置的 T 波前肢融合，形成前肢长、倾斜向下，后肢短、陡直向上，前、后肢几乎成直角，状如鱼钩。②Q-T 间期缩短（图 4-33）。

2. 洋地黄中毒　可有胃肠道症状和神经系统症状，但出现各种心律失常是洋地黄中毒的主要表现。常见的心律失常有频发性（二联律或三联律）及多源性室性期前收缩，严重时可出现室性心动过速，甚至室颤。也可出现窦性静止或窦房阻滞、房扑、房颤、房室传导阻滞等，出现二度或三度房室传导阻滞，则是洋地黄严重中毒表现。

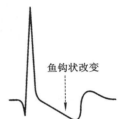

鱼钩状改变

图 4-33　洋地黄效应示意图

四、心律失常

心律失常（cardiac arrhythmias）是指心脏激动的起源部位、频率、节律、传导速度或传导次序的异常。心律失常按其发生时心率的快慢分为快速性心律失常和缓慢性心律失常两种，按其发生机制分为激动起源异常和激动传导异常两大类（表 4-7）。临床上激动起源异常和激动传导异常同时并存常引起复杂的心律失常表现。由窦房结起搏点本身激动的程序与规律异常引起者称窦性心律失常；由窦房结以外的异常起搏点发出激动，部分或全部支配心脏活动者称异位心律；激动沿正常传导途径下传时发生传导延缓或传导中断称传导障碍；激动通过房室之间的附加旁路下传称传导途径异常。

表 4-7　心律失常的分类

分　类			心　律　失　常
激动起源异常	窦性心律失常		窦性心动过速、窦性心动过缓、窦性心律不齐、窦性停搏
	异位心律	主动性	期前收缩、阵发性心动过速、扑动与颤动
		被动性	逸搏、逸搏心律
激动传导异常	传导障碍		窦房阻滞、房内阻滞、房室阻滞、室内阻滞
	传导途径异常		预激综合征

知识链接

心脏的起搏点

心脏内特殊传导系统中各部分的心肌细胞都具有自律性,但其自律性高低存在较大差异。窦房结 P 细胞自身固有的自律性最高,约每分钟 100 次,但在体内受心迷走神经紧张性的影响,其自律性表现为每分钟 70 次左右;末梢浦肯野细胞纤维的自律性最低,约每分钟 25 次,而房室交界和房室束的自律性居中,分别为每分钟 50 次和 40 次左右。生理情况下,整个心脏的活动总是按照当时自律性最高的组织所发出的节律性兴奋来进行的。

★ **高频考点**
(1) 正常窦性心律的特点。
(2) 常见心律失常的心电图特征。

(一) 窦性心律失常

凡是起源于窦房结的心律称为窦性心律(sinus rhythm)。成人正常窦性心律的心电图特征:①P 波呈钝圆形,在 Ⅰ、Ⅱ、aVF、V₄～V₆ 导联直立,在 aVR 导联倒置。P 波的此形态特征表明激动来源于窦房结。②P 波规律出现,频率为 60～100 次/分(即 P-P 间期为 0.6～1 s)。③P-R 间期 0.12～0.20 s。④P-P 间期固定,同一导联上 P-P 间距相差 <0.12 s。

由于窦房结起搏点本身激动的程序与规律异常,使激动形成过快、过慢或节律不规则、传导障碍称为窦性心律失常(sinus arrhythmias)。

1. 窦性心动过速(sinus tachycardia)　激动起源于窦房结,其频率超过 100 次/分(成人)。心电图特征为具有窦性心律的特点,但心率>100 次/分(即 P-P 间期<0.6 s)(图 4-34);P-R 间期及 Q-T 间期相应缩短。常见于饮酒、喝浓茶、运动、情绪激动、精神紧张等生理情况,也可见于疼痛、发热、贫血、休克、缺氧、心肌炎、甲状腺功能亢进等病理情况及拟肾上腺素类药物作用等。

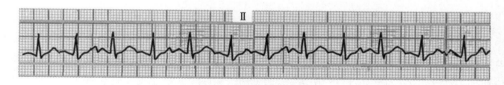

图 4-34　窦性心动过速

2. 窦性心动过缓(sinus bradycardia)　激动起源于窦房结,其频率低于 60 次/分(成人)。心电图特征为具有窦性心律的特点,但心率<60 次/分(P-P 间期>1.0 s)(图 4-35)。常见于老年人、运动员、部分健康男性及睡眠状态等生理情况,也可见于窦房结功能障碍、颅内压增高、甲状腺功能低下、胆汁淤积性黄疸等病理情况及服用某些药物(如 β 受体阻滞剂、洋地黄)等。

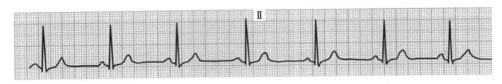

图 4-35　窦性心动过缓

3. 窦性心律不齐(sinus arrhythmia)　激动起源于窦房结,但节律不规则。心电图特征为具有窦性心律的特点,但同一导联上 P-P 间期相差>0.12 s。窦性心律不齐常与窦性心动过缓同时存在(图 4-36)。多数窦性心律不齐与呼吸有关,表现为吸气时心率较快,呼气时变慢;深呼吸时更明显,屏气时消失,称为呼吸性窦性心律不齐,常见于青少年,一般无临床意义。

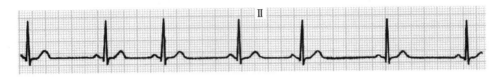

图 4-36　窦性心律不齐

4. 窦性停搏(sinus arrest)　亦称窦性静止,在规律的窦性心律中,有一段时间内窦房结停止发放激动。心电图特征为具有窦性心律的特点,但规律的 P-P 间距中突然出现 P 波脱落,形成长 P-P 间距,且长 P-P 间距与正常 P-P 间距不成倍数关系(图 4-37)。窦性停搏后常出现逸搏或逸搏心律。可见于迷走神经张力增高、颈动脉过敏等生理情况;也可见于急性心肌梗死、急性心肌炎、心肌病等器质性心脏病窦房结功能障碍及洋地黄、奎尼丁等药物使用过量。

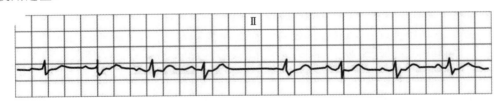

图 4-37　窦性停搏

(二) 期前收缩

期前收缩(extrasystole)是指窦房结以外的异位起搏点在窦性激动尚未到达之前提前发出的激动,亦称过早搏动,是临床上最常见的心律失常。生理性因素或病理性因素均可引起期前收缩,如情绪激动、过度劳累、饮酒过量、吸烟、急性感染、手术麻醉、电解质紊乱、药物作用、风湿性心脏病、心肌炎、急性心肌梗死等。

描述期前收缩心电图特征的常用术语如下。

(1) 偶发和频发　期前收缩出现的频度少于 5 次/分称偶发,多于 5 次/分称频发。频发的期前收缩可按一定规律出现,若在每次正常窦性搏动之后均出现一个期前收缩,称为二联律;每两次正常窦性搏动之后出现一个期前收缩,称为三联律,依次类推。

(2) 联律间期(coupling interval)　此指异常搏动与其前窦性搏动之间的时距。根据期前收缩的波形和联律间期可将期前收缩区分为单源性、多源性和多形性。同一异位起搏点引起的期前收缩常有固定的联律间期。若在同一导联上期前收缩的形态和联律间期相同为单源性,在同一导联上出现两种或两种以上形态及联律间期互不相同的期前收缩,为多源性,若联律间期固定而形态各异,则为多形性。

（3）代偿间歇（compensatory pause） 提前出现的异位搏动代替了一个正常窦性搏动,其后出现一个较正常心动周期为长的间歇。完全性代偿间歇是指期前收缩前后的两个窦性 P 波间距等于正常 P-P 间距的 2 倍;不完全性代偿间歇多是指期前收缩前后的两个窦性 P 波间距小于正常 P-P 间距的 2 倍。若在两次正常窦性搏动之间插入一次期前收缩,其后没有代偿间歇,称为间位性期前收缩或插入性期前收缩。

根据异位起搏点的部位,期前收缩可分为房性、交界性及室性三种,其中以室性最为常见,房性次之,交界性较少见。

1. 室性期前收缩（premature ventricular contraction） 心电图特征:①提前出现的 QRS-T 波前无窦性 P 波;②提前出现的 QRS 波群宽大畸形,时间>0.12 s,T 波方向常与 QRS 主波方向相反;③完全性代偿间歇（图 4-38）。室性期前收缩可见于正常人和各种器质性心脏病患者,常见于冠心病、心肌病、风湿性心脏病等。急性心肌梗死患者出现室性期前收缩,尤其是频发、多源性、多形性、成联律性、成对性室性期前收缩,或 R-on-T 型室性期前收缩,多为更严重心律失常的先兆。心肌梗死或心肌病患者并发室性期前收缩,有很高的心脏性猝死危险性。

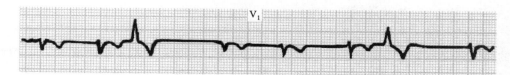

图 4-38 室性期前收缩

2. 房性期前收缩（premature atrial contraction） 心电图特征:①提前出现的 P′波与窦性 P 波的形态不同。②P′-R 间期>0.12 s。③P′波后 QRS-T 波形态多正常;若 P′波后无 QRS-T 波,则称为未下传的房性期前收缩;若 P′波后 QRS 波群增宽变形,则称为房性期前收缩伴室内差异性传导。④大多为不完全性代偿间歇（图 4-39）。房性期前收缩也可见于正常人和各种器质性心脏病患者。若发生在器质性心脏病时,常是快速性房性心律失常出现的先兆,如风湿性心脏病、冠心病、甲状腺功能亢进症患者出现房性期前收缩,多预示要发生房颤。

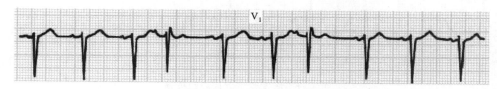

图 4-39 房性期前收缩

3. 交界性期前收缩（premature junctional complex） 心电图特征:①提前出现的 QRS-T 波,形态基本正常;若发生室内差异性传导时,QRS 波群可增宽变形。②逆行 P′波（与正常窦性 P 波方向相反)可出现于 QRS 波群之前(P'-R 间期＜0.12 s)、之后(R-P' 间期＜0.20 s)或者与 QRS 相重叠。③大多为完全性代偿间歇(图 4-40)。

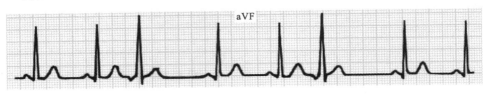

图 4-40　交界性期前收缩

护考链接

下列哪项是诊断室性期前收缩最主要的依据？(　　)

A. 提前出现的 QRS 波群宽大畸形　　　　B. 期前收缩 QRS 波群前方无 P 波

C. T 波与 QRS 波群主波方向相反　　　　D. 期前收缩后有完全的代偿间歇

E. 期前收缩后有 P 波

答案与解析：A，室性期前收缩提前出现的 QRS 波群宽大畸形，而房性与交界性期前收缩的 QRS 波群形态基本正常。

(三)阵发性心动过速

阵发性心动过速(paroxysmal tachycardia)是指期前收缩连续出现 3 次或 3 次以上，形成的快速异位心律。其临床特点是突发骤止、室率较快，常有反复发作的倾向。根据异位节律激动起源部位的不同，可分为房性、交界性和室性三种。其中房性和交界性阵发性心动过速的 P' 波在心电图上难以辨认，且其异位起搏点均位于希氏束以上，故统称为阵发性室上性心动过速。

1. 阵发性室上性心动过速(paroxysmal supraventricular tachycardia，PSVT)　心电图特征：①连续出现 3 个或 3 个以上快速匀齐、形态正常的 QRS 波群，若伴有束支阻滞或室内差异传导时，QRS 波群可增宽。②频率一般在 160～250 次/分，节律规则。③P' 波常埋藏于 QRS 波群之中。④常伴有继发性 ST-T 改变(图 4-41)。多见于无器质性心脏病患者，也可见于器质性心脏病患者。

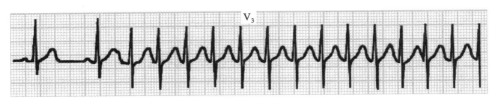

图 4-41　阵发性室上性心动过速

2. 阵发性室性心动过速(paroxysmal ventricular tachycardia，PVT)　心电图特征：①连续出现 3 个或 3 个以上快速、宽大畸形的 QRS 波群，时限通常大于 0.12 s。②频率一般在 140～200 次/分，节律可稍不齐。③其 QRS 波群前常无 P 波，如能发现 P 波，其频率慢于 QRS 波群频率,且 P、R 无固定关系,形成房室分离现象。④常伴有继发性 ST-T 改变(图 4-42);⑤偶尔可见心室夺获(QRS 波群提前出现,形态似窦性心律)或室性融合波(QRS 波群形态介于窦性心律与室性异位心律之间)。房室分离、心室夺获、室性融合波的出现是确立阵发性室性心动过速诊断的重要依据。阵发性室性心动过速是一种严重的心律失常,常可见于各种严重器质性心脏病患者,最常见于冠心病,尤其是心肌梗死的患者。也可见于心肌病、风湿性心脏病、药物中毒(如洋地黄)、电解质紊乱等。偶尔可见于无器质性心脏病患者。

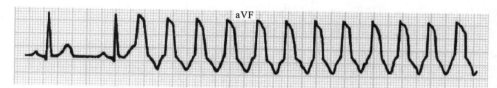

图 4-42　阵发性室性心动过速

(四) 扑动与颤动

扑动与颤动是一种频率较阵发性心动过速更快的异位快速心律失常。激动可起源于心房或心室,其主要的电生理基础是心肌的兴奋性增高,不应期缩短,同时伴有一定的传导障碍,形成环形激动及多发微折返。

1. 心房扑动(atrial flutter, AFL)　典型心房扑动属房内大折返激动。心房扑动大多呈短阵发性,且不稳定,可进展为心房颤动或恢复窦性心律。心电图特征:①正常窦性 P 波消失,代之以连续的大锯齿状扑动波(F 波),F 波大小相等、形态一致、间隔规则,F 波间无等电位线,在 Ⅱ、Ⅲ、aVF 中最明显。F 波的频率为 240～350 次/分。②QRS 波群时间和形态一般正常。③心室率常规则(R-R 间期相等),房室传导比率多固定(2:1 或 4:1)(图 4-43)。若房室传导比率不恒定,则心室律可以不规则;若伴室内差异传导,QRS 波群可增宽变形。心房扑动可发生于无器质性心脏病者,也可见于一些心脏病和甲状腺功能亢进症患者、酒精中毒者等。近年来,典型的心房扑动已可通过射频消融术达到根治的目的。

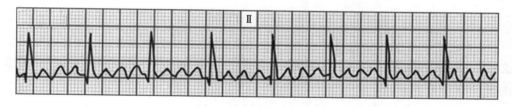

图 4-43　心房扑动

2. 心房颤动(atrial fibrillation, AF)　心房颤动是临床上极为常见的心律失常,其发作呈阵发性或持续性。心房颤动的产生可能系多个小折返激动所致。心电图特征:①正常窦性 P 波消失,代之以大小不等、快慢不均、形态不一的心房颤动波(f 波),频率 350～600 次/分。②心室率绝对不规则(R-R 间期绝对不等)。③QRS 波群时间和形态一般正常,若伴室内差异传导,QRS 波群可增宽变形(图 4-44)。心房颤动多见于器质性心脏病

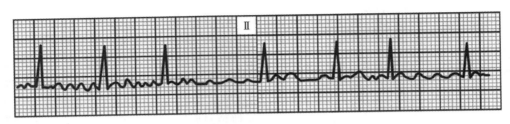

图 4-44　心房颤动

(如风湿性心脏病二尖瓣狭窄、冠心病)和甲状腺功能亢进症等。少数阵发性心房颤动可见于正常人,在情绪激动、运动或急性酒精中毒时发生。

3. 心室扑动(ventricular flutter)　心室扑动是心室肌产生环形激动的结果。心室扑动持续时间短暂,很快恢复或迅速转为心室颤动而导致死亡。心电图特征:①P-QRS-T 波消失,代之以连续、快速而相对规则的大振幅波(呈正弦图形)。②频率达 200～250 次/分(图 4-45)。常见于缺血性心脏病、严重缺氧、代谢紊乱等。

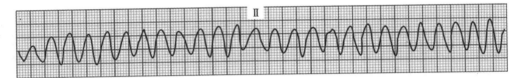

图 4-45　心室扑动

4. 心室颤动(ventricular fibrillation)　心室颤动是最严重的心律失常,往往是心脏停搏前的短暂征象。心电图特征:①P-QRS-T 波完全消失,代以形态、振幅与频率极不规则的心室颤动波。②频率为 200～500 次/分(图 4-46)。多见于严重的心肺功能障碍、电解质紊乱、药物中毒、各种疾病的终末期等。

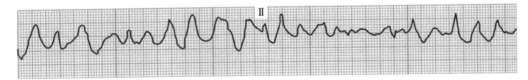

图 4-46　心室颤动

心室扑动与颤动为致命性心律失常。一旦发生,心脏则失去排血功能;患者迅速出现意识丧失、抽搐、呼吸停止、心音及大动脉搏动消失、血压测不到。此时,应分秒必争地全力抢救,否则患者立刻死亡。

(五)房室传导阻滞

房室传导阻滞(atrioventricular block,AVB)是指激动从心房传向心室的过程中,发生传导延缓或中断;是临床上最常见的一种心脏传导阻滞。其阻滞部位最常发生于房室结和希氏束;一般阻滞部位越低,阻滞程度越重、危险性越大。按阻滞程度可分为三度:一度房室传导阻滞是每个心房激动均能下传到心室,但传导时间延长;二度房室传导阻滞是部分心房激动不能下传到心室,造成心室漏搏;三度房室传导阻滞是全部心房激动均不能下传到心室,心房与心室各自受相应起搏点控制,呈现房室传导完全脱节。一度、二度房室传导阻滞属不完全性房室传导阻滞,三度房室传导阻滞属完全性房室传导阻滞。

1. 一度房室传导阻滞 主要表现为 P-R 间期延长。心电图特征:每个 P 波后均有一相关 QRS-T 波;但成人 P-R 间期>0.20 s,老年人 P-R 间期>0.22 s;或者前后两次心电图比较,在心率未变的情况下,P-R 间期较前延长>0.04 s(图 4-47)。

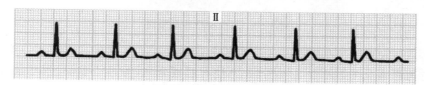

图 4-47 一度房室传导阻滞

2. 二度房室传导阻滞 主要表现为部分 P 波后出现 QRS-T 波脱漏。通常以 P 波数与 P 波下传数的比例来表示房室传导阻滞程度,例如 3∶2 传导表示 3 个 P 波中有 2 个 P 波下传心室,1 个 P 波未能下传;3∶1 传导表示 3 个 P 波中有 1 个 P 波下传心室,2 个 P 波未能下传。按 P 波后 QRS-T 波脱漏的特点分为以下两型,二度 Ⅰ 型房室传导阻滞较二度 Ⅱ 型房室传导阻滞常见。

(1)二度 Ⅰ 型房室传导阻滞 亦称莫氏 Ⅰ 型(Mobitz Ⅰ)或者文氏现象(Wenckebach phenomenon)。心电图特征:P 波规律地出现,P-R 间期逐渐延长,R-R 间距逐渐缩短,直到 QRS-T 波脱漏一次(P 波后无 QRS-T 波);漏搏后的 P-R 间期最短,之后又逐渐延长,直至再次 QRS-T 波脱漏,如此周而复始(图 4-48)。

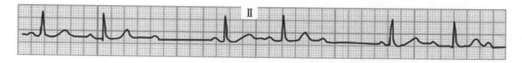

图 4-48 二度 Ⅰ 型房室传导阻滞

(2)二度 Ⅱ 型房室传导阻滞 亦称莫氏 Ⅱ 型(Mobitz Ⅱ)。心电图特征:P-R 间期恒定不变(正常或延长),部分 P 波后脱漏 QRS-T 波(图 4-49)。凡连续出现 2 次或 2 次以上的 QRS-T 波脱漏者,称为高度房室传导阻滞。

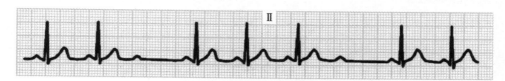

图 4-49 二度 Ⅱ 型房室传导阻滞

3. 三度房室传导阻滞 主要表现为心房与心室活动各自独立、互不相关。心电图特征:①P 波与 QRS-T 波各自按自身的频率规律地出现,P 波与 QRS-T 波互不相关(P-R 间期不固定)。②P 波频率(心房率)快于 QRS 波群频率(心室率);③QRS 波群的形态和频率与阻滞部位以下心室起搏点的位置有关,若位于希氏束分叉以上,则 QRS 波群形态基本正常,频率 40~60 次/分;若位于希氏束分叉以下,则 QRS 波群宽大畸形,频率 20~40 次/分(图 4-50)。

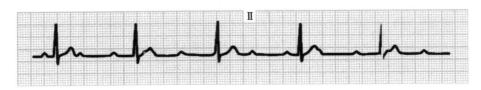

图 4-50 三度房室传导阻滞

一般一度或二度Ⅰ型房室传导阻滞见于迷走神经张力增高的正常人。二度Ⅱ型或三度房室传导阻滞多见于器质性心脏病（如急性心肌梗死、病毒性心肌炎、冠状动脉痉挛等）及药物中毒（如洋地黄）、电解质紊乱（如高血钾）等病理情况。

护考链接

心电图表现 P 波与 QRS 波群无固定关系，P-P 间期和 R-R 间期各自相等，心房率为 66 次/分，心室率为 44 次/分，QRS 波群形态基本正常，心电图诊断为（   ）。

A. 二度Ⅰ型房室传导阻滞　　　　　B. 二度Ⅱ型房室传导阻滞

C. 三度房室传导阻滞　　　　　　　D. 一度房室传导阻滞

E. 束支传导阻滞

答案与解析：C，心房与心室的活动各自独立，P 波与 QRS-T 波按自身的频率规律地出现，互不相关。

（六）预激综合征

预激综合征（pre-excitation syndrome）是指在正常房室传导途径之外，心房和心室之间还存在附加的房室传导束（旁路），室上性激动经此途径下传抢先抵达心室并提前激动一部分心室肌的现象。

知识链接

常见的附加旁道有以下 3 条。

（1）Kent 束：直接连接心房与心室的一束纤维。

（2）James 束：绕过房室结传导的旁路纤维。

（3）Mahaim 束：连接右心房与右束支远端或右心房与三尖瓣环下右心室的旁路。

其中以 Kent 束最为常见。

由于旁路存在的部位及传导特点，可将预激综合征分为以下 3 种类型。

1. WPW 综合征（Wolff-Parkinson-While syndrome）　又称经典预激综合征，为 Kent 束传导所致。心电图特征：①P-R 间期<0.12 s；②QRS 波群增宽，时限≥0.12 s；③QRS 波群起始部有粗钝的预激波，即 δ 波（delta 波）；④P-J 间期一般正常；⑤多有继发性 ST-T 改变（图 4-51）。

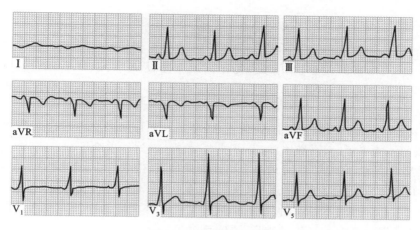

图 4-51　WPW 综合征

2. LGL 综合征（Lown-Ganon-Levine syndrome）　又称短 P-R 间期综合征。多为 James 束传导所致。心电图特征：①P-R 间期<0.12 s；②QRS 波群时限正常，起始部无预激波（δ 波）。

3. Mahaim 型预激综合征　此种类型少见，为 Mahaim 束传导所致。心电图特征：①P-R间期正常或延长；②QRS 波群增宽，时限≥0.12 s，起始部可见预激波（δ 波）。

预激综合征大多数发生在没有器质性心脏病的健康人，其主要危害是常可引发房室折返性心动过速。WPW 综合征如合并心房颤动，还可引起快速的心室率，甚至发生心室颤动。近年来，预激综合征可通过导管射频消融术彻底根治。

（徐新娥）

项目小结

　　心电图检查是临床上广泛应用的健康评估方法，对疾病（尤其是心脏疾病）的诊断、病情判断、重症监护有重要价值。心电图记录的是心脏激动的电学活动，心电图图形属于被评估者的客观资料，但描记出的图形是否正确却与评估者的操作技术和仪器设备是否正常有关。记录符合技术要求的心电图是护士应熟练掌握的基本技能，也是心电图诊断的前提。为了充分发挥心电图检查在健康评估中的重要作用，评估者必须熟练地掌握心电图分析的方法和技巧，熟悉心电图的正常变异和常见异常心电图的图形及临床意义，能迅速辨认出心肌梗死、期前收缩、心房及心室颤动和传导阻滞等常见的心电图改变，善于把心电图的各种变化与具体病例的临床情况密切结合，综合分析、全面考虑后作出正确的诊断和解释。随着心电监护在临床上的广泛应用，护士不仅要熟练地掌握心电监护仪的使用操作技术，而且要严密监测急危重症和病情多变患者的病情变化，及时发现致命性心律失常和潜在致命性心律失常，为临床诊断提供依据、为抢救患者赢得时间。

情景测试题

以下案例，每个案例有若干个问题，每个问题下面设 A、B、C、D、E 五个备选答案。请根据提供的信息，在每个问题的 A、B、C、D、E 五个备选答案中选择一个最佳答案。

（1～5 题共用题干）

患者，女，52 岁。有风湿性心脏病病史 15 年。1 个月前因受凉后出现咳嗽、咳痰、胸闷、气急、夜间不能平卧、双下肢水肿、肝脏肿大、颈静脉怒张，遂给予利尿剂、地高辛等药物治疗，病情逐渐好转。用药半个月后患者出现心悸加重、倦怠乏力、恶心呕吐、视物模糊等。体检发现：T 36.3 ℃、P 90 次/分、R 24 次/分、BP 90/60 mmHg，端坐位，心率 130 次/分，心律绝对不齐，心音强弱不等，二尖瓣听诊区可闻及舒张期隆隆样杂音及奔马律。心电图检查提示：室性期前收缩呈二联律，ST-T 呈"鱼钩状"改变。

1. 此患者最可能的诊断是（   ）。

A. 二尖瓣狭窄   B. 主动脉瓣狭窄   C. 肺动脉瓣狭窄

D. 二尖瓣关闭不全   E. 主动脉瓣关闭不全

2. 此患者的脉搏为（   ）。

A. 交替脉   B. 水冲脉   C. 短绌脉   D. 速脉   E. 奇脉

3. 此患者出现了（   ）。

A. 洋地黄用量不足   B. 洋地黄过敏   C. 洋地黄效应

D. 洋地黄中毒   E. 电解质紊乱

4. 洋地黄效应的心电图特征是（   ）。

A. ST-T 呈"鱼钩状"改变   B. S-T 段下斜型压低

C. T 波倒置   D. Q-T 间期缩短

E. T-U 融合

5. 洋地黄中毒最常见的心律失常是（   ）。

A. 窦性心动过速   B. 室性期前收缩   C. 阵发性心动过速

D. 心房颤动   E. 房室传导阻滞

（6～8 共用题干）

患者，男，60 岁，因在家打扫卫生拖地，突发心前区疼痛，疼痛难忍，并伴有胸闷憋气，来医院就诊，既往患者有糖尿病病史 10 年。经检查医生诊断为前间壁心肌梗死，收入院治疗。

6. 急性心肌梗死最具诊断价值的心电图特征是（   ）。

A. 高尖直立的 T 波   B. 对称倒置的 T 波

C. 异常宽大而深的 Q 波   D. S-T 段抬高呈弓背向上的单向曲线

E. S-T 段弓背向上抬高与异常 Q 波同时出现

7. 急性前间壁心肌梗死的特征性心电图见于（   ）。

A. $V_1 \sim V_4$ 导联   B. $V_1 \sim V_3$ 导联   C. $V_3 \sim V_5$ 导联

D. V_6、Ⅰ、aVL 导联   E. $V_1 \sim V_6$ 导联及 Ⅰ、aVL 导联

8. 急性心肌梗死患者预示心室颤动发生的心律失常是（   ）。

A. 窦性心动过缓   B. 室上性心动过速   C. 室性心动过速

D. 心房颤动   E. 一度房室传导阻滞

情景测试题参考答案

1. A   2. C   3. D   4. A   5. B   6. E   7. C   8. B

项目五
实验室检查

 项目目标

1. 掌握三大常规检查、痰液检查、肝功能检查、肾功能检查、临床常用生物化学检查的标本采集方法和要求。

2. 熟悉三大常规检查、肝功能检查、肾功能检查、临床常用生物化学检查的目的和临床意义。

3. 了解脑脊液检查、浆膜腔积液检查、临床常用免疫学检查的检查目的、标本采集方法和临床意义。

4. 能够结合被评估者临床情况,解释三大常规检查、肝功能检查、肾功能检查、临床常用生物化学检查结果。

5. 学会与被评估者有效沟通,使被评估者配合标本采集工作。

实验室检查是运用各种物理、化学、生物化学、分子生物学、微生物学、细胞学、免疫学及遗传学等学科的实验技术,对被评估者的血液、骨髓、体液、排泄物、分泌物和组织细胞等进行检查,以求获得反映机体功能状态及与疾病相关的病理变化或病因等有关资料,对协助诊断、推测预后、制订治疗方案等有其独特的作用。实验室检查与临床护理也有着十分密切的关系。一方面大部分实验室检查的标本需护士去采集;另一方面实验室检查的结果作为客观资料的重要组成部分之一,又可协助和指导护士观察、判断病情,作出护理诊断。护士必须熟悉常用实验室检查的目的、标本采集要求和方法及结果的临床意义。

任务一　血液检查

案例引导

患者,男,45岁。有消化性溃疡病史5年。因发热、消瘦、上腹部疼痛、排柏油样便1周,伴头晕、乏力、心悸入院,无呕心呕吐,皮肤黏膜出血等。

为明确诊断,该患者需要进行哪些相关的实验室检查?

血液检查包括血液的一般检查(包括血液常规检查、网织红细胞检查、红细胞沉降率检查)和血液的其他常用检查,是临床上应用最广泛的检验项目之一。血液检查主要用于:①协助贫血的评估、预后判断、疗效及护理效果观察;②协助血液及造血系统疾病、感染性疾病、传染病、变态反应性疾病、寄生虫病、中毒等的评估及预后判断。

一、标本采集

(一)血液标本采集的部位

1. 皮肤穿刺采血 用采血针在消毒后的指端或耳垂等部位采集血液。

2. 静脉采血 最常用的采血方法,首选采血部位是肘部静脉。

3. 动脉采血 主要用于血气分析,常选用桡动脉、肱动脉、股动脉等。

(二)采血容器

目前普遍使用真空采血管,用国际通用的头盖和标签颜色显示采血管内添加剂的种类和检查用途,护士可根据检查项目选用。

二、检查项目及结果分析

(一)血液一般检查

1. 红细胞计数(RBC)和血红蛋白(Hb)测定

【参考值】

红细胞及血红蛋白的参考值,见表 5-1。

表 5-1 红细胞及血红蛋白参考值

人 群	RBC	Hb
成年男性	$(4.0\sim5.5)\times10^{12}/L$	$120\sim160$ g/L
成年女性	$(3.5\sim5.0)\times10^{12}/L$	$110\sim150$ g/L
新生儿	$(6.0\sim7.0)\times10^{12}/L$	$170\sim200$ g/L

★ **高频考点**

(1)贫血的常见病因。

(2)贫血程度的判断。

【临床意义】

1)红细胞和血红蛋白增多

(1)生理性增多:与年龄、性别、精神因素、气压变化、剧烈运动及妊娠等因素有关。

(2)病理性增多:①相对增多:由于血液浓缩使红细胞容量相对增多,见于严重呕吐、大面积烧伤、腹泻、出汗过多、尿崩症、甲状腺功能亢进危象等。②绝对增多:生理性增多,如新生儿、高原地区居民等;病理性增多,如严重的慢性心肺疾病。

2)红细胞和血红蛋白减少

(1)生理性减少:见于婴幼儿及 15 岁以前的儿童、部分老年人及妊娠中晚期孕妇。

(2)病理性减少:见于各种原因所致贫血,如缺铁性贫血、再生障碍性贫血、溶血性贫

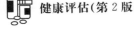
血和失血性贫血等。

根据血红蛋白减少的程度,贫血可分为四级:轻度即血红蛋白大于 90 g/L;中度即血红蛋白 90～60 g/L;重度即血红蛋白 60～30 g/L;极重度即血红蛋白小于 30 g/L。

护考链接 ------------------------------- ●

患者,女,50 岁,血常规检查提示血红蛋白为 88 g/L,护士告知患者贫血程度是( )。

A. 无贫血 B. 轻度贫血 C. 中度贫血 D. 重度贫血 E. 极重度贫血

答案与解析:C,血红蛋白 90～60 g/L 即中度贫血。

★ **高频考点**

白细胞计数及白细胞分类计数检查的临床意义。

2. 白细胞计数(WBC)及白细胞分类计数(DC)

【参考值】

(1) 白细胞计数:成人 $(4～10)×10^9/L$;新生儿 $(15～20)×10^9/L$;6 个月至 2 岁儿童 $(11～12)×10^9/L$。

(2) 白细胞分类计数,见表 5-2。

表 5-2 白细胞分类计数

白细胞类型	百分数/(%)	绝对值/$(×10^9/L)$
中性粒细胞(N)		
杆状核粒细胞	0～5	0.04～0.05
分叶核粒细胞	50～70	2～7
嗜酸性粒细胞(E)	0.5～5	0.05～0.5
嗜碱性粒细胞(B)	0～1	0～0.1
淋巴细胞(L)	20～40	0.8～4
单核细胞(M)	3～8	0.12～0.8

【临床意义】

(1) 中性粒细胞(N)

①中性粒细胞增多:生理性增多见于妊娠及分娩时、剧烈运动或劳动后、饱餐或淋浴后等。病理性增多见于急性感染(化脓性球菌感染为最常见原因)、严重的组织损伤及大量血细胞破坏(如手术、外伤、大面积烧伤、急性心肌梗死等)、急性大出血、急性中毒、白血病、骨髓增殖性疾病及恶性肿瘤等。

②中性粒细胞减少:见于感染性疾病(特别是革兰阴性杆菌感染及某些病毒感染等)、血液系统疾病(如再生障碍性贫血等)、理化因素损伤、单核-巨噬细胞系统功能亢进(各种原因引起脾脏肿大及其功能亢进)、自身免疫性疾病(如系统性红斑狼疮等)、药物(如氯霉素、磺胺类药、抗肿瘤药、抗糖尿病及抗甲状腺药物、免疫抑制剂等)。

③中性粒细胞核象变化：中性粒细胞的核型能反映新生至衰老的情况。正常外周血中中性粒细胞以 2~3 个核居多，不分叶（杆状核）或分叶过多的较少，杆状核与分叶核比为 1∶13。病理情况下，核象可发生核左移或核右移（图 5-1）。

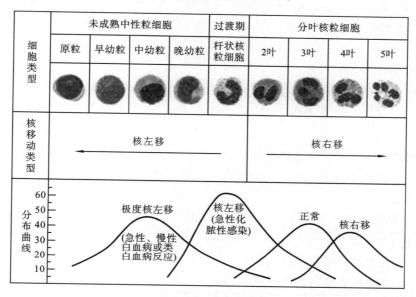

细胞类型	未成熟中性粒细胞				过渡期	分叶核粒细胞			
	原粒	早幼粒	中幼粒	晚幼粒	杆状核粒细胞	2叶	3叶	4叶	5叶

图 5-1 中性粒细胞核象变化

核左移：周围血中杆状核粒细胞、晚幼粒、中幼粒、早幼粒的百分数超过 5%。常见于感染，特别是急性化脓性感染，急性中毒、急性失血及急性溶血等亦可见到核左移。白血病和类白血病反应，可出现极度核左移现象。

核右移：周围血中出现 5 叶或更多分叶核的中性粒细胞增多，百分数超过 3%。此时常伴有白细胞计数减少。主要见于造血功能衰退及巨幼红细胞性贫血，也可见于应用阿糖胞苷或 6-巯基嘌呤等。在炎症的恢复期，可出现一过性核右移。如在疾病进展期，突然出现核右移，则提示预后不良。

（2）嗜酸性粒细胞（E） 嗜酸性粒细胞增多：见于过敏性疾病（如支气管哮喘、药物过敏、荨麻疹等）、寄生虫病（如血吸虫病、蛔虫病、钩虫病等）、皮肤病（如湿疹、银屑病等）、血液病（如慢性粒细胞白血病、嗜酸性粒细胞白血病、淋巴瘤等）、某些恶性肿瘤（如肺癌）及传染性疾病（如猩红热急性期）。

（3）嗜碱性粒细胞（B） 嗜碱性粒细胞增多：常见于过敏性疾病（如过敏性结肠炎及药物、食物、吸入物超敏反应等）、血液病（如慢性粒细胞白血病、嗜碱性粒细胞白血病、骨髓纤维化症等）、恶性肿瘤（尤其是转移癌）、其他（如糖尿病、水痘、结核病等）。

（4）淋巴细胞（L） 儿童的淋巴细胞常有生理性增多。成人淋巴细胞增多主要见于感染性疾病（主要为病毒感染，如麻疹、风疹、水痘等）、肿瘤（如急性和慢性淋巴细胞白血病、淋巴瘤）、急性传染病的恢复期、移植排斥反应（如移植物抗宿主反应或移植物抗宿主病）。淋巴细胞减少多见于长期应用糖皮质激素和烷化剂、接触放射性物质、免疫缺陷疾病等。

（5）单核细胞（M） 单核细胞增多见于某些感染（如感染性心内膜炎、疟疾、黑热病、急性感染恢复期、活动性肺结核等）及某些血液病（如单核细胞性白血病、淋巴瘤等）。

护考链接 ••••••••••••••••••••••••••••

患者,男,20岁,"发热、咳嗽、咳痰伴胸痛2天"入院。护理体检:体温40℃,右下肺闻及湿啰音。实验室检查:血白细胞计数 $18.0 \times 10^9/L$。该患者的初步诊断最可能是( )。

A. 肺炎球菌性肺炎　　　B. 病毒性肺炎　　　C. 过敏性疾病

D. 寄生虫病　　　E. 肺癌

答案与解析:A,肺炎球菌属于化脓性细菌,导致的感染可引起白细胞增多。

3. 血细胞比容测定　血细胞比容(Hct)　旧称红细胞压积(PCV),是指血细胞在全血中所占容积的比值,用抗凝血在一定条件下离心沉淀即可测得。

【参考值】

温式法:男性 $0.40 \sim 0.50$ L/L(40~50 vol%),女性 $0.37 \sim 0.48$ L/L(37~48 vol%)。

★ **高频考点**

(1)缺铁性贫血为小细胞低色素性贫血。

(2)再生障碍性贫血为正常细胞性贫血。

【临床意义】

血细胞比容除了受血浆容量影响外,主要与红细胞的大小和数量有关。临床常见的使血细胞比容增高或减低的原因如下:①血细胞比容增高:相对性增高主要见于各种原因所致血液浓缩,如脱水、腹泻、烧伤等,临床常以此作为计算脱水患者输液量的参考依据。绝对性增高主要见于真性红细胞增多症。②血细胞比容减低:主要见于各种原因所致的贫血。由于不同类型贫血时红细胞的体积不同,血细胞比容的改变与红细胞数不一定成正比,故应将红细胞计数、血红蛋白量和血细胞比容三项检验结果结合起来,计算红细胞各项平均值才有参考意义。

4. 血细胞平均值参数　将同一份血液标本同时测得的红细胞数、血红蛋白量和血细胞比容3项数据,代入相应的公式,可以计算出红细胞的3种平均值,对贫血的诊断与鉴别诊断有参考价值(表5-3)。

表5-3　贫血的细胞形态学分类

类　型	MCV/fL	MCH/pg	MCHC/(%)	病　因
正常细胞性贫血	80~100	27~34	32~36	再生障碍性贫血、急性失血性贫血、骨髓病性贫血
大细胞性贫血	>100	>34	32~36	巨幼细胞性贫血及恶性贫血
单纯小细胞性贫血	<80	<27	32~36	慢性炎症性贫血、肾性贫血
小细胞低色素性贫血	<80	<27	<32	缺铁性贫血、铁粒幼细胞性贫血、珠蛋白生成障碍性贫血

5. 红细胞体积分布宽度测定　红细胞体积分布宽度(RDW)是反映外周血红细胞体积异质性的参数,由血细胞分析仪测量而获得。多数仪器用所测红细胞体积大小变异系数(RDW-CV)来表示。

【参考值】

RDW-CV:11.5%～14.5%。

【临床意义】

RDW 值大,表明红细胞大小不均;RDW 值小,表明红细胞大小均匀。①用于贫血的形态学分类,按 MCV、RDW 两项参数对贫血进行形态学分类,对贫血的鉴别诊断有一定的参考价值。②用于缺铁性贫血的诊断与鉴别诊断:缺铁性贫血和轻型珠蛋白生成障碍性贫血均表现为小细胞低色素性贫血,缺铁性贫血患者 RDW 增高,而珠蛋白生成障碍性贫血患者88%为正常。③用于缺铁性贫血的疗效观察:缺铁性贫血经治疗后贫血已得到纠正,而 RDW 仍未降至正常水平,可能反映体内贮存铁尚未完全补足。

6. 网织红细胞计数　网织红细胞(Ret)是晚期红细胞脱核后到完全成熟之间的过渡型细胞。

★ **高频考点**

网织红细胞反映骨髓造血功能。

【参考值】

百分数 0.005～0.015(0.5%～1.5%);绝对数(24～84)×10^9/L。

【临床意义】

网织红细胞是一种未完全成熟的红细胞,它的多少可以判断骨髓红细胞系统造血情况。

(1) 增多　提示骨髓红细胞增生活跃,见于溶血性贫血、失血和某些贫血患者治疗后,如缺铁性贫血和巨幼红细胞性贫血经用铁剂或维生素及叶酸治疗后血液中网织红细胞可增多。

(2) 减少　提示骨髓造血功能低下,见于再生障碍性贫血患者、某些白血病患者红细胞增生受到抑制和使用抗肿瘤药物等患者。

护考链接

网织红细胞增多最常见于(　　)。

A. 巨幼细胞性贫血
B. 未治疗的缺铁性贫血
C. 溶血性贫血
D. 再生障碍性贫血
E. 白血病

答案与解析:C,溶血性贫血时大量网织红细胞进入血液循环,使其升高。

7. 血小板计数

【参考值】

(100～300)×10^9/L。

【临床意义】

血小板由巨核细胞系祖细胞所产生,在止血和凝血过程中起重要作用。

(1) 血小板减少　血小板低于 $100×10^9/L$。原因:①血小板生成障碍,如再生障碍性贫血、放射性损伤、急性白血病等;②血小板破坏或消耗增多,如原发性血小板减少性紫癜、SLE、恶性淋巴瘤、脾功能亢进、弥散性血管内凝血等患者。

(2) 血小板增多　血小板超过 $400×10^9/L$。原因:①血小板原发性增多,如慢性粒细胞白血病、真性红细胞增多症和原发性血小板增多症、骨髓纤维化早期等;②血小板反应性增多,常在 $500×10^9/L$ 以下,见于急性感染、急性溶血、急性大出血、脾切除术后、某些癌症患者。

8. 血小板平均容积(MPV)和血小板平均宽度(PDW)测定

【参考值】

血小板平均容积:7～11 fL。血小板平均宽度:15%～17%。

【临床意义】

(1) MPV　代表单个血小板的平均容积。①增高见于血小板破坏增加但骨髓代偿功能良好者;造血功能抑制解除后,造血功能恢复的首要表现是 MPV 增加。②减低见于骨髓造血功能不良、血小板生成减少及白血病患者;MPV 随血小板数同时持续下降,可提示骨髓造血功能衰竭。

(2) PDW　反映血小板容积大小的离散度。用所测单个血小板容积大小的变异系数(CV%)表示。PDW 减少表明血小板的均一性高。PDW 增高表明血小板体积大小相差悬殊,见于急性髓系白血病、脾切除、巨大血小板综合征、血栓性疾病等。

9. 红细胞沉降率　红细胞沉降率(ESR),是指红细胞在一定条件下沉降的速率,简称血沉。血沉对疾病的诊断特异性不高,但是因其敏感性较高,对疾病的诊断、鉴别诊断和愈后判断有一定的价值,所以至今仍在临床上广为采用。

【参考值】

男性:0～15 mm/1 h 末。女性:0～20 mm/1 h 末。

★ **高频考点**

血沉增快的临床意义。

【临床意义】

(1) 血沉增快　①生理性增快:见于 12 岁以下的儿童、老年人、处于月经期的妇女、妊娠 3 个月以上者,可能与生理性贫血或纤维蛋白原含量增加有关。②病理性增快:见于各种炎症性疾病,如急性细菌性炎症、风湿热、结核病等。临床上常用来观察结核病及风湿热有无活动。疾病活动期血沉增快,病变渐趋静止则逐渐正常。组织损伤及坏死(如手术、急性心肌梗死)时均可增快。恶性肿瘤、慢性肾炎、SLE、亚急性感染性心内膜炎、黑热病及部分贫血患者血沉亦可增快。

(2) 血沉减慢　临床意义较小,见于严重贫血、球形红细胞增多症和纤维蛋白原含量重度缺乏者。

(二) 血液的其他常用检测

以下主要介绍与出血、凝血及血栓性疾病有关的血液检测中的筛检试验。

1. 毛细血管脆性试验（CFT） 又称为毛细血管抵抗力试验（CRT）或束臂试验。毛细血管的脆性与其结构和功能、血小板数量、质量及血管性血友病因子等有关。试验前在肘下 4 cm 处画一个直径为 5 cm 的圆圈，标记出血点数目，然后将血压计袖带束于上臂，于血压计袖带内充气，使血压维持在收缩压与舒张压之间，维持 8 min 后解除压力，再过 5 min 后计算圆圈内新出血点的数目。

【参考值】

在直径 5 cm 的圆圈内新鲜出血点在成年男性低于 5 个，在儿童和成年女性不超过 10 个。

【临床意义】

新鲜出血点超出正常范围高限值为阳性，见于血小板减少症、血小板功能异常、过敏性紫癜、遗传性出血性毛细血管扩张症、维生素 C 或维生素 P 缺乏和血管性血友病等。

2. 出血时间（BT）测定 出血时间是指皮肤血管损伤出血到自然止血所需要的时间。出血时间的长短主要取决于血小板的数量和功能及毛细血管的结构和功能，受血中凝血因子的影响较小。WHO 推荐用模板法或出血时间测定器法（TBT）。

【参考值】

TBT 法：（6.9±2.1）min，超过 9 min 为异常。

【临床意义】

①出血时间延长：见于血小板减少症、血小板功能异常、凝血因子严重缺乏、血管异常（如遗传性毛细血管扩张症）、药物性因素（如服用阿司匹林、潘生丁和双香豆素）等。②出血时间缩短：见于血栓前的高凝状态、DIC 早期、妊娠高血压综合征和糖尿病伴周围血管病变等。

3. 凝血时间（CT）测定 凝血时间是指血液自离体后到凝固所需要的时间，它主要反映内源性凝血系统的功能状态。

【参考值】

试管法：4～12 min。硅管法：15～32 min。塑料管法：10～19 min。

【临床意义】

（1）凝血时间延长 见于：①凝血因子减少，如凝血因子Ⅷ、Ⅸ明显减少的 A、B 型血友病和凝血因子Ⅺ缺乏症；②凝血酶原或纤维蛋白原缺乏，如严重的肝脏疾病、阻塞性黄疸、DIC 等；③抗凝物质过多，如使用肝素、抗凝剂等；④纤维蛋白溶解亢进。

（2）凝血时间缩短 见于血液呈高凝状态，如 DIC 早期、心肌梗死、脑血栓形成等。

4. 血块收缩试验（CRT） 血块中的血小板在血小板收缩蛋白的作用下，伸出伪足搭在纤维蛋白束上，当伪足向心性收缩，使纤维蛋白网眼缩小析出血清。CRT 检测析出血清的容积，反映血小板收缩功能。

【参考值】

①凝块法：65.8%±11.0%。②血块收缩时间：2 h 开始收缩，18～24 h 完全收缩。

【临床意义】

血块收缩不良见于血小板减少或功能异常，如特发性或继发性血小板减少性紫癜、血小板无力症等。

5. 血浆凝血酶原时间(PPT)测定 通常称为凝血酶原时间(PT)测定。在被检血浆中加入组织因子和钙后观测血浆凝固所需的时间。PPT 反映外源性凝血过程,是外源性凝血系统较为灵敏和最为常用的筛选试验。

【参考值】

(1) 手工法和血液凝固仪法 11~13 s,测定值比对照值延长 3 s 以上为异常。

(2) 凝血酶原比值(PTR) 即被检血浆的凝血酶原时间(s)/正常人血浆的凝血酶原时间(s),参考值为 1.0±0.05。

(3) 国际标准化比值(INR) 一般为 1.0±0.1。

【临床意义】

(1) 凝血酶原时间延长 见于严重肝病,阻塞性黄疸,维生素 K 缺乏,纤维蛋白溶解亢进,先天性凝血酶原或纤维蛋白原缺乏症,应用华法林、双香豆素等抗凝药物等。

(2) 凝血酶原时间缩短 主要见于血液高凝状态,如 DIC 早期、脑血栓形成等。

6. 活化部分凝血活酶时间(APTT)测定 在被检血浆中加入 APTT 测定试剂(接触因子激活剂和部分磷脂)和钙后,观测血浆凝固所需的时间。APTT 是内源性凝血系统较为灵敏和最为常用的筛选试验。此外,还常用于肝素抗凝治疗的监测。

【参考值】

手工法:31~43 s。也可用血液凝固分析仪检测。与正常值比较,延长 10 s 以上为异常。

【临床意义】

(1) APTT 延长 见于先天性凝血因子缺乏(如凝血因子 Ⅷ、Ⅸ、Ⅺ、Ⅻ 缺乏及 VWF 等)、纤维蛋白原缺乏以及各种引起凝血因子缺乏的疾病(如严重肝病、维生素 K 缺乏、DIC、纤溶亢进等)、血液中有抗凝物质存在。

(2) APTT 缩短 见于血栓性疾病、DIC 高凝期和妊娠高血压综合征等高凝状态。

任务二 尿液检查

案例引导

患者,男,52 岁,因"尿频、尿急、尿痛 5 天,加重伴血尿 1 天"入院。体检:T 36.8 ℃,BP 130/86 mmHg,神清,皮肤无黄染及淤斑,淋巴结不肿大。心肺正常。腹平软,肝、脾、双肾未触及,右肾区压痛(+),叩痛(+),右输尿管中段有深压痛。

该患者应首选的实验室检查项目是什么?应如何采集标本?

尿液是血液中某些成分经肾小球滤过和肾小管重吸收及排泌后所形成的排泄物。尿液检查是临床上最常用的检查项目之一,主要用于以下方面:①协助泌尿系统疾病的评估、疗效及护理效果观察;②协助其他脏器疾病的评估及预后判断;③用药监护,以确保用药的安全。尿液标本的正确采集和尿量的准确记录,对检验结果可靠性的保证非常重要。

★ 高频考点

尿液标本采集的方法。

一、标本采集

尿液的采集是尿液检验的关键环节之一,其采集、保存及送检的方法正确与否将影响检验结果的准确性,保证尿液标本的正确采集和保存是临床护理工作的基本内容。

1. 留尿的容器 尿液的一般检查使用清洁、干燥、有较大开口的容器或一次性尿杯;尿液细菌学检查时则应使用有塞的无菌大试管。留尿的容器上粘贴尿液检查单副联,注明被检者姓名、病区、床号等。

2. 留尿的种类 根据检查目的的不同,留取尿液标本有晨尿、随机尿、餐后尿、3 h 尿、12 h 尿、24 h 尿等。如做早期妊娠试验或肾脏疾病检查,以晨尿为好;糖尿病患者应留空腹尿或注明餐后留尿时间。

3. 留尿方法

(1)尿液的一般检测 通常留取新鲜中段尿液 10～100 mL。不可将粪便或其他分泌物等混于其中,女性应避免月经或白带污染尿液标本。

(2)尿液的细菌培养 留尿前应停用抗生素 5 天,留尿时严格执行无菌操作,外阴及尿道口消毒,留取中段尿或导尿于无菌容器中。

(3)尿液的定量检测 准确收集 12 h 或 24 h 内的所有尿液,将尿液冷藏或置于阴凉处保存,必要时可添加防腐剂。防腐剂的种类见表 5-4。

表 5-4 常用尿液防腐剂的种类及适用范围

防腐剂	添加量	适用范围
甲苯	5 mL/1 L 尿	用于尿糖与尿蛋白检测
甲醛	1～2 mL/24 h 尿	用于管型细胞防腐
麝香草酚	1 g/1 L 尿	用于保存尿液有形成分,不能用于尿糖检测,添加过量时形成沉淀干扰镜检
盐酸	5～10 mL/1 L 尿	用于尿 17-酮类固醇、儿茶酚胺、钙等物质检测
冰乙酸	10～25 mL/24 h 尿	用于 5-羟色胺和醛固酮类物质检测
碳酸钠	10 g/24 h 尿	用于尿卟啉检测时防腐并应用棕色瓶装标本

4. 尿液的送检 尿液标本收集后均应在 30 min 内立即送检,夏季最长不能超过 1 h,冬季最长不能超过 2 h。送检时应仔细核查容器的标签,注明标本的种类、留取的准确时间、所加防腐剂种类等。

二、尿液的一般检测

临床上常用的尿液一般检测包括尿液的一般性状检测、化学检测、显微镜检测三个方面。目前,尿液检查除了尿液的肉眼观察和尿沉渣显微镜检外,其他检查已经基本上被尿液干化学方法和尿沉渣分析仪法所取代。

（一）一般性状检查

1. 尿量

（1）正常尿量　1000～2000 mL/24 h（成人）。尿量与饮水量及其他途径排出的体液量有关。

（2）尿量增多　成人尿量大于 2500 mL/24 h 称为多尿。①暂时性多尿见于饮水过多、输液过多、应用利尿剂和咖啡因类药物等。②病理性多尿见于尿崩症、糖尿病、慢性肾小球肾炎及慢性肾盂肾炎后期、急性肾功能衰竭多尿期。

（3）尿量减少　成人尿量少于 400 mL/24 h 或尿量持续少于 17 mL/h 称为少尿。成人尿量少于 100 mL/24 h，或在 12 h 内完全无尿者称为无尿。见于如下情况：①肾前性：如各种原因所致的休克、心力衰竭、严重脱水等。②肾性：如急性肾小球肾炎、急性肾功能衰竭少尿期、慢性肾功能衰竭等肾脏实质性病变。③肾后性：如各种原因所致尿路梗阻。

★ **高频考点**

尿量改变、尿液外观异常的临床意义。

---

2. 尿液外观　正常新鲜尿液清澈透明，多呈淡黄色，易受食物、尿色素、药物等影响。常见尿液外观异常可见于下列情况。

（1）血尿　尿液呈淡红色云雾状、洗肉水样或混有血凝块。每升尿液中含血量超过 1 mL，即可出现淡红色，称为肉眼血尿。如尿液外观变化不明显，离心沉淀后，镜检时每高倍视野红细胞平均大于 3 个，称为镜下血尿。见于泌尿系统炎症、外伤、结核、结石、肿瘤和血管畸形，也可见于出血性疾病如血友病、血小板减少性紫癜。

（2）血红蛋白尿及肌红蛋白尿　尿液呈浓茶色、红葡萄酒色或酱油色。血红蛋白尿主要见于严重的血管内溶血，如溶血性贫血、血型不合的输血反应等。肌红蛋白尿常见于挤压综合征、缺血性肌坏死等。

（3）菌尿和脓尿　菌尿呈云雾状，静置后不下沉；脓尿放置后可有白色云雾状沉淀。加热或加酸均不能使混浊消失。菌尿和脓尿可见于泌尿系统感染，如肾盂肾炎、膀胱炎等。

（4）乳糜尿　尿液呈乳白色浑浊，见于丝虫病及肾周围淋巴管梗阻。

（5）胆红素尿　尿液呈深黄色，振荡后出现黄色泡沫且不易消失，常见于阻塞性黄疸和肝细胞性黄疸。

3. 气味　新鲜尿液因尿内含有挥发酸而呈特殊芳香气味，久置后由于尿素分解可出现氨臭味。进食葱、蒜等食物后尿液可出现相应的特殊气味。有机磷中毒患者尿呈蒜臭味；糖尿病酮症酸中毒患者尿呈烂苹果味；苯丙酮尿症患者尿有鼠臭味；慢性膀胱炎及尿潴留患者，新鲜尿液即有氨味。

4. 酸碱反应　正常人的新鲜尿液多呈弱酸性，pH 值为 6.5，波动在 4.5～8.0 之间。尿液的酸碱度受疾病、用药、饮食的影响，尿液放置过久细菌分解尿素可使酸性尿液变成碱性尿液。

（1）尿 pH 值降低　见于进食肉类等高蛋白膳食、服用酸性药物、酸中毒、发热、糖尿病、白血病、痛风等。低钾性代谢性碱中毒排酸性尿是其特征之一。

（2）尿 pH 值增高　见于进食较多蔬菜、服用碱性药物、碱中毒、膀胱炎及肾小管性酸中毒等。

★ 高频考点

尿比重增高或降低的临床意义。

5. 尿液比密（尿比重，SG）　正常成人随机尿标本的比重为1.015～1.025,晨尿一般大于1.020。

（1）尿比重增高　见于血容量不足导致的肾前性少尿、急性肾小球肾炎、急性肾功能衰竭少尿期、糖尿病等。

（2）尿比重降低　见于饮水过多、尿崩症、慢性肾小球肾炎、慢性肾功能衰竭等。尿比重固定于1.010±0.003,提示肾脏丧失浓缩稀释功能,形成固定的等渗尿。

护考链接

下列尿常规一般检查结果中,提示异常的是（　　　）。

A. 淡红色云雾状　　　　B. 微浑　　　　　　　　C. 无特殊气味

D. 呈弱酸性反应　　　E. 比重1.018

答案与解析:A,尿液呈淡红色云雾状提示为肉眼血尿。

（二）尿液的化学检查

1. 尿蛋白　尿蛋白的检测方法包括定性试验和定量试验。正常人的肾小球滤液中存在小分子的蛋白质,在通过肾小管时绝大部分又被重吸收,因此终尿中的蛋白质含量很少。若定性试验为阳性或尿蛋白含量达 150 mg/24 h 或尿蛋白＞100 mg/L,称为蛋白尿。临床上用阴性（－）与阳性（＋）表示定性结果,同时用（＋）～（＋＋＋＋）来表示尿蛋白阳性的程度或大致的含量变化（表 5-5）。

表 5-5　尿蛋白定性与定量的关系

表 示 方 法	结　果	尿蛋白含量	
		随机尿/(g/L)	24 h 尿
（－）	无混浊	0～0.08	0.02～0.08 g/24 h
（±）	微混浊	＜0.1	＜0.1 g/24 h
（＋）	混浊	0.1～0.5	＜0.5 g/24 h
（＋＋）	颗粒状混浊	0.5～2.0	＜3.0 g/24 h
（＋＋＋）	絮状混浊	2.0～5.0	＜10.0 g/24 h
（＋＋＋＋）	块状混浊	＞0.5	＞10.0 g/24 h

【参考值】

尿蛋白定性试验阴性,尿蛋白定量试验 0～80 mg/24 h。

★ 高频考点

蛋白尿、糖尿、酮尿、胆红素尿的概念及临床意义。

【临床意义】

(1) 生理性蛋白尿　泌尿系统无器质性病变,尿内暂时出现蛋白,程度较轻,持续时间短,诱因解除后消失。见于剧烈运动、发热、寒冷、精神紧张等。

(2) 病理性蛋白尿　根据尿蛋白的来源又分为:①肾小球性蛋白尿:见于原发性和继发性肾小球疾病,蛋白排出量常大于 2 g/24 h,是最常见的一种蛋白尿。②肾小管性蛋白尿:肾小球滤过功能正常,而肾小管损害使肾小管对蛋白的重吸收功能障碍所致的蛋白尿。蛋白排出量常小于 2 g/24 h;尿蛋白定性试验多为(＋＋)以下。见于肾盂肾炎、中毒性肾病(如药物所致的肾小管损害)等。③混合性蛋白尿:肾小球和肾小管均受损,具有上述两种蛋白尿的特点;蛋白排出量小于 3.5 g/24 h。见于各种肾脏疾病的晚期和继发性肾脏疾病。④溢出性蛋白尿:由于血浆中的小分子蛋白异常增加,经肾小球滤出的蛋白增多,超过了肾小管的重吸收能力所致的蛋白尿。见于溶血性疾病、挤压综合征、多发性骨髓瘤等。⑤组织性蛋白尿:由于炎症或药物刺激肾小管导致分泌的蛋白增多或肾组织被破坏引起的蛋白尿,多为低分子量蛋白尿,以 T-H 糖蛋白为主要成分。⑥假性蛋白尿:尿中混有大量血液、脓液、黏液等成分而导致尿蛋白定性试验阳性,一般并不伴有肾本身的损害,经治疗后很快恢复正常。主要见于膀胱炎、尿道炎、尿道出血及尿内掺入阴道分泌物时,尿蛋白定性试验可为(＋)。

2. 尿糖　尿糖的检测方法包括定性试验和定量试验。正常尿内含微量葡萄糖,含糖量<5.0 mmol/24 h,尿糖定性试验为阴性。当血糖浓度>8.88 mmol/L(160 mg/dL),尿中糖量会相应增加,尿糖定性试验阳性,称为糖尿(glucosuria)。临床用阴性(一)与阳性(＋)表示定性试验的结果,用(＋)～(＋＋＋＋)表示尿糖阳性程度或大致的含量变化。目前尿糖定性试验常用试纸法。尿糖定性(试纸法)与定量的关系如表 5-6 所示。

表 5-6　尿糖定性(试纸法)与定量的关系

结　　果	尿糖含量/(mmol/L)	外　　观	尿糖含量/(mmol/L)
(一)杏黄色	<2.2	(一)透明蓝色	<5.0
(＋)淡灰色	5.5	(＋)蓝绿色不透明	<11.2
(＋＋)灰色	11.1	(＋＋)黄绿色有沉淀	28～56
(＋＋＋)灰蓝色	22.2	(＋＋＋)土黄色大量沉淀	56～112
(＋＋＋＋)紫蓝色	56.0	(＋＋＋＋)红棕色或砖红色	>112

【参考值】

尿糖定性试验阴性,定量试验 0.56～5.5 mmol/24 h。

【临床意义】

(1) 血糖增高性糖尿　最常见于糖尿病,因胰岛素分泌相对或绝对不足,导致血糖增高,此时排出的尿糖含量常与血糖含量成正比。所以可用来间接判断血糖情况,监测病情变化和观察疗效,是糖尿病诊治和护理观察中常使用的重要指标。此外还可见于甲状腺功能亢进症、腺垂体功能亢进症、嗜铬细胞瘤、Cushing 综合征等内分泌疾病。

(2) 血糖正常性糖尿　最常见于肾性糖尿。系因肾小管对糖重吸收的功能减退或肾糖阈值降低所致。见于家族性肾性糖尿、慢性肾小球肾炎或肾病综合征等。

（3）暂时性糖尿 短时间内进食大量碳水化合物或静脉注入大量葡萄糖（大于 200 g/次）引起血糖暂时性升高从而出现尿糖阳性。颅脑外伤、脑血管意外、急性心肌梗死、癫痫发作及精神刺激等时，肾上腺素或胰高血糖素分泌过多或延脑血糖中枢受刺激，从而导致一过性血糖和尿糖增高。

（4）其他糖尿 包括：肝功能严重破坏所致果糖或半乳糖性糖尿；妊娠期及哺乳期妇女产生的乳糖尿；经尿液排出的药物，如阿司匹林、水杨酸、异烟肼等以及尿中含维生素 C、尿酸、葡萄糖醛酸等物质浓度过高时，均可使尿糖定性试验试剂中的成分产生还原反应造成假性糖尿。

3. 尿酮体 酮体是脂肪的中间代谢产物，包括 β-羟丁酸、乙酰乙酸和丙酮三种成分。在某些生理和病理情况下，由于脂肪动员加速，肝对脂肪酸氧化不完全，酮体产生增加，超过肝外组织对酮体的利用，使血中酮体浓度升高（酮血症），尿中酮体含量亦随之增加。尿酮体检测阳性时，称为酮尿（ketonuria）。

【参考值】

尿酮体定性试验阴性。

【临床意义】

（1）糖尿病性酮尿 见于糖尿病酮症酸中毒等。

（2）非糖尿病性酮尿 见于糖代谢障碍，如高热、严重呕吐、腹泻、长期饥饿、妊娠剧吐等。

4. 尿胆红素与尿胆原 正常情况下，胆红素为血中衰老的红细胞代谢、降解产生，以尿胆红素和尿胆原形式经肾脏排出。

【参考值】

正常人尿胆红素定性试验为阴性，定量试验小于等于 2 mg/L；尿胆原定性试验为阴性或弱阳性，定量试验小于等于 10 mg/L。

【临床意义】

（1）尿胆红素增高 见于：①肝细胞性黄疸或阻塞性黄疸；②门静脉周围炎、纤维化及药物所致的胆汁淤滞；③先天性高胆红素血症的 Dubin-Johnson 综合征和 Rotor 综合征。

（2）尿胆原增高 见于肝细胞性黄疸和溶血性黄疸。

5. 尿亚硝酸盐（NIT） 正常人尿液中存在硝酸盐，这是机体内的正常代谢产物。当存在尿路感染时，一些病原菌能将硝酸盐还原为亚硝酸盐。常见的肠杆菌科细菌如大肠埃希菌、变形杆菌等能将硝酸盐还原为亚硝酸盐，尿液中亚硝酸盐试验阳性，提示存在尿路感染，但有些细菌无还原硝酸盐的生化能力，故阴性不能排除尿路感染。

护考链接

患者，男，65 岁，有糖尿病但服药不规则，血糖波动在 8.6～9.8 mmol/L，尿糖（＋＋）～（＋＋＋），近日感尿频、尿痛，昨日突然神志不清，查血糖 28 mmol/L，尿素氮 7.8 mmol/L，尿糖（＋＋＋），酮体（＋＋），考虑诊断为（ ）。

A. 糖尿病酮症酸中毒
B. 低血糖昏迷
C. 乳酸性酸中毒
D. 高渗性非酮症糖尿病昏迷

E. 急性脑血管病

答案与解析：A，血糖增高性糖尿、尿酮体阳性常见于糖尿病酮症酸中毒。

(三) 显微镜检查

用显微镜对新鲜尿液标本中的沉渣进行镜检，识别各种有形成分(如细胞、管型和结晶体)，计数细胞数量需观察 10 个高倍视野，管型则要观察 20 个低倍视野。一般各类细胞计数的检验结果可用(＋)～(＋＋＋＋)表示，即(＋)表示＞5 个、(＋＋)表示＞10 个、(＋＋＋)表示＞15 个、(＋＋＋＋)表示＞20 个。尿液显微镜检查是泌尿系统疾病定位、病程观察及预后判断的重要检查项目。

★ 高频考点

镜下脓尿、镜下血尿、管型的概念及临床意义。

1. 细胞 尿中常见细胞形态如图 5-2 所示。

(1) 上皮细胞 正常尿液中可有少量扁平上皮细胞和移行上皮细胞，如出现肾小管上皮细胞则提示肾实质已有损害，见于急性或慢性肾小球肾炎、肾移植后排异反应。

(2) 白细胞和淋巴细胞 正常尿液中只有少量白细胞。如发现每高倍视野中白细胞超过 5 个即为增多，称为镜下脓尿。各种肾脏疾病均可引起尿中白细胞轻度增多，泌尿系统感染患者尿内白细胞常显著增多，如肾盂肾炎、肾结核、膀胱炎或尿道炎等。淋巴细胞性白血病、肾移植术后尿中可见淋巴细胞增多。

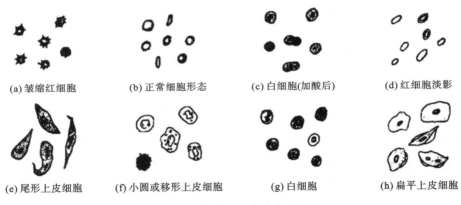

(a) 皱缩红细胞　(b) 正常细胞形态　(c) 白细胞(加酸后)　(d) 红细胞淡影

(e) 尾形上皮细胞　(f) 小圆或移形上皮细胞　(g) 白细胞　(h) 扁平上皮细胞

图 5-2 尿中常见细胞形态示意图

(3) 红细胞 正常男性尿液中无红细胞，女性可有 1～2 个/HP，如每高倍视野中红细胞数超过超过 3 个，尿外观正常者，称为镜下血尿。常见于急、慢性肾小球肾炎，泌尿系统结石、感染、肿瘤，SLE 等。

2. 管型 管型是指尿中的蛋白、肾小管分泌物、各类细胞崩解后在肾小管、集合管中凝固而成的柱状蛋白聚体。当肾实质发生损害时有蛋白尿发生，加之尿流缓慢、局部尿液滞留，较易形成管型。管型可有多种类型(图 5-3)，常见的有如下几种。

(1) 透明管型 老年人清晨浓缩尿中可见；急、慢性肾小球肾炎及急性肾盂肾炎、心力衰竭及恶性高血压多见；剧烈运动及体力劳动后、发热及麻醉时可暂时出现。

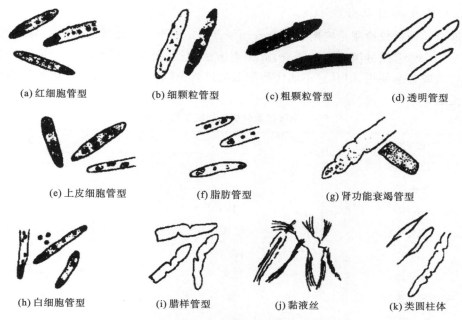

(a) 红细胞管型   (b) 细颗粒管型   (c) 粗颗粒管型   (d) 透明管型

(e) 上皮细胞管型   (f) 脂肪管型   (g) 肾功能衰竭管型

(h) 白细胞管型   (i) 腊样管型   (j) 黏液丝   (k) 类圆柱体

图 5-3 尿中各种管型和类似管型物形态示意图

（2）细胞管型　按所含细胞的种类可分为上皮细胞管型、红细胞管型、白细胞管型等。与尿中出现的各种细胞临床意义基本一致,但细胞管型为肾实质损害的最可靠的诊断依据。

（3）颗粒管型　颗粒管型大量出现,可见于肾小球肾炎、肾病综合征及药物毒性等所致的肾脏较严重病变。

（4）脂肪管型　可见于肾病综合征、慢性肾小球肾炎急性发作及其他肾小管损伤性疾病。

（5）蜡样管型　提示所在肾单位无尿或少尿、肾小管病变严重和预后差。可见于慢性肾小球肾炎晚期、肾功能衰竭及肾淀粉样变等。

3. 结晶体　结晶体为尿中常见的尿酸(或尿酸盐)、磷酸盐和草酸盐等结晶或非晶形沉淀,通常与饮食及代谢有关,大多无临床意义。但当某种或某些结晶体伴随较多红细胞出现于新鲜尿液时,应怀疑患者有尿路结石的可能。

（四）尿沉渣细胞计数

1. Addis 计数　Addis 计数指留取患者夜间 12 h 尿标本,定量检验沉渣中有机物的数量。正常人:红细胞<50 万/12 h,白细胞<100 万/12 h,透明管型<5000 万/12 h。增高见于各种肾小球肾炎、肾盂肾炎、尿路感染和前列腺炎等。

2. 1 h 细胞排泄率测定　收集患者常态下 3 h 的尿液,测定所含各类细胞数量后计算出的每小时该类细胞排出数。正常男性:红细胞<3 万/h,白细胞<7 万/h。正常女性:红细胞<4 万/h,白细胞<14 万/h。泌尿系统感染和肾小球肾炎患者平均 1 h 细胞排泄率增高,前者多以白细胞为主,后者则以红细胞为主。

（五）尿液的自动分析仪检测

尿液自动分析仪检测是应用半定量自动仪器测定尿中某些化学成分的一种检测方法，主要用于初诊患者及健康检查的筛查，此检查方法快捷、简单、灵敏度高、可重复检测。目前已在各医院普遍使用，但是它不能代替尿沉渣显微镜检查。尿液自动分析仪检测项目及参考值见表 5-7。

表 5-7　尿液自动分析仪检测项目及参考值

检 测 项 目	英 文 缩 写	参 　 考 　 值
比重	SG	1.015～1.025
酸碱度	pH	5～7
蛋白	PRO	阴性(<0.1 g/L)
葡萄糖	GLU	阴性(<2.0 mmol/L)
酮体	KET	阴性
尿胆原	UBG	阴性～弱阳性
胆红素	BIL	阴性
亚硝酸盐	NIT	阴性
隐血	BLD	阴性(<10 个红细胞/μL)
白细胞	LEU	阴性(<15 个白细胞/μL)

任务三　粪便检查

案例引导

患者，女，32 岁，因发热、腹痛、排黏液脓血便 10 天入院。患者 10 天前到外地出差，回来后出现发热、左下腹隐痛不适感，并解黏液脓血便，4～6 次/日，量为 50～100克/次，伴里急后重、乏力等症。曾到街道卫生院求治，诊断为"肠炎"。

如果做粪便检查，应检测哪些项目？如何留取粪便标本？

粪便由食物残渣、胃肠道分泌物、脱落物、细菌和水分混合而成。对粪便进行检验可了解：①消化道及肝、胆、胰等器官有无炎症、出血、寄生虫、肿瘤等病变；②根据粪便性状了解消化状况，借以推断胰腺外分泌功能；③消化道内有无致病菌感染。

★ 高频考点
粪便标本采集的注意事项。

一、标本采集

粪便标本采集通常采用自然排出的粪便，应注意以下事项。

（1）用干燥洁净的一次性容器,如玻璃瓶、塑料瓶或涂蜡纸盒采集标本,不应混入尿液或消毒剂等其他物质,如做细菌学检查应将标本盛放于灭菌后封口的容器中,立即送检。

（2）粪便标本有脓血时,应挑取脓血及黏液部分送检。

（3）从粪便中检测阿米巴滋养体等原虫,转送及检查时均需保温。

（4）进行粪便隐血试验,试验前 3 天应告知患者禁食肉类、动物血、铁剂及维生素 C 等。

（5）标本采集后一般在 1 h 内检验完毕,以免 pH 值改变以及消化酶作用等使粪便的有关成分分解破坏影响检验结果的正确性。

护考链接

患者,女,25 岁,胃溃疡出血入院,经治疗后病情好转,现需做粪便隐血试验,护士指导患者,适宜的食谱是（　　）。

A. 洋葱炒猪肝

B. 鱼、菠菜、豆腐汤

C. 芹菜炒肉丝、青椒豆腐干

D. 鲶鱼烧豆腐、土豆丝

E. 红烧肉、西红柿鸡蛋

答案与解析：D,粪便隐血试验前 3 天,应禁食肉类、动物血、铁剂及维生素 C 等。

二、检测项目及结果分析

（一）一般性状检测

粪便标本首先要肉眼观察,通常根据粪便性状即能作出初步判断。

1. 量　健康成人每日排便 1～2 次,量为 100～300 g。排便量随食物种类、进食量及消化器官功能状态而异。

2. 颜色与性状　健康成人粪便为黄褐色、圆柱状软便。婴儿粪便呈黄色或金黄色。病理情况下可有以下变化。

★ **高频考点**

（1）常见粪便性状改变的临床意义。

（2）粪便隐血试验的临床意义。

（1）**稀糊状或水样便**　见于各种感染性或非感染性腹泻。若遇大量黄绿色稀汁样便（3000 mL 或更多）,并含有膜状物时,应考虑到假膜性肠炎。艾滋病患者伴有肠道隐孢子虫感染时排出大量稀水样便。

（2）**米泔样便**　呈白色淘米水样,内含黏液,见于霍乱、副霍乱患者。

（3）**黏液便**　正常粪便中含有少量黏液,因与粪便均匀混合而不易被发现。一旦出现肉眼可见的黏液,则提示黏液量增多,常见于肠道受刺激、肠道炎症或痢疾,如各种肠炎、细菌性痢疾、阿米巴痢疾等。

（4）**脓便及脓血便**　见于细菌性痢疾、阿米巴痢疾、溃疡性结肠炎或直肠癌等。阿米巴痢疾时粪便以血为主,呈果酱样,而细菌性痢疾时,粪便以黏液和脓液为主。

(5)鲜血便　常见于下消化道出血,痔或肛裂出血为鲜红色,前者鲜血滴落于排便之后,后者鲜血附着于干硬的粪便表面。

(6)柏油样便　粪便呈暗褐色或黑色,富有光泽,如柏油状,上消化道出血后红细胞被胃肠液分解、破坏后形成柏油样便。出血量达 50～75 mL 时即可呈暗褐色,粪便隐血试验呈阳性或强阳性;连续排柏油便 2～3 天提示出血量在 500 mL 以上。服用活性炭、铋剂、铁剂时粪便也可呈黑色,但无光泽且粪便隐血试验阴性。

(7)白陶土样便　见于各种原因引起的胆管阻塞患者。

(8)细条状便　排细条状或扁条状粪便,常提示直肠狭窄,多见于直肠癌。

(9)胨状便　粪便呈胶冻状、纽带状或膜状,常见于过敏性肠炎,也可见于慢性细菌性痢疾。

(10)乳凝块状便　乳儿粪便中见有黄白色乳凝块提示脂肪或酪蛋白消化不完全,常见于乳儿消化不良、婴儿腹泻。

3. 气味　正常粪便有臭味,因含蛋白质分解产物,进食肉类多时臭味强,小儿和素食者臭味轻。慢性肠炎、胰腺疾病、结肠或直肠溃烂时有恶臭。阿米巴肠炎粪便呈血腥臭味。脂肪及糖类消化或吸收不良时粪便呈酸臭味。

4. 寄生虫体　肠道寄生虫病者在寄生虫多或使用驱虫药后粪便中可出现寄生虫体,蛔虫、蛲虫、绦虫等较大虫体及片段混在粪便中肉眼即可辨认,钩虫体则须将粪便冲洗过滤后查验才能发现。服用驱虫剂者应检验粪便中有无排出死虫体以判断驱虫效果,特别是驱绦虫后应该仔细寻找绦虫头部,否则不能说明驱虫成功。

5. 结石　粪便中可见到胆石、胰石、胃石、肠石等,最常见的是胆石,见于应用排石药物或碎石术后。

(二)显微镜检查

显微镜检查是粪便检查的常规项目,通过显微镜观察,可对粪便中的有形成分进行观察,有助于消化系统各种疾病的诊治。

1. 细胞

(1)红细胞　正常粪便中无红细胞,当有炎症和出血时可出现。

(2)白细胞　正常不见或偶见,如增多见于各种炎症。

(3)巨噬细胞　见于细菌性痢疾、溃疡性结肠炎等。

(4)肠黏膜上皮细胞　结肠炎、假膜性肠炎时可见增多。

2. 食物残渣　正常粪便中的食物残渣已消化,无细小颗粒。消化功能不良的患者,粪便中可见淀粉颗粒、脂肪颗粒、肌纤维等有形成分。

3. 寄生虫和寄生虫卵　肠道寄生虫病时,从粪便中能见到相应的病原体。

(三)化学检查

1. 粪便隐血试验(FOBT)　隐血是指消化道少量出血,肉眼和显微镜均不能证实的出血。FOBT 常用的方法有化学法和免疫法,免疫法较化学法敏感、特异性高。

【参考值】

阴性。

【临床意义】

FOBT 多次阳性提示上消化道出血,见于消化性溃疡、钩虫病、急性胃黏膜糜烂和消化道肿瘤等。消化性溃疡隐血试验阳性率为 40%～70%,呈间断阳性;消化道恶性肿瘤,如胃癌、结肠癌,FOBT 阳性率可达 95%,呈持续阳性,因此 FOBT 可作为消化道恶性肿瘤的筛选试验。

2. 胆色素检测 包括粪胆红素、粪胆原、粪胆素定性试验。正常时粪胆红素呈阴性,粪胆原及粪胆素阳性。当肠蠕动过快时,如短肠综合征和肠易激惹综合征,胆道排入小肠中的胆红素来不及转化为粪胆素即排出时,粪胆红素定性试验可为阳性。阻塞性黄疸时,排入肠道的胆红素减少或消失,粪胆原和粪胆素减少或缺如。

（四）细菌学检测

正常人粪便中含有大量细菌,大肠杆菌、厌氧菌和肠球菌为主要菌群,约占 80%,产气杆菌、变形杆菌等不超过 10%,另外还有少量芽孢菌。肠道致病菌可通过镜检、细菌培养经微生物学鉴定确诊。直接涂片以悬滴法观察细菌特有形态及运动方式主要用于霍乱、副霍乱弧菌的检查。

任务四　痰液检查

案例引导

患者,女,35 岁,午后低热、咳嗽、食欲减退、乏力、夜间盗汗 3 个月,症状加重并痰中带血 1 周入院。T 38 ℃,P 86 次/分,R 24 次/分,BP 120/80 mmHg,神志清楚,发育正常,体质消瘦,胸部体检无明显异常。胸部 X 线平片检查可见双肺纹理增粗,右肺尖有片状阴影。临床诊断为右上肺肺结核。

你知道哪项检查有助于患者的病因诊断? 如何正确地采集标本?

正常人气管、支气管和肺泡黏膜分泌有少量的黏液,对呼吸道起湿润作用,同时对进入呼吸道的粉尘及异物予以排出,对呼吸道有保护作用。病理情况下如当呼吸道黏膜受到感染、异物、过敏、肿瘤等理化因素刺激时,痰量会明显增多,其性质也发生改变,痰液中可含有细菌、肿瘤细胞及血细胞等。通过对痰液的化验检查,可协助呼吸道疾病的诊断和鉴别诊断,指导治疗、观察疗效和预后。

一、标本采集

痰液标本的采集方法根据痰液检验目的不同而异,主要有自然咳痰法和经气管或支气管镜抽吸法。

自然咳痰法应注意:①一般检查留取清晨第一口痰液,采集时先用清水漱口,然后用力咳出气管深部的痰液,盛于清洁容器内送检;②做细胞学检测时,需用无菌容器留取并及时送检。③测 24 h 痰量或观察分层情况时,可加少量石炭酸以防腐;④做细菌培养及药敏试验时,最好吸取深部的痰液或用环甲膜穿刺术吸痰送检,若采用支气管镜检查,可直接从病灶处采集标本,质量最佳;⑤昏迷患者可于清理口腔后用吸痰法取痰;⑥小儿配合不好时,可清理口腔后用拭子法取痰。

二、检测项目及结果分析

(一) 痰液一般性状检查

1. 量　正常人仅有少量泡沫或黏液样痰,当有呼吸道病变时痰量明显增加(>50 mL/24 h)。大量痰液常提示肺内慢性炎症或空腔化脓性病变,如肺脓肿、支气管扩张、肺结核等。病程中痰量逐渐减少,表示病情好转;反之,表示病情有所发展。

2. 颜色　正常人为无色或灰白色,病理状态下可有以下改变。

(1) 黄色、黄绿色　当痰液呈黄色时提示有化脓性感染的存在,如慢性支气管炎、肺脓肿、支气管扩张等。痰液呈黄绿色时提示有绿脓杆菌感染。

(2) 红色或棕红色　当痰中含有红细胞和血红蛋白时呈红色或棕红色,应结合病情进行判断。急性左心功能不全时痰呈粉红色泡沫样;大叶性肺炎时呈铁锈色痰,是由于血红蛋白变性所致;肺癌和肺结核时呈痰中带血或咯血。

(3) 棕褐色或咖啡色　见于阿米巴肺脓肿或慢性心力衰竭肺部长期淤血。

(4) 烂桃样灰黄色　见于肺吸虫病引起的肺组织坏死。

(5) 黑色或灰色　吸入煤炭粉尘及其他粉尘引起。

3. 气味　正常人痰液无特殊气味。血性痰液呈血腥味,痰液恶臭味提示有厌氧菌感染,晚期肺癌患者痰液有种特殊的臭味。

4. 性状

(1) 黏液性痰　无色透明且黏稠,见于急、慢性支气管炎及支气管哮喘、肺炎早期。

(2) 浆液性痰　稀薄而带有泡沫,见于急性上呼吸道感染早期、心力衰竭时肺淤血、肺水肿早期。

(3) 脓性痰　黄色、黄绿色或黄褐色脓状,主要由大量白细胞、脓细胞和坏死组织构成,可见于各种化脓性感染。若出现大量脓性痰且放置后分三层,上层为泡沫和黏液、中层为浆液,下层为脓细胞及坏死组织,见于肺脓肿、支气管扩张或脓胸向肺内破溃等。

(4) 血性痰　呼吸道或肺内毛细血管受损破裂出血时,痰中带血或咳血性痰。见于支气管扩张、肺结核、肺癌、肺梗死等。

(二) 显微镜检查

1. 直接涂片检查　直接涂片检查简便、快捷,有些疾病通过此法可立即明确诊断。正常痰内含有少量白细胞及上皮细胞,无临床意义。出现下列情况属异常。

(1) 白细胞　痰中白细胞明显增加提示有炎性病变。如:中性粒细胞增多,为化脓性感染或有混合感染;嗜酸性粒细胞增多,见于过敏性慢性支气管炎、支气管哮喘、肺吸虫病等;肺结核患者痰中淋巴细胞增多。

(2) 红细胞　在排除口腔出血后应考虑有呼吸道黏膜血管破裂出血的存在,可发生于呼吸道疾病或出血性疾病引起的呼吸道出血。

(3) 上皮细胞　当呼吸道黏膜有炎症或癌变时,痰中可见大量的柱状上皮细胞;如有肺泡上皮细胞,表示肺组织有炎性病变或损伤。

(4)肺泡巨噬细胞(pulmonary alveolar macrophage) 存在于肺泡间隔中,又称隔细胞,可通过肺泡壁进入肺泡内,具有吞噬细菌和异物的作用。吞噬了炭末或粉尘的称为炭末细胞或尘细胞,见于吸入大量粉尘者。吞噬含铁血黄素者称为含铁血黄素细胞或心力衰竭细胞,见于心力衰竭患者。

(5)癌细胞 若在非染色痰涂片中见到形态异常、难以识别的细胞,应进行染色鉴别,并注意寻找癌细胞。

(6)寄生虫及虫卵 痰中有肺吸虫卵时,可诊断为肺吸虫病;如有阿米巴原虫可诊断为阿米巴病;当免疫力明显低下时,如艾滋病患者痰液中可查到卡氏肺孢子虫等。

2. 痰液染色镜检 有些细胞直接涂片时不易分辨,痰液染色后能清楚地看出其结构,有利于临床上的诊断和鉴别诊断。如:瑞氏染色法用于各种血细胞、上皮细胞和肺癌细胞的检查;巴氏染色法对肺癌患者的脱落细胞检查有重要意义;革兰氏染色很容易对痰液中的细菌进行区别和分类;抗酸染色主要用于抗酸杆菌的检查,痰液盐水集菌法结核杆菌阳性率较高。

任务五　脑脊液检查

案例引导

患者,男,28 岁,平素体健,因剧烈头痛伴恶心、呕吐 10 h,急诊入院。10 h 前,无明显诱因突然出现剧烈头痛,如裂开感,伴频繁恶心、呕吐,呕吐呈喷射性。无发热、昏迷、肢体偏瘫、失语、二便失禁等。经检查医生初步诊断为蛛网膜下腔出血。

该患者是否有必要做脑脊液检查?根据病情,估计脑脊液会有哪些改变?

一、标本采集

脑脊液标本通过腰椎穿刺术获得,必要时可从小脑延髓池或脑室穿刺获得。穿刺成功后将脑脊液分别收集于 3 支无菌试管内,每管不超过 2 mL,第 1 管做细菌学检查,第 2 管做化学和免疫学检查,第 3 管做细胞计数和分类检查。脑脊液标本收集后必须立即送检。若放置过久细胞破坏、葡萄糖酵解、细菌自溶或形成凝块等将影响检查结果。穿刺结束后应嘱被评估者去枕平卧 4～6 h。

二、检测项目及结果分析

(一)一般性状检测

1. 压力测定 侧卧位腰椎穿刺测压,正常成人压力为 80～180 mmH₂O 或 40～50 滴/分,随呼吸波动,波动范围在 10 mmH₂O。如大于 200 mmH₂O 称为颅内压增高。如压力明显减低,可见于脊髓蛛网膜下腔阻塞。

2. 颜色 正常脑脊液为无色水样液体。

（1）红色 常因出血引起，见于穿刺损伤、蛛网膜下腔或脑室出血。

（2）黄色 常因脑脊液中含有变性血红蛋白、胆红素或蛋白含量明显增高引起，见于颅内出血破入脑脊液时间过长、脑膜炎、多发性神经根炎、椎管内肿瘤等。

（3）灰白色或乳白色 常因各种化脓性脑膜炎引起。

（4）微绿色 见于绿脓杆菌、肺炎链球菌、甲型链球菌引起的脑膜炎。

（5）黑色或褐色 见于脑膜黑色素瘤等。

3. 透明度 正常脑脊液清晰透明，如含较多的细胞和细菌时，则可变为混浊。如细胞数中度增加，可呈毛玻璃样，常见于结核性脑膜炎。细胞数极度增加时，可呈脓样，见于化脓性脑膜炎。

4. 凝固物 正常脑脊液静置 24 h 不出现凝块。化脓性脑膜炎时，因纤维蛋白质含量增多，脑脊液静置 1～2 h 后，可出现凝块。结核性脑膜炎患者静置 12～24 h 后，表面有纤维薄膜形成。

（二）化学检查

1. 蛋白检查 正常脑脊液的蛋白含量极微，其中绝大部分为清蛋白，在病理状态下脑脊液中蛋白可有不同程度增加，且多为球蛋白。

【参考值】

蛋白定性试验：正常人为阴性。

蛋白定量测定：正常成人，腰椎穿刺法为 0.20～0.45 g/L。

【临床意义】

脑脊液中蛋白增加见于以下情况。①中枢神经系统感染：化脓性脑膜炎时蛋白高度增加，定性试验多为（＋＋＋～＋＋＋＋），定量试验可高达 50 g/L；结核性脑膜炎时定性试验多为（＋＋～＋＋＋），定量试验在 10 g/L 左右；病毒性脑膜炎时蛋白常轻度增加，定性试验多为（＋～＋＋），定量试验＜10 g/L。②脑卒中：出血性脑卒中，因血液中的蛋白进入脑脊液，蛋白可轻度增加；缺血性脑卒中，脑脊液中蛋白含量不增加。③颅内占位性病变：脑瘤、脑脓肿等，含量可明显增加。④椎管梗阻：脊髓肿瘤、蛛网膜下腔粘连和梗阻等，脑脊液中蛋白可明显增加。

2. 葡萄糖定量检查 脑脊液中葡萄糖含量约为血糖的 60％，且受血糖浓度、血脑屏障的通透性及脑脊液中糖分解速度的影响而变化。

【参考值】

成人 2.5～4.5 mmol/L，儿童 2.8～4.5 mmol/L。

【临床意义】

（1）葡萄糖含量降低 细菌性感染时，因细菌酵解葡萄糖而使脑脊液中葡萄糖的含量下降，化脓性细菌感染较结核菌感染下降明显，其他如累及脑膜的肿瘤（如脑膜白血病）、脑寄生虫病、梅毒性脑膜炎、风湿性脑膜炎及低血糖时脑脊液中葡萄糖含量也可减少。病毒性脑膜炎时葡萄糖多无明显变化。

（2）葡萄糖含量增高 见于：脑或蛛网膜下腔出血所致的血性脑脊液；病毒性脑膜炎或脑炎；血糖增高的糖尿病、下丘脑损害等。

3. 氯化物定量　脑脊液中 Cl^- 含量常以氯化钠表示,随血清中 Cl^- 的改变而变化,由于脑脊液中蛋白含量较少,为维持脑脊液与血浆渗透压平衡,正常脑脊液中氯化物含量较血中为高。

【参考值】

$120\sim130$ mmol/L。

【临床意义】

结核性脑膜炎时氯化物明显减少;化脓性脑膜炎时减少,但不如结核性脑膜炎明显;中枢神经系统病毒感染性疾病,氯化物变化不明显;严重呕吐、腹泻等低氯血症的患者脑脊液中氯化物可降低。

4. 酶活性检查　脑脊液中含有多种酶,其活性远低于血清。临床常用的乳酸脱氢酶(LDH,成人 $3\sim40$ U/L),发生细菌性脑膜炎时明显增高,病毒性脑膜炎可轻度增高或正常,脑血管疾病急性期、脑肿瘤可增高。

（三）显微镜检查

1. 细胞计数

【参考值】

正常成人 $(0\sim8)\times10^6$/L,儿童 $(0\sim15)\times10^6$/L。

【临床意义】

脑脊液中细胞增多可见于:中枢神经系统感染性疾病、中枢神经系统肿瘤性疾病、脑寄生虫病、脑室和蛛网膜下腔出血。

2. 细菌学检查

脑脊液离心沉淀物可以直接涂片染色检查,也可以做细菌培养检查。化脓性脑膜炎,做革兰氏染色后镜检;疑为隐球菌脑膜炎时,做墨汁染色镜检;疑为结核性脑膜炎时,脑脊液放置 $12\sim24$ h 后取上层薄膜做抗酸染色镜检阳性率可提高。

（杜　娟）

任务六　浆膜腔积液检测

【案例引导】

　　患者,男,29 岁,低热伴右侧胸痛 10 天。患者 10 天前无明显诱因出现午后低热、夜间盗汗,伴右侧胸痛,深呼吸时明显,不放射,与活动无关,未到医院检查,自服止痛药。3 天前胸痛减轻,但胸闷加重伴气短,今来医院检查,胸片提示:右侧胸腔积液。

　　你认为该患者胸腔积液最可能的病因是什么? 做何检查有辅助诊断价值?

　　浆膜腔包括胸腔、腹腔、心包腔、鞘膜腔和关节腔,正常情况下浆膜腔内可有少量液体,起润滑作用,胸腔液<20 mL,腹腔液<50 mL,心包腔液 $10\sim50$ mL。病理情况下,腔内液

体增多而发生积液称浆膜腔积液。根据浆膜腔积液的性质可分为渗出液(exudate)与漏出液(transudate)。检测浆膜腔积液的目的主要是区分积液性质和寻找病因,对临床诊断与治疗均有积极意义。

一、标本采集

(1)浆膜腔积液标本由临床医师行胸腔穿刺术、腹腔穿刺术或心包穿刺术等分别采集。

(2)送验标本最好留取中段液体于消毒容器试管或消毒瓶内,常规及细胞学检查约留取 2 mL,厌氧菌培养留 1 mL,结核杆菌培养需 10 mL。

(3)为防止出现凝块、细胞变性、细菌破坏自溶等,除应即时送验及检查外,常规及细胞学检查宜用 EDTA 抗凝,化学检查宜采用肝素抗凝。

(4)加留 1 管不加任何抗凝剂的标本用以观察有无凝固现象。

二、检测项目及结果分析

(一)一般性状检查

1. 外观 漏出液呈淡黄色、稀薄、透明的液体。渗出液因病因不同颜色不一,不透明。①血性:常见于恶性肿瘤、结核病急性期、出血性疾病、内脏损伤及穿刺损伤。②淡黄色脓性:常见于化脓性感染。③深黄色:见于伴有黄疸的浆膜腔积液。④绿色:见于绿脓杆菌感染。⑤乳白色:见于乳糜性积液,常发生自凝,为淋巴管阻塞、破裂所致。

2. 比重 漏出液低于 1.018,渗出液高于 1.018。

3. 凝固性 漏出液不凝固。渗出液因含纤维蛋白原、细菌及组织裂解产物,易发生自行凝固或有凝块出现。

(二)化学检验

1. 黏蛋白定性试验 浆膜上皮细胞受炎症刺激,可分泌大量黏蛋白,此为酸性糖蛋白,可在稀酸溶液中产生云雾状的白色絮状沉淀。漏出液常为阴性,渗出液常为阳性。

2. 蛋白定量测定 双缩脲法,漏出液蛋白总量<25 g/L,渗出液蛋白总量>30 g/L。若在 25~30 g/L 之间,则难以判明性质。

3. 葡萄糖定量测定 漏出液中葡萄糖含量近似于血糖的浓度,渗出液含有大量白细胞和细菌,它们都能分解葡萄糖,致渗出液中葡萄糖含量较低。

4. 酶活性检查

(1)乳酸脱氢酶(LDH) LDH 测定有助于漏出液和渗出液的鉴别诊断,积液中 LDH 活性与正常血清的比值小于 0.6 为漏出液,若大于 0.6 为渗出液。如化脓性胸膜炎 LDH 活性显著升高,可达正常血清的 30 倍;恶性胸腔积液的 LDH 绝对值大于 500 U/L。

(2)腺苷脱氨酶(ADA) 在红细胞和淋巴细胞中 ADA 含量最丰富。一般在结核性积液中 ADA 活性升高且幅度较大,癌性积液次之,漏出液最低。通常当 ADA>40 U/L 时应考虑结核性积液,因细胞免疫受刺激,淋巴细胞明显增多所致。

(3)淀粉酶(AMS)测定 急性胰腺炎、胰腺癌患者的腹腔积液中淀粉酶活性均可增高,达正常血清淀粉酶的 3 倍。胸腔积液中 AMS 增高,除考虑胰腺炎外,还要想到食管破裂、穿孔的可能。

5.甘油三酯(TG) 当 TG 大于 1.24 mmol/L(110 mg/L)时考虑乳糜性积液。

6.癌胚抗原(CEA) 癌性浆膜腔积液 CEA 含量比血清高,常大于 5 μg/L,良性肿瘤浆膜腔积液常小于 5 μg/L。

(三)显微镜检查

1.细胞计数 计数方法同脑脊液的细胞计数方法。漏出液有核细胞数较少,常小于 100×10^6/L;渗出液有核细胞数较多,常大于 500×10^6/L,但二者并无明显界限。

2.细胞分类 漏出液中细胞以间皮细胞及淋巴细胞为主,渗出液中细胞分类如下。

(1)中性粒细胞增多 常见于化脓性炎症和早期浆膜结核。

(2)淋巴细胞增多 多见于慢性炎症如结核性、梅毒性、肿瘤性疾病以及结缔组织病引起的积液。

(3)嗜酸性粒细胞增多 常见于过敏性疾病、寄生虫病、肿瘤所致的浆膜腔积液。

(4)间皮细胞增多 表示浆膜受损或受刺激时,浆膜上皮脱落旺盛,多见于淤血、恶性肿瘤等。

3.脱落细胞学检查 在浆膜腔积液中检出恶性肿瘤细胞是诊断原发性或继发性肿瘤的重要依据。

4.寄生虫检测 乳糜性积液离心沉淀后检查有无微丝蚴,在阿米巴病患者的积液中可以找到阿米巴滋养体。

5.细菌学检查 浆膜腔积液沉渣物涂片行 Gram 或抗酸染色查找病原菌,必要时可进行细菌培养和药物敏感试验以供临床用药参考。

> ★ **高频考点**
> 漏出液与渗出液的鉴别要点。

附:漏出液与渗出液鉴别要点

漏出液与渗出液鉴别要点如表 5-8 所示。

表 5-8 漏出液与渗出液鉴别要点

鉴别点	漏出液	渗出液
原因	非炎症所致	炎症、肿瘤、化学或物理刺激
外观	淡黄色、浆液性	不定,可为血性、脓性、乳糜性等
透明度	透明	多混浊
比重	低于 1.018	高于 1.018
凝固性	不自凝	可自凝
黏蛋白定性试验	阴性	阳性
蛋白定量测定	<25 g/L	>30 g/L
葡萄糖定量测定	与血糖相近	常低于血糖水平
细胞计数	常小于 100×10^6/L	常大于 500×10^6/L

续表

鉴 别 点	漏 出 液	渗 出 液
细胞分类	以淋巴细胞、间皮细胞为主	根据不同病因,急性感染以中性粒细胞为主,慢性感染以淋巴细胞为主
细菌学检测	无	可找到病原菌
积液/血清总蛋白	<0.5	>0.5
积液中 LDH/血清	<0.6	>0.6
LDH	<200 U/L	>200 U/L

护考链接

关于漏出液与渗出液以下不正确的是( )。

A. 渗出液蛋白含量高   B. 漏出液是炎症病变引起的

C. 渗出液是炎症病变引起的   D. 渗出液可以自凝

E. 肝硬化腹腔积液是漏出液

答案与解析:B,漏出液是非炎症性渗出过多,如低蛋白血症、癌性胸腔积液。肝硬化腹腔积液属于漏出液。

任务七 肾功能检测

案例引导

患者,男,35 岁,因"间断颜面水肿 2 年,乏力、食欲不振、恶心、呕吐 20 天"入院。经检查医生初步诊断为慢性肾功能不全。

为明确肾功能损伤的程度,需要做哪些项目检查? 作为护士,如何收集检验标本?

肾脏是重要的排泄器官,其通过生成尿液排泄人体的代谢废物,维持体内水、电解质和酸碱平衡,调节渗透压,以保持机体内环境的相对稳定。同时,肾脏也分泌多种活性物质,如肾素、促红细胞生成素和前列腺素等物质,调节血压、红细胞生成和钙磷代谢等,影响生命活动。临床常用肾功能检查主要包括肾小球滤过功能,肾小管重吸收、酸化等功能。肾功能检查是判断肾疾病严重程度和预测预后、确定疗效、调整某些药物剂量的重要依据。

一、肾小球滤过功能检测

★ 高频考点

(1) 内生肌酐清除率与肾功能损害的判断。

(2) 肾衰竭各时期血肌酐与尿素氮的变化。

（一）内生肌酐清除率（endogenous creatinine clearance rate，Ccr）

肌酐是肌酸的代谢产物。血液中肌酐的生成有外源性和内生性两种途径，外源性肌酐主要来自肉类食物的摄入，内生性肌酐主要来自肌肉的分解。当给患者进食"无肌酐饮食"并保持肌肉活动相对稳定时，外源性肌酐被排除，血浆肌酐的生成量和尿的排出量较恒定，其含量变化主要受内生肌酐的影响，且肌酐大部分从肾小球滤过，不被肾小管重吸收，也很少排泌，故肾在单位时间将若干毫升血浆中的内生肌酐全部清除出去，称内生肌酐清除率，相当于肾小球滤过率。

【标本采集】

（1）检测前连续低蛋白饮食共 3 天，每日蛋白摄入量应少于 40 g。禁食肉类，避免剧烈运动。期间保持适当的水分入量，禁服咖啡、茶等利尿性物质。

（2）试验日晨 8 时排净尿液，收集此后 24 h 尿液，容器内添加甲苯 3～5 mL 防腐，必要时可改良为收集 4 h 尿液，准确计量全部尿量。

（3）留取最后一次尿液时，同时抽取静脉血 2～3 mL，注入抗凝管，与 24 h 尿液同时送检。

【参考值】

成人：80～120 mL/min。

【临床意义】

1. Ccr 是肾功能损害的早期指标　成人 Ccr＜80 mL/min，提示肾小球滤过功能已有损害，而此时血清尿素氮、肌酐测定仍可在正常范围。

2. 判断肾小球功能损害程度　Ccr 为 70～51 mL/min，提示肾小球功能轻度损害；50～31 mL/min，提示肾小球功能中度损害；＜20 mL/min，提示肾小球功能重度损害（肾功能衰竭），其中 20～11 mL/min 属肾功能衰竭早期，10～6 mL/min 为肾功能衰竭晚期，＜5 mL/min 属肾功能衰竭终末期。

3. 指导临床用药　肾小球滤过功能下降时，凡由肾代谢或从肾排出的药物均应根据 Ccr 降低的程度调节药物剂量和决定用药时间。

4. 动态观察肾移植术是否成功　肾移植术后 Ccr 应回升，若回升后又下降，提示可能有急性排异反应。

（二）血尿素氮（blood urea nitrogen，BUN）和血肌酐（creatinine，Cr）测定

血中尿素氮和肌酐主要经肾小球滤过而随尿排出，当肾实质受损，肾小球滤过率降低，血中的尿素氮和肌酐因不能从尿中排出而显著上升，故测定两者在血中的浓度可作为肾小球滤过功能受损的重要指标。

【标本采集】

抽取空腹静脉血 3 mL，注入干燥试管后送检，防止溶血及振荡。

【参考值】

BUN：成人 3.2～7.1 mmol/L；婴幼儿 1.8～6.5 mmol/L。

全血 Cr：88.4～176.8 μmol/L。

血清或血浆 Cr：男性 53～106 μmol/L；女性 44～97 μmol/L。

【临床意义】

血尿素氮浓度除受肾功能影响外,还受到蛋白质分解代谢的影响,如高蛋白饮食、胃肠道出血、大面积烧伤、甲状腺功能亢进、口服类固醇激素等都可使血尿素氮浓度增高。而肌酐摄入、生成量恒定,故血肌酐测定较血尿素氮测定更能准确地反映肾小球功能。血尿素氮和血肌酐升高见于以下几种情况。

1. 肾源性肾功能损害 如急、慢性肾小球肾炎及肾功能硬化症、严重肾盂肾炎、肾结核、肾肿瘤等所致肾小球滤过功能减退时。早期由于肾脏有较强的代偿能力,虽然肾小球滤过功能已下降,但两项检验均可正常。当肾小球滤过功能下降 1/3 以上时,血中的 Cr 开始升高;下降 1/2 以上时,BUN 升高。因此,血 BUN 和 Cr 浓度的升高是反映肾实质损害的中、晚期指标。

2. 肾前、肾后性疾病 因消化道出血、大面积烧伤、甲状腺功能亢进等使蛋白分解过多,或因大量腹腔积液、脱水、心功能不全、休克、尿路梗阻等致显著少尿、无尿,均可使 BUN 增高,但此时其他肾功能检验结果多正常。

3. 肾功能衰竭分期 可根据 BUN 和 Cr 对其进行分期和采取有针对性的治疗:①肾功能代偿期:Ccr 开始下降,Cr<176.8 μmol/L,BUN<9 mmol/L。②肾功能失代偿期(氮质血症期):Ccr<50 mL/min,Cr>176.8 μmol/L,BUN>9 mmol/L。③尿毒症期:Ccr<20 mL/min,Cr>445 μmol/L,BUN>20 mmol/L。

二、肾小管功能检测

(一)尿 β_2-微球蛋白测定

β_2-微球蛋白(β_2-MG)主要产生于淋巴细胞。因其分子小,能自由通过肾小球滤过膜滤入原尿,原尿中的 β_2-微球蛋白在近端肾小管几乎全部被重吸收,并在肾小管上皮细胞中分解破坏,仅有微量自尿中排出。如果尿 β_2-微球蛋白排出增高,则说明肾小管重吸收障碍。

【参考值】

成人尿低于 0.3 mg/L。

【临床意义】

β_2-MG 增高能较敏感地反映近端肾小管重吸收功能受损的情况,如急、慢性肾小球肾炎,肾小管-间质性疾病,糖尿病肾病,药物或毒物所致早期肾小管损伤,以及肾移植术后急性排斥反应早期。也可见于自身免疫性疾病、恶性肿瘤、肝病等。

由于肾小管重吸收 β_2-MG 的阈值为 5 mg/L,超过阈值时,出现非重吸收功能受损的大量尿 β_2-MG 排泄。因此应同时检测血 β_2-MG,只有血 β_2-MG<5 mg/L 时,尿 β_2-MG 升高才反映肾小管损伤。

(二)尿浓缩和稀释试验

肾脏可根据血容量及肾髓质渗透梯度的改变,通过抗利尿激素调节肾远曲小管和集合管对水的重吸收,从而完成肾浓缩和稀释尿液的功能,使人体在生理变化中保持正常的水平衡。正常情况下白天尿量多、比重低,夜间尿量少、比重相对高,两者总是保持一定的比例或差度。当远端肾小管和集合管发生病变时,肾脏的这种浓缩和稀释功能下降,因此在日常或特定条件下,通过观察患者尿量和尿比重的变化,可借以了解肾浓缩与稀释的功能。

【标本采集】

1. 3 h 尿比重试验 试验日患者正常饮食和活动,晨 8 时排尿弃去,此后每隔 3 h 排尿 1 次至次晨 8 时,分置于 8 个容器中。分别测定尿量和比重。

2. 昼夜尿比重试验 又称 Mosenthal 试验。试验日患者三餐如常进食,但每餐含水量不宜超过 500~600 mL,此外不再进餐、饮水。晨 8 时排尿弃去,上午 10 时、中午 12 时及下午 2、4、6、8 时和次晨 8 时各留尿 1 次,分别测定尿量和比重。

【参考值】

1. 3 h 尿比重试验 白天排尿量应占全日尿量的 2/3~3/4,其中必有一次尿比重大于 1.025,一次小于 1.003。

2. 昼夜尿比重试验 24 h 尿总量一般为 1000~2000 mL,晚 8 时至晨 8 时夜尿量不应超过 750 mL,昼尿量与夜尿量之比不应小于(3~4):1,尿最高比重与最低比重之差不应小于 0.009。

【临床意义】

浓缩和稀释试验是用于判断远端肾小管功能的指标,反映远端肾小管和集合管对水的调节功能。

(1)尿量减少且比重增高,固定在 1.018 左右(差值<0.009),多见于急性肾小球肾炎及其他影响肾小球滤过率下降的情况,因此有时原尿生成减少而肾小管重吸收功能尚正常。

(2)夜尿超过 750 mL 或昼夜尿量比值降低,而尿比重值及变化率仍正常,为浓缩功能受损的早期改变,可见于间质性肾炎、慢性肾小球肾炎、高血压肾病和痛风性肾病早期主要损害肾小管(肾小管损伤较肾小球为重)时。多尿、夜尿增多、尿比重下降(最高尿比重小于 1.018,尿比重差值小于 0.009),提示肾小管浓缩功能进一步下降;比重常固定在 1.010 左右,提示肾小管功能显著降低,说明肾只有滤过功能,肾小管重吸收功能几乎丧失,见于慢性肾小球肾炎、慢性肾盂肾炎、急性肾功能衰竭多尿期、慢性肾功能衰竭等。

(3)尿量明显增多(>4000 mL/24 h),而尿比重均低于 1.006,为尿崩症的典型表现。

(三)尿渗量(尿渗透压)测定

尿渗量(urine osmolality,Uosm)是指尿内全部溶质的微粒总数,以毫渗量[mOsm/(kg・H_2O)]表示。尿比重和尿渗量都能反映尿中溶质的含量,但蛋白、葡萄糖等对尿比重的影响较尿渗量大,故测定尿渗量更能准确地反映肾脏浓缩和稀释功能。

【标本采集】

试验前禁水 8 h,次晨空腹收集尿液;静脉取血,用肝素抗凝后一并送检。分别测定尿渗量和血浆渗量。

【参考值】

正常人禁饮 8 h 后尿渗量为 600~1000 mOsm/(kg・H_2O),平均为 800 mOsm/(kg・H_2O)。血浆渗量为 275~305 mOsm/(kg・H_2O),平均为 300 mOsm/(kg・H_2O)。尿/血浆渗量为(3~4.5):1。

【临床意义】

尿渗量和血浆渗量相比,当尿渗量高于血浆渗量时,表示尿已浓缩,称为高渗尿;低于血浆渗量表示已稀释,称为低渗尿;若与血浆渗量相等,称为等渗尿。尿渗量下降,反映肾小管浓缩功能减退。

1. 反映肾脏浓缩功能 当尿/血浆渗量≤1,表示肾脏浓缩功能障碍。见于慢性肾盂肾炎、多囊肾、慢性肾炎后期,以及急、慢性肾功能衰竭累及肾间质时。

2. 鉴别肾前性与肾性少尿 肾前性少尿时肾小管浓缩功能正常,故尿渗量较高,常大于 450 mOsm/(kg·H_2O);肾性少尿(肾小管坏死)时肾小管浓缩功能受损,尿渗量降低,常＜350 mOsm/(kg·H_2O)。

护考链接

判断肾小球滤过功能损害的早期指标是( )。

A. 血尿素氮测定　　　　　　　　　B. 血肌酐测定

C. 内生肌酐清除率　　　　　　　　D. 尿 β_2-微球蛋白测定

E. 尿浓缩和稀释功能试验

答案与解析:C,肾小球滤过功能损害时内生肌酐清除率(Ccr)的降低较血尿素氮、血肌酐的升高出现得早;Ccr 是肾小球滤过率降低的敏感指标。

任务八　肝功能检查

案例引导

患者,男,40 岁,有乙型肝炎病史 10 年。近 3 周来,食欲减退、全身乏力、消瘦,右上腹持续性胀痛,巩膜、皮肤黄染,可见蜘蛛痣,有腹腔积液征。考虑为"肝硬化失代偿期",拟做肝功能检查。

你知道肝功能检查的项目包括哪些吗? 如何分析其结果?

肝脏是人体的重要代谢器官,具有参与物质代谢、分泌胆汁、灭活激素和解毒等多种功能。肝功能检查的主要目的:①对肝胆系统疾病进行诊断;②了解肝细胞有无损伤及损伤程度;③对肝功能状态做动态比较,了解治疗效果及预后评估;④手术前的准备和用药监护;⑤健康普查,辅助检出亚临床肝病。

一、标本采集

(1) 被检查者的要求:建议空腹采血。

(2) 标本采集:静脉采血 2 mL,用肝素抗凝。

(3) 室温保存,及时送检。

护考链接 - ●

患者,女,52 岁,近期乏力明显,食欲下降,巩膜黄染,医嘱查碱性磷酸酶,护士取血的时间是( )。

A. 即刻　　B. 饭前　　　　C. 睡前　　　　　D. 晨起空腹　　E. 饭后 2 h

答案与解析:D,肝功能检查应空腹采血。

二、检测项目与结果分析

(一)血清酶学检查

肝脏含有丰富的酶,当肝细胞受损时,细胞内的酶释放使血清中酶活性增高,因此,检测血清酶的变化,可协助肝脏疾病的诊断和评估。临床常用检查的血清酶有丙氨酸氨基转移酶(ALT)、天门冬氨酸氨基转移酶(AST)、碱性磷酸酶(ALP)、γ-谷氨酰转移酶(γ-GT)。ALT、AST 统称为转氨酶,即氨基转移酶。

1. 血清氨基转移酶及其同工酶测定

【参考值】

IFCC 推荐的酶动力学方法:ALT 10～40 U/L(37 ℃),AST 10～40 U/L(37 ℃),AST/ALT≤1。

【临床意义】

ALT 和 AST 均属于非特异性肝细胞内功能酶,生理情况下血清氨基转移酶活性很低,若升高可见于下述情况。

★ **高频考点**

(1)常用肝功能检测项目。

(2)ALT 和 AST 增高的临床意义。

(1)急性病毒性肝炎　①急性黄疸型肝炎早期 ALT 升高,出现黄疸后 ALT 急剧升高,高峰可达正常人的 10 倍以上,至黄疸极期 ALT 迅速下降。无黄疸患者早期 ALT 急剧升高,达高峰后迅速下降至 100～200 U/L 时,持续一段时间后恢复正常。②部分无黄疸型肝炎患者早期 ALT 升高不明显,长期处于较高水平,持续数月或数年而转为慢性肝炎。③轻型无黄疸型肝炎常常只有一过性 ALT 升高,很快恢复正常。

(2)慢性肝炎和脂肪肝　急性肝炎患者若 ALT 活性持续性升高或反复波动达半年以上者,说明已成为慢性肝炎。慢性迁延性肝炎患者 ALT、AST 轻度上升,一般不超过参考值的 3 倍,有时可降至正常。当病变累及线粒体时 AST 升高程度可超过 ALT。慢性活动性肝炎时,ALT 多数升高至参考值 3～5 倍或以上,且长期维持在较高水平。脂肪肝时 ALT 可持续轻度升高并伴有高脂血症。

(3)肝硬化　肝硬化代偿期 ALT 可轻度增高或正常,失代偿期 ALT 可持续升高。系统观察 ALT 的变化对判断预后及分析病因有一定的意义。肝硬化病变累及线粒体时,多数 AST 升高程度超过 ALT。

（4）原发性肝癌　ALT 与 AST 可正常或轻、中度升高。

（5）胆道疾病　各种原因引起胆道梗阻时，血清 ALT 与 AST 可中度升高，梗阻缓解后 1～2 周即可恢复正常。

（6）其他疾病　急性心肌梗死、急性肾盂肾炎、传染性单核细胞增多症、细菌性或阿米巴性肝脓肿、手术等均可造成血清 ALT 与 AST 增高。某些化学药物如异烟肼、氯丙嗪、利福平、环磷酰胺和某些抗生素等也可引起血清 ALT 增高，故 ALT 单项增高，需结合临床综合分析。

护考链接

丙氨酸氨基转移酶明显增高见于（　　　）。

A. 心肌梗死　　　　B. 急性肝炎　　　　C. 胆囊炎

D. 脑血管意外　　　E. 肝癌

答案与解析：B，急性肝炎的早期即有丙氨酸氨基转移酶明显增高，且增高的程度与肝细胞的损害程度一致。

2. 碱性磷酸酶及其同工酶测定　碱性磷酸酶(alkaline phosphatase，ALP)是一组催化有机磷酸酯水解的酶。血清中的 ALP 主要来源于肝脏、骨骼，少部分来自小肠和妊娠期胎盘组织，肾脏也有极少量。肝细胞产生的 ALP 一般从胆道排入小肠。

【参考值】

IFCC 推荐的酶动力学方法：成年男性为 20～115 U/L(37 ℃)，成年女性为 20～105 U/L(37 ℃)。

【临床意义】

（1）生理性增高　妊娠 3 个月时胎盘即可产生 ALP，9 个月达高峰，分娩后 1 个月左右即恢复正常；绝经期后妇女血清 ALP 水平有所上升；新生儿、儿童、青少年骨骼生长期 ALP 比成人高，1～5 岁有一个高峰，是成人的 2～4 倍；10～18 岁再有一个高峰，是成人的 4～5 倍。

（2）病理性增高　①肝胆系统疾病：如胰头癌、胆道结石等引起的胆道阻塞、原发性胆汁性肝硬化、肝内胆汁淤积等，由于胆汁排出不畅，再加上胆汁具有表面活性剂作用，可洗脱 ALP 反流入血，毛细胆管内压亢进可诱发 ALP 生成增加等原因导致血中 ALP 浓度呈明显持续性升高，梗阻消除后恢复正常。肝炎或肝硬化时，ALP 可轻度增高，很少超过正常上限 3 倍。②骨骼系统疾病：如成骨细胞瘤、骨折恢复期、佝偻病、转移性骨肿瘤等，成骨细胞增生和功能旺盛，产生过多的 ALP，血清 ALP 可有程度不同的升高。③ALP 同工酶检测对肝外阻塞性黄疸及肝内胆汁淤积性黄疸、原发性与继发性肝癌具有鉴别意义。

3. γ-谷氨酸转移酶测定　γ-谷氨酸转移酶(γ-glutamyl transferase，GGT)是参与氨基酸代谢 γ-谷氨酰基循环中的一个重要酶，该酶在体内分布较广，血清中的 GGT 主要来自肝脏，少量来自肾脏、胰腺。GGT 在肝内由肝细胞线粒体产生，分布于肝细胞膜及毛细胆管的上皮。当肝内合成亢进或胆汁排出受阻时，血清中 GGT 增高。

【参考值】

IFCC 推荐的酶动力学方法:男性为小于 64 U/L(37 ℃),女性为小于 45 U/L(37 ℃)。

【临床意义】

GGT 在新生儿、婴儿明显高于成人,在成人中呈明显偏态分布。

(1)胆道阻塞性疾病　由于各种原因引起肝内、外梗阻,GGT 排泄受阻而反流入血,血中 GGT 可明显升高。肝癌时癌细胞合成 GGT 增多、肿瘤组织或周围炎症刺激、肿瘤压迫引起局部胆道梗阻、胆汁排泄受阻,酶逆流入血,均可使血中 GGT 明显增高。GGT 是反映肝内占位性病变、胆汁淤积及胆道梗阻敏感的酶学指标之一。

(2)急、慢性酒精性肝炎　酒精能诱导线粒体生物转化系统,血清 GGT 可呈明显或中度以上升高。

(3)急、慢性肝炎及肝硬化　急性肝炎时,GGT 呈中度升高,慢性肝炎、肝硬化的非活动期,GGT 可正常,若 GGT 持续升高,提示病情活动或病情恶化。

(4)其他　如 SLE、脂肪肝、胰腺炎等 GGT 可轻度升高。某些药物,如抗癫痫药、苯妥英钠、三环类抗抑制药、对乙酰氨基酚或其他能诱导肝微粒体生物转化系统的药物均可导致 GGT 升高,停药后血中 GGT 水平降至正常。

同时测定 ALP 与 GGT 有助于鉴别 ALP 的来源:GGT 与 ALP 同时增高常见于肝脏疾病;GGT 正常,ALP 升高见于肝外疾病,如骨髓系统疾病等。

★ 高频考点
(1)常用肝脏疾病的肝功能改变。
(2)三种黄疸的血清胆红素变化。

(二)蛋白质代谢功能检查

肝脏是机体蛋白质代谢的主要器官,肝脏合成的蛋白质约占人每天合成蛋白质总量的 40% 以上,如白蛋白、糖蛋白、核蛋白、脂蛋白、凝血因子、抗凝因子、纤溶因子、酶蛋白及各种转运蛋白等都在肝脏合成。

1. 血清总蛋白、白蛋白和球蛋白比值测定　血清总蛋白(total protein,TP)是血清白蛋白(albumin,Alb)和球蛋白(globulin,G)的总和。白蛋白是由肝实质细胞合成,在血浆中的半衰期约为 20 天,约占血浆总蛋白的 60%,它是血浆中重要的运输蛋白,许多非水溶性的物质易与白蛋白结合后被运输,如胆红素、长链脂肪酸、胆汁酸盐、前列腺素、类固醇激素、药物等。白蛋白具有维持血浆胶体渗透压和血液酸碱度的能力。血清白蛋白的浓度也能用于反映肝损伤的程度、观察疗效及判断预后。

【参考值】

血清总蛋白:60~80 g/L。血清白蛋白:40~55 g/L。血清球蛋白:20~30 g/L。白蛋白/球蛋白(A/G):(1.5~2.5)∶1。

【临床意义】

(1)急性肝脏损伤　早期或局灶性肝脏损伤等轻度肝损害时,血清白蛋白可正常或轻度下降,球蛋白可轻度升高,TP 和 A/G 均可正常。急性、亚急性重症肝炎早期多数血清 TP 为明显下降,而 γ-球蛋白增加:晚期发生肝坏死,TP 明显下降。

（2）慢性肝病　如慢性肝炎、肝硬化及肝癌时,常见白蛋白减少和 γ-球蛋白增加,A/G 下降。随病情加重而出现 A/G 倒置,提示肝功能严重损害。白蛋白持续下降者多预后不良;治疗后白蛋白上升,说明治疗有效。白蛋白较少到 30 g/L 以下,易发生腹腔积液。

（3）肝外疾病　①TP 或 Alb 较少可见于:蛋白质丢失过多,如肾病综合征、大面积烧伤等;蛋白质分解过盛,如恶性肿瘤、甲状腺功能亢进等;蛋白质摄入不足,如慢性营养障碍等。②球蛋白增加可见于:SLE、多发性骨髓瘤、黑热病、血吸虫病等。

护考链接

血清白蛋白/球蛋白(A/G)<1,常见于(　　)。

A. 急性肝炎　　　　　　B. 肝硬化　　　　　　C. 肝癌

D. 肝脓肿　　　　　　　E. 脂肪肝

答案与解析:B,肝硬化患者肝功能严重损害,A/G<1。

2. 血清蛋白电泳　醋酸纤维薄膜和琼脂凝胶是目前在电泳中最常采用的两大介质。蛋白质在碱性条件下带不同量的负电荷,在电场中由阴极向阳极泳动。由于蛋白质等电点的差异,电泳后由正极到负极可分为白蛋白(Alb)、α_1-球蛋白、α_2-球蛋白、β-球蛋白、γ-球蛋白五个区带,血清蛋白电泳是初步了解血清蛋白中主要组成的一种技术方法。

【参考值】

醋酸纤维薄膜法:白蛋白 0.62～0.71(62%～71%),α_1-球蛋白 0.03～0.04(3%～4%),α_2-球蛋白 0.06～0.10(6%～10%),β-球蛋白 0.07～0.11(7%～11%),γ-球蛋白 0.09～0.18(9%～18%)。

【临床意义】

（1）肝炎　急性肝炎早期或病变较轻时,电泳结果多无异常。但随病情加重和时间延长,电泳谱形可改变,白蛋白、α-球蛋白及 β-球蛋白减少,γ-球蛋白增高。γ-球蛋白增生的程度与肝炎的严重程度成正比。

（2）肝硬化　白蛋白中度或高度减少,α_1-球蛋白、α_2-球蛋白和 β-球蛋白也有降低倾向,γ-球蛋白明显增加,并可出现 β-γ 桥,即电泳图谱上从 β 区到 γ 区带连成一片难以分开,或两区间仅见一浅凹,如同时有 α_1-球蛋白、α_2-球蛋白减少,首先要考虑肝硬化。β-γ 桥出现的原因系由 IgA、IgM、IgG 同时增加,而 IgA 和 IgM 在电泳上位于 β 区和 γ 区之间所致,肝硬化时常有多克隆免疫球蛋白升高,特别是当 IgA 明显升高时,也使 β 区与 γ 区融合成一片。

（3）肝癌　α_1-球蛋白、α_2-球蛋白明显增高,有时可见在白蛋白和 α_1-球蛋白的区带之间出现一条甲胎蛋白区带,具有诊断意义。

（4）肝外疾病　①肾病综合征时,由于尿中排出大量白蛋白而使血清中白蛋白水平明显下降,α_2-球蛋白和 β-球蛋白升高。②多发性骨髓瘤、华氏巨球蛋白血症、良性单克隆免疫球蛋白增生症时血清蛋白电泳图谱 β 区至 γ 区带处出现一特殊单克隆区带,称为 M 蛋白。③SLE、风湿性关节炎等可有不同程度的白蛋白下降及 γ-球蛋白升高。

3. 血氨测定 在血液中，NH_4^+ 和 NH_3 处于平衡状态，血氨是包括这两种形式的总氨量。氨对中枢神经系统有高度毒性，肝脏是唯一能解除氨毒性的器官，在肝硬化及暴发性肝衰竭等严重肝损害时，氨不能及时被解毒，引起肝性脑病。

【标本采集】

（1）抽血时压迫静脉时间不宜过长，因为淤血时血氨水平升高。

（2）采血管应无氨类物污染。

【参考值】

$18\sim72\ \mu mol/L$。

【临床意义】

（1）生理性增高见于：剧烈运动、高蛋白质饮食。

（2）病理性增高见于：严重肝损害（如肝硬化、肝癌及重症肝炎等）、肝性脑病、尿毒症等。

（三）胆红素代谢检查

血清总胆红素（STB）包括非结合胆红素（UCB）和结合胆红素（CB）。STB 为 UCB 和 CB 的总量。STB 可在加速剂（甲醇、咖啡因等）的作用下，与重氮试剂反应生成偶氮胆红素，出现颜色反应，颜色的深浅与胆红素的浓度有关，通过比色法即测得 STB 的含量。血清标本与重氮试剂混合后，在规定时间所测定的胆红素，相当于 CB 的含量，STB 量减去 CB 量即为非结合胆红素含量。

【参考值】

STB：$3.4\sim17.1\ \mu mol/L$。UCB：$1.7\sim10.2\ \mu mol/L$。CB：$0\sim6.8\ \mu mol/L$。

【临床意义】

（1）判断有无黄疸及其程度 当 STB 达 $17.1\sim34.2\ \mu mol/L$，患者皮肤、巩膜无黄染，称隐性黄疸；STB 达 $34.2\sim171\ \mu mol/L$ 为轻度黄疸；$171\sim342\ \mu mol/L$ 为中度黄疸；大于 $342\ \mu mol/L$ 为重度黄疸。

（2）鉴别黄疸的类型 根据 UCB、CB 及尿胆红素、尿胆原的测定结果，作为溶血性黄疸、肝细胞性黄疸、胆汁淤积性黄疸的鉴别依据（表 5-9）。当 STB 升高时，可根据 CB/STB 比率来协助鉴别黄疸的类型，如溶血性黄疸时直接胆红素/总胆红素常<20%；肝细胞黄疸时常为 40%~60%；阻塞性黄疸时比值常>60%。

表 5-9 黄疸类型的实验室检查鉴别要点

人 群	血清胆红素/$(\mu mol/L)$		尿液检查	
	结合胆红素	非结合胆红素	尿胆原	尿胆红素
健康人	0~6.8	1.7~10.2	正常	—
溶血性黄疸患者	高↑	高↑↑↑	高↑↑↑	—
肝细胞性黄疸患者	高↑↑	高↑↑	高↑↑	+
胆汁淤积性黄疸患者	高↑↑↑	高↑	降低	强+

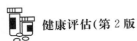

任务九　临床常用生化检查

案例引导

　　患者,男,58岁。因突发心前区疼痛,疼痛难忍,并伴有胸闷、憋气2 h,舌下含化硝酸甘油不能缓解。

　　为明确诊断,除做心电图之外还应做什么检查?

　　临床生化检查是临床实验室检查的重要组成部分,主要内容包括:①以物质分类探讨发生疾病时的生物化学变化;②以器官和组织损伤为主探讨疾病时的生物化学变化,为临床诊断、鉴别诊断、病情观察、预后判断和指导治疗提供重要的依据。

一、标本采集

　　(1) 被检查者的要求:建议空腹采血。
　　(2) 标本采集:静脉采血2 mL,用肝素抗凝。
　　(3) 室温保存,及时送检。

二、检测项目及结果分析

(一)糖尿病相关的实验室检查

　　1. 空腹血糖测定　　空腹血糖(fasting blood glucose,FBG)是诊断糖代谢紊乱的最常用和最重要的指标。因空腹血浆葡萄糖(FPG)检测较为方便,且结果也最可靠。

　　【参考值】

　　葡萄糖氧化酶法:3.9~6.1 mmol/L。邻甲苯胺法:3.9~6.4 mmol/L。

　　【临床意义】

★ 高频考点

血糖测定的临床意义。

　　(1) **FBG 增高**　　FBG 增高而又未达到诊断糖尿病标准时,称为空腹血糖过高(IFG);FBG 增高超过 7.0 mmol/L 时称为高血糖症。高血糖症可分为 3 度:FBG 7.0~8.4 mmol/L 为轻度增高;FBG 8.4~10.1 mmol/L 为中度增高;FBG 大于 10.1 mmol/L 为重度增高。常见的原因如下:①生理性增高,一般见于餐后1~2 h、高糖饮食、剧烈运动后、情绪紧张等。②病理性增高,常见于:糖尿病,其他内分泌疾病如甲状腺功能亢进、巨人症、肢端肥大症、肾上腺皮质功能亢进、嗜铬细胞瘤等;应激性因素,如大面积烧伤、急性脑血管病、颅脑外伤、中枢神经系统感染、心肌梗死等;肝脏和胰腺疾病,如肝硬化、坏死性胰腺炎等;药物影响,如噻嗪类利尿剂、泼尼松、口服避孕药等;其他,如高热、呕吐、腹泻、脱水、麻醉和缺氧等。

　　(2) **FBG 降低**　　FBG 低于 3.9 mmol/L 为血糖减低,低于 2.8 mmol/L 为低血糖症。

常见的原因如下：①生理性降低，如妊娠期、哺乳期、饥饿及长期剧烈运动或体力劳动等；②病理性降低常见于：胰岛素增多，如胰岛细胞瘤或腺癌、胰岛素注射过量等；缺乏抗胰岛素的激素，如生长激素、糖皮质激素等；肝糖原储存缺乏，如急性重型肝炎、急性肝炎、肝癌等；急性酒精中毒；其他，如口服降糖药、磺胺药、消耗性疾病、特发性低血糖等。

2. 口服葡萄糖耐量试验　口服葡萄糖耐量试验（glucose tolerance test，GTT）是一种葡萄糖负荷试验，检测机体对葡萄糖代谢的调节功能，主要用于诊断症状不明显或血糖升高不明显的可疑糖尿病。现多采用 WHO 推荐的 75 g 葡萄糖标准 OGTT，其方法是试验前 3 天，每天食物中含糖量不得少于 150 g，并停服所有影响试验的药物。试验前 10～16 h 不得进食。试验时采空腹血后，将 75 g 葡萄糖溶于 250～300 mL 水内，在 5 min 内饮完，并在口服葡萄糖后 30 min、1 h、2 h、3 h 时各取血一次，分别测定血糖，于每次取血的同时留尿测尿糖。

【参考值】

①FPG 3.9～6.1 mmol/L。②口服葡萄糖后 30 min～1 h，血糖达高峰（一般为 7.8～9.0 mmol/L），峰值<11.1 mmol/L。③2 h 血糖（2 h PG）<7.8 mmol/L。④3 h 血糖恢复至空腹水平。⑤各检测时间点的尿糖均为阴性。

【临床意义】

如 FPG>7.0 mmol/L、OGTT 血糖峰值>11.1 mmol/L、OGTT 2 h PG>11.1 mmol/L，即可诊断糖尿病。如 FPG<7.0 mmol/L，2 h PG 为 7.8～11.1 mmol/L，且血糖到达高峰时间延长至 1 h 后，血糖恢复正常的时间延长至 2～3 h 以后，同时伴有尿糖阳性者可判断为糖耐量异常（IGT）。IGT 长期随诊观察，约 1/3 恢复正常，约 1/3 仍为 IGT，约 1/3 最终转为糖尿病。IGT 常见于 2 型糖尿病、肢端肥大症、甲状腺功能亢进症、肥胖症及皮质醇增多症等。

3. 血清胰岛素检测和胰岛素释放试验　胰岛素是胰岛 B 细胞分泌的主要激素，其功能为促进合成代谢、调节血糖浓度。在进行 OGTT 的同时，分别于空腹和口服葡萄糖后 30 min、1 h、2 h、3 h 检测血清胰岛素浓度的变化，称为胰岛素释放试验。借以了解胰岛 B 细胞基础功能状态和储备功能状态，间接了解血糖控制情况。

【参考值】

①空腹胰岛素：10～20 mU/L，胰岛素（μU/L）/血糖（mg/dL）<0.3。②胰岛素释放试验：口服葡萄糖后胰岛素高峰在 30 min～1 h，峰值为空腹胰岛素的 5～10 倍。2 h 胰岛素<30 mU/L，3 h 后达到空腹水平。

【临床意义】

主要用于糖尿病的分型诊断及低血糖的诊断与鉴别诊断。

（1）糖尿病　胰岛素分泌减少、释放延迟，有助于糖尿病的早期诊断。①1 型糖尿病：空腹胰岛素明显降低，口服葡萄糖后释放曲线低平，胰岛素与血糖比值也明显降低。②2 型糖尿病：空腹胰岛素可正常、稍高或减低，口服葡萄糖后胰岛素呈延迟释放反应，其与血糖的比值也降低。

（2）胰岛 B 细胞瘤　胰岛 B 细胞瘤常出现高胰岛素血症，胰岛素呈高水平，但其与血糖的比值常大于 0.4。

(3) 其他　肥胖、肝功能损伤、肾功能不全、肢端肥大症、巨人症等患者血清胰岛素水平增高;腺垂体功能低下、肾上腺皮质功能不全患者或饥饿者,血清胰岛素水平减低。

4. 血清 C-肽检测　C-肽是胰岛素原在蛋白水解酶的作用下分裂而成的与胰岛素等分子的肽类物。其生成量不受外源性胰岛素的影响,检测 C-肽也不受胰岛素抗体的干扰。因此检测空腹 C-肽水平、C-肽释放试验可更好地评价胰岛 B 细胞分泌功能和储备功能,常用于糖尿病的分型诊断,且 C-肽可以真实反映实际胰岛素水平,故也可指导胰岛素用量的调整。

【参考值】

空腹 C-肽:0.3~1.3 nmol/L。C-肽释放试验:口服葡萄糖后 30 min~1 h 出现高峰,其峰值为空腹 C-肽的 5~6 倍。

【临床意义】

(1) C-肽水平增高　主要见于胰岛 B 细胞瘤,C-肽释放试验呈高水平曲线;肝硬化时,C-肽与胰岛素比值降低。

(2) C-肽水平减低　主要原因:①空腹血清 C-肽降低,见于糖尿病。②C-肽释放试验:口服葡萄糖后 1 h 血清 C-肽水平降低,提示胰岛 B 细胞储备功能不足。释放曲线低平提示 1 型糖尿病,释放延迟或呈低水平见于 2 型糖尿病。③C-肽水平不升高,而胰岛素增高,提示为外源性高胰岛素血症,如胰岛素用量过多等。

5. 糖化血红蛋白检测　糖化血红蛋白(glycosylated hemoglobin,GHb)是红细胞生存期间血红蛋白 A(HbA)与己糖(主要是葡萄糖)缓慢、连续的非酶促反应的产物。由于 HbA 糖化过程非常缓慢,一旦生成不再解离,且不受血糖暂时性升高的影响。因此,GHb 对高血糖,特别是在血糖和尿糖波动较大时有特殊诊断价值。

根据 HbA 所结合的成分不同,HbA_1 可分为 HbA_1a(与磷酰葡萄糖结合)、HbA_1b(与果糖结合)、HbA_1c(与葡萄糖结合),其中 HbA_1c 含量最高,占 60%~80%,是目前临床上最常检测的部分。

【参考值】

HbA_1c 4%~6%,HbA_1 5%~8%。

【临床意义】

GHb 水平取决于血糖水平、高血糖持续时间,其生成量与血糖浓度呈正比。GHb 的代谢周期与红细胞的寿命基本一致,故 GHb 水平反映了最近 2~3 个月的平均血糖水平。

(1) 评价糖尿病控制程度　GHb 增高提示最近 2~3 个月来糖尿病控制不良,GHb 愈高,血糖水平愈高,病情愈重。GHb 可作为糖尿病长期控制的良好观察指标。

(2) 筛检糖尿病　HbA_1<8%,可排除糖尿病;HbA_1>9%,预测糖尿病的准确性为 78%,灵敏度为 68%,特异性为 94%;HbA_1>10%,预测糖尿病的准确性为 89%,灵敏度为 48%,特异性为 99%。

(3) 预测血管并发症　由于 GHb 与氧的亲和力强,可导致组织缺氧,故长期 GHb 增高,可引起组织缺氧而发生血管并发症。HbA_1>10%,提示并发症严重,预后较差。

(4) 鉴别高血糖　糖尿病 GHb 水平增高,而应激性高血糖 GHb 则正常。

护考链接 - ●

患者,男,52 岁,空腹血糖 10.2 mmol/L,空腹尿糖(＋＋＋),该患者的初步诊断最可能是(　　)。

A. 糖尿病 　　　　　　B. 皮质醇增多症 　　　　　C. 嗜铬细胞瘤

D. 应激性高血糖 　　　　E. 胰高血糖素瘤

答案与解析:A,血糖、尿糖增高最常见于糖尿病。

● - ━━━━

(二)心肌损伤的实验室检查

急性缺血性心脏病时,由于心肌损伤常可引起生物化学改变,检测生物化学指标对疾病诊断、监测溶栓治疗、估计预后及危险性分类有重要价值。

★ 高频考点

心肌酶测定的临床意义。

1. 血清肌酸激酶及同工酶测定 肌酸激酶(creatine kinase,CK)主要存在于胞质和线粒体中,以骨骼肌、心肌含量最多,其次是脑组织和平滑肌。CK 有 3 种同工酶:①CK-MM(CK_3),主要存在于骨骼肌和心肌中。②CK-MB(CK_2),主要存在于心肌中。③CK-BB(CK_1),主要存在于脑、前列腺、肺、肠等组织中。CK-MB 是心肌损伤时常用的检测指标。

【参考值】

CK 连续检测法:男性 37～174 U/L;女性 26～140 U/L。

CK-MM:94%～96%。CK-MB:<5%。CK-BB:极少或无。

【临床意义】

(1)CK 增高 见于急性心肌梗死(AMI)、心肌炎和肌肉疾病(多发性肌炎、进行性肌营养不良、重症肌无力等)、溶栓治疗后、心脏手术或非心脏手术后、急性脑外伤等。CK 对 AMI 的诊断最为重要。AMI 时 CK 活性在发病 3～8 h 即明显增高,其峰值出现在发病 10～36 h,3～4 天恢复正常。故 CK 为早期诊断 AMI 的灵敏指标之一,但应注意 CK 的时效性。发病 8 h 内 CK 不增高,不可轻易排除 AMI,应动态观察;AMI 溶栓治疗后出现再灌注,导致 CK 活性增高,使峰值时间提前。

(2)CK-MB 增高 CK-MB 对 AMI 早期诊断的灵敏度明显高于总 CK,其阳性检出率达 100%,且具有高度的特异性,用 CK-MB 来诊断 AMI 的阳性率可达 80%。CK-MB 一般在发病后 3～8 h 增高,9～30 h 达高峰,48～72 h 恢复正常水平。与 CK 比较,其高峰出现早,消失较快,对诊断发病较长时间的 AMI 有困难,但对心肌再梗死的诊断有重要价值。另外,CK-MB 高峰时间与预后有一定关系,CK-MB 高峰出现早者较出现晚者预后好。CK-MB/CK>6% 常为心肌损伤引起。

(3)CK 降低 较少见,见于甲状腺功能亢进症、长期卧床、激素治疗等。

2. 乳酸脱氢酶及其同工酶测定 乳酸脱氢酶(lactic dehydrogenase,LD)是一种糖酵解酶,主要存在于心肌、骨骼肌、肾脏,其次存在于肝、脾、胰、肺、肿瘤组织,红细胞内含量极为丰富。LD 由两种不同的亚基(M、H)构成四聚体,形成 5 种同工酶,即 LD_1(H_4)、LD_2

（H_3M）、LD_3（H_2M_2）、LD_4（H_3M）、LD_5（M_4）。LD_1和LD_2主要存在于心肌中，可占总酶的50%，也存在于红细胞内；LD_3存在于肺、脾；LD_5存在于横纹肌、肝中。

【参考值】

LD连续检测法：104～245 U/L。速率法：95～200 U/L。LD_1：（32.7±4.60）%。LD_2：（45.10±3.53）%。LD_3：（18.50±2.96）%。LD_4：（2.90±0.89）%。LD_5：（0.85±0.55）%。LD_1/LD_2：<0.7。

【临床意义】

（1）LD活性升高　常见于AMI、骨骼肌损伤、恶性肿瘤、急性肝炎、肝硬化、阻塞性黄疸、贫血、脑血管病变、休克等。AMI在起病后8～10 h开始升高，24～72 h达到高峰，持续6～10天恢复正常。

（2）LD_1和LD_2增高　通常在AMI后6 h时LD_1开始升高，AMI发病后12～24 h有50%的患者、48 h有80%的患者LD_1、LD_2明显增高，且LD_1增高更明显，LD_1/LD_2>1.0。当AMI患者LD_1/LD_2增高，且伴有LD_5增高，其预后较仅有LD_1/LD_2增高者为差，且LD_5增高提示心力衰竭伴有肝脏淤血或肝功能衰竭。LD_1活性大于LD_2活性也可出现在心肌炎、巨幼细胞性贫血和溶血性贫血患者。

3. 心肌肌钙蛋白检测　心肌肌钙蛋白（cardiac troponin，cTn）是肌肉收缩的调节蛋白，可分为心肌肌钙蛋白T（cTnT）、心肌肌钙蛋白I（cTnI）、心肌肌钙蛋白C（cTnC）三种亚型，cTnT和cTnI对心肌损伤的诊断和治疗监测较血清酶学更有价值。

【参考值】

cTnT：①0.02～0.13 $\mu g/L$；②>0.2 $\mu g/L$为临界值；③>0.5 $\mu g/L$可以诊断AMI。

cTnI：①<0.2 $\mu g/L$；②>1.5 $\mu g/L$为临界值。

【临床意义】

（1）诊断AMI　cTn在诊断AMI中既有较CK-MB升高时间早的优点，又有较LD_1诊断时间长的优点。①cTnT是诊断AMI的确定性标志物。AMI发病后3～6 h cTnT即升高，10～24 h达峰值，其峰值可为参考值的30～40倍，恢复正常需要10～15天。对非Q波性、亚急性心肌梗死或CK-MB无法诊断的患者更有价值。②cTnI对诊断AMI与cTnT无显著性差异。相对cTnT来说，cTnI具有较低的初始灵敏度和较高的特异性。AMI发病后3～6 h，cTnI即升高，14～20 h达到峰值，5～7天恢复正常。

（2）其他临床价值　①不稳定型心绞痛发生微小心肌损伤时只有检测cTnT才能确诊。②肾功能衰竭患者所致的心肌缺血性损伤是导致患者死亡的主要原因之一，及时检测血清cTnT浓度变化，可预测其心血管事件发生。③cTnT可作为判断AMI后溶栓治疗是否出现冠状动脉再灌注，以及评价围手术期和经皮腔内冠状动脉成形术心肌受损程度的较好指标。④钝性心肌外伤、药物致心肌损伤等cTnT也可升高。⑤急性心肌炎患者cTnI轻度增高。

4. 肌红蛋白测定　肌红蛋白（myoglobin，Mb）是一种含氧结合蛋白，存在于骨骼肌和心肌中，当心肌或骨骼肌损伤时，血液中的Mb水平升高，对诊断AMI和骨骼肌损害有一定价值。

【参考值】

①定性：阴性。②定量：酶联免疫法（ELISA）50～85 μg/L，放射免疫法（RIA）6～85 μg/L，>75 μg/L 为临界值。

【临床意义】

（1）诊断 AMI　在 AMI 发病后 30 min～2 h 即可升高，5～12 h 达到高峰，18～30 h 恢复正常，所以 Mb 可作为早期诊断 AMI 的指标，明显优于 CK-MB 和 LD。

（2）判断 AMI 病情　AMI 发病后一般 18～30 h 时血清 Mb 即可恢复正常。如果此时 Mb 持续增高或反复波动，提示心肌梗死持续存在，或再次发生梗死以及梗死范围扩展等。

（3）其他　骨骼肌损伤如急性肌肉损伤，休克，急、慢性肾功能衰竭。

（三）血清脂质和脂蛋白检测

1. 血清总胆固醇测定　血清总胆固醇（total cholesterol，TC）包括胆固醇酯和游离胆固醇。胆固醇是所有细胞膜和亚细胞器膜上的重要组成成分，是胆汁酸的唯一前体，是所有类固醇激素（包括性腺和肾上腺激素）的前体。

★ **高频考点**

血脂测定的临床意义。

【参考值】

合适水平：<5.2 mmol/L。边缘水平：5.23～5.69 mmol/L。升高：>5.72 mmol/L。

【临床意义】

（1）TC 增高　常见于：①动脉粥样硬化所致的心脑血管疾病；高胆固醇血症是动脉硬化的危险因素；②高脂血症、甲状腺功能减退症、肾病综合征、类脂性肾病、阻塞性黄疸等；③长期高脂饮食、精神紧张、妊娠期、长期吸烟及饮酒等；④应用某些药物，如糖皮质激素、口服避孕药、环孢素、阿司匹林等。

（2）TC 降低　主要见于：①严重的肝脏疾病，如急性重型肝炎或肝硬化；②甲状腺功能亢进症；③贫血、营养不良、恶性肿瘤等；④应用某些药物，如雌激素、甲状腺激素、钙拮抗剂等。

2. 血清甘油三酯测定　血浆中甘油酯 90%～95% 是甘油三酯（triglyceride，TG），TG 属中性脂肪。饮食中脂肪被消化吸收后，以 TG 形式形成乳糜微粒（CM）循环于血液中，CM 中 80% 以上为 TG。血中 CM 的半衰期仅为 10～15 min，进食后 12 h，正常人血中几乎没有 CM，TG 恢复至原有水平。

【参考值】

0.56～1.70 mmol/L。合适水平：≤1.70 mmol/L。升高：>1.70 mmol/L。

【临床意义】

（1）TG 升高　见于冠心病、原发性高脂血症、动脉粥样硬化症、肥胖症、糖尿病、肾病综合征、痛风、阻塞性黄疸、高脂饮食等。

（2）TG 降低　见于低脂蛋白血症、营养吸收不良、严重的肝脏疾病、甲状腺功能亢进症、过度饥饿、运动等。

3. 血清高密度脂蛋白测定　高密度脂蛋白（high density lipoprotein，HDL）是血清中颗粒密度最大的一组脂蛋白,其蛋白质和脂质各占 50%。HDL 被认为是抗动脉粥样硬化因子。流行病学研究表明 HDL-C 与冠心病发展的危险性呈反相关。

【参考值】

1.03～2.07 mmol/L。合适水平:＞1.04 mmol/L。减低:≤0.91 mmol/L。

【临床意义】

(1) HDL 增高　对防止动脉粥样硬化、预防冠心病的发生有重要作用。HDL 增高亦可见于慢性肝炎、原发性胆汁性肝硬化等。

(2) HDL 减低　常见于动脉粥样硬化、糖尿病、肾病综合征、慢性肾功能衰竭、急性感染,以及应用雄激素、β-受体阻滞剂和孕酮等。

4. 血清低密度脂蛋白测定　低密度脂蛋白(low density lipoprotein,LDL)是富含胆固醇的脂蛋白。LDL 是发生动脉粥样硬化重要的危险因素之一。LDL 水平与冠心病发病呈正相关。

【参考值】

合适水平:≤3.12 mmol/L。边缘水平:3.15～3.16 mmol/L。升高:＞3.64 mmol/L。

【临床意义】

(1) LDL 增高　发生冠心病的危险性大。遗传性高脂蛋白血症、甲状腺功能减退症、肥胖症、肾病综合征、阻塞性黄疸及应用雄激素、β-受体阻滞剂、糖皮质激素等 LDL 亦增高。

(2) LDL 减低　常见于甲状腺功能亢进症、无 β-脂蛋白血症、消化吸收不良、肝硬化、恶性肿瘤、运动及长期低脂饮食等。

(四) 血清电解质检测

1. 血钾测定　钾主要分布在细胞内(约占总量的 98%),是细胞内主要的阳离子。血钾对调节水与电解质、渗透压与酸碱平衡,维持神经肌肉的应激性、心肌活动都有重要生理意义。

【参考值】

3.5～5.5 mmol/L。

【临床意义】

(1) 低钾血症　血钾低于 3.5 mmol/L 称为低钾血症,常见于:①钾摄入不足:人体钾来源全靠食物提供,长期进食不足或禁食者由于钾来源不足,而肾仍照常排钾,很易造成低血钾症。②钾排出过度:多见于严重腹泻、呕吐、肠瘘、长期应用肾上腺皮质激素和利尿剂等。③细胞外钾进入细胞内:葡萄糖与胰岛素同时使用、代谢性碱中毒或输入过多碱性药物等可使细胞外钾过多转入细胞内。此外,血浆稀释也可形成低钾血症。

(2) 高钾血症　血钾高于 5.5 mmol/L 称为高钾血症,常见于:①钾摄入过多:多见于钾溶液输入速度过快或量过大,特别是有肾功能不全、尿量减少者。②钾排泄障碍:如各种原因引起的少尿或无尿。③大面积烧伤、严重溶血、挤压综合征、代谢性酸中毒等细胞内钾向细胞外大量转移。

2. 血钠测定　钠离子是细胞外液最多的阳离子,对保持细胞外液容量、调节酸碱平衡、维持正常渗透压和细胞生理功能有重要意义。

【参考值】

135～145 mmol/L。

【临床意义】

(1) 低钠血症　血钠低于 135 mmol/L 称为低钠血症,可分为肾性和非肾性两大类:①肾性原因:肾功能正常时,机体很少因摄钠过少引起低钠血症,因为肾脏有较强的保钠能力;肾功能损害时因渗透性利尿、肾上腺功能低下及急、慢性肾功能衰竭等引起低钠血症。②非肾性原因:如呕吐、腹泻、肠瘘、大量出汗和烧伤等,除丢失钠外,还伴有不同比例水的丢失。

★ 高频考点

血清钾、钠、氯、钙增多或减少的临床意义。

(2) 高钠血症　血钠高于 145 mmol/L 称为高钠血症。因进钠过多或水丢失过多所致,临床较少见。水丢失大于钠丢失可见于尿崩症、水样泻、出汗过多等。糖尿病患者由于水随糖以糖尿形式排出体外可造成高钠血症。

3. 血氯测定　人体氯在细胞内、外均有分布,但细胞内的含量只有细胞外的一半,氯是血浆内主要的阴离子,在调节机体酸碱平衡、渗透压及水、电解质平衡和胃液中胃酸的生成方面有重要意义。

【参考值】

95～105 mmol/L。

【临床意义】

(1) 低氯血症　见于:①摄入不足:如饥饿、营养不良等。②呕吐、使用大剂量利尿剂导致丢失过多。③酸中毒时氯向细胞内转移。④肾上腺皮质功能减退。

(2) 高氯血症　见于:①低蛋白血症,血氯增加,以补充血浆阴离子。②腹泻、呕吐、大量出汗等丢失水分时导致血液浓缩。③呼吸性碱中毒时,由于过度呼吸,使 CO_2 张力减退,血氯增高以进行代偿。④肾上腺皮质功能亢进。⑤摄入过多。

4. 血钙测定　人体总钙99％以上以磷酸钙的形式存在于骨骼,血液中钙含量不到总钙的1％。血液中的钙约50％与蛋白质结合呈非扩散型钙,另一半为扩散型钙,扩散型钙又分为扩散型游离钙(具有生理活性部分)及扩散型非游离钙(钙与枸橼酸、磷酸等酸根结合的非游离钙盐)。钙离子在调节神经和肌肉的兴奋性、激活 ATP 及参与凝血过程等方面起了重要作用。

【参考值】

2.25～2.58 mmol/L。

【临床意义】

(1) 低钙血症　见于:①摄入不足和吸收不良:如慢性脂肪性腹泻、小肠吸收不良综合征、维生素 D 缺乏症及甲状旁腺功能减退症等。②妊娠后期及哺乳期妇女需钙量增加。③肾脏疾病:如急、慢性肾功能衰竭及肾性佝偻病、肾病综合征、肾小管酸中毒等。④坏死性胰腺炎。

(2) 高钙血症　见于:①摄入钙过多。②甲状旁腺功能亢进症。③服用维生素 D 过多。④多发性骨髓瘤、转移性骨髓癌等骨溶解增加。

5. 血镁测定

【参考值】

0.8～1.2 mmol/L。

【临床意义】

(1) 血镁增高　血镁高于 1.2 mmol/L 称为高血镁症,临床较少见,常见于:①摄入过多,长时间服用含镁的药物、静脉或肌内注射硫酸镁治疗等;②排出减少,急性肾功能衰竭的少尿期、慢性肾功能衰竭的终末期等;③甲状腺功能减退、甲状旁腺功能低下、艾迪生(Addison)病及未经治疗的糖尿病酮症酸中毒等,可引起轻度的高镁血症;④其他,如严重的低钠血症、组织细胞大量破坏等。

(2) 血镁降低　血镁低于 0.8 mmol/L 称为低血镁症,常见于:①摄入量不足,如长期禁食又不注意补镁;②失镁过多,如严重呕吐、腹泻、小肠吸收不良综合征、脂肪泻及手术后肠道瘘管等所致的肠道丢失,应用利尿剂、急性肾功能衰竭多尿期、肾小管酸中毒等原因致尿液排镁过多,血液透析或腹膜透析,甲状旁腺功能亢进时尿镁、尿钙排泄量增多可使血镁降低;③镁在体内分布异常,如甲状旁腺功能低下、糖尿病酮症酸中毒、呼吸性酸中毒、用胰岛素治疗等,镁离子由细胞外液转入细胞内,使血镁降低。

6. 血磷测定

【参考值】

1.0～1.6 mmol/L。

【临床意义】

(1) 血磷增高　常见于甲状旁腺功能减退、多发性骨髓瘤、骨折愈合期、艾迪生(Addison)病、肾功能衰竭并发酸中毒、摄入的维生素 D 过多等。

(2) 血磷降低　常见于:①摄入不足或吸收障碍如饥饿、吸收不良、活性维生素 D 缺乏等;②丢失过多如大量呕吐、腹泻、血液透析、应用噻嗪类利尿剂等;③转入细胞内如静脉注射胰岛素或葡萄糖、碱中毒、急性心肌梗死等;④其他如乙醇中毒、糖尿病酮症酸中毒、甲状旁腺功能亢进、维生素 D 抵抗性佝偻病、骨质软化症等。

(五) 血气分析及酸碱平衡紊乱检查

血气分析是了解人体内环境的重要方法之一,主要用于酸碱平衡和呼吸功能的判断分析,对正确诊断水和电解质代谢紊乱、鉴别不同类型的酸碱平衡紊乱和采取恰当的治疗措施尤为重要。目前血气分析普遍应用于危重患者的抢救、各种疾病引起的急性和慢性呼吸功能衰竭的诊断和治疗、心肺复苏、体外循环检测等。

1. 血气分析指标简介　血气是物理溶解在血中的 CO_2 和 O_2,其数值常以分压(P)表示。血气分析的主要指标包括直接测定出的血 pH、PaO_2、$PaCO_2$ 及经计算求得的 $T-CO_2$、AB、BE 等参数。

(1) 血 pH 值(酸碱度)测定　动脉血 pH 的参考值为 7.38～7.44,静脉血 pH 的参考值为 7.36～7.41。pH<7.35 为酸血症,pH>7.45 为碱血症。pH 值增高提示碱中毒,pH 值下降提示酸中毒,但不能说明是呼吸性还是代谢性酸、碱中毒。

(2) 动脉血二氧化碳分压测定　动脉血二氧化碳分压($PaCO_2$)与肺泡内二氧化碳分压基本相似,CO_2 的弥散力比 O_2 大 25 倍,故 $PaCO_2$ 基本可以代表肺泡内的二氧化碳分压。

$PaCO_2$ 代表呼吸因素对血的影响,通气不足 $PaCO_2$ 升高,反之则降低。血二氧化碳分压参考值为 $35\sim45$ mmHg($4.65\sim5.98$ kPa),$PaCO_2<35$ mmHg 为低碳酸血症,$PaCO_2>45$ mmHg 为高碳酸血症。

(3)动脉血氧分压测定 动脉血氧分压(PaO_2)指动脉血物理溶解氧的分压。动脉血氧分压参考值为 $95\sim100$ mmHg;静脉血氧分压参考值为 $35\sim40$ mmHg。

(4)动脉血氧饱和度测定 动脉血氧饱和度(SaO_2)=氧含量(血中实际所含溶解氧与化合氧之和)/氧容量(空气与血充分接触使血氧饱和后其所能溶解与化合的氧之和)。SaO_2 参考值为 $95\%\sim99\%$,静脉血氧饱和度的参考值为 $65\%\sim75\%$。

2. 酸碱平衡紊乱分类 在机体内产生或丢失的酸、碱过多而超过机体调节能力,或机体对酸碱调节机制出现障碍时都可导致酸碱平衡失调。如果血浆的 $HCO_3^-/H_2CO_3<20$,pH 值低于正常值下限(7.35),称为酸中毒。由于 $HCO_3^-/H_2CO_3>20$,pH 高于正常值上限(7.45)称为碱中毒。根据酸碱紊乱产生的原因,又可进一步分类,因血浆 HCO_3^- 水平下降造成的酸中毒,称为代谢性酸中毒,HCO_3^- 增多产生的碱中毒,称为代谢性碱中毒。因 H_2CO_3 增多使血浆 pH 值下降者,称为呼吸性碱中毒,因 H_2CO_3 减少所造成的碱中毒称为呼吸性碱中毒,在发生酸碱紊乱后,机体调节机制加强,以恢复 HCO_3^-/H_2CO_3 值在正常水平,此为代偿过程。经过代偿后,如果 HCO_3^-/H_2CO_3 恢复到 20,血浆 pH 值仍可维持在正常范围,称为代偿型酸碱中毒,属于轻型酸碱中毒;如果经过代偿还不能恢复到正常比值,血浆值发生明显改变,称为失代偿型酸碱中毒。

(六)其他血清酶检查

1. 血清淀粉酶测定 血清淀粉酶(amylase,AMS)测定是胰腺疾病最常用的实验室诊断方法,当患有胰腺疾病或胰腺外分泌功能障碍时都可引起活性升高或降低,有助于胰腺疾病的诊断。

【参考值】
总活性:Somogyi 法 $800\sim1\,800$ U/L;染色淀粉法 $760\sim1\,450$ U/L。

【临床意义】
(1)AMS 活性增高 常见于:①胰腺疾病:如急性胰腺炎、慢性胰腺炎、胰腺癌、胰腺囊肿、胰腺管阻塞等。急性胰腺炎是 AMS 增高最常见的原因,AMS 一般于发病 $6\sim12$ h 开始增高,$12\sim72$ h 达到峰值,$3\sim5$ 天恢复正常。②非胰腺疾病:如腮腺炎、消化性溃疡穿孔、上腹部手术后、机械性肠梗阻、胆管梗阻、急性胆囊炎、酒精中毒、肾功能不全服用镇静剂(如吗啡)等。

(2)AMS 活性减低 主要是由于胰腺组织严重破坏或肿瘤压迫时间过久,导致胰腺分泌功能障碍所致。常见于慢性胰腺炎、胰腺癌等。

2. 胆碱酯酶测定 人体内的胆碱酯酶(cholinesterase,ChE)分为乙酰胆碱酯酶(acetylcholinesterase,AChE)和假性胆碱酯酶(psemdocholinesterase,PChE),两者都能水解乙酰胆碱,但生成组织和生理功能各有不同。检测血清 ChE 主要用于诊断肝脏疾病和有机磷中毒。

【参考值】
AChE:$80\,000\sim120\,000$ U/L。PChE:$30\,000\sim80\,000$ U/L。

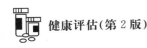

【临床意义】

(1) ChE 活性增高　　与肝脏对 ChE 灭活能力降低、更新延长和尿蛋白丢失使肝细胞合成增加有关,主要见于肾病综合征、甲状腺功能亢进症、肥胖症等。

(2) ChE 活性降低　　常见于:①有机磷中毒:如有机磷农药与 ChE 活性中心结合,使其活性减低。ChE 活性低于参考值的 50%～70% 为轻度中毒;30%～50% 为中度中毒;低于30% 为重度中毒。病情严重时,ChE 活力可降至"0";治疗有效时,酶活力可迅速恢复。②肝脏疾病:ChE 减低的程度与肝脏实质性损伤成正比,主要见于慢性肝炎、肝硬化、肝癌等。如果 ChE 持续减低提示预后不良。③其他:如恶性肿瘤、营养不良、恶性贫血、口服雌激素或避孕药等。

任务十　临床常用的免疫学检查

案例引导

患者,男,20 岁,某高校新生。入校体检时乙肝五项检查结果为大三阳,而患者无任何症状,否认有肝炎病史。

你知道乙肝五项的检测内容吗? 大三阳有何临床意义?

随着社会进步和医学科学发展,临床免疫学检查显得越来越重要,近年来突如其来的传染病中,因其方法的特异性和敏感性,在疾病诊断、鉴别诊断、治疗和检测中起到重要的作用。

一、标本采集

(1) 被检查者的要求:建议空腹采血,非空腹也可以采血。

(2) 标本采集:静脉采血 3 mL,不抗凝。

(3) 室温保存,及时送检。

二、检测项目及结果分析

(一)病毒性肝炎血清学标志物检测

病毒性肝炎(viral hepatitis)是由肝炎病毒引起的,以侵犯宿主肝脏为主的消化道传染病。肝炎病毒有甲、乙、丙、丁、戊、庚及辛型等,但以甲、乙、丙型病毒肝炎较多见。下文对甲、乙、丙型肝炎血清学标志物进行介绍。

1. 甲型肝炎病毒(hepatitis A virus,HAV)标志物检测

【参考值】

HAV 抗原:酶联免疫(ELISA)法和放射免疫(RIA)法阴性。

HAV 抗体:酶联免疫(ELISA)法 IgM 和 IgA 均阴性,IgG 阳性可见于感染后的人群。

【临床意义】

（1）甲型肝炎病毒抗原（HAVAg）阳性：见于 70.6%～87.5% 的甲肝患者。HAVAg 于发病前 2 周可从粪便中排出，粪便中的 HAV 或 HAV 抗原检测可作为急性感染证据。

（2）HAV-RNA 阳性：对早期诊断具有特异性，提示急性感染，可检测粪便排毒情况和污染的水源与食物，利于及时监测与预防甲肝。

（3）HAV-IgM 阳性是 HAV 感染特异性早期诊断指标，提示 HAV 感染期；HAV-IgG 阳性出现于恢复期且持久存在，是获得免疫力的标志，提示既往感染，可作为流行病学调查的指标。

2. 乙型肝炎病毒标志物检测　乙型肝炎病毒属于嗜肝脱氧核糖核酸（DNA）病毒科，具有独特的基因结构。电镜下可发现三种形态的病毒颗粒，即 Dane 颗粒、球形颗粒和管形颗粒。现用于临床的病毒标志物有乙型肝炎病毒表面抗原（HBsAg）、乙型肝炎病毒表面抗体（抗-HBs）、乙型肝炎病毒 e 抗原（HBeAg）、乙型肝炎病毒 e 抗体（抗-HBe）、乙型肝炎病毒核心抗原（HBcAg）、乙型肝炎病毒核心抗体（抗-HBc）。因 HBcAg 存在于 Dane 颗粒的核心部位，是一种核心蛋白，其外面被乙型肝炎病毒表面抗原所包裹；在传统的乙型肝炎病毒标志物检测中不易查到，故临床常为五项联合检测，俗称乙肝三系或乙肝两对半。随着方法学的发展，HBcAg 也逐渐被列入检测范围。

【参考值】

各项检测酶联免疫（ELISA）法和放射免疫（RIA）法阴性。

【临床意义】

（1）HBsAg　HBsAg 本身不具传染性，但因常与 HBV 同时存在，常作为传染性标志之一。HBsAg 阳性见于急性乙型肝炎潜伏期患者、携带者。急性乙型肝炎潜伏期患者，发病后 3 个月不转为阴性，则可能发展为慢性乙型肝炎或肝硬化。

（2）抗-HBs　抗-HBs 是保护性抗体，抗-HBs 阳性，原则上表示该患者曾感染过 HBV，目前 HBV 已被排除，有抗感染力。注射过乙型肝炎疫苗或抗-HBs 免疫球蛋白者，抗-HBs 可呈现阳性。

（3）HbeAg　HbeAg 阳性表明乙型肝炎处于活动期，提示 HBV 在体内复制，传染性较强；HBeAg 持续阳性，表明肝细胞损害较重，且可转为慢性乙型肝炎或肝硬化。若转为阴性，提示病毒停止复制。

（4）抗-Hbe　急性期即出现抗-Hbe 阳性者易进展为慢性乙型肝炎；慢性活动性肝炎出现抗-Hbe 阳性者可进展为肝硬化；HBeAg 与抗-HBe 均阳性，且 ALT 升高时可进展为原发性肝癌；抗-HBe 阳性提示大部分乙肝病毒被消除，复制减少，传染性较小。

★ **高频考点**

（1）乙肝三系检测的临床意义。

（2）AFP 测定对肝癌早期诊断的临床价值。

（5）HBcAg　HBcAg 一般情况下在血清中不易检测到游离态。HBcAg 阳性，提示患者血清中感染性的 HBV 含量较多，复制活跃，传染性强，预后较差。

（6）抗-HBc　抗-HBc 检出率比 HBsAg 更敏感，可作为 HBsAg 阴性的 HBV 感染的敏感指标。抗-HBc IgM 既是乙型肝炎近期感染指标，也是 HBV 在体内持续复制的指标，且提示患者血液有传染性。抗-HBc IgG 是 HBV 既往感染的指标,不是早期诊断指标,常用于乙型肝炎流行病学调查。抗-HBc IgG 对机体无保护作用,其阳性可持续数十年甚至终身。

在检测乙肝病毒各项指标时,应注意联合检测指标的相关分析,如伴有甲胎蛋白(AFP)升高,应密切注意原发性肝癌的可能(表 5-10)。当 HBeAg 转为抗-HBe,只意味着 HBV 从血清中被清除或被抑制,并不意味乙型肝炎的痊愈。

表 5-10 HBV 血清标志物检测及临床意义

血清 HBV 标志物					主要临床意义
HBsAg	抗-HBs	HBeAg	抗-HBe	抗-HBc	
+	−	−	−	−	急性 HBV 感染潜伏期、早期、无症状携带者、无传染性
+	−	−	−	+	急性 HBV 感染期或慢性肝炎,有传染性
+	−	+	−	+	急性 HBV 感染期或慢性期,有高度传染性
+	−	−	+	+	慢性肝炎、慢迁肝或急性期后,有传染性
−	+	−	−	−	肝炎恢复期或乙肝疫苗接种
−	−	−	+	−	肝炎感染后恢复期,无传染性
−	−	−	+	+	肝炎感染后期、慢性迁延性肝炎,轻度传染性
+	+	−	−	−	急性感染后、异型再感染
−	−	−	−	+	窗口期、慢性感染、既往感染

护考链接

患者,女,25 岁。既往体健,体检时发现肝功能正常,抗-HBs 阳性,反复查 HBV 其他血清标记物均为阴性,提示此患者为( )。

A. 乙型肝炎有传染性 B. 乙型肝炎病情稳定

C. 乙型肝炎病毒携带者 D. 乙型肝炎恢复期

E. 对乙型肝炎病毒有免疫力

答案与解析:E,该患者肝功能正常、反复查 HBV 其他血清标记物均为阴性,因此,已获得免疫力。

(二)丙型肝炎病毒标志物检测

丙型肝炎病毒(hepatitis C virus,HCV)为单链 RNA 病毒,主要经血液或血制品传播,患者于发病前两周,其血液即有传染性,并可持续携带病毒多年。

【参考值】

HCV-RNA:斑点杂交试验和 RT-PCR 法呈阴性。

HCV-Ab:酶联免疫(ELISA)法和放射免疫(RIA)法呈阴性。

【临床意义】

（1）HCV-RNA 有助于 HCV 感染的早期诊断。该指标阳性提示 HCV 复制活跃，传染性强；该指标转阴提示 GCV 复制受抑，预后较好。连续观察 HCV-RNA，结合抗 HCV 的动态变化，可作为丙肝的预后判断和干扰素等药物疗效的评价指标。

（2）HCV-Ab IgM 主要用于早期诊断，持续阳性常可作为慢性肝炎的指标，或提示病毒持续存在有复制；IgG 阳性表明已有 HCV 感染，但不能作为感染的早期指标。

（三）肿瘤标志物检查

肿瘤标志物是由肿瘤细胞直接产生或由非肿瘤细胞经肿瘤细胞诱导后合成的物质，检测血液或其他体液中的肿瘤标志物（体液标志物）及细胞内或细胞表面的肿瘤标志物（细胞肿瘤标志物），根据其浓度有可能对肿瘤的存在、发病过程和预后做出诊断。

1. 甲种胎儿球蛋白测定 甲种胎儿球蛋白（alpha fetoprotein，AFP）是在胎儿早期由肝脏合成的一种糖蛋白。出生后，AFP 的合成很快受到抑制。当干细胞或生殖腺胚胎组织发生恶性病变时，血中 AFP 含量明显升高。

【参考值】

RIA 或 ELISA 法：血清 AFP<25 $\mu g/L$。

【临床意义】

（1）原发性肝癌患者血清 AFP 增高，阳性率为 $67.8\% \sim 74.4\%$。约 50% 的患者 AFP>300 $\mu g/L$ 有诊断价值。$75\% \sim 80\%$ 患者增高；约 18% 患者其 AFP 不升高。

（2）睾丸癌、卵巢癌、畸胎瘤、胃癌或胰腺癌等，血中 AFP 含量也可升高。

（3）病毒性肝炎、肝硬化时 AFP 也升高，多为 $20 \sim 200$ $\mu g/L$。

（4）孕妇 AFP 亦可升高，妊娠 $3 \sim 4$ 个月开始升高，$7 \sim 8$ 个月达高峰，以后下降，但多低于 300 $\mu g/L$。

2. 癌胚抗原测定 癌胚抗原（carcinoembryonic antigen，CEA）是一种富含多糖的蛋白复合物。早期胎儿的胃肠道及某些组织均有合成 CEA 的能力，但孕 6 个月以后含量逐渐减少，出生后含量极低。CEA 是一种广谱性肿瘤标志物，可在多种肿瘤中表达，脏器特异性低，在临床上主要用于辅助恶性肿瘤的诊断、判断预后、监测疗效和肿瘤复发等。

【参考值】

ELISA、CLIA、RIA 法：血清 CEA<5 $\mu g/L$。

【临床意义】

（1）CEA 增高主要见于胰腺癌、结肠癌、乳腺癌、胃癌、肺癌等患者，且 CEA 常超过 60 $\mu g/L$。最近发现，胃液和唾液中 CEA 检测对胃癌诊断有一定价值。

（2）结肠炎、胰腺炎、肝脏疾病、肺气肿及支气管哮喘等患者也常见 CEA 轻度增高。动态观察一般病情好转时，CEA 浓度下降，病情加重时可升高。

（三）自身抗体检测

自身抗体检测是诊断自身免疫性疾病的重要方法。

1. 类风湿因子检测 类风湿因子（rheumatoid factor，RF）是变性 IgG 刺激机体产生的一种自身抗体，主要为 IgM 型，也可见 IgG 型和 IgA 型。RF 主要存在于类风湿性关节炎患者的血清及关节液中。IgG 型 RF 与变性 IgG 形成的免疫复合物沉积在关节滑膜等处,激活补体,形成慢性渐进性免疫炎症性损伤,故测定此免疫复合物可能比血清中 IgM 型 RF 更具有临床意义。

【参考值】

胶乳凝集法、浊度分析法、ELISA 法为阴性。

【临床意义】

类风湿关节炎的患者 RF 阳性率为 70%～90%;其他自身免疫性疾病如系统性硬化病、SLE、多发性肌炎、干燥综合征等亦可为阳性;某些感染性疾病如结核病、传染性单核细胞增多症等也可呈阳性反应。

2. 抗 DNA 抗体检测　抗 DNA 抗体(anti-DNA antibody)分为抗双链 DNA 抗体、抗单链 DNA 抗体和抗 Z-DNA 抗体。抗双链 DNA 抗体的靶抗原是细胞核中 DNA 的双螺旋结构,其检测有临床重要性。

【参考值】

间接免疫荧光法为阴性。

【临床意义】

(1) 抗双链 DNA 抗体阳性见于活动期 SLE,阳性率为 60%～90%。本试验特异性较高,但敏感性较低。目前认为,能结合补体的抗双链 DNA 抗体在 SLE 特别是并发狼疮性肾炎患者的发病机制中起重要作用。其他风湿病中抗双链 DNA 抗体也可为阳性。

(2) 抗单链 DNA 抗体阳性见于 SLE(阳性率为 70%～95%),尤其是合并狼疮性肾炎。

(3) 亦可见于其他结缔组织性疾病、药物诱导性的狼疮和慢性活动性肝炎等,但不具有特异性。

(四) 临床血清学检查

1. 血清抗链球菌溶血素"O"测定　链球菌溶血素"O"是 A 族溶血性链球菌的重要代谢产物之一,可溶解人类和一些动物的红细胞、杀伤白细胞及血小板。当机体感染溶血性链球菌后,能刺激机体产生相应抗体,即抗链球菌溶血素"O"(antistreptolysin "O",ASO)。若患者血清中含有 ASO,则链球菌溶血素"O"失去溶血能力。

【参考值】

胶乳凝集法(LAT)为阴性。

【临床意义】

阳性提示患者近期有 A 族溶血性链球菌感染,常见于活动性风湿热、风湿性心肌炎、风湿性关节炎、急性肾小球肾炎、急性上呼吸道感染、皮肤及软组织感染等。患者同时可见血沉增快及白细胞增多。

2. 肥达反应　肥达反应(widal reaction,WR)是利用伤寒和副伤寒沙门菌菌液为抗原,检测患者血清中有无相应抗体的一种凝集试验。

【参考值】

直接凝集法:伤寒链球菌溶血素"H"低于 1∶160,链球菌溶血素"O"低于 1∶80;副伤寒两者均低于 1∶80。

【临床意义】

伤寒发病后一周，WR 可出现阳性，第二周上升，阳性率为 60%～70%，第四周可达 90% 以上。若血清抗体效价"O">1∶80 及"H">1∶160 即有诊断意义。有伤寒菌菌接种史或有伤寒病史，其抗体效价比参考值偏高。若应用免疫抑制剂或长期抗生素治疗，则可出现假阴性。

3. 丙种反应蛋白测定 C 反应蛋白（C-reactive protein，CRP）是由肝脏合成的，相对分子量为 10 万～14 万，能与肺炎链球菌 C 多糖起反应的急性时相反应蛋白。CRP 存在于血清、脑脊液、关节滑膜液及胸（腹）腔积液中。在组织损伤后 6～8 h 开始上升，其上升幅度可达参考值的 20～500 倍，致病因素消除后可很快恢复正常，故可作为抗生素治疗效果的一个监测指标。

【参考值】

CRP<10 mg/L。

【临床意义】

（1）鉴别细菌性或病毒性感染：前者多明显增高，后者多正常。

（2）风湿热的急性期及活动期 CRP 含量增高。

（3）其他：①鉴别器质性或功能性疾病：前者不同程度增高，后者含量正常。②组织损伤如心肌梗死、大手术、烧伤等时 CRP 可升高。

（五）感染性疾病的实验室检查

1. 人获得性免疫缺陷病毒血清学检测 获得性免疫缺陷综合征即艾滋病，是一种严重的细胞免疫缺陷疾病，其病原体是人获得性免疫缺陷病毒（human immunodeficiency virus，HIV），属于逆转录病毒，基因为单链 RNA，可分为 HIV-1、HIV-2 型。该病毒主要通过性接触、血液和母婴垂直传播。感染 HIV 数周至半年后，绝大多数患者可产生抗-HIV 抗体。通过检查病毒本身成分或抗-HIV 抗体来诊断 HIV 的感染。筛选试验有 ELISA、明胶颗粒凝集试验、斑点印迹试验及免疫荧光试验。确证试验是蛋白免疫印迹试验。

【参考值】

（1）ELISA 法和明胶颗粒凝集试验等均为阴性。

（2）RT-PCR 法为阴性。

【临床意义】

筛选试验敏感性高，但特异性不高，有假阳性。所以筛选试验阳性时需做确证试验。我国对蛋白免疫印迹（Western blotting）试验的判断标准如下。

（1）HIV 抗体阳性：至少有 2 条膜带（即 gp160/gp120/gp41）或至少有 1 条膜带和 gp24（核心）带同时出现。

（2）HIV 抗体阴性：无 HIV 抗体特异性出现。

（3）HIV 抗体可疑：出现 HIV 特异性抗体带，但带形不足以确认阳性者。

世界各国对免疫印迹试验的结果判断标准并不完全一致。

2. 梅毒血清学检查

（1）快速血浆反应素试验（rapid plasma reagin test，RPR）：梅毒螺旋体在破坏组织时，释放一种抗原性心磷脂，它能刺激机体产生反应素，这种反应素与从牛心提取的心磷脂在体外能发生抗原抗体反应,此为筛选试验。

(2)螺旋体血球凝集试验(treponemal pallidum hemagglutination assay,TPHA):用活的或死的梅毒螺旋体包被红细胞作抗原,检测患者血清中的抗梅毒螺旋体抗体,抗原与抗体结合,出现红细胞凝集。TPHA为确证试验。此外,荧光螺旋体抗体吸附试验(fluorescent treponemal antibody absorbent test,FTA-ABS)也可作为确证试验。

【临床意义】

(1)RPR是非特异的定性试验,隐性感染期阳性率为70%～80%。二期感染者检出率为95%左右,晚期感染者阳性率为70%～95%。某些麻风、疟疾、病毒性肝炎患者,血清RPR试验可出现假阳性,故阳性结果者需进一步做确证试验。

(2)TPHA和FTA-ABS法是检测梅毒螺旋体特异性抗体的实验,阳性结果提示患者血清中已产生梅毒螺旋体抗体,可确诊为梅毒患者。

(李丽婵)

项目小结

实验室检查的目的是为临床提供准确可靠的实验诊断依据,其结果的准确性直接影响到医疗和护理质量。实验室检查的标本大多由护士采集,护士不仅要掌握各项标本采集、存放与送检的要求及注意事项,熟练掌握标本采集的操作技能,避免各种干扰因素对检验结果的影响,还要具有严谨认真的工作态度和良好的沟通技巧。只有这样,才能确保标本合格及高质量,保证检验结果的客观性和准确性。

实验室检查结果对护理诊断、护理计划、护理措施和护理评价等工作均有参考价值和指导意义。护士应熟悉临床常用检验的目的、参考值及其临床意义,能结合被评估者的其他临床资料全面分析、综合考虑,制定或调整护理计划和护理措施、正确评价预后等。此外,在日常护理工作中,护士应与被评估者一起讨论检验结果,使被评估者了解自身情况,主动配合治疗、护理,纠正不健康的生活方式,促进健康和疾病康复;并注意被评估者病情的发展与演变,动态观察和分析检验结果。

情景测试题

以下案例,每个案例有若干个问题,每个问题下面设A、B、C、D、E五个备选答案。请根据提供的信息,在每个问题的A、B、C、D、E五个备选答案中选择一个最佳答案。

(1～5题共用题干)

患者,女,30岁。常年月经量过多,近来出现头晕、乏力、面色苍白。血常规结果RBC 3.3×10^{12}/L,Hb 98 g/L,Hct 35%,MCV 78 fL,MCH 26 pg,MCHC 31.2%。医院诊断为贫血。

1.该患者诊断的主要依据是(　　　)。

A. RBC低于正常　　　　　　　　　　B. Hb低于正常

C. Hct低于正常　　　　　　　　　　D. MCV、MCH、MCHC低于正常

E. RBC、Hb、Hct 低于正常

2. 该患者属于（　　）。

A. 缺铁性贫血　　　　　　　　B. 再生障碍性贫血　　　　　　C. 溶血性贫血

D. 失血性贫血　　　　　　　　E. 营养不良性贫血

3. 该患者按细胞形态学分类属于（　　）。

A. 正常细胞性贫血　　　　　　B. 大细胞性贫血　　　　　　　C. 巨幼细胞性贫血

D. 小细胞性贫血　　　　　　　E. 小细胞低色素性贫血

4. 临床上最常见的贫血类型是（　　）。

A. 失血性贫血　　　　　　　　B. 溶血性贫血　　　　　　　　C. 再生障碍性贫血

D. 缺铁性贫血　　　　　　　　E. 巨幼细胞性贫血

5. 临床上判断贫血程度的主要依据是（　　）。

A. 红细胞数　　　　　　　　　B. 血红蛋白量　　　　　　　　C. 血细胞比容

D. 网织红细胞数　　　　　　　E. 血细胞平均值参数

（6～9 题共用题干）

患者，男，51 岁，1 周来晨起眼睑水肿，排尿不适，尿色发红，血压偏高，疑为急性肾小球肾炎，需留 12 h 尿作艾迪计数。

6. 为了防止尿液久放变质，应在尿液中加入（　　）。

A. 甲醛　　　　B. 稀盐酸　　　　C. 浓盐酸　　　　D. 己烯雌酚　　　　D. 乙醛

7. 留取尿液的正确方法是（　　）。

A. 晨 7 时开始留尿，至晚 7 时弃去最后一次尿

B. 晨 7 时排空膀胱，弃去尿液，开始留尿，至晚 7 时留取最后一次尿

C. 晚 7 时开始留尿，至晨 7 时弃去最后一次尿

D. 晚 7 时排空膀胱，弃去尿液，开始留尿，至晨 7 时留取最后一次尿

E. 任意取连续的 12 h 均可

8. 留尿过程中患者出现头晕、视物模糊，应采取的措施是（　　）。

A. 协助患者饮水　　　　　　　　　　　B. 协助患者进食

C. 让患者自由活动　　　　　　　　　　D. 协助患者休息，预防摔伤

E. 报告医生

9. 进一步明确肾功能情况，需采血查尿素氮，正确的做法是（　　）。

A. 采集量一般为 10 mL　　　　　　　　B. 用抗凝试管

C. 从输液针头处取血　　　　　　　　　D. 采集后直接注入采血管

E. 采血前需禁食

（10～11 题共用题干）

患者，男，60 岁。20 年前曾患肝炎。近 2 个月来食欲减退、消瘦，肝区疼痛明显。查体：巩膜黄染，面部有蜘蛛痣、腹膨隆，肝肋下 2 cm、剑突下 4 cm，质硬，表面凹凸不平，有压痛；脾肋下 3 cm；移动性浊音阳性。

10. 该患者首先应考虑为（　　）。

A. 急性病毒性肝炎　　　　　　　　　　B. 慢性病毒性肝炎

C. 慢性活动性肝炎   D. 肝硬化

E. 原发性肝癌

11. 为明确诊断,首选的检测项目是(   )。

A. 血氨   B. 甲胎蛋白   C. 血清胆红素

D. 血清白蛋白   E. 血清 ALT 和 AST

情景测试题参考答案

1. E   2. A   3. E   4. D   5. B   6. A   7. D   8. D   9. E   10. E   11. B

项目六
影像学检查

 项目目标

1. 掌握各种影像检查前的准备和临床常见病、多发病诊断的首选影像检查项目。
2. 熟悉各种影像检查方法及其临床应用价值。
3. 了解各种影像检查的成像原理。

任务一 X 线 检 查

案例引导

患者,男,65 岁。因"慢性咳嗽、咳痰 5 年,加重并伴呼吸困难 1 周"入院。身体评估:T 37.8 ℃,P 102 次/分,R 28 次/分,BP 130/80 mmHg,神志清楚,精神较差,端坐位,呼吸急促,口唇发绀,胸廓呈桶状,双肺呼吸运动和触觉语颤减弱,叩诊过清音,两肺底可闻及干、湿性啰音。辅助检查:白细胞 12×10^9/L,中性粒细胞 80%;血气分析:PaO_2 250 mmHg,$PaCO_2$ 260 mmHg。胸部 X 线检查提示:肺纹理增粗,两肺野透亮度增加。入院初步诊断:COPD(急性加重期)。

1. 胸部 X 线检查前要做哪些准备工作?
2. 其 X 线表现与身体评估的哪些体征相互印证?

一、概述

德国物理学家伦琴于 1895 年发现 X 线后,X 线很快就被用于人体疾病诊断,形成了 X 线诊断学,并为医学影像学奠定了基础。随着医学影像学的飞速发展,相继出现超声成像、计算机体层成像、磁共振成像、放射性核素成像和介入放射学等。目前,X 线检查仍是影像学检查中主要内容,临床应用最为广泛。

（一）X 线的特性

X 线是真空管内高速运行的电子波群撞击钨靶时产生的。X 线具有如下特性。

1. 穿透性 X 线是波长很短的电磁波，具有强穿透力，能穿透一般可见光不能穿透的物质（包括人体），并在穿透过程中受到一定程度的吸收即衰减。其穿透力的强弱与 X 线的波长及被照体的密度和厚度有关，X 线的波长愈短、物质的密度愈低、物质的厚度愈薄，X 线越易穿透。这是 X 线成像的基础。

2. 荧光效应 X 线能激发荧光物质（如硫化锌镉及钨酸钙等），产生肉眼可见的荧光，即 X 线作用于荧光物质，可使波长短的 X 线转换成波长长的荧光。这是 X 线透视检查的基础。

3. 摄影效应 X 线照射涂有溴化银的胶片后，可使其感光，产生潜影，经显、定影处理，感光的溴化银中的银离子（Ag^+）被还原成银（Ag），并沉淀于胶片的胶膜内，在胶片上呈黑色；未感光的溴化银在定影及冲洗过程中从 X 线胶片上被洗掉，因而显出胶片片基的透明色。根据银沉淀的多少不同，便形成黑和白的影像。这是 X 线摄片的基础。

4. 电离与生物效应 X 线进入任何物质都能使其发生电离作用，物体的电离程度与物体所吸收 X 线的量成正比。X 线穿过人体，产生电离作用，可使人体产生生物学方面的改变，如组织细胞结构的损伤甚至坏死等。这是放射治疗的基础，也是进行 X 线检查时注意必要防护的原因。

（二）X 线成像的基本原理及设备

1. X 线成像的基本原理 X 线能使人体在荧光屏或胶片上显影成像，一是因为 X 线具有穿透性、荧光效应和摄影效应的特性，二是因为人体组织存在有密度和厚度的差别。当 X 线穿过人体各种不同的组织结构时，密度高、组织厚的部分吸收 X 线多，密度低、组织薄的部分吸收 X 线少，所以到达荧光屏或胶片上的 X 线量就有差异，从而形成明暗及黑白对比不同的影像（表 6-1）。

表 6-1　人体组织的密度与 X 线透视、X 线摄片的关系

密度分类	人 体 组 织	X 线吸收量	X 线透视	X 线摄片
高密度	骨骼、钙化块	多	黑	白
中等密度	液体和肌肉、内脏、软骨等软组织	中等	暗	灰白
较低密度	脂肪组织	较少	较亮	灰黑
低密度	气体、含气组织	最少	亮	黑

人体组织结构自然存在的密度差别，在荧光屏或 X 线胶片上形成明暗、黑白对比影像，称为自然对比。对于缺乏自然对比的组织或器官，人为地引入一定量的某种物质（称为造影剂或对比剂），使其产生人工密度差，形成黑白明暗对比影像，称为人工对比。

2. X 线设备 X 线发生装置主要包括 X 线管、变压器、控制器三部分。20 世纪 60 年代以来，影像增强-电视系统和遥控技术的应用，提高了图像质量，增加了 X 线的检查范围，减少了射线量。随着计算机和数字化技术的发展，近年来又增加了计算机 X 线成像和直接数字化 X 线成像及数字减影血管造影等。

（三）X 线的图像特点和检查方法

X 线图像是 X 线束穿透人体某部位的不同密度和厚度组织结构的综合投影，是各层投影相互叠加在一起的影像。由于 X 线束是从 X 线管向人体作锥形投射，所以被照物体的投影会出现放大或伴影，伴影使影像的清晰度减低而失真。

X 线检查方法包括普通 X 线成像和数字 X 线成像。

1. 普通 X 线成像

（1）普通检查 包括透视和 X 线摄影。

① 透视（fluoroscopy）：利用透过人体被检查部位的 X 线在荧光屏上形成影像的检查方法。其优点是简单易行，可随意转动被检查者的体位，多方位不同角度观察器官的动态和功能变化及病变的形态，并立即得出结论。其缺点是影像对比度和清晰度较差，不易发现细微病变，且不能留下永久的客观记录，不便于病例的随访与追踪观察等。临床上多用于胸部检查和胃肠道钡剂造影检查。

② X 线摄影（radiography）：利用透过人体被检查部位的 X 线使胶片感光形成影像的检查方法。X 线摄影临床应用最为广泛，其优点是弥补透视的不足，其缺点是被检范围受胶片大小所限制、不能动态观察器官活动、不能从多角度观察病变的形态结构等。

（2）特殊检查 利用特殊装置进行 X 线摄影，包括荧光摄影、软线摄影、高千伏摄影、体层摄影和放大摄影等。临床上自 CT 等现代成像技术应用以来，目前只有软线摄影还在应用，用以检查软组织，主要用于乳腺摄影，适用于乳癌的普查。

（3）造影检查 将造影剂引入缺乏自然对比影像的器官内或其周围间隙，使其产生人工密度差，形成黑白对比影像，以显示器官形态结构和功能的方法。

造影剂（对比剂）按影像密度高低分为高密度（阳性）和低密度（阴性）造影剂（表 6-2）。

表 6-2 造影剂的分类和临床应用

分　类	品　名	临床应用
高密度造影剂（原子量大）	钡剂（硫酸钡）	消化道造影
	碘剂（泛影葡胺、优维显、碘海醇等）	心血管、尿路、支气管、胆道、静脉肾盂等造影
低密度造影剂（原子量小）	空气、氧气、二氧化碳等气体	脑室、眼球后、椎管、结肠、膀胱、腹膜后、膝关节等造影

知识链接

造影剂的使用方法

（1）直接导入法：包括口服法、灌注法和穿刺法，如胃肠道钡餐、支气管造影、心血管造影等。

（2）间接导入法：经静脉注入或口服造影剂，如静脉肾盂造影等。

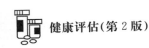

2. 数字 X 线成像（digital radiography，DR）

将普通的 X 线装置同电子计算机结合起来，使 X 线成像由模拟图像转换成数字图像的成像技术。随着计算机和数字化的发展，近年来数字成像已由 CT 与 MRI 等扩展到 X 线成像，出现了计算机 X 线成像（computed radiography，CR）和直接数字化 X 线成像（direct digital radiography，DDR）设备。

CR 的成像原理是 X 线透过人体后，射到影像板（image plate，IP）上，形成潜影，代替 X 线胶片，经图像读取、处理和显示等步骤，显示出数字图像，可进行图像存储和远程的传输。DDR 是直接将 X 线转换成数字信号而成像，图像存储、传输方便，无需 X 线胶片。

数字图像对骨结构、软组织的显示和胃肠黏膜皱襞的显示均优于普通的 X 线图像，对肺部结节性病变的检出率高于普通的 X 线图像。

> ★ 高频考点
> （1）X 线检查中的防护。
> （2）X 线检查前的准备工作。

（四）X 线检查中的防护

X 线照射量在容许范围内，一般对人体很少产生影响，但过量照射会给人体带来辐射危害，应遵循以下防护原则：①时间防护：缩短受照时间，应避免一切不必要的在 X 线场逗留。②距离防护：增大人体与 X 线源的距离，采用各种远距离操作器械以减少受照量。③屏蔽防护：常用铅或含铅的物质作为屏障以吸收不必要的 X 线。

（五）X 线检查前的准备工作

1. 胸部 X 线透视和摄片检查前的准备　应向被检查者说明检查的目的、方法、注意事项，消除其紧张或恐惧心理，取得其合作。嘱被检查者去除被检部位的异物如金属饰物、敷料、膏药、发卡和厚层衣服等以免干扰 X 线，采取正确的检查姿势，摄片时需要屏气等。乳腺钼靶软 X 线摄影检查前告知被检查者最好穿柔软的开襟衣服，检查时脱去上身衣物；因需要多位摄片，要有耐心。检查时，乳腺会因机器压迫板的压迫而稍有不适感，并无大碍。

2. 腹部平片检查前的准备　检查前 2～3 天内禁服吸收 X 线的药物，如铋剂、碘剂和钡剂等；检查前 1 天不进产气和多渣食物；检查前 1 天晚口服轻泻剂，如番泻叶、蓖麻油等；检查当日早晨禁食、水；检查前排尿或导尿。

3. 胃肠道钡剂造影检查前准备　口服钡餐造影检查需禁食、水 12 h；对胃内有大量滞留液者，应先抽出再行检查；检查前 3 天禁用含有重金属（如铋剂、铁剂、钙剂等）和影响胃肠功能的药物；肌内注射抗胆碱药如盐酸山莨菪碱（654-2），可松弛平滑肌，降低胃肠张力，但心动过速、青光眼、前列腺增生的患者慎用；肌内注射新斯的明或口服吗丁啉可促进胃肠道蠕动，缩短造影检查时间。结肠气钡双重造影需在检查前 2 天进无渣饮食；检查前 1 天晚口服硫酸镁或甘露醇等药物清洁肠道。近期有上消化道大出血患者，应在出血停止后 10～15 天进行钡剂造影检查；怀疑有胃肠道穿孔、肠梗阻的患者，禁行口服钡剂造影检查，可用泛影葡胺检查。

4. 碘剂造影检查前准备　造影检查前应注意：①严格掌握适应证和禁忌证，如严重心、肾疾病和过敏体质等不宜采用。②做好患者的心理护理，消除恐惧，提高对检查的承受能力,使检查得以顺利进行。③造影检查前做碘剂和麻醉剂的过敏试验,并备好抢救的药品和器械。

知识链接

碘剂过敏试验方法

(1) 造影前静脉注射30%造影剂1 mL,观察15 min,若出现结膜红肿、胸闷、气短、咳嗽、恶心、呕吐、皮肤瘙痒和荨麻疹等,则为碘剂过敏试验阳性。

(2) 造影前皮下注射3%造影剂0.1 mL,观察20 min,若局部皮肤出现红肿、硬结、直径达1 cm以上为阳性。

碘剂过敏反应的处理:①轻度反应如全身灼热感、面部潮红、胸闷、气短、咳嗽、恶心、呕吐、皮肤瘙痒和荨麻疹等,经吸氧或短时间休息即可好转。②严重反应可出现周围循环衰竭、心跳骤停、惊厥、喉水肿和哮喘发作等,应立即停止造影检查,进行抗休克、抗过敏和对症治疗。呼吸困难者应吸氧,周围循环衰竭者应用去甲肾上腺素,心跳骤停者应立即行胸外心脏按压。

护考链接

1. X线检查前准备工作,以下哪项是不正确的?(   )

A. 透视检查前,应协助被评估者除去被检部位的厚层衣服波状热

B. 腹部平片检查前,给予清洁肠道

C. 胃肠钡剂造影检查者应先做碘过敏试验

D. 胃肠钡剂造影检查前当日禁食早餐

E. 碘剂造影检查前应先做碘过敏试验

2. 接受含碘造影剂检查的患者,检查前应进行碘过敏试验,静脉注射碘造影剂,碘造影剂的浓度为(   )。

A. 3%   B. 10%   C. 15%   D. 20%   E. 30%

答案与解析:1.C,胃肠钡剂造影检查,不需要碘剂,故不涉及碘过敏试验。

2. E,请参考知识链接中碘剂过敏试验方法。

二、呼吸系统X线检查

X线检查是诊断肺部病变的主要方法。因胸部具有良好的自然对比,所以X线检查可以清楚地显示病灶的部位、形状、大小及密度状况,对常见呼吸系统疾病的诊断、随访复查及群体普查等有重要的作用。

(一)检查方法

1. 普通检查　包括胸部透视和摄片。摄片是检查胸部疾病最常用、最基本的方法,对

早期发现病变和疾病诊断有很大价值。

2. 支气管造影检查 多数适应证目前已由应用广泛的 CT 检查代替。

知识链接 ---------------------------○

胸部 X 线检查常选用的摄片位置

后前位(即正位,取立位,前胸壁靠胶片)、侧位(侧胸壁靠胶片)和前后位(背部靠胶片,适用于不能站立者)。

○------------------------

(二) 正常胸部的 X 线表现

正常胸部 X 线影像是胸腔内、外各种组织和器官的综合投影(图 6-1)。

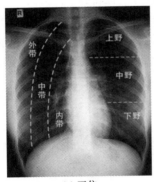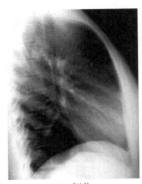

(a) 正位   (b) 侧位

图 6-1　正常胸部 X 线正、侧位片

★ **高频考点**
肺野、肺门和肺纹理的概念。

1. 胸廓 包括软组织和骨骼,正常时两侧胸廓对称。

(1) 软组织:胸片上显示较清楚的软组织影有胸锁乳突肌、胸大肌、女性乳房影等。

(2) 骨骼:骨性胸廓由胸骨、胸椎、肋骨、锁骨及肩胛骨组成。

正位胸片上胸骨、胸椎均与纵隔影重叠;肋骨位于两侧,后段影呈近水平向外走行,前段从外上向内下走行形成肋弓。锁骨影位于第 1 肋骨前端水平;肩胛骨影的内缘不同程度与肺野外带重叠,易误认为肺内和胸膜病变。

2. 纵隔 位于两肺之间,胸片上除气管、支气管、食管可以分辨外,其余结构缺乏良好的自然对比,只能观察其与肺部相邻的外形轮廓。正常时纵隔影居中,受呼吸和体位的影响。病理情况下,纵隔可因胸腔压力的改变而出现相应的移位。

3. 膈 膈影位于两侧肺野下缘呈圆顶状,左右两叶。一般右膈顶在第 5～6 前肋间隙水平,右膈常较左膈高 1～2 cm。正常时两侧膈面光滑,肋膈角锐利。胸、腹压力的改变而致膈位置发生相应改变。

4. 胸膜、肺叶和肺段 胸膜极薄,分为脏层和壁层,一般在 X 线上不显影。每个肺叶由 2～5 个肺段构成,X 线胸片不能显示其界限,病理情况下,可见肺段的轮廓。

5. 气管、支气管 气管位于纵隔内,在正位胸片上呈柱状透亮影。左、右主支气管影显示不清。

6. 肺野、肺门和肺纹理 充满空气的两肺在胸片上显示为均匀一致的透明区域,称为肺野。正常时两侧肺野透亮度相等。为了病变定位,人为地将两侧肺野纵行分为三等分,分别称内、中、外带;在两侧第 2、4 肋骨前端下缘连一水平线,将两侧肺野横行分为上、中、下三野(图 6-1)。肺门影是肺动静脉、支气管和淋巴组织的综合投影。一般在正位胸片上位于两肺中野内带。肺纹理是由肺门向肺野发出呈放射状分布由粗变细的树枝状影,主要由肺动、静脉分支组成,支气管和淋巴管也参与其组成。

护考链接

1. 上、中、下肺野的分界线是( )。

A. 第 2、4 肋骨下缘

B. 第 3、7 肋骨前段下缘

C. 第 2、4 肋骨前段端下缘

D. 第 2、4 肋骨后段下缘

E. 第 3、7 肋骨后段端下缘

2. 肺纹理是呈放射分布由粗变细的树状影,其主要组成是( )。

A. 肺动、静脉

B. 肺静脉

C. 支气管

D. 淋巴管

E. 胸膜

答案与解析:1. C,根据正常胸部的 X 线表现的内容,C 项表述正确。

2. A,肺纹理主要由肺动、静脉分支组成,支气管和淋巴管也参与其组成。

★ **高频考点**

肺气肿、肺不张、肺实变、肺部肿块、肺内空洞、胸腔积液、气胸的 X 线表现。

(三)基本病变的 X 线表现

1. 支气管阻塞性表现 主要由支气管腔内肿块、异物、炎性分泌物、水肿、痉挛等原因所致。根据阻塞程度不同分为阻塞性肺气肿和阻塞性肺不张。

(1)支气管不完全阻塞所致肺组织过度充气而膨胀引起阻塞性肺气肿。根据阻塞的部位不同可分为弥漫性和局限性两种。弥漫性阻塞性肺气肿多继发于慢性支气管炎、支气管哮喘及尘肺等多种慢性肺疾病,其阻塞部位多在细支气管。X 线表现为两肺野透亮度增加,可见肺大泡,肺纹理稀疏;胸廓呈桶状,肋间隙增宽;膈肌低平,纵隔狭长,心影呈垂位心型。局限性阻塞性肺气肿常见于支气管异物、肿瘤和慢性炎症等疾病,其阻塞部位多在较大支气管。X 线表现为局部肺野透亮度增加,肺纹理稀疏,一侧或一个肺叶的肺气肿还可出现纵隔向健侧移位和患侧膈肌下降等改变。

(2)支气管完全阻塞所致肺内气体减少、肺体积缩小引起阻塞性肺不张。其共同的 X 线表现为阻塞远端的肺组织密度均匀增高、肺体积缩小,相邻肺组织可有代偿性肺气肿。不同阻塞部位的表现如下:①一侧性肺不张,由一侧主支气管完全阻塞所致,X 线表现为患侧肺野均匀致密影,胸廓塌陷,肋间隙变窄,膈肌升高,纵隔移向患侧,健侧肺出现代偿性肺气肿表现(图6-2)。②肺叶不张,是由肺叶支气管完全阻塞所致,X线表现为局部肺叶均匀致密影,叶间裂向不张的肺叶呈向心性移位,肺门可向患部移位,邻近肺叶出现代偿性肺气肿表现。

2.肺部病变

(1)渗出和实变影　急性炎症在肺实质内表现为渗出,肺泡腔内的气体被渗出的液体、蛋白质颗粒和细胞所代替。X线表现为密度不太高、较为均匀的小片云絮状阴影,边缘模糊。随着病情发展,渗出扩散至肺段及肺叶时则为大片实变影像。在大片实变区中可见管状透亮的支气管分支影,称为支气管气象,常见于各种急性肺炎、渗出性肺结核、肺出血和肺水肿等。

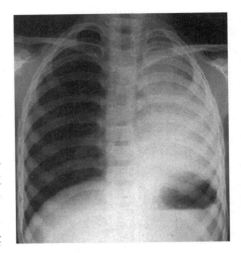

图6-2　左侧肺不张

(2)增殖性病变　肺内慢性炎症在肺组织内形成肉芽组织所致。病灶较小,X线表现为呈梅花瓣样或小点状的结节影,密度较高,边缘较清楚,无明显融合,常见于肺结核、各种慢性肺炎和肉芽肿等。

(3)纤维化　从增殖性病变发展而来,主要由纤维组织构成。局限性纤维化X线表现为局限性索条状致密影,走行较直;若病灶较大,可呈斑片状、大片状致密影,边缘清楚,可引起周围组织结构向病灶部移位,常见于慢性肺炎、肺脓肿和肺结核等。弥漫性纤维化X线表现为广泛分布的条索状、网状或蜂窝状影,其内可见弥漫颗粒状或小结节状阴影,常见于弥漫性间质性肺炎,尘肺及放射性肺炎等。

(4)结节与肿块　多为肿瘤或肿瘤样病变。X线表现为圆形、类圆形或团块状影像,直径小于或等于2 cm者为结节,直径大于2 cm者为肿块。可单发或多发,常见于支气管肺癌、结核球、炎性假瘤及肺转移瘤等。

(5)空洞与空腔　空洞是肺内病变组织发生坏死、液化,经支气管引流排出形成含气腔隙。X线表现为肺内出现大小不等、形态不同有完整洞壁包绕的透明区。空洞壁可由肺内病理组织所形成,多见于肺结核、肺脓肿和肺癌等。空腔为肺内腔隙病理性扩大,X线表现为肺内局限性周围有完整洞壁的透明影像。洞壁薄而均匀,内、外缘光滑,周围无实变影,合并感染时,腔内可见液平。肺大泡和含气肺囊肿均属空腔。

3.胸膜病变

(1)胸腔积液　多种疾病累及胸膜可产生胸腔积液。少量胸腔积液(积液量300 mL左右),X线表现为侧肋膈角变钝、变平,液体随呼吸和体位改变而移动。中等量胸腔积液时,表现为患侧中下肺野呈均匀致密影,其上缘呈外高内低的斜形弧线影,患侧膈肌显示不清,肋膈角消失(图6-3)。大量胸腔积液时,表现为患侧肺野均匀致密影,仅见肺尖部透明,同侧肋间隙增宽,膈肌下降,纵隔向健侧移位。

(2)气胸　气体通过胸膜的裂口进入胸膜腔形成气胸。气胸的X线表现为肺体积缩小,被压缩的肺边缘呈纤细的线状致密影,与胸壁间呈无肺纹理的透明区(图 6-4)。

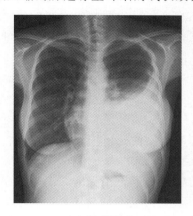
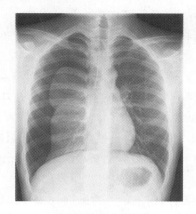

图 6-3　左侧中等量胸腔积液　　　　　　　图 6-4　右侧气胸

　　(3) 胸膜肥厚、粘连、钙化　轻度胸膜肥厚、粘连,X 线表现为患侧肋膈角变钝、变平,呼吸时膈肌活动受限。广泛胸膜肥厚、粘连,表现为沿胸廓内缘分布的带状致密影,患侧胸廓塌陷,肋间隙变窄,膈肌升高,纵隔向患侧移位。胸膜钙化表现为肺野边缘呈片状、不规则点状或条索状高密度影。

　　(四) 常见疾病的 X 线表现

　　1. 肺部炎症

★ 高频考点

　　呼吸系统常见疾病的 X 线表现。

　　(1) 大叶性肺炎　多由肺炎双球菌感染引起,可以累及整个肺叶或某一肺段及肺段的一部分,好发于青壮年。其 X 线表现如下:充血期可正常或仅出现病变区肺纹理增多,透明度略低或出现淡片状模糊阴影;实变期为片状或大片状均匀致密影,边缘模糊(图 6-5),有时可见透明的支气管影,为支气管气象;消散期为实变的致密影范围逐渐缩小,密度逐渐减低。

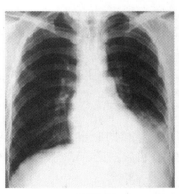
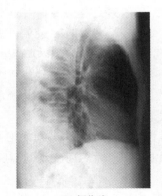

(a) 正位片　　　　　　　　　　　(b) 侧位片

图 6-5　左肺下叶大叶性肺炎

（2）支气管肺炎　又称小叶性肺炎，是发生在细支气管及肺小叶的炎症性改变，多见于婴幼儿、老年或为手术后并发症。其X线表现如下：病变多见于两肺中下野的内、中带；肺纹理增多、增粗且模糊，可见沿肺纹理分布的斑片状模糊致密影，密度不均，病灶可融合成大片状模糊阴影，并可见肺门影增大、模糊。

2. 肺脓肿　由金黄色葡萄球菌等致病菌引起的肺内化脓性炎症。其X线表现如下：急性肺脓肿为肺内大片状均匀致密阴影，边缘模糊，其内可见含有气液平面的厚壁空洞，内缘多较光滑，外缘模糊，为渗出的实变影。

3. 肺结核　由结核杆菌侵入人体后引起的肺部慢性传染性疾病。

（1）原发型肺结核（Ⅰ型）　结核杆菌初次感染肺组织引起的结核病，多见于儿童和青少年。典型X线表现为原发综合征，即原发病灶、淋巴管炎和淋巴结炎同时出现。原发病灶多位于中上肺野，为肺内局限性边缘模糊的斑片状阴影；淋巴管炎为从原发病灶引向肺门的条索状不规则阴影，一般不易见到；淋巴结炎为结核菌沿淋巴管引流至肺门和纵隔淋巴结，主要表现为肺门影增大或纵隔边缘肿大的淋巴结影。

（2）血行播散型肺结核（Ⅱ型）　结核菌经血液循环播散致肺内所致。急性血行播散型肺结核又称急性粟粒型肺结核，是大量结核杆菌一次或在短时间内数次经血液循环播散致肺部。主要X线表现为两肺密集的分布、大小和密度"三均匀"的粟粒样结节阴影，其直径为1~2 mm，边缘清楚。

（3）继发型肺结核（Ⅲ型）　机体再次感染结核杆菌而引起。

①浸润型肺结核：最常见的继发型肺结核，多为静止病灶复发或为再次感染所致。病变于两肺上野多见。X线表现多种多样，可见斑片状边缘模糊阴影，密度较低；可见斑点状呈梅花瓣样边缘较清楚、密度较高的增殖性病灶；也可见空洞阴影。

②结核球：此型肺结核的特殊形态，是干酪坏死结核病灶被纤维组织包绕形成。呈圆形或椭圆形，一般直径为2~3 cm，密度较高，边缘光滑清楚。病灶内部可有钙化和空洞形成，病灶周围常见散在斑点状的纤维增殖灶，称为卫星灶。

③干酪性肺炎：可由大片渗出性结核病灶发生干酪坏死而形成，也可以由大量结核杆菌及干酪样物质从破溃的淋巴结经支气管播散至肺内而致。X线表现为占据肺叶或肺段的高密度实变阴影，其内可见多个大小不等、形态不一的空洞。

④慢性纤维空洞型肺结核：继发性肺结核的晚期类型，由其他类型肺结核发展而来。主要X线表现为一侧或两侧中上肺野出现不规则的空洞影，壁较厚，其周围有大量渗出和干酪病变及广泛纤维化影，病变侧肺组织收缩，肺门上移，中下肺野肺纹理紊乱呈垂柳状，纵隔向患侧移位，其他肺野可见支气管播散病灶。常有胸膜增厚和粘连，同时未受累的肺部可出现代偿性肺气肿征象。

（4）结核性胸膜炎（Ⅳ型）　可单独发生或与肺结核同时出现，多见于儿童和青少年。结核性渗出性胸膜炎，为不同程度的胸腔积液表现，临床多见。慢性者可见胸膜增厚、粘连和钙化。

4. 肺肿瘤　包括原发性与继发性两类。原发性肿瘤又分良性与恶性，肺良性肿瘤少见。

（1）支气管肺癌　肺部最常见的原发性恶性肿瘤。X线表现肺癌按发生部位分为三型。

支气管肺癌分型

（1）中央型：肿瘤发生在肺段和肺段以上的较大支气管。

（2）周围型：肿瘤发生在段支气管以下。

（3）弥漫型：肿瘤发生在细支气管或肺泡，较少见。

①中心型肺癌：肺门区肿块影为直接征象，但早期主要表现为肿瘤引起支气管不同程度狭窄而致的继发性改变，称为间接征象，包括局部阻塞性肺气肿、阻塞性肺炎和阻塞性肺不张。右上肺中心型肺癌时，可见右上叶肺不张影的下缘与肺门肿块影的下缘连在一起形成典型的反 S 征（图 6-6）。

②周围型肺癌：早期表现为密度中等，边缘模糊的结节状影，有时呈小片状炎症浸润阴影。当瘤体直径大于 2 cm 时，表现为孤立的分叶状肿块影，边缘毛糙，可见短细毛刺及与邻近胸膜形成线状或幕状的胸膜凹陷征（图 6-7）。

③弥漫型肺癌：两肺多发小结节状或斑片状阴影，密度相似，可融合成大片癌性实变。

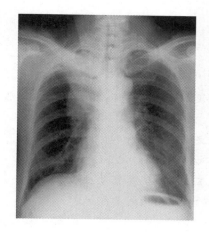

图 6-6 右上肺中心型肺癌

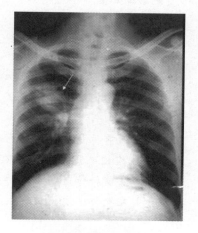

图 6-7 周围型肺癌

（2）肺转移瘤　人体许多部位的恶性肿瘤转移至肺所致。X 线表现为单发或多发大小不等，密度均匀的结节或肿块阴影，病变边缘清楚，以两肺中下野多见。

患者，男，62 岁。吸烟 30 余年，近 2 月出现咳嗽、咳痰、痰中带血，X 线胸片显示：右肺下叶外带团块状阴影，呈分叶状，边缘可见毛刺，最可能的疾病是（　　）。

A. 肺结核

B. 肺癌

C. 支气管扩张

D. 慢性阻塞性肺疾病

E. 肺炎链球菌肺炎

答案与解析：B，通过排除法，X 线透视呈肺实变阴暗影的是 A、B、E 选项，但肺炎和肺结核均不会呈现分叶状，也不会有毛刺，故选 B。

三、循环系统 X 线检查

普通 X 线检查不仅显示心脏、大血管的外形轮廓，还可观察心脏大血管的搏动幅度和节律，以判断被检查者的心功能状态，同时显示肺循环的情况，早期发现肺水肿，及早指导临床治疗。

（一）检查方法

1. 普通检查 虽然医学影像新技术不断出现，但普通 X 线检查仍广泛应用于临床。

（1）透视 由于患者接受的 X 线剂量较大，目前很少应用。

（2）摄片 常用投照位置有后前位、右前斜位、左前斜位及左侧位。

2. 造影检查 心血管造影是将造影剂经导管快速注入心脏和大血管腔内，使其显影以观察其内部的解剖结构、运动及血流动力学改变的一种影像学检查方法。目前临床多用数字减影血管造影（digital subtraction angiography，DSA），因其没有骨骼与软组织的重叠，可使血管和病变显示更清楚。

知识链接

循环系统 X 线检查常选用的摄片位置

（1）后前位（正位片）是最基本的投照位置，便于心脏经线的测量和心脏外形的观察。

（2）右前位是在正位的基础上向左转 45°，主要观察左心房和右心室漏斗部，可同时服用硫酸钡观察左心房与食管关系，以判断左心房增大的程度。

（3）左前斜位是在正位的基础上向右转 60°，主要观察各房室及主动脉全貌。

（4）左侧位片主要观察左心房和左心室、心胸的前后径、胸廓形状等。

（二）正常心脏、大血管的 X 线表现

1. 心脏、大血管在各投影位置上的正常影像 如图 6-8 所示。

2. 心脏的大小与形态 心脏后前位片上测量心胸比率是判断心脏有无增大的最简单的方法。心胸比率是心影最大横径与胸廓最大横径之比，正常成人心胸比率不超过 0.5（图6-9）。心脏形态可分为横位心、斜位心及垂位心三型。

3. 影响心脏、大血管形态和大小的生理因素 正常心脏大血管形态和大小的变化常受年龄、呼吸和体位等多因素影响。

（三）基本病变的 X 线表现

1. 心脏增大 心脏疾病的重要征象。

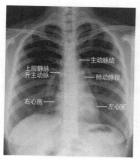
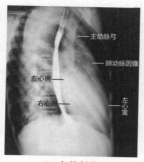
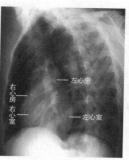

(a) 正位　　　　　　　　　(b) 右前斜位　　　　　　　(c) 左前斜位

图 6-8　心脏、大血管正常影像

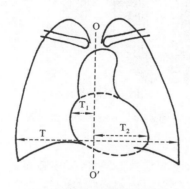

图 6-9　心胸比率测量示意图

（1）左心房增大　常见于风湿性心脏病二尖瓣病变、左心衰竭、动脉导管未闭和室间隔缺损等。其 X 线表现如下：①后前位可见心左缘肺动脉段的下方左心耳扩张出现新三弓而使心脏左缘呈四弓影，心右缘呈双弧征，心底部出现双房影。②右前斜位可见吞钡的食管局限性压迹或受压迫移位征象。③左前斜位可见心后缘上段左心房向后上方隆起，左主支气管受压变窄或移位，支气管分叉角度开大。

★ 高频考点
（1）心室增大的 X 线表现。
（2）心脏形态异常的 X 线表现。
（3）肺淤血的 X 线表现。

（2）左心室增大　常见于高血压性心脏病、主动脉瓣病变、二尖瓣关闭不全及动脉导管未闭等。其 X 线表现如下：①后前位可见心脏呈主动脉型，左心室段延长，心尖向左下移位。②左前斜位可见心后缘下段向后下膨凸及延长，心后缘与脊柱重叠。

（3）右心室增大　常见于二尖瓣狭窄、肺源性心脏病和房室间隔缺损等。其 X 线表现如下：①后前位可见心脏向两侧增大主要向左增大，心尖上翘、圆隆，肺动脉段突出。②右前斜位心前缘之圆锥部明显膨凸。③左前斜位心前下缘向前膨凸。

（4）右心房增大　常见于三尖瓣关闭不全、右心衰竭、房间隔缺损等。其 X 线表现如下：①后前位见右心缘下段延长向右膨凸。②右前斜位心后缘下段向后突出。③左前斜位心前缘上段向前或向下膨凸可与其下方的心室段成角。

2. 心脏形态异常 心脏、大血管疾病致心脏房室增大时,心脏可失去正常形态,后前位观察主要有二尖瓣型心脏、主动脉瓣型心脏和普大型心脏三种类型(图6-10)。①二尖瓣型心脏:心外形呈梨形,主要是肺动脉段凸出及心尖上翘,常见于二尖瓣疾病、肺动脉瓣狭窄、肺动脉高压和肺心病等。②主动脉瓣型心脏:心外形如横卵,主要是主动脉球膨隆凸出,肺动脉段凹陷及心尖下移,常见于主动脉瓣疾病、高血压、冠心病和心肌病等。③普大型心脏:心脏向两侧增大,心壁增厚和心腔扩大,肺动脉段平直,常见于心包、心肌损害或以右心房增大较显著的疾病。

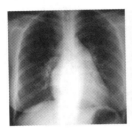 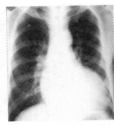 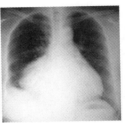

(a) 二尖瓣型心脏　　　(b) 主动脉瓣型心脏　　　(c) 普大型心脏

图 6-10　心脏形态异常类型

3. 肺循环异常

(1)肺血增多　指肺动脉血流量异常增多,又称肺充血。其X线表现如下:肺动脉段突出,右下肺动脉扩张;肺血管纹理成比例增粗、增多,边缘清楚;肺野透亮度正常;肺门和肺动脉干搏动增强,又称为肺门舞蹈,常见于左向右分流的先天性心脏病、甲状腺功能亢进和贫血等。

(2)肺血减少　肺动脉血流量异常减少,又称肺缺血。其X线表现如下:肺门影缩小,搏动减弱;右下肺动脉干变细;肺血管纹理普遍变细、稀疏;肺野透亮度增加。肺血减少常见于右心排血受阻、肺动脉阻力增高等。

(3)肺淤血　指肺静脉回心血流受阻而导致血液淤滞于肺内。其X线表现如下:上肺静脉增粗,下肺静脉变细或正常;两肺门阴影增大模糊;肺血管纹理增多、增粗,边缘模糊;肺野透亮度降低。肺淤血常见于二尖瓣狭窄和左心衰竭等。

(4)肺水肿　指肺静脉压升高血浆外渗导致肺毛细血管内的大量液体渗入肺间质或肺泡内,分为间质性肺水肿和肺泡性肺水肿两种。

①间质性肺水肿:除肺淤血的X线表现外,在肺野内有间隔线出现(Kerley B、A 和 C 线),为肺静脉压升高引起渗出液体留滞在小叶间隔内形成。Kerley B 线最常见。

②肺泡性肺水肿:常与间质性肺水肿并存,但渗出液体主要存留在肺泡内。典型X线表现为一侧或两侧肺野内中带广泛分布斑片状模糊阴影,两侧肺受累可呈"蝶翼状"。病变在短时间变化较大,常见于左心衰竭和尿毒症等。

(5)肺动脉高压　指肺动脉收缩压大于 30 mmHg 或平均压大于 20 mmHg,由肺血流量增加或肺循环阻力增高所致。其X线表现如下:肺动脉段明显凸出,右下肺动脉主干增粗超过 15 mm;肺门动脉扩张、增粗,搏动增强。如果肺门动脉明显扩张增粗,肺动脉外围分支纤细稀疏,称为肺门截断现象或残根征。

护考链接

患者,女,25 岁。因患风湿性心脏病而做心、大血管 X 线后前位和左侧位检查。示二尖瓣型心,心胸比值 0.53,左心房和右心室增大,两肺门影增大模糊,上肺门大于下肺门,两肺纹理多而模糊,并有网状影及淡薄的密度增高影为背景。肺部改变应考虑为（   ）。

A. 肺血增多   B. 肺动脉高压   C. 肺血减少

D. 肺栓塞   E. 肺淤血

答案与解析:E,由病史和 X 线表现分析可知患者为风湿性二尖瓣狭窄,肺部 X 线表现为两肺门阴影增大模糊,肺血管纹理增多、增粗,边缘模糊,提示肺静脉血回心受阻致血液淤滞于肺内,故选 E。

（四）常见疾病的 X 线表现

1. 风湿性心脏病   受累的瓣膜以二尖瓣最多见,其次是主动脉瓣和三尖瓣,可致瓣膜狭窄或关闭不全,多发生于 20～40 岁的青壮年。

（1）二尖瓣狭窄   风湿性心脏瓣膜病中最常见的一种。其 X 线表现如下:①心影呈二尖瓣型。②左心房增大(二尖瓣狭窄定性诊断的征象)和右心室增大。③左心室及主动脉结缩小。④可出现肺淤血和间质性肺水肿,在肺野内有克氏 B 线出现。

（2）二尖瓣关闭不全   常继发于二尖瓣狭窄之后,并与其并存。其 X 线表现如下:①心影为二尖瓣型。②左心房和左心室增大明显。③右心室亦可增大,但不如左心室增大明显。④重者可出现肺淤血。

2. 慢性肺源性心脏病   长期肺实质或肺血管的原发病变和其他胸部病变所引起的心脏病。慢性支气管炎、阻塞性肺气肿、支气管哮喘、肺结核、广泛的胸膜增厚、肺动脉血栓栓塞等是常见病因。其 X 线表现如下:①慢性肺部原发病变(如慢性支气管炎、阻塞性肺气肿等)的表现。②肺动脉高压影像特征。③右心室增大,心影呈二尖瓣型。④肺血增多,可见肺门舞蹈征。

3. 高血压性心脏病   长期动脉血压过高引起的心脏病。其 X 线表现如下:早期左心室呈向心性肥厚,心影外形可无明显改变,持续血压增高可使左心室增大,主动脉扩张、迂曲,主动脉结明显凸出,心影呈主动脉型,左心衰竭时左心室、左心房增大,可出现肺淤血,甚至出现肺水肿。

四、消化系统 X 线检查

消化系统疾病的临床检查方法有多种,胃肠道造影检查是最常用的 X 线检查方法,纤维内镜对胃肠道疾病早期诊断准确性很高,但较造影检查痛苦大,对肝、胆、胰及脾脏等实质脏器疾病的诊断 X 线检查价值有限。

（一）检查方法

1. 普通检查   腹部透视和平片,主要用于急腹症的诊断和不透 X 线的异物检查。

2. 胃肠道造影检查　常用的造影剂为医用硫酸钡，其次为空气和水溶性有机碘化物。气钡双重对比造影法简称双重造影，是目前临床常用的检查方法；口服钡餐造影主要检查食管、胃和小肠的病变；结肠气钡双重造影主要检查大肠和回盲瓣的病变。

（二）正常胃肠道 X 线表现

1. 食管　口服钡剂后见食管位于中线偏左，轮廓光整，管壁柔软，食管充盈宽度为 2～3 cm。右前斜位是观察食管的常用位置，其前缘可见三个压迹，由上至下分别为主动脉弓压迹、左主支气管压迹和左心房压迹。

食管的黏膜皱襞影为数条纵行纤细且相互平行的条纹影，经过贲门与胃小弯的黏膜皱襞相连续。食管蠕动使食物由上至下运行，波形对称。

2. 胃　胃的位置和形状与体型、胃张力、体位和神经功能状态等因素有关，常分为四种类型（图 6-11）。

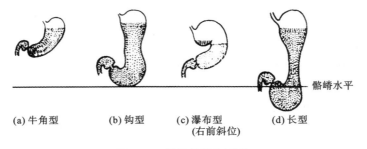

　　(a) 牛角型　　(b) 钩型　　(c) 瀑布型　　(d) 长型
　　　　　　　　　　　　　　　　（右前斜位）

图 6-11　胃的位置与形状

正常胃底部的黏膜皱襞较粗而弯曲，呈不规则网状；胃体部黏膜皱襞为纵行条纹影，胃小弯处平行整齐，向胃大弯处逐渐变粗为横行或斜行而呈锯齿状；胃窦部黏膜皱襞为胃体小弯侧黏膜皱襞的延续，可斜行或与胃小弯平行。

3. 十二指肠　十二指肠分为球部、降部、水平部和升部，全程呈"C"字形。球部呈近似等腰三角形或圆锥形，黏膜皱襞像为纵行的条纹影集中于球顶部。降部以下肠管黏膜皱襞影与空肠相似，可呈纵行、横行的羽毛状影。

4. 空肠和回肠　正常肠管柔软，移动性较大，轮廓规整。空肠黏膜皱襞较密集，呈环状条纹或羽毛状影。回肠黏膜皱襞少而浅，回肠末段的黏膜皱襞常为纵向走行的条纹影。

5. 结肠　可见结肠袋呈基本对称的袋状凸出影，自降结肠以下结肠袋逐渐变浅，乙状结肠的结肠袋基本消失，直肠没有结肠袋。过度充盈钡剂可使结肠袋变浅或消失。结肠黏膜皱襞为纵、横、斜行相互交错的不规则条纹影。

（三）胃肠道基本病变的 X 线表现

胃肠道炎症、溃疡、肿瘤等疾病均可造成胃肠道形态和功能的改变。

★ **高频考点**
（1）充盈缺损及龛影的临床意义。
（2）胃肠道常见疾病的 X 线表现。

1. 轮廓的改变　可分为突向腔外、伸向腔内两种情况。

（1）充盈缺损　胃肠道内占位性病变形成局限性的肿块向腔内生长，占据一定的空间,不能被硫酸钡充填,切线位上表现为胃肠轮廓某局部向腔内突出的密度减低区,称为充盈缺损。充盈缺损多见于消化道肿瘤、肉芽肿和异物等。

（2）龛影　胃肠道壁上溃疡性病变形成局限性缺损被硫酸钡充填,X线切线位上表现为胃肠轮廓某局部向腔外突出的含钡影像,称为龛影。龛影多见于溃疡,且为消化道溃疡的直接征象。

（3）胃肠道恶性肿瘤溃疡型也可见龛影征象。两者的区别如下:溃疡型肿瘤所致龛影是由于肿瘤表面溃破造成肿瘤局限性缺损被硫酸钡充填,在切线位上表现为胃肠轮廓某局部向腔内突出的近似半月形不规则的含钡影像,且外缘平直、内缘不整。

2. 黏膜皱襞的改变

（1）黏膜皱襞的破坏、中断或消失:表现为正常的黏膜皱襞影消失,可见杂乱不规则的钡影或黏膜皱襞中断的影像,与正常黏膜皱襞分界清楚,常见于恶性肿瘤。

（2）黏膜皱襞的纠集:又称黏膜皱襞集中,表现为条纹状黏膜皱襞影从四周向病变区呈放射状集中,常见于慢性溃疡病变。

（3）黏膜皱襞的平坦:表现为条纹状黏膜皱襞影变浅、模糊不清甚至消失,常见于恶性肿瘤破坏区周围或溃疡龛影周围。

（4）黏膜皱襞的迂曲和增宽:常见于慢性胃炎和黏膜下静脉曲张。

3. 管腔大小的改变　管腔狭窄常见于胃肠道炎症、肿瘤、粘连、痉挛、外在压迫或先天发育不良等。狭窄的边缘可整齐、对称或不规整。管腔扩张常见于管腔狭窄和梗阻的近侧,并伴有近段管腔内积气、积液和蠕动增强,梗阻时可见阶梯状气液平面。

4. 功能性改变　常见张力、蠕动、运动力及分泌功能的改变。

（四）胃肠道常见疾病的X线表现

1. 食管静脉曲张　门静脉高压的重要并发症,常见于肝硬化。X线早期表现为食管下段黏膜皱襞迂曲增宽,食管边缘略呈锯齿状。随静脉曲张的加重,食管中、下段黏膜皱襞明显增宽、迂曲,呈蚯蚓状或串珠状充盈缺损,食管边缘不规则呈锯齿状,并可出现食管壁张力降低、管腔扩张、蠕动减弱及排空延迟等典型表现。

2. 胃、十二指肠溃疡　溃疡多单发,也可多发,临床上十二指肠溃疡多见。X线常用直接征象和间接征象来描述。直接征象为溃疡本身的形态改变,间接征象为溃疡所致的功能性和瘢痕性改变。

（1）胃溃疡　多见于胃小弯侧角切迹附近,直接征象是龛影。切线位龛影位于胃轮廓外,呈边缘光整、密度均匀的乳头状、锥状或其他形状钡影(图6-12)。溃疡口部可见由黏膜炎性水肿所致的透亮带影,切线位观带状透亮影,犹如一个项圈,称为项圈征;龛影口部明显狭窄犹如狭长的颈状,称为狭颈征。溃疡慢性愈合形成瘢痕收缩造成周围的黏膜皱襞呈放射状向龛影口部集中,并逐渐变窄。

胃溃疡的间接征象如下:①痉挛性改变,表现为溃疡对应部位胃壁上的凹陷,如胃小弯侧溃疡时,胃大弯侧的相对部位出现深的胃壁凹陷,即为痉挛性切迹。②分泌增加,表现为空腹滞留液增多。③胃蠕动增强或减弱,张力增高或减低,排空加快或延迟。④瘢痕收缩可造成胃腔的变形和狭窄。

（2）十二指肠溃疡　龛影是十二指肠溃疡的直接征象。十二指肠溃疡90%以上发生在球部,且大都在球部的前壁或后壁,因此常为正位加压观,表现为类圆形的边缘光整的钡斑影,周围可见黏膜炎性水肿形成的月晕征,周围黏膜因瘢痕收缩而呈放射状向龛影部位集中(图6-13)。

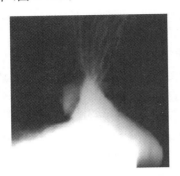

图 6-12　胃小弯溃疡

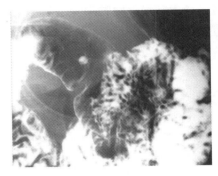

图 6-13　十二指肠球部溃疡

十二指肠溃疡间接征象如下:①球部变形,由于十二指肠球部腔小壁薄,溃疡易致球部变形,可呈"山"字形、三叶形和葫芦形等。②球部激惹征,表现为钡剂不在球部停留,迅速排出。③幽门痉挛,排空延迟。④胃分泌液增多。⑤局部压痛。

3. 消化道肿瘤　多见于食管癌、胃癌、结肠癌等。其X线表现多相似:①早期黏膜皱襞平坦、迂曲或僵直;中晚期黏膜皱襞破坏、中断或消失。②充盈缺损,形态不整。③管腔狭窄。④管壁僵硬,蠕动消失或结肠袋消失。⑤龛影,位于管腔轮廓之内且形态不规则,是溃疡型肿瘤的典型表现(图6-14)。

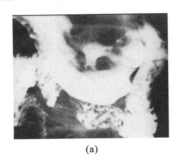

(a)

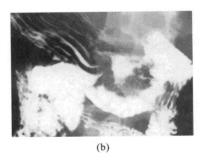

(b)

图 6-14　胃小弯溃疡型胃癌

护考链接

1. 消化性溃疡的直接X线征象是(　　)。

A. 充盈缺损　　　　　　B. 龛影　　　　　　　　C. 狭颈征

D. 管腔狭窄　　　　　　E. 项圈征

2. 患者,男,50岁。上腹部不适6个月,上消化道透视及摄片发现胃窦大弯侧有边界不规则菜花状充盈缺损,附近胃黏膜中断,蠕动消失。该患者可能的疾病诊断是(　　)。

A. 胃息肉　B. 胃窦癌　　　C. 胃炎　　　　　D. 胃内异物　　E. 胃平滑肌瘤

答案与解析:1. B,2. B,解析参见胃肠道基本病变和常见病变的 X 线表现。

五、骨、关节系统 X 线检查

X 线检查是诊断骨关节疾病常用的方法。目前,由于数字化成像技术(DR)的广泛应用,改善了 X 线照片的质量,有效提高了骨关节疾病诊断的准确性。

(一)检查方法

1. 普通检查

(1)透视 主要用于外伤性骨折、关节脱位的诊断与复位,不透 X 线异物的定位与摘除。

(2)摄片 即 X 线平片,是骨、关节疾病首选的检查方法。摄片位置除了常规的正位、侧位两个投照位置外,某些部位(如脊柱、头颅和手足等)还应加摄斜位、切线位和轴位等投照位置。

2. 造影检查

(1)关节造影 多用于膝关节造影,主要用于检查半月板的损伤。随着现代医学影像技术的应用,目前临床上多用关节镜或 MRI 检查取代。

(2)血管造影 多用于肢体动、静脉血管疾病的诊断和良、恶性肿瘤的鉴别,对于后者临床现多用 CT 或 MRI 检查。

(二)正常骨、关节的 X 线表现

骨与软骨属结缔组织。软骨未钙化时,X 线上不显影。骨在人体组织结构中密度最高,X 线片上呈高密度影。骨质按其结构分为密质骨和松质骨两种。长骨的骨皮质和扁骨的内外板均为密质骨,X 线片为均匀高密度影。松质骨多由骨小梁组成,X 线片为密度低于密质骨的网状致密影。

1. 长骨

(1)小儿长骨 小儿长骨的主要特点如下:有骺软骨,且未完全骨化,可分为骨干、干骺端、骨骺和骨骺板等部分(图 6-15)。

(2)成人长骨 成人长骨已发育完全,可分为骨干和骨端两部分(图 6-16)。骨端有一薄层壳状骨板为骨性关节面,表面光整。其外方覆盖一层软骨,即关节软骨,X 线片上不显影。

2. 四肢关节 关节由两骨或多骨组成,在解剖上主要包括关节骨端、关节腔和关节囊。X 线片上主要显示关节骨端的骨性关节面,为边缘光滑整齐的线状致密影;还可显示关节间隙,为两个骨性关节面之间的透亮区,包括关节软骨、关节腔和少量滑液的投影。

3. 脊柱 脊柱由脊椎和其间的椎间盘组成。X 线表现为椎体呈长方形,从上向下依次增大,主要由松质骨构成,周围是一层均匀致密的骨皮质,边缘光整。椎间盘位于相邻椎体之间,呈宽度均匀的横行带状透明影,称为椎间隙。椎体后缘与椎弓围成椎管,脊髓由此通过,在椎体后方呈纵行的半透明区。相邻椎弓、椎体、关节突及椎间盘构成椎间孔,呈类圆形半透明影,颈椎于斜位显示清楚,胸腰椎于侧位显示清楚。

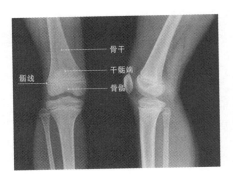

图 6-15 小儿长骨

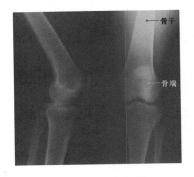

图 6-16 成人长骨

（三）基本病变的 X 线表现

1. 骨骼的基本病变

（1）骨质疏松 指一定单位体积内正常钙化的骨组织减少，即骨组织的有机成分和钙盐含量都减少，但两者比例正常。X 线表现主要为骨密度减低，骨小梁细少，骨髓腔增宽，骨皮质变薄。骨质疏松多见于老年人、绝经期后妇女、代谢或内分泌障碍、骨折后、感染和恶性肿瘤等。

（2）骨质软化 指一定单位体积内骨组织有机成分正常，而矿物质减少。X 线表现为骨密度减低，骨小梁细少，骨皮质变薄等。但骨小梁和骨皮质粗糙模糊，是因骨组织内含有大量未钙化的骨样组织所致。骨质软化多见于维生素 D 缺乏性佝偻病和骨质软化症。

（3）骨质破坏 指局部正常骨质结构被病理组织所代替，形成局部骨组织缺失。X 线表现为片状或斑片状局限性密度减低区，边界可清楚、光整、模糊或毛糙。

（4）骨质增生硬化 指一定单位体积内骨量增多。X 线表现为骨质密度增高，骨小梁增粗、密集，骨皮质增厚、致密，骨髓腔变窄或消失，或骨骼粗大、变形。骨质增生硬化多见于慢性炎症、外伤、骨折和骨肿瘤、甲状旁腺功能低下等。

（5）骨膜增生 又称骨膜反应，是因骨膜受炎症、外伤、肿瘤等病理因素刺激，骨膜内层成骨细胞活动增加引起的。正常骨膜 X 线上不显影。骨膜增生在 X 线上表现为与骨皮质平行长短不一的细线状致密影，由于新生骨小梁排列形式不同而呈线状、层状、葱皮状、花边状、垂直状和放射状等。

（6）骨质坏死 指骨组织局部血液供应中断，代谢停止。坏死的骨质称为死骨。X 线表现为骨质局限性密度增高影，可为砂粒状、碎片状、长条状等，其周围呈低密度影。骨质坏死多见于化脓性骨髓炎、骨结核、骨缺血性坏死、外伤骨折后及服用大量激素、酒精中毒等。

2. 关节的基本病变

（1）关节肿胀 由关节积液或关节囊及其周围软组织肿胀所致。X 线表现为关节周围软组织肿胀征象，大量关节积液可表现为关节间隙增宽。关节肿胀常见于关节炎症、外伤和出血性疾病。

（2）关节破坏 因关节软骨及骨性关节面骨质被病理组织侵犯、代替所致。X 线表现为关节破坏：仅累及关节软骨时，仅见关节间隙变窄；累及骨性关节面骨质时，则出现局部骨质破坏缺损，关节面不规整。严重时可引起病理性关节脱位和关节变形等。

（3）关节退行性变　病变早期关节软骨变性、坏死和溶解，继而出现骨性关节面骨质增生硬化，在其边缘形成骨赘。早期X线表现为骨性关节面模糊、中断、消失，中晚期表现为关节间隙变窄或消失，软骨下骨质囊样变，骨性关节面不规整，边缘见骨赘形成。关节退行性变多见于老年人，是组织衰退的表现，以承重的脊柱、髋、膝关节明显。

（4）关节强直　多种疾病造成关节破坏后，组成关节的骨端由骨组织或纤维组织连接，导致关节运动功能丧失，前者称为骨性关节强直，后者称为纤维性关节强直。

知识链接

关节强直X线表现

（1）骨性关节强直：关节间隙明显变窄或消失，并有骨小梁通过连接组成关节的两侧骨端，多见于急性化脓性关节炎愈合后。

（2）纤维性强直：关节间隙变窄，但无骨小梁通过，常见于关节结核。

（5）关节脱位：组成关节的骨端脱离、错位，而失去正常解剖对应关系，分为完全脱位和半脱位两种。X线表现为构成关节的骨端间隙加大、分离或错位。外伤、炎症、肿瘤均可致关节脱位。

（四）常见疾病的X线表现

1. 骨关节外伤　骨关节外伤主要引起骨折和关节脱位。

（1）骨折　指骨结构的完整性和连续性中断，以长骨骨折和脊椎骨折常见。

★ 高频考点
骨与关节常见病变的X线表现。

①长骨骨折：X线表现为局部不规则的透明线，称为骨折线，是骨折常见的基本X线征象。有些骨折可看不到骨折线，如儿童青枝骨折、骨骺分离、嵌入性或压缩性骨折等。

②脊椎骨折：突然暴力使脊柱过度弯曲，引起椎体压缩性骨折，多发生于胸椎下段和腰椎上段，单个椎体多见。X线表现为椎体压缩成前窄后宽楔形变，椎体中央可见横行不规则致密带影，病变处上、下椎间隙多正常。严重时常并发脊椎后突畸形和向侧方移位，甚至发生椎体错位，压迫脊髓而导致截瘫。

（2）关节脱位　外伤性关节脱位多发生在活动范围大、关节囊和周围韧带不坚实、结构不稳定的关节，以肩、肘关节脱位常见。

（3）椎间盘突出　相邻椎体的椎间盘病变的结果，包括髓核和纤维环病变，以下段腰椎多见。其X线表现如下：①椎间隙均匀或不对称性狭窄。②椎体边缘，尤其是后缘骨质增生形成骨赘。③髓核向椎体突出称为Schmorl结节。

2. 骨、关节化脓性感染

（1）急性化脓性骨髓炎　常由金黄色葡萄球菌进入骨髓所致。发病2周后X线可见骨骼改变如下：①干骺端松质骨内散在不规则的骨质破坏区，其边缘模糊；②骨皮质周围出现骨膜增生，为与骨干平行的一层致密影，可形成骨包壳，表现为骨干增粗；③小块状或长条状骨质坏死；④可发生病理性骨折。

（2）慢性化脓性骨髓炎　急性化脓性骨髓炎未愈合的结果。其X线表现如下：①局部骨干增粗、轮廓不整；②骨髓腔变窄或闭塞；③可见长轴与骨干平行的长条状死骨。

（3）化脓性关节炎　化脓性细菌经多种途径侵犯关节而引起的急性炎症，常由金黄色葡萄球菌经血源感染而致，多见于承重的髋和膝关节。X线表现为急性期为关节肿胀和关节间隙增宽，可见局部骨质疏松。继而随着骨质的破坏出现关节间隙变窄，关节面骨质局限性缺损、中断。

3．脊椎结核　骨、关节结核中最常见者，以胸椎下段和腰椎上段多见，常累及相邻的两个以上椎体。X线表现为椎体内或其边缘骨质破坏，椎体变扁或呈楔形，椎间隙变窄或消失，脊柱后突畸形或侧弯，病变周围软组织内出现椎旁冷脓肿。

4．骨肿瘤　X线检查不仅能准确显示肿瘤发生的部位、大小和周围组织器官的改变，还能初步判断肿瘤的良性、恶性。

（1）骨软骨瘤　又称外生骨疣，是最常见的良性骨肿瘤，多为单发，多发者则认为有家族遗传性，多见于青少年，好发于长骨的干骺端。肿瘤生长缓慢，随着骨的发育成熟而停止生长。X线表现为长骨干骺端骨性突起，背向关节方向生长，带蒂或宽基底与局部骨相连，瘤体内松质骨与正常骨小梁相连续，其外缘骨皮质顶部覆盖一层软骨，软骨钙化时，则为点状或斑片状不规则致密影。

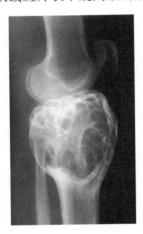

图 6-17　骨巨细胞瘤

（2）骨巨细胞瘤　常见的骨肿瘤，多为良性，多见于青壮年，好发于长骨的骨端。X线表现为偏侧性、膨胀性骨质破坏，边界清楚，骨皮质变薄，可呈一薄层骨壳，其内见纤细骨嵴，呈大小不等分房状或皂泡状影（图 6-17），易发生病理性骨折。若肿瘤呈弥漫浸润性破坏，骨皮质或骨壳破坏中断，周围软组织肿块影明显，出现明显的骨膜增生时，即为恶性骨巨细胞瘤。

（3）骨肉瘤　常见的原发性恶性骨肿瘤，多见于青少年，好发于长骨干骺端，以股骨下端、胫骨上端和肱骨上端多见，病程进展迅速，容易出现肺内转移。其X线表现如下：①为干骺端骨髓腔内不规则骨质破坏；②不同形式（平行、层状或放射针状）骨膜增生，肿瘤破坏并吸收骨膜新生骨时，其两端残留的骨膜新生骨与骨皮质构成近似三角形状，称为 Codman 三角；③肿瘤侵蚀周围软组织形成边界不清的软组织肿块影；④肿瘤破坏区有肿瘤新生骨形成，可呈象牙质样、棉絮样、针状和磨砂玻璃样瘤骨影像。根据其瘤骨形成和骨质破坏的程度不同大致分为成骨型骨肉瘤、溶骨型骨肉瘤（图 6-18）和混合型骨肉瘤，其X线表现也各有不同。

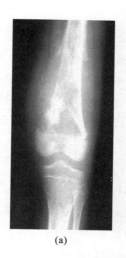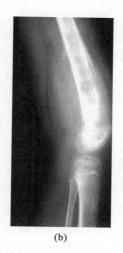

(a)　　　　　　　(b)

图 6-18　溶骨型骨肉瘤

护考链接

患者,女,20岁。左侧股骨下端肿块3月余,表面静脉怒张,皮温略高,X线平片示:左股骨下端有边界不清的骨质破坏区,骨膜增生呈放射状阴影。该患者最可能的疾病是(　　)。

A. 骨结核　　　　　　B. 骨髓炎　　　　　　C. 骨肉瘤

D. 骨巨细胞瘤　　　　E. 骨转移癌

答案与解析:C,股骨下端有边界不清的骨质破坏区,说明周围软组织受侵蚀,并有新生骨呈现放射状阴影,故此可推断为骨肉瘤。

(刘　涛)

任务二　X线计算机体层成像

案例引导

患者,男,65岁,农民。因"咳嗽、咳痰2个月,痰中带血1周"入院。患者2个月前无明显诱因出现刺激性咳嗽,咳少量白色黏痰,伴右胸背胀痛。有吸烟史30余年,每日1包。身体评估:T 37 ℃,P 82 次/分,BP 124/84 mmHg;右上肺闻及干啰音,左肺呼吸音正常,HR 82 次/分,律齐,无杂音。胸部X线片示右上肺前段有一约3 cm×4 cm大小的椭圆形块状阴影,边缘模糊毛糙,可见细短的毛刺影。

为进一步明确诊断,还需要做哪些影像学检查?

一、概述

X线计算机体层摄影(X-ray computer tomography,CT)是20世纪70年代初发展起来的一门新的X线诊断技术。将X线与电子计算机结合起来,使影像数字化,彻底改变了传统的直观影像方法和存储方式。CT所显示的是断面解剖图形,密度分辨率高,可直接显示X线照片无法显示的器官和病变,提高了病变的检出率和诊断的准确率。目前CT已成为临床上普遍使用的一种检查方法。

(一)CT成像的基本原理及设备

1. CT成像的基本原理 CT是以X线束对人体某部位一定厚度的层面进行扫描,由对侧的探测器接收透过该层组织的衰减的X线,将其转变为强弱不等的光信号,由光电转换器转变为电信号,再经模拟/数字转换器转为数字信号,输入计算机进行数据处理,然后进行图像重建。图像形成的处理方法是,将选定层面分成若干个体积相同的长方体,称为体素,扫描所得信息经过计算机处理而获得每个体素的X线衰减系数或吸收系数,再排列成数字矩阵。经数字/模拟转换器把数字矩阵中的每个数字转换为由黑到白不等灰度的小方块,即像素,并按矩阵排列,构成CT图像,可由荧光屏显示或拍成照片保存,也可录入光盘保存。归纳起来CT成像可分为三个步骤:①X线扫描数据的收集和转换。②扫描数据的处理和图像重建。③图像的显示与储存。

2. CT设备 CT设备主要分为以下三部分:①扫描部分:主要由一个X线管和不同数目的探测器及扫描架组成,用以收集信息。②计算机系统:将收集到的信息数据储存、运算,用以重建图像。③图像显示和存储系统:将重建的图像进行显示和存储,可用照相机摄于照片上,也可存储于光盘或磁盘中。

(二)CT图像特点

CT图像与X线图像一样,也是以不同灰度来反映器官和组织对X线的吸收程度。高吸收区即密度高的组织为白影,如骨骼;低吸收区即密度低的组织为黑影,如肺部。CT的密度分辨率高,人体软组织之间的密度差别虽小,也能形成较好的对比,显示出良好的解剖结构及软组织内病变的影像,且图像清晰。

CT图像还可将组织的X线吸收系数换算成CT值,用CT值说明组织密度高低的程度,即具有量的概念。临床工作中CT值单位为HU(Hounsfield Unit)。水的吸收系数为1.0,CT值定为0 HU,人体中密度最高的骨皮质吸收系数最高,CT值定为1000 HU,而空气密度最低,定为-1000 HU,人体中密度不同的各种组织CT值则在-1000～1000 HU的2000个分度之间。例如,软组织的CT值一般在20～50 HU,脂肪CT值为-70～-90 HU之间。

CT图像是断面图像,常用的是横断面。为了显示整个器官,需要多个连续的层面图像。使用图像重建程序,即可获得冠状面、矢状面图像。螺旋CT可进行任意平面的图像重建和三维立体图像重建,可以更直观地显示正常结构及病变的立体方位。

(三)CT检查方法

1. 普通扫描 又称平扫,是不用任何造影剂,而以组织器官或病变自然存在的密度差别的扫描方法。一般检查都先行平扫。

2. 增强扫描 经静脉注入水溶性有机碘剂后再进行扫描的方法,较常应用。以提高病变组织同正常组织间的密度差,显示平扫上未被显示或显示不清的病变,通过病变有无强化和强化类型,对病变组织类型做出判断。增强扫描有利于诊断及鉴别诊断,提高诊断正确率。

3. 造影扫描 先做器官和结构的造影,然后再进行扫描的方法,可更好地显示某一器官或结构,从而发现病变,临床应用不多。

二、CT 检查前的准备工作

1. 常规准备 做好被检查者的心理护理工作,消除恐惧。经 CT 预约登记后,嘱被检查者不要服含金属或含碘的药物,腹部扫描者,检查前 1 周不能做钡餐检查。检查前禁食 4~8 h。询问被检查者有无过敏史,并去除检查部位穿戴的金属物体。扫描时,嘱被检查者制动,胸腹部扫描要屏住呼吸,眼球扫描时眼睛直视,喉部扫描则不能做吞咽动作,不能配合检查的小儿,需经镇静处理(可用水合氯醛灌肠)后再行检查。女性盆腔扫描前,阴道内放置阴道塞或纱布填塞,以标记阴道的位置。妊娠妇女、情绪不稳定者不宜做此检查。

2. CT 平扫 上腹部检查前 30 min 口服 2% 泛影葡胺或清水 300~600 mL,检查前再追加 200 mL。中腹部和盆腔检查提前 90 min 口服 2% 泛影葡胺 500~800 mL。盆腔检查前 1 h 需要清洁灌肠,检查时再用 2% 泛影葡胺 600~1000 mL 保留灌肠。膀胱检查者需等膀胱充盈时再扫描。其他部位检查无需上述准备。

3. 增强扫描 检查前须经本人和家属签字后行碘过敏试验,呈阴性者可进行检查。肾脏检查时患者的碘过敏试验要提前 1 天完成或当日平扫后才进行,以免小的肾结石与过敏试验时分泌的造影剂相混淆。

> ★ 高频考点
> CT 检查对脑梗死、脑出血的诊断价值。

三、CT 检查的临床应用

CT 检查具有特殊的诊断价值,已广泛应用于临床。但其设备比较昂贵,检查费用偏高,某些部位的检查尤其是定性诊断还有一定的限度,所以不应将 CT 检查作为常规检查手段,应根据其优势合理地选择应用。

1. 对中枢神经系统疾病的诊断 CT 对中枢神经系统疾病有较高的诊断价值,应用普遍。对颅内肿瘤、脓肿、肉芽肿、寄生虫病、外伤性血肿、脑损伤、脑梗死(图 6-19)、脑出血(图 6-20)及椎管内肿瘤、椎间盘突出等诊断效果较好而且可靠。螺旋 CT 三维血管重建,即 CT 血管造影(CT angiography,CTA),可以获得比较清晰和精细的血管图像。

2. 对五官疾病的诊断 CT 对五官疾病的诊断也很有价值,如对眶内占位性病变、早期鼻窦癌、中耳小胆脂瘤、听骨破坏与脱位、内耳骨迷路的轻微破坏、耳先天性发育异常及鼻咽癌的早期发现等。

3. 对胸部疾病的诊断 随着高分辨率 CT 的临床应用,日益显示出其优越性。通常采用造影增强扫描以明确纵隔和肺门有无肿块或淋巴结增大、支气管有无狭窄或阻塞,对原

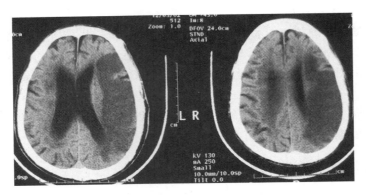

图 6-19　脑梗死

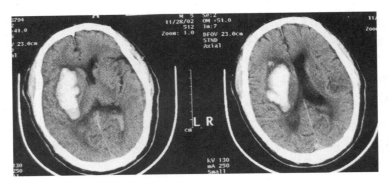

图 6-20　脑出血

发和转移性纵隔肿瘤、淋巴结结核、中央型肺癌等的诊断均很有帮助,对肺间质、实质的病变也可以很好地显示。CT 对与心脏、大血管重叠病变的显示更具有优越性,对胸膜、膈、胸壁病变,也有明显的优势。

4. 对心脏及大血管病变的诊断　CT 对心脏,尤其是对大血管的检查具有重要意义。心脏方面主要是心包病变的诊断,也可较好显示冠状动脉和心瓣膜的钙化、大血管壁的钙化和动脉瘤等。随着 CT 技术的进步,64 排 CT、256 排 CT、双源 CT 的临床应用,对心脏疾病的诊断迈上了一个新台阶。

5. 对腹部及盆腔脏器疾病的诊断　主要用于肝、胆、胰、脾、腹膜腔及腹膜后间隙及泌尿系统和生殖系统的疾病诊断,尤其是占位性病变的诊断有较大帮助。对观察炎症、外伤等病变和周围结构的关系,有无淋巴结肿大等都很有价值。对胃肠道病变向腔外侵犯及邻近和远处转移等,CT 检查也有很大价值。

6. 对骨、关节疾病的诊断　骨、关节疾病多数情况可通过简便、经济的常规 X 线检查确诊,对炎症、肿瘤、各种骨病、复杂部位的骨折用 CT 检查则更有帮助。对于脊柱和脊髓的疾病,横断面 CT 可直接观察椎管狭窄变性,测量椎管大小并探查引起椎管狭窄的原因。CT 扫描可直接显示突出于椎管或椎间孔的软组织块影。在骨关节、脊柱的检查中,螺旋CT 三维表面重建(SSD)可以形成与骨骼标本外观极为相似的三维 CT 图像,对肿瘤侵犯骨质情况的观察可以从多方向判断骨质破坏程度,对复杂部位的骨折可准确显示骨折部位的解剖结构关系,有利于发现骨骼、椎体的畸形及矫形、植骨手术计划的制订。

任务三　磁共振成像

案例引导

患者,男,71 岁。突发右侧肢体活动障碍 1 h 入院。既往有高血压病史 20 年。身体评估:T 36.8 ℃,P 80 次/分,R 20 次/分,BP 180/100 mmHg。神志清楚,检查合作。肺部正常,HR 80 次/分,律齐。腹平软,无压痛。右侧上、下肢肌力减退,病理反射及脑膜刺激征未引出。头颅 CT 检查未见异常影像特征。医生建议做磁共振。

作为护士,你如何向患者及家属沟通说明,并进行相应的指导?

一、概述

磁共振成像(magnetic resonance imaging,MRI)是利用原子核在磁场内所产生的信号经重建成像的一种成像技术。核磁共振(nuclear magnetic resonance,NMR)又称磁共振(magnetic resonance MR),是一种核物理现象,1946 年 Block 和 Purcell 发现了核磁共振现象并应用于化学领域。1973 年 Lauterbur 等人开发了 MRI 技术,使其应用于临床医学领域。近年来核磁共振成像作为医学影像学的一部分,发展迅速,临床应用越来越广泛。

(一)MRI 的基本原理及设备

磁性原子核(如氢质子)均具有自旋及磁矩的物理特性。氢的原子核最简单,只有一个质子,具有最强的磁矩,且氢在人体内含量最高,因此 MRI 使用氢效果最好。原子核自旋很像一个微小的磁棒沿自己的纵轴旋转,相当于正电荷在环形线圈中流动,同样也会出现一个磁场,此即核磁。在无外加磁场时,在人体中氢质子自旋轴排列无一定规律,自旋方向是随机的,因而不存在净磁场。但使其处于一个均匀的强磁场中,氢质子自旋轴就会趋于平行或反平行于这个磁场方向,并且以一种特定方式绕磁场方向旋转。质子在置于磁场之初,指向南极或北极的约各占一半,所以此时机体净磁场强度为零。片刻之后,指向北极(与磁场方向一致)的质子略多于指向南极的,于是机体开始带有磁性,数秒钟之后达到平衡。在这种状态下,用特定频率的射频脉冲(radiofrequency pulse,RF)进行激发,氢原子核吸收一定能量而发生共振,即发生磁共振现象。停止发射射频脉冲,被激发的氢原子核把吸收的能量释放出来并恢复到激发前的状态,这一恢复过程称为弛豫过程(relaxation process)。这些被释放出来的,并进行了三维空间编码的射频信号被体外线圈接收,经计算机处理后重建成图像。恢复到平衡状态所需的时间称为弛豫时间(relaxation time)。弛豫时间分为两种:纵向弛豫时间(T_1)和横向弛豫时间(T_2)。人体不同器官的正常组织与病理组织的 T_1、T_2 是相对固定的,而且它们之间有一定的差别。MRI 的作用之一实际上就是利用这种差别来鉴别组织器官和诊断疾病,这种组织间弛豫时间的差别是磁共振成像的基础。T_1、T_2 除了与组织器官的物理、化学性质有关外,也与磁共振成像仪的磁场强度有关,仅可作为鉴别诊断依据中的一个参考值。

MRI 的成像系统包括 MR 信号产生、数据采集处理、图像显示三部分。信号产生来自 MR 波谱仪,数据处理及图像显示部分与 CT 装置相似。

(二) MRI 的图像特点

MRI 的特点是无放射性损伤,软组织密度分辨率高,多方位多序列成像,在一定程度上反映了组织的病理及生化改变甚至功能的改变。

1. 灰阶成像　具有一定 T_1、T_2 或质子差别的各种组织器官和病变组织,在 MRI 上呈现不同灰度的黑白影像,解剖结构清晰,病变显示更为明确。但不像 CT 图像反映的是组织密度,而是反映 MR 信号强度的不同或弛豫时间 T_1、T_2 的长短。一般而言,MRI 的信号主要取决于组织的氢原子核数目(质子密度)、T_1 和 T_2 等三个参数。在 MRI 过程中,如果主要突出组织间质子密度对图像的影响,同时尽可能减小其他两个参数的影响,则可获得质子密度加权像(proton density weighted image,PDWI);若主要突出组织间 T_1 对图像的影响,则可获得 T_1 加权像(T_1 weighted imaging,T_1WI);若主要突出组织间 T_2 对图像的影响,则可获得 T_2 加权像(T_2WI)。所以一个层面可有三种扫描成像方法,有助于显示正常组织与病变组织。T_1WI 有助于观察解剖结构,而 T_2WI 对显示病变组织较好,因此 MRI 是多参数成像。

2. 三维成像　MRI 可获得人体横断面、冠状面、矢状面等任何方向断面的图像,有利于病变的三维空间定位。

3. 流空效应　心血管内的血液或脑脊液在发射射频脉冲时,氢原子核中的质子虽然被激发,但中止脉冲后接受该层面的信号时,血液中被激发的质子已离开该层面而接收不到信号,这一现象称为流空效应。这一效应可使心血管不使用对比剂即可显影,因其信号明显减弱及消失,故呈黑色。

4. 运动器官成像　对运动器官可采用呼吸门控和心电门控成像技术,不但可以改善 MRI 图像质量,还可获得动态图像。

(三) MRI 检查方法

MRI 检查技术复杂,检查层面不仅要横断面、冠状面、矢状面多方位,还需获得 T_1WI、T_2WI、PDWI 图像,扫描时间和成像时间均较长。

1. 脉冲系列

(1) 自旋回波(spin echo,SE)序列　MRI 检查需要选择适当的脉冲序列和扫描参数,常用多层面、多回波的自旋回波技术。扫描时间参数主要有回波时间(echo time,TE)和脉冲重复间隔时间(repetition time,TR)。选择不同的 TR 与 TE 可分别获得 T_1WI、T_2WI 和 PDWI 图像。一般 TR 用 300~3000 ms,TE 用 15~90 ms。在 SE 序列中,强信号又称高信号为白色,弱信号又称低信号为黑色,如含气器官及骨皮质由于氢质子少而呈黑色。SE 脉冲序列成像时间长,对被检查者的制动非常重要。

(2) 梯度回波(gradient echo,GRE)序列　一种快速成像序列。GRE 序列成像时间短,而空间分辨率高,可获得准确的 T_1WI、T_2WI、PDWI 图像,主要用于心血管、骨关节及脑实质成像。

(3) 回波平面成像(echo planar imaging,EPI)　一种新开发的快速成像技术,可使一个层面成像时间缩短到 20 ms,可进行功能性 MRI。

2. 脂肪抑制 将图像上由脂肪成分形成的高信号抑制下去,使其信号强度降低,而非脂肪成分的高信号不被抑制,保持不变,有助于出血、肿瘤和炎症等疾病的鉴别诊断。

3. 磁共振血管造影(magnetic resonance angiography,MRA) 因 MRI 具有流空效应,流动的血液常呈低信号,使其与相邻组织间形成显著对比。故可应用于大、中血管病变的诊断。MRI 也可以进行造影增强,从静脉内注入能使质子弛豫时间缩短的顺磁性物质作为造影剂,如钆-二乙三胺五醋酸(Gadolinium-DTPA,Gd-DTPA)。这种物质不能通过完整的血脑屏障,不被胃黏膜吸收,完全处于细胞外间隙内及无特殊靶器官分布,有利于鉴别肿瘤和非肿瘤病变。中枢神经系统 MRI 做造影增强时,病灶增强与否及增强程度与病灶血供的多少和血脑屏障破坏的程度有关,因此有利于中枢神经系统疾病的诊断。

二、MRI 检查前的准备工作

(1)做好被检查者的心理护理,向其解释检查的目的、意义、检查过程和时间,以得到良好的配合,使其检查得以顺利完成。

(2)因检查时间较长,嘱被检查者不要急躁,在检查者的指导下保持体位制动,以免影响图像质量;小儿及不能合作者需经镇静处理后再做检查。

(3)检查前询问病史,排除禁忌证。MRI 设备具有强磁场,如装有心脏起搏器、体内有金属或磁性物植入的被检查者(如枪炮伤后弹片存留及眼内金属异物等)、心脏手术后换有人工金属瓣膜、金属假肢关节、颅脑手术后动脉夹存留、体内有胰岛素泵、神经刺激器,以及早期妊娠的被检查者均不能做检查,以免发生意外。

(4)被检查者需携带相关的检查资料,如 X 线片、CT、B 超等检查资料,提供参考。

(5)腹部 MRI 检查前 4 h 禁食、水。

(6)盆腔检查需留尿充盈膀胱。宫内节育器可能对检查产生影响,必要时将其取出后再行检查。

三、MRI 的临床应用

(1)MRI 在神经系统疾病的应用较为成熟。三维成像和流空效应使病变定位、定性诊断更为准确,并可观察病变与血管的关系,对脑干、幕下区、枕骨大孔区、脊髓与椎间盘的显示明显优于 CT。

(2)在 MRI 上纵隔内脂肪与血管形成良好对比,易于观察纵隔肿瘤及其与血管间的解剖关系,对肺门淋巴结与中央型肺癌的诊断帮助也较大。

(3)在 MRI 上心脏、大血管因可显示其内腔,用于心脏、大血管的形态学与动力学研究。由于流空效应,故 MRI 对脑血管病变(如脑动脉瘤、动静脉畸形)、心脏大血管疾患诊断价值优于 CT。

(4)MRI 对腹部与盆部器官,如肝、肾、膀胱、前列腺和子宫,也有较高的临床价值。

(5)骨髓在 MRI 上表现为高信号区,可清楚显示侵及骨髓的病变,如肿瘤、感染及代谢疾病,在显示关节内病变及软组织方面也有其优势性。

(6)MRI 有望于对血流量、生物化学和代谢功能方面进行研究,对恶性肿瘤的早期诊断带来希望。

任务四　超声检查

案例引导

　　患者,男,46 岁。突发右上腹剧痛伴发热 2 h 就诊。平素身体健康。身体评估:T 38.5 ℃,P 86 次/分,R 20 次/分,BP 120/86 mmHg。心、肺正常,腹部平软,肝、脾未触及,Murphy 征阳性,余(一)。实验室检查:白细胞 $12×10^9/L$,中性粒细胞 85%。超声检查提示:胆囊增大,囊壁增厚而粗糙,胆囊腔内有 1 个强回声光团。临床诊断:急性胆囊炎,胆囊结石症。

　　你知道超声检查有何临床应用价值? 怎样作好超声检查前的准备?

一、概述

　　超声检查(ultrasonic examination)是依据超声波的物理特性和人体器官组织声学特性,将二者相互作用后产生的声学信息接收、放大、处理,形成图形、曲线或其他数据,从而对人体组织器官的物理特性、形态结构与功能状态及病变做出诊断的非创伤性检查方法。

(一)超声成像的基本原理及设备

1. 超声成像的基本原理

(1) 超声波　超声波是指振动频率大于 20 000 Hz 的机械波。其波长短,频率高,人耳听不到。

(2) 超声波的特性　超声波在人体内的传播主要有以下物理特性:①束射性或指向性。②反射、折射和散射。③吸收与衰减。④多普勒效应:超声束在传播中遇到运动的反射界面时,其反射波的频率将发生改变,称为多普勒频移,这种现象称为超声波多普勒(Doppler)效应。利用多普勒频移可探测血流速度和血流方向。⑤非线性传播。

(3) 超声波的产生和接收　超声波属于机械波,由物体机械振动产生。医学诊断用超声波仪器含有换能器(探头)、信号处理系统和显示器。换能器多根据压电效应原理,采用压电晶体制造。压电晶体具有两种可逆的能量转变效应。在逆压电效应中,压电晶体成为超声发生器;在正压电效应中,压电晶体成为回声接收器。

(4) 超声成像的基本原理　含有压电晶体的换能器发射一定频率的超声波,在人体组织中传播时,常可穿透多层界面,在每一层界面上均可发生不同程度的反射和(或)散射,这些反射和散射声波含有超声波传播途中所经过的不同组织的声学信息,被换能器接收并经过处理,在显示器上以不同的形式显示为波形或图像。

2. 超声成像的设备

(1) A 型超声仪　即幅度调制型。以波幅高低变化反映界面反射回声的强弱,在示波屏时间轴上以振幅高低表达。现已基本为 B 型超声所取代。

（2）B 型超声仪　即辉度调制型，又称灰阶成像型，是目前临床应用最广泛、最基本的一种超声诊断法。在显示器上以辉度不同的明暗光点反映界面反射回声强弱。回声强则光点亮，回声弱则光点暗，无回声则形成暗区。目前应用于临床的均为成像速度大于每秒 24 幅，可显示脏器的活动状态的实时显像仪器。用实时二维超声检查心脏形成的图像称为二维超声心动图（2DE）。

（3）M 型超声仪　即超声光点扫描法，实际上属于辉度调制型，以单声束垂直取样获得活动界面回声并以灰度调节的方式显示回声的强弱，再以慢扫描方式将某一取样线上的活动界面各回声光点从左到右连续移动，从而取得声束上各反射点运动的轨迹图，获得"距离-时间"曲线。其又称为 M 型超声心动图（M-mode ultrasonic cardiogram），主要用于心血管疾病的检查。

（4）多普勒超声仪（D 型超声）　根据多普勒效应的原理，对心脏血管内血流方向、速度和状态进行显示，从而对疾病做出诊断的方法，即多普勒显示法。

根据其仪器性能及显示方式，临床上大致可分为两类：①频谱型多普勒：将朝向换能器流动的血流多普勒频移信号显示在频谱图基线上方；背向换能器流动的血流信号显示在频谱图基线的下方；频谱图的横轴和纵轴分别代表时间和频移的大小。②彩色多普勒血流显像（color Doppler flow imaging，CDFI）：在二维显像的基础上，以实时彩色编码显示血流的方法。血流方向朝向探头的用红色表示，背离探头的用蓝色表示，湍流方向以绿色或多色表示。CDFI 不仅能清楚显示心脏及大血管的形态结构与活动情况，而且能直观和形象地显示心内血流的方向、速度、范围、有无血流紊乱及异常通道等。

（二）超声图像特点和检查方法

★ 高频考点
（1）超声图像特点及超声检查方法的选择。
（2）超声检查前的准备工作。

1. 超声图像特点　超声图像是根据探头所扫查的部位构成的断层图像，改变探头位置可获得任意方位的图像。是以解剖形态为基础，根据各种组织结构间的声阻抗差的大小以明（白）暗（黑）之间不同的灰度来反映回声的有无和强弱，无回声为暗区（黑影），强回声则为亮区（白影），从而分辨解剖结构的层次，显示脏器组织和病变的形态、轮廓和大小及某些结构的物理性质。将人体组织器官分为四种声学类型（表 6-3），这种回声的强弱因组织内胶原蛋白或钙成分和水分含量不同而不同。胶原蛋白或钙含量越多其回声强度越高，水含量越多回声越低，例如，液体为无回声，结石、气体或钙化为强回声。人体软组织的内部回声由强到弱排列依次为肾窦、胎盘、胰腺、肝脏、脾脏、肾实质、肾髓质、血液、胆液、尿液。

表 6-3　人体组织器官声学类型

声学类型	组织器官	二维超声图像表现
无回声型（无反射型）	血液等液性物质	液性暗区
低回声型（少反射型）	心肌、肝、脾、肾等实质性脏器	均匀细小的弱回声光点
强回声型（多反射型）	乳腺、心瓣膜、肝包膜、血管等	粗大不均匀的强回声光点
含气型（全反射型）	肺、胃、肠等	高回声区，后方伴声影

2. 检查方法

（1）二维超声检查　能清晰、直观地实时显示各脏器的形态结构、空间位置、连续关系等，并可区分实质性、液性或含气性组织，为超声检查的基础。目前已广泛应用于全身各部位检查，能够实时的观察心脏的运动功能、胎心搏动及胃肠蠕动等。

（2）频谱型多普勒超声检查　包括脉冲波多普勒超声和连续波多普勒超声两种。脉冲波多普勒超声能对心血管内某一点处的血流方向、速度及性质进行细致的定量分析，具有很高的距离分辨力。连续波多普勒血流检查能对心血管内声束一条线上的血流方向、速度及性质进行细致的定量分析，具有很高的速度分辨力，可检测到高速的血流。

（3）彩色多普勒血流显像　能显示心血管内某一断面的血流信号，属于实时二维血流成像技术，可与二维图像相互结合同时显示。故目前的彩色多普勒成像仪上均附有频谱型脉冲波多普勒与连续波多普勒，结合 B 型超声或 M 型超声所得资料，可以定量估测血流量、流率，对心功能做出较为准确的评估。

（4）超声诊断新技术　包括三维超声成像、二次谐波成像、组织多普勒成像和介入超声等。

二、超声检查前的准备工作

1. 体位　超声探测时常规采取仰卧位，也可根据需要取侧卧位、俯卧位、半卧位或站立位。暴露皮肤，涂布耦合剂，探头紧贴皮肤进行扫查。

2. 腹部检查　腹部检查一般应空腹 8 h，检查前 2 天不食豆制品、牛奶、糖类等易产气食品，避免进行胃肠道造影和胆道造影，以免干扰超声检查。必要时饮水 400～500 mL，充盈胃腔作为声窗，进行胃后方的胰腺及腹内深部病变的检查。胆囊检查需要评价胆囊收缩或了解胆管有无梗阻时，应备用脂肪餐。胃检查前需饮水及服胃造影剂，以显示胃黏膜和胃腔。

3. 经腹妇产科和盆腔部位的检查　子宫、附件、早孕、妇科肿瘤、前列腺等检查前 2 h饮水 400～500 mL 适度充盈膀胱，以避免气体的干扰。需行腔内超声检查者，应选择不同的腔内探头并做好消毒等准备工作；经阴道妇产科超声检查前患者应排空尿液，经直肠超声检查前需进行清洁灌肠。

4. 心脏、大血管及外周血管、浅表器官及组织、颅脑检查　一般不需特殊准备。

5. 介入超声　穿刺或介入性超声检查应常规做凝血功能检查及相应的心、肝、肾功能的测定，术前需征得患者或家属的同意。

6. 特殊群体检查　婴幼儿及对检查不合作者可用水合氯醛灌肠，安静或入睡后再行检查。

护考链接

1. 在超声检查方法中，对检查心脏和大血管的血流动力学有重要价值的是（　　）。

　　A. A 型超声　　　　　　B. B 型超声　　　　　　C. C 型超声

　　D. D 型超声　　　　　　E. M 型超声

2. 下面哪种组织对超声传播阻碍最小？（　　　）

A. 肌肉　　B. 脂肪　　　　C. 肝　　　　　　D. 脾　　　　　　E. 血液

3. 胆囊 B 超检查,应常规禁食多久？（　　　）

A. 3 h　　B. 4 h　　　　C. 6 h　　　　　D. 8 h　　　　　E. 12 h

答案与解析:1. D,参见超声成像的设备。

2. E,根据回声强弱推断,阻碍越小回声越弱,E 选项血液回声最弱。

3. D,参见超声检查前的准备工作。

三、超声检查的临床应用

（一）肝脏超声检查

★ 高频考点

（1）肝、胆、胰的超声检查。

（2）妇产科超声检查。

1. 正常肝脏声像图　　肝脏切面轮廓规则,被膜呈线状,光滑完整。肝实质呈均匀细小的点状中等度回声。肝血管管壁回声较强,血管腔无回声。门静脉、肝静脉及其分支均可显示,门静脉管壁较厚,回声较强,肝静脉壁较薄,回声较低。

2. 原发性肝癌声像图　　肝实质内多发或单发的圆形或类圆形团块,多呈膨胀性生长;肿块内部可显示均匀或不均匀的弱回声、强回声和混杂回声;生长迅速;肿瘤周围可见完整或不完整的低回声包膜,在侧后方形成声影;形成静脉或胆管内癌栓时,则在扩张的血管或胆管内见到高回声的转移灶。

3. 继发性肝癌声像图　　肝内多发大小及图像特征相似的强回声或低回声结节。淋巴瘤、肉瘤的肝转移瘤为低回声肿块;乳腺癌、肺癌转移瘤常呈牛眼征声像图;胃肠道肿瘤和肾肿瘤肝转移灶多为高回声结节。

4. 肝脓肿声像图　　可见单发或多发的低回声或无回声肿块;脓肿壁表现强回声,厚薄不等,外壁光滑,内壁不平整;脓肿周围显示由亮渐暗的环状回声的水肿带;脓腔的无回声、脓肿壁的强回声和周围的低回声形成所谓环中环指征;脓肿内出现气体时,后方出现狭长带状强回声。

5. 脂肪肝声像图　　肝体积明显增大;肝实质回声可呈弥漫性增强、细密,也可于局部叶或段呈高回声,以肝静脉为其边界;肝内管道结构多显示不清,轻者管壁回声模糊,重者肝内胆道回声消失,难以辨认。

（二）胆道系统超声检查

1. 正常胆囊与胆道声像图　　正常胆囊切面呈圆形、类圆形或长茄形,轮廓清晰,胆囊壁为边缘光滑的强回声,厚度为 0.2～0.3 cm。胆囊腔内为无回声液性暗区,胆囊后方回声增强。肝外胆管位于门静脉前方,管壁为强回声,光滑整齐,纵切面呈无回声长管状影,横切面呈小圆形无回声影。

2. 胆石症与胆囊炎声像图　　胆石症的典型表现如下:①胆囊或胆管内形态稳定的强

回声团。②强回声团后方伴声影。③强回声团随体位改变而移动。合并急性胆囊炎时胆囊可增大,合并慢性胆囊炎时胆囊多缩小,胆囊壁增厚,边缘毛糙,回声增强。

（三）胰腺超声检查

1. 正常胰腺声像图　长轴切面呈蚯蚓形、哑铃形或腊肠形,边界光滑整齐,胰头稍膨大,呈椭圆形。胰腺实质呈均匀细小的回声光点,比肝脏回声稍强。胰头、体、尾前后径分别小于 2.5 cm、2.0 cm、2.0 cm。胰腺后方的腹主动脉、下腔静脉、肠系膜上动、静脉及脾静脉等为识别胰腺的标志。

2. 急性胰腺炎声像图　胰腺增大、增厚,多呈弥漫性,也可为局限性肿大,边界常不清楚。内部回声稀少,回声强度减低,随病情好转上述改变可迅速消失。出血性坏死性胰腺炎者胰腺明显肿大,边缘模糊不清,回声强弱不均伴无回声暗区。

3. 胰腺癌声像图　胰腺多呈局限性肿大,内见异常回声肿块,以低回声为主,轮廓不规则,边界模糊,肿瘤可向周围组织呈蟹足样或花瓣样浸润。癌肿坏死液化、出血及胰管阻塞时,可伴有小的无回声暗区,可有胆管和主胰管扩张。

（四）泌尿系统超声检查

1. 正常肾脏声像图　轮廓清晰,被膜为光滑的强回声线影。外周的肾皮质呈均匀弱回声;内部的髓质为放射状排列的圆锥形低回声;肾窦位于中央,呈不规则形强回声。正常输尿管由于肠气干扰而不能显示。

2. 正常膀胱声像图　正常充盈的膀胱横切面呈圆形或椭圆形,纵切面呈边缘圆钝的三角形。膀胱腔内为均匀液性无回声区,膀胱壁连续、光滑为强回声带。

3. 正常前列腺声像图　经腹壁探查时,横切面成左右对称而圆钝的三角形或栗子形。包膜整齐,实质呈低回声,内有均匀分布的细小光点回声。其上下径为 3 cm,前后径为 2 cm,左右径为 4 cm。

4. 泌尿系统结石　肾结石表现为肾窦区点状或团状强回声,后方伴有声影,直径小于 0.3 cm 的结石后方可无声影。输尿管结石表现为在扩张输尿管的下端强回声,后方伴声影。膀胱结石表现为膀胱内强光团,后方伴声影,并随体位改变而移动。

5. 肾癌　肾表面常有隆起,并可见边缘不整齐的肿块,呈强弱不等回声或混合性回声,可有坏死、囊性变所致的局灶性无回声区。发生淋巴结转移时,于肾动脉和主动脉周围可见低回声结节;血管内有癌栓时,腔内有散在或稀疏回声团块。

6. 膀胱肿瘤　主要表现为膀胱壁上有向腔内突起的赘生物,大小不一,形态多样,呈中等强度回声,表面不光滑,呈菜花状或海藻样,有蒂肿瘤可随体位变化而有漂浮感。肿瘤未侵及肌层,肿瘤附着部位膀胱壁轮廓光整;肿瘤已侵及肌层,则膀胱壁回声连续性破坏,轮廓不清。

7. 前列腺增生症　前列腺增大,以前后径为主。前列腺断面呈圆形或近圆形,外观规整,包膜回声增厚但光滑连续。增生的内部常回声减弱,少数回声增强或等回声。

（五）妇产科超声检查

1. 正常盆腔声像图　子宫位于充盈的膀胱后方,多为前倾位,居中,纵切面一般呈倒置的梨形,横切面子宫底部呈三角形,体部呈椭圆形,轮廓清晰,被膜光滑。子宫肌层呈均匀中等回声,宫腔呈线状强回声;周围内膜为低回声或较强回声,其回声强度和厚度与月经周期有关。宫颈回声较宫体回声稍强且致密,其内可见带状强回声的宫颈管。正常子宫大小因不同的生理阶段而有差异性,经产妇大于未产妇,绝经期后子宫萎缩。卵巢在子宫横切面上位于子宫两侧外上方,断面呈圆形或卵圆形,内部回声均匀,强度略高于子宫。

2. 正常妊娠子宫声像图 早孕 5 周时可显示妊娠囊,为增大的子宫内见圆形或椭圆形的光环;中、晚期妊娠时主要发现妊娠有无异常,评定胎儿生长发育情况、进行孕龄估计或胎儿生理功能的观察。

3. 子宫肌瘤 子宫肌瘤是子宫最常见的良性肿瘤,其声像图提示子宫增大,形态不规则;肌瘤结节呈圆形低回声或等回声,周边有假性包膜形成的低回声晕;壁间肌瘤子宫内膜移向对侧且发生变形,黏膜下肌瘤内膜显示增宽、增强或显示出瘤体。肌瘤钙化时,其内出现点状、团状或带状强回声,后方伴声影。

护考链接

患者,女,30 岁。平素月经不规律,2~3 个月一次,停经 42 天查尿 HCG 阳性,现停经 14 周,宫底高度耻骨上 3 横指,多普勒未闻及胎心,此时最适宜进行的检查项目是( )。

A. X 线   B. 尿 HCG   C. B 超检查
D. 胎儿电子监护   E. 胎心心电图
答案与解析:C,孕 5 周时 B 超检查可显示妊娠囊,作为早孕诊断的重要依据。

任务五　核医学检查

案例引导

患者,男,68 岁。因"阵发性心前区闷痛 1 周,加重 12 h"入院,临床诊断为冠心病,不稳定型心绞痛,ECG 检查未发现异常改变,计划做放射性核素检查。
什么是放射性核素检查? 进行此检查有何临床价值?

一、概述

核医学(nuclear medicine)是一门研究核素和核射线在医学中的应用及其理论的学科,即应用放射性核素及其标记的化合物进行疾病诊治和进行生物医学研究。本节主要介绍诊断核医学相关内容。

核医学显像不仅可显示脏器或病变的解剖结构,同时提供其血流、功能、代谢甚至是分子水平的化学信息,是一种无创性的检查,产生毒副作用的概率低。目前,核医学仪器已与 CT、MRI 等共同组成医学图像成像技术,有利于病变精确定位和准确定性诊断,将现代医学的影像诊断技术提高到一个新的阶段。

（一）核医学检查的基本原理

1. 体内检查法的原理 放射性核素或其标记物被引入人体后,可被脏器组织摄取,实现脏器、组织、病变的显像和功能的检查。这种放射性核素或其标记物称为显像剂或示踪剂。由于其发射能穿透组织的核射线(如γ射线),用放射性探测器可经体表探测其在体内的吸收、分布和排出等代谢过程,从而了解组织脏器的功能、代谢或血流灌注等情况或体内某一通道的通畅程度,对疾病进行诊断。

2. 体外检查法的原理 体外检查法是利用放射性标记的配体为示踪剂,以竞争结合反应为基础,在试管内完成的微量生物活性物质检测技术。最具有代表性的是放射免疫分析。

（二）核医学检查的主要方法

1. 放射性核素显像法 利用放射性核素示踪技术在人体内实现正常和病变组织显像的核医学检查法。应用放射性核素显像仪器,如γ照相机、单光子发射型计算机断层仪(single photon emission computed tomography,SPECT)、正电子发射型计算机断层仪(positron emission computed tomography,PET)等。在体外接收引入体内的放射性核素衰变过程中发射出的射线后以一定的方式成像,不仅可显示脏器和病变的位置、形态、大小的解剖图像,同时提供脏器和病变的血流、功能、代谢和引流等信息,具有动态和定量显示的优点,实现脏器的多项功能参数,对疾病的早期诊断有重大意义。

2. 放射性核素非显像法 即脏器功能测定,将示踪剂引入体内后,用功能测定仪在体表对准特定脏器,连续或间断地探测和记录示踪剂在脏器和组织中被摄取、聚集和排出的情况,多以时间-放射性曲线形式显示,即可对脏器的血流及功能状态进行判断。临床常用有肾图仪、甲状腺功能测定仪等。

二、核医学检查前的准备

★ **高频考点**

（1）核医学检查前的准备。

（2）脑血流、心肌灌注显像、甲状腺吸^{131}I率测定的临床应用。

（一）常规准备

（1）向被检查者说明检查的目的、意义,取得理解与配合。

（2）向被检查者解释检查的优点及其安全性,以消除恐惧心理。

（3）在应用放射性药物前仔细核对被检查者的姓名、检查的内容、放射性药物的名称等。

（二）神经系统核医学检查

（1）脑血流灌注显像注射显像剂前5 min及注射后5 min给患者带眼罩和耳塞,进行视、听封闭,以减少声音、光线等对脑血流灌注和功能的影响。

（2）头托固定被检查者头部,保持安静。对检查时不能制动或安静者,需镇静后再行检查。

（3）脑葡萄糖代谢显像检查前禁食 4～8 h。

（三）心血管核医学检查

（1）检查当日禁食早餐，无论静息显像还是负荷显像。

（2）心肌灌注显像检查前 2 日停服 β 受体阻滞剂及抗心绞痛药物。

（3）$^{99}Tc^m$ - 甲氧基异丁基异腈（$^{99}Tc^m$ - MIBI）显像时被检查者带脂肪餐。

（4）药物负荷检查前一天需停服潘生丁及茶碱类药物。

（5）药物负荷注射过程中观察心电图、记录心率和血压，注射完毕后记录心电图。

（6）心肌代谢显像检查当日禁食至少 12 h，检查前监测被检查者血糖水平，血糖高于正常者或糖尿病患者应调节血糖水平在正常范围。

（7）葡萄糖负荷心肌代谢显像检查前一般空腹 6 h 后口服葡萄糖 50 g，将被检查者血糖水平调至正常，于 30 min 后静脉注射显像剂。

（四）内分泌系统核医学检查

（1）检查前禁食含碘食物（如海带、紫菜、海鱼、海虾等）2 周，停服含碘药物 2～8 周，甲状腺片及抗甲状腺药物停服 4～6 周。

（2）检查当日空腹，保证^{131}I的充分吸收。

（五）骨骼系统核医学检查

（1）全身骨骼显像注射显像剂后被检查者多饮水，促进显像剂从尿路排出。

（2）显像前排空尿液，注意不要污染衣裤和皮肤，以免造成假阳性结果。

（3）显像前取走被检查者身体上的金属物品，以免影响检查结果的判断。

三、核医学检查的临床应用

（一）神经系统核医学检查

1. 脑血流灌注显像原理及其临床应用　静脉注射脑血流灌注显像所用的放射性药物如$^{99}Tc^m$ - 双半胱乙酯（$^{99}Tc^m$-ECD）可通过血脑屏障进入脑实质内，并可在脑实质内停留足够长的时间，它进入脑实质细胞的量与局部脑血流量和脑功能成正相关。在体外利用 SPECT 显像装置可显示脑血流的灌注和功能状态。

正常图像为两半球放射性分布左右两侧基本对称。两侧大、小脑皮质、基底神经节、丘脑和脑干等灰质结构呈放射性聚集区，而白质和脑室区放射性分布明显减淡。各种颅内病变时因其病变部位局部脑血流灌注和代谢发生变化，可表现为至少两个断面上有一处或多处呈放射性分布稀疏、缺损或放射性浓集。

脑血流灌注显像临床主要用于：脑缺血性疾病早期诊；癫痫病灶的定位诊断；早老性痴呆、精神性疾病、震颤性麻痹、小儿缺血缺氧性脑病的诊断。

2. 脑葡萄糖代谢显像原理及其临床应用　正常情况下，脑细胞以葡萄糖为能量代谢底物。^{18}F-氟代脱氧葡萄糖（^{18}F-FDG）为葡萄糖类似物，具有与葡萄糖相同的细胞运转方式被脑细胞摄取，在己糖激酶催化下生成 6-磷酸-^{18}F-FDG，但不再继续参与糖代谢而滞留于脑细胞内。静脉注射后 45～60 min 在体外用 PET 或符合线路 SPECT 进行脑葡萄糖代谢显像。

正常脑葡萄糖代谢影像与脑血流灌注显像相似。局部放射性异常增高或减低均为糖代谢异常。

脑葡萄糖代谢显像临床主要用于:脑瘤的诊断与鉴别诊断、疗效随访和预后判断;癫痫灶定位;脑缺血性疾病的定位诊断及疗效随访;锥体外系疾病和共济失调疾病的诊断;脑功能的研究。

(二)心血管系统核医学检查

1. 心肌灌注显像原理及其临床应用　心肌细胞可选择性地摄取某些化合物,若用放射性核素标记这些物质,如 ^{201}Tl-氯化亚铊(^{201}TlCL,简称 ^{201}Tl)或 ^{99}Tc^{m} - 甲氧基异丁基异腈(^{99}Tc^{m} - MIBI),静脉注射后可使心肌显影,即可从体表探测到其在心肌摄取的情况,摄取量与局部心肌血流量成正相关。

心肌灌注显像的方法有负荷显像和静息显像。为提高检测心肌缺血的灵敏度,较早发现较轻微的缺血性心脏病变,一般需进行负荷心肌显像,包括运动负荷和药物负荷,临床多采用药物负荷(潘生丁或腺苷)显像。使用药物提高冠状动脉血流量,此时进行心肌灌注显像容易发现因心肌缺血引起的灌注异常。

正常图像为左室心肌各壁、各节段放射性分布均匀,心尖部位稍稀疏,常见不到右室和心房影像,负荷显像和静息显像基本一致。心肌影像上同一心肌节段出现放射性减低或缺损区,且在不同断层影像上呈一致表现,即可视为异常灌注图像。负荷显像与静息显像相比较,负荷显像见到局部心肌节段出现放射性稀疏或缺损而静息显像出现明显或完全填充,称为可逆性缺损,提示局部心肌缺血。负荷显像和静息显像同一部位均为节段性放射性缺损区,称为不可逆性缺损,提示局部心肌严重缺血或坏死。

心肌灌注显像临床主要用于冠心病心肌缺血、心肌梗死的诊断,可直观地看到病变部位及范围,其灵敏度及特异性可达到99%左右;用于冠心病预后的估测;冠心病内科或手术治疗的疗效观察;心肌病的鉴别诊断等。

2. 心肌葡萄糖代谢显像原理及其临床应用　正常空腹情况下,心肌细胞的主要能量来源为脂肪酸的有氧氧化。而血糖水平较高时,心肌细胞的主要来源为葡萄糖。心肌缺血时,心肌细胞脂肪酸氧化受抑制,主要通过葡萄糖无氧酵解提供能量。^{18}F-FDG 是最常用的葡萄糖代谢示踪剂,目前常采用的 ^{18}F-FDG 心肌代谢显像的方法主要有三种:空腹 ^{18}F-FDG 显像、葡萄糖负荷 ^{18}F-FDG 显像和胰岛素负荷 ^{18}F-FDG 显像。临床多在糖负荷状态下静脉注射 ^{18}F-FDG 后,被心肌细胞摄取,经己糖激酶作用后转变为 6-磷酸- ^{18}F-FDG,它不能参与进一步的糖代谢,而停留在心肌细胞。当 ^{18}F-FDG 停留在心肌细胞时,可在体外用 PET 或符合线路 SPECT 进行心肌糖代谢显像即可间接了解葡萄糖在心肌内的摄取和分布情况。局部心肌摄取葡萄糖是心肌存活的可靠标志,是判断存活心肌的金标准。

正常糖负荷时的心肌代谢显像图像与心肌灌注图像相似。异常图像包括如下两类:①灌注-代谢不匹配,即心肌灌注显像呈现局部心肌节段性放射性减低或缺损区,而代谢显像显示相应节段 ^{18}F-FDG 摄取正常或相对增加,标志着心肌缺血但心肌细胞存活。②灌注-代谢匹配,即心肌灌注显像呈现局部心肌节段性放射性减低或缺损区,而代谢显像显示相应节段 ^{18}F-FDG 摄取减低,标志着心肌细胞无存活即为坏死心肌或纤维化(瘢痕组织)。

心肌糖代谢显像临床主要用于冠心病心肌活性的测定和疗效评定。

（三）内分泌系统核医学检查

1. 甲状腺吸^{131}I率测定原理及其临床应用 甲状腺具有选择性摄取碘并合成甲状腺激素的功能。甲状腺摄取碘的量和速度可以直接反映甲状腺的功能状况。患者口服一定量的^{131}I，被甲状腺摄取，在体外用特定的γ射线探测仪（甲状腺功能测定仪）分别于服药后2 h、4 h或6 h，24 h测量甲状腺摄^{131}I百分率，即可得到甲状腺摄^{131}I率曲线，从而判断甲状腺的功能状况。

甲状腺吸^{131}I率正常值因地域不同、食物、饮水中含碘量不同而不同，但其共同的规律是随着时间的推移而增加，摄^{131}I高峰为24 h。

甲状腺吸^{131}I率的测定主要用于计算甲状腺功能亢进患者服^{131}I量及亚急性甲状腺炎患者的诊断，还可作为甲状腺功能亢进或甲状腺功能减退的辅助诊断。

2. 甲状腺显像原理及其临床应用 正常甲状腺组织有很强的选择性摄取和浓集碘的能力。将放射性核素^{131}I引入体内后，即在有功能的甲状腺组织内浓集，在体外用特定的核医学显像仪器探测^{131}I所发射的γ射线的分布情况，可获得包括甲状腺大小、位置、形态和放射性分布的图像。高锝酸盐（^{99}Tc^{m}O$_4^-$）和^{131}I属同一族元素，有相似的化学性质，均可用于甲状腺显像，^{99}Tc^{m}O$_4^-$来源方便，半衰期短且图像质量较好，所以临床应用较多。

正常甲状腺图像位于颈前正中，前位呈蝶状，分左右两叶，中间有峡部连接，甲状腺内放射性分布大致均匀。异常图像表现为异位甲状腺；甲状腺体积增大或缩小；甲状腺形态不规整；甲状腺放射性分布异常，可为弥漫性分布异常，可表现为整个甲状腺呈放射性分布异常浓集或稀疏，也可表现为局灶性放射性分布异常。

> **知识链接** ┄┄┄┄┄┄┄┄┄┄┄┄┄┄┄┄┄┄┄●
>
> **甲状腺结节分型**
>
> （1）**热结节**：病变区域放射性分布高于正常甲状腺组织，提示结节功能增高，恶性率较低。
>
> （2）**温结节**：病变区域放射性分布等于或接近正常甲状腺组织，多见于甲状腺腺瘤、结节性甲状腺肿等，恶性率为3%～8%。
>
> （3）**冷（或凉）结节**：病变区域放射性分布低于正常甲状腺组织，多见于甲状腺腺瘤、结节性甲状腺肿、甲状腺炎、甲状腺癌等，恶性率较高，单个冷结节甲状腺癌的发生率为20%。

甲状腺显像临床主要用于异位甲状腺的定位诊断、甲状腺结节功能的判定、甲状腺转移灶的探测等。

（四）骨骼系统核医学检查

骨骼显像是静脉注射放射显像剂如^{99}Tc^m-亚甲基二磷酸盐（^{99}Tc^m-MDP）后，通过化学吸附和离子交换途径，沉积在骨骼的羟基磷灰石晶体表面，在体外利用SPECT显像装置可以获得全身骨骼的图像。骨组织聚集显像剂的量与其局部血流量及代谢活性有关，局部血流量增加,成骨细胞活跃和新骨形成时,显像图上表现为局部放射性浓集区;反之,骨组织血供减少,病变区呈溶骨性改变,显像图上则出现放射性稀疏或缺损。因此,当骨病变的早期尚未出现骨密度的明显变化时,骨显像即可显示出其细微变化。

骨骼显像正常图像为全身骨骼显影清晰,放射性分布左右对称。血液循环丰富和代谢活跃的松质骨放射性聚集较多;密质骨放射性聚集较少(图 6-21)。若骨像图像上出现放射性分布不均匀或不对称,与邻近或对侧相应正常骨骼部位比较,呈局部或弥漫性放射性异常增高或减低区,即为异常骨显像。

临床常用于如下情况:①恶性肿瘤患者疑有骨转移者寻找骨转移病灶(图 6-22),可较 X 线摄片或 CT 早 3~6 个月发现病灶,现已成为诊断肿瘤骨转移的首选方法。②原发性骨肿瘤定位。③急性化脓性骨髓炎的诊断与鉴别诊断。④各种代谢性骨病的诊断。⑤骨髓移植术后观察局部血供及成活情况。⑥股骨头血供情况的观察及股骨头缺血性坏死的诊断。⑦诊断 X 线难以发现的某些骨折。

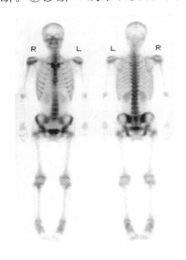

图 6-21　全身正常骨骼显像

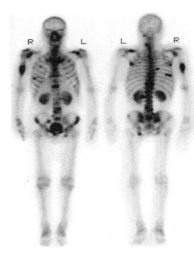

图 6-22　骨转移瘤

(五)呼吸系统核医学检查

1. 肺灌注显像原理　静脉注射直径为 $10 \sim 60~\mu m$ 的放射性核素 $^{99}Tc^m$ 标记的大颗粒聚合人血清白蛋白($^{99}Tc^m$-MAA),因人体肺毛细血管的直径为 $7 \sim 9~\mu m$,因此 $^{99}Tc^m$-MAA 进入人体后随血流进入右心系统,与肺动脉血混合均匀并流经肺毛细血管,一过性暂时栓塞于肺毛细血管床,其分布与肺动脉血流灌注量成正比。应用 SPECT 显像装置在体外可获得反映肺部血流灌注的图像。

2. 肺通气显像原理　将放射性气溶胶 $^{99}Tc^m$－葡萄糖磷脂($^{99}Tc^m$-GP)经雾化吸入后,沉积和滞留于气管、支气管、细支气管和肺泡。用 SPECT 显像装置在体外可获得放射性气溶胶在呼吸道的分布情况,从而判断气道通畅情况和局部的通气功能。

正常肺灌注显像和肺通气显像:双肺影像清晰,形态与解剖同 X 线胸片,两肺放射性分布基本均匀,肺尖部放射性分布较少。

3. 肺灌注显像和肺通气显像的临床应用　临床上一般同时进行肺通气和肺灌注显

像,结合两种显像图像特征进行病变判断,主要用于肺动脉血栓栓塞症、慢性阻塞性肺部疾病和肺动脉高压的诊断。

护考链接

患者,男,52 岁。既往有完全性左束支传导阻滞,疑似有心肌梗死。既能明确诊断又能了解梗死部位和范围的检查是( )。

A. X 线   B. 心电图   C. B 超

D. 心肌灌注显像   E. 心肌葡萄糖代谢显像

答案与解析:D,心肌灌注显像可直观地看到心肌梗死的部位及范围,其灵敏度及特异性可达到 99% 左右。

(杜 娟)

项目小结

影像学检查是健康评估的重要方法之一。随着医学影像学的飞速发展,其临床应用越来越广,检查范围覆盖了全身各系统,检查的准确率也越来越高。但 X 线检查仍是影像学检查最基本、最常用的方法;因胸部、四肢的组织和器官存在良好的自然密度差,所以胸部常见病、多发病及骨关节常见疾病(如四肢骨折、骨肿瘤等)用普通 X 线检查即可进行初步诊断;心脏疾病时的心脏大小和外形改变,不仅能用 X 线检查观察到,还可同时观察到肺血流情况,这是其他影像学无法与它相比的;消化系统胃肠道常见疾病首选胃肠道造影 X 线检查。其他影像检查也各有其优势,如:腹部实质性脏器首选 B 超和 CT 检查;肺部细小的病变选用 CT、MRI 检查;肝脏结节的鉴别诊断 MRI 检查优于 B 超和 CT;核素检查可比 X 线早 3~6 个月发现骨骼疾病,尤其是骨转移瘤的早期诊断,同时核素检查是目前临床上判断心肌存活的金标准。

护士应了解常用影像检查方法的应用原理,熟悉常用影像检查的主要方法、临床应用价值,帮助患者选择适当的检查方法;掌握各系统正常、基本病变和常见疾病的影像征象,指导患者做好各项检查前的准备。

情景测试题

以下案例,每个案例有若干个问题,每个问题下面设 A、B、C、D、E 五个备选答案。请根据提供的信息,在每个问题的 A、B、C、D、E 五个备选答案中选择一个最佳答案。

(1~3 题共用题干)

患者,男,65 岁。因"右侧肢体活动不便 4 h"入院。患者神志清楚,有高血压及糖尿病史,曾有过短暂性脑缺血发作史,右侧肢体肌力为 2 级。

1. 确诊最有价值的辅助检查是( )。

A. 头颅 CT 或 MRI   B. 肌电图   C. 腰穿

D. 脑血管造影   E. 颈部血管超声

2. 若行 CT 检查无高密度显影,此患者可诊断为（   ）。

A. 脑出血   B. 脑梗死   C. 蛛网膜下腔出血

D. 颅内肿瘤   E. 硬膜下血肿

3. 该疾病最常见的病因是（   ）。

A. 劳累   B. 上感   C. 动脉粥样硬化

D. 肥胖   E. 动脉瘤

（4～5 题共用题干）

患者,男,45 岁,因"右侧胸痛、胸闷、气短 10 天,伴心悸、呼吸困难 3 天"入院。体格检查:T 37.9 ℃,P 102 次/分,R 30 次/分,BP 124/80 mmHg,端坐位,呼吸急促,口唇发绀,气管略向左侧移位。右侧胸廓饱满,右肺触觉语颤明显减弱,右肺叩诊呈浊音,右肺呼吸音减弱,未闻及干、湿啰音;左肺（－）。X 线胸片示:右侧肺野均匀一致密度增高影,其上缘呈外高内低弧线影,膈肌影显示不清,纵隔向左侧移位。

4. 护士考虑该患者最有可能的疾病是（   ）。

A. 支气管炎   B. 右侧气胸   C. 右侧胸腔积液

D. 右侧肺炎   E. COPD

5. 护士提出的最主要的护理问题是（   ）。

A. 清理呼吸道无效   B. 有体液不足的危险

C. 知识缺乏   D. 恐惧

E. 气体交换受损

（6～7 题共用题干）

患者,男,30 岁。暴饮暴食后出现上腹部阵发性疼痛,伴腹胀,恶心呕吐,呕吐物为宿食,停止肛门排气。护理体检:腹胀,见肠型;腹软,轻度压痛,肠鸣音亢进。

6. 下列辅助检查最有意义的是（   ）。

A. 腹部穿刺   B. 钡剂灌肠   C. 腹部 X 线平片

D. 纤维结肠镜   E. 腹部 B 超

7. 该患者目前最有可能的疾病是（   ）。

A. 急性阑尾炎   B. 肠梗阻   C. 胰腺炎

D. 胆囊结石   E. 急性胃肠炎

（8～10 题共用题干）

患者,男,35 岁,有胃溃疡病史 8 年,突发腹痛 3 h,急诊入院。

8. 护士收集病史时应特别注意询问（   ）。

A. 近期饮酒情况   B. 近期胃镜检查情况

C. 胃溃疡病史   D. 腹痛部位、性质和伴随症状

E. 近期食欲与睡眠情况

9. 护士体格检查的重点是（   ）。

A. 肠鸣音   B. 腹部外形   C. 直肠指检

D. 腹腔积液征　　　　　　　　E. 肝浊音界位置

10. 对确诊有价值的辅助检查是(　　)。

A. 腹腔灌洗　　　　　　　B. 腹部 CT 检查　　　　　　C. X 线检查

D. 腹部 MRI 检查　　　　　E. 淀粉酶测定

(11～12 题共用题干)

患者,男,65 岁。头痛半年多,多于清晨发生,常出现癫痫发作,经检查诊断为颅内占位性病变、颅内压增高,拟行开颅手术。

11. 为明确诊断首选的辅助检查是(　　)。

A. 脑超声检查　　　　　　B. 腰穿　　　　　　　　C. 胸部 CT 检查

D. 头部 CT 或 MRI 检查　　E. 脑血管造影

12. 颅内压增高患者的主要临床表现为(　　)。

A. 头痛、抽搐、偏瘫　　　　　　　　　B. 头痛、呕吐、感觉障碍

C. 头痛、恶心、食欲下降　　　　　　　D. 头痛、抽搐、血压增高

E. 头痛、呕吐、视乳头水肿

(13～14 题共用题干)

患者,男,75 岁。摔倒后出现左侧髋部疼痛,不能站立、行走。护理体检:左侧髋部压痛、肿胀,左髋关节活动障碍,左大粗隆上移,左下肢呈外旋位。

13. 该患者首先应立即采取以下哪项辅助检查?(　　)

A. B 超　　　　B. CT　　　　C. X 线　　　　D. MRI　　　　E. 骨扫描

14. 该患者可能的诊断为(　　)。

A. 股骨上端骨折　　　　　　B. 骨盆骨折　　　　　　C. 尾骨骨折

D. 股骨颈骨折　　　　　　　E. 髋臼骨折

情景测试题参考答案

1. A　2. B　3. C　4. C　5. E　6. C　7. B　8. D　9. E　10. C　11. D　12. E　13. C　14. D

项目七
健康资料的分析与记录

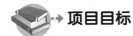 **项目目标**

1. 掌握护理诊断的概念与思维方法、护理病历书写的基本要求。
2. 熟悉护理诊断与医疗诊断的区别、功能性健康型态分类。
3. 了解护理诊断的发展史及书写护理病历的意义。
4. 能够应用功能性健康型态对被评估者进行入院评估并提出相关护理诊断。
5. 学会书写护理病程记录。

任务一　护理诊断与思维方法

案例引导

　　患者,女,65 岁,农民。因反复咳嗽、咳痰十余年,加重伴气促、双脚水肿 8 天入院。入院医疗诊断:慢性支气管炎、肺气肿、肺心病。入院时 T 38.9 ℃,P 100 次/分,R 28 次/分,BP 110/70 mmHg,体重 40.5 kg。患者神志清醒,口唇、甲床轻度发绀,双足轻度水肿。活动后有呼吸困难,咳嗽。

　　请根据此案例资料提出护理诊断。

一、护理诊断

(一) 护理诊断的发展

　　护理诊断(nursing diagnosis)的概念于 1950 年由美国学者麦克迈纳斯(McManus)首先提出。1953 年弗吉尼亚·弗莱(Virginia Fry)认为护理计划中应包括护理诊断这一步骤,并提出护理诊断应由具有一定资格的人去完成。1973 年,美国护士协会正式将护理诊断纳入了护理程序,并授权在护理实践中使用。同年在美国密苏里州召开的第一届全美护理诊断会议上,提出了护理诊断的基本框架,并成立了全美护理诊断分类小组。之后,美国各级医疗机构开始使用护理诊断。在 1982 年 4 月召开的第五次会议上因有加拿大代表参加,全美护理诊断分类小组改名为北美护理诊断协会(North American Nursing Diagnoses Association,NANDA)。

20 世纪 50 年代出现的护理程序和护理诊断学说,被认为是护理学重要的发展标志。我国从 20 世纪 80 年代初期,美籍华人学者李式鸾博士来中国讲学,引进了责任制护理;1994 年美籍华人学者袁剑云博士将整体护理介绍到中国;1996 年我国的整体护理协作网正式成立,如今护理程序已被护理界广大同仁所接受,护理诊断也被逐渐推广应用。

（二）护理诊断的概念

1990 年 NANDA 将护理诊断定义如下:护理诊断(nursing diagnoses)是关于个人、家庭或社区现存或潜在的健康问题或生命过程的反应的一种临床判断。它是护士为达到预期目标选择护理措施的基础。

从上述定义中可以看出护理诊断的本质和内涵。护理诊断描述的是人类健康问题,其内容包括人的生理、心理、社会等方面的问题;而这些问题必须属于护理工作范围、通过护理职能解决或缓解的。护理服务对象不再仅仅是被评估者,还包括健康人,服务范围也从个体扩展到家庭和社区。护理诊断的内涵不光关注服务对象存在的问题,同时也关注潜在的问题,反映出护理工作的预见性。

（三）护理诊断与医疗诊断的区别

明确护理诊断和医疗诊断的区别对确定各自的工作范畴和应负的法律责任是非常重要的,二者主要区别见表7-1。

表 7-1 护理诊断与医疗诊断的区别

项 目	护 理 诊 断	医 疗 诊 断
诊断对象	对个体或群体的健康问题的反应的一种临床判断	对个体的病理、生理变化的一种临床判断
描述的内容	个体对健康问题的反应	是一种疾病
诊断者	护士	医疗人员
解决方法	用护理的方法解决	用医疗手段解决
适应范围	针对个体、家庭、社会的健康问题	针对个体的疾病
数量	有多个诊断	只有一个诊断
变化情况	随病情的变化而改变	确诊后一般不会改变
两者关系	对医疗诊断的补充	是护理诊断的原因

（四）护理诊断的分类

1. 字母顺序排列法 按英文字母顺序排列的护理诊断,主要用于护理诊断的索引。

2. 人类反应形态分类法 在 1986 年北美护理诊断协会会议上,"人类 9 个反应形态"的护理诊断分类法并被命名为 NANDA 护理诊断分类 I,这 9 个反应形态为第一层次的护理诊断，每个形态下又有若干个护理诊断。人类 9 个反应形态具体内容如下。

（1）交换　包括物质的交换、机体的代谢、正常的生理功能，如营养失调：低于机体需要量。

（2）沟通　包括思想、情感或信息的传递，如语言沟通障碍。

（3）关系　常指人际关系、家庭关系等，如社交孤立、父母不称职等。

（4）价值　与人的价值观有关的问题，如精神困扰。

（5）选择　面对应激或多个方案做出选择和决定等方面的问题，如个人应对无效、执行治疗方案无效、家庭应对无效等。

（6）移动　包括躯体活动、自理情况等，如躯体移动障碍、活动无耐力、进食自理缺陷等。

（7）感知　包括个人的感觉、对自我的看法，如自我形象紊乱、感知改变等。

（8）认知　对信息、知识的理解，如知识缺乏。

（9）感觉　包括意识、情感、知觉和理解力等，如疼痛、焦虑、恐惧等。

3. 功能性健康型态分类法　1987 年，马乔里·戈登（Morjory Gordon）提出按人类功能性健康型态排列的护理诊断分类法，此法目前临床上使用比较广泛，主要涉及人类健康生命过程的 11 个方面。

（1）健康感知-健康管理型态　如健康知识、健康行为等。

（2）营养-代谢型态　如饮食、营养状况等。

（3）排泄型态　如排尿、排便、排汗等。

（4）活动-运动型态　如活动能力、活动方式、活动耐力等。

（5）睡眠-休息型态　如睡眠状况、休息情况等。

（6）认知-感受型态　如对疾病的认识、对事物的观察、对不舒适的感觉等。

（7）自我感知-自我概念型态　如对自己的感觉、情感反应、对情况的控制能力等。

（8）角色-关系型态　如与家属、邻里、同事间的关系、社交活动等。

（9）应对-应激耐受型态　如对一些突发事件的反应及适应能力等。

（10）性-生殖型态　如婚姻状态、月经、生育状况等。

（11）价值-信念型态　如人生观、对健康的信念、宗教信仰等。

（五）护理诊断的组成

护理诊断由名称、定义、诊断依据及相关因素四部分组成。

1. 名称　对被评估者健康状况的概括性的描述，通常使用改变、受损、减少、过多、紊乱、障碍、无效等特定描述语。

护理诊断可分为现存的、有危险的、健康的三种类型进行描述，必须通过护理措施来解决和预防。

（1）现存的护理诊断　对被评估者目前已出现的健康问题或对疾病的反应所做的描述。如："气体交换受损"和"清理呼吸道无效""疼痛"等。

（2）有危险的护理诊断　这指被评估者目前尚未发生问题，但有危险因素存在，若不进行预防处理就会发生的问题。用"有……的危险"进行描述，如"有皮肤完整性受损的危险""有窒息的危险"。

（3）健康的护理诊断　个人、家庭或社区具有加强更高健康水平的描述。健康的护理诊断常用于护理健康人群时采用。如"执行治疗方案有效""母乳喂养有效"。

2. 定义　对护理诊断名称的一种清楚、精确的描述，是与其他诊断区别的依据。只有找出符合定义的特征，才可以确立护理诊断。

3. 诊断依据　做出该诊断时的临床判断标准，即做出该护理诊断时必须存在的症状、体征和有关的病史及可能出现的危险因素。临床上一般将诊断依据分为主要依据和次要依据。

（1）主要依据　指做出一个护理诊断必须具有的一组症状和体征及有关病史，是诊断成立的必要条件。

（2）次要依据　支持该护理诊断成立的依据，它不是必需的。例如，"营养失调：低于机体需要量"这个护理诊断的主要依据是体重低于标准体重的 10%，次要依据是头发干枯、肌肉软弱无力。

4. 相关因素　相关因素指导致被评估者出现健康问题的直接因素、促发因素，即促使护理诊断成立和维持的原因及情景。

（1）病理生理因素　此指疾病引起的各种改变。例如，"体液过多"的相关因素可能是右心衰竭。

（2）心理因素　此指被评估者的心理状况改变引起的，如焦虑、恐惧等。

（3）与治疗有关的因素　此指因治疗措施（用药、手术创伤等）引起的变化。例如，"气体交换受损"的相关因素可能是麻醉药物引起呼吸抑制。

（4）情景因素　此指环境、情景等方面的改变（陌生环境）。例如，"睡眠型态紊乱"与住院后的陌生环境有关。

（5）成熟因素　与年龄有关的因素，例如，老年人常发生"便秘"，这与老年人活动量减少、胃肠蠕动减弱有关。

（六）护理诊断的陈述

护理诊断的陈述，描述的是个体或群体健康状态及导致这种状态的原因。

1. 陈述内容

（1）健康问题　此指被评估者现存的、有危险的健康问题。它能反映健康状况的变化。

（2）症状或体征　此指与健康问题有关的症状或体征。

（3）原因　此指影响被评估者健康状况的直接因素、促发因素或危险因素。疾病的原因往往是比较明确的，而健康问题的原因往往因人而异，如失眠，其原因可能有饥饿、环境改变、体位不舒适等。

2. 陈述方法

护理诊断的陈述方法主要有三部分陈述、两部分陈述和一部分陈述三种方式。

常用 PES 公式表示。P 代表健康问题，护理诊断的名称；E 代表病因，即相关因素；S 代表症状和体征，即诊断依据。

必须强调的是：无论哪一种陈述，原因的陈述是不可缺少的，只有明确原因才能为制定护理计划指明方向，而且原因的陈述常用"与……有关"，表明了健康问题与原因之间的关系，有助于护士确定该诊断是否成立。

（1）三部分陈述多用于存在的护理诊断。

如："营养失调：消瘦与吞咽困难、进食过少有关"。
　　　　　　　　P　　　S　　　　　　E

（2）两部分陈述　多用于"有危险的"的护理诊断。

如："有窒息的危险：与大咯血有关"。
　　　　　　　　P　　　　　　E

（3）一部分陈述　多用于健康的护理诊断。

如：寻求健康行为。
　　　　P

护考链接

按 PES 公式记录，常用于（　　）。

A. 护理评估记录　　　　　B. 护理诊断记录　　　　　C. 列出预期目标时

D. 护理计划执行时　　　　E. 护理效果评价时

答案与解析：B，护理诊断的陈述方法的三部分陈述常用 PES 公式表示。

★ **高频考点**

（1）护理诊断的陈述方法。

（2）护理诊断的组成内容。

（七）合作性问题

1. 概念　合作性问题是指不能通过护理手段独立解决和预防的、需要护士与其他健康保健人员共同合作解决的问题。

2. 陈述　合作性问题的陈述因为没有症状、体征出现，常用 PE 公式，但在其前必须加上"潜在并发症"。如"潜在并发症：心律失常"。一旦诊断了潜在并发症，说明被评估者正在出现或可能发生并发症的危险，评估者的重点是监测和预防问题的发生及发展。

3. 区别　并非所有并发症都是合作性问题，合作性问题与护理诊断的根本区别在于，护理诊断是护士独立采取措施能够解决的问题；合作性问题需要医生、护士共同干预处理，护士不能预防和独立处理的并发症才是合作性问题。

二、护理诊断的思维方法

（一）护理诊断的形成过程

1. 分析资料、找出异常及相关因素　将收集到的各方面资料进行核实、分类、整理，与正常值比较，找出异常及相关因素。例如，被评估者主诉："我昨天晚上没有休息好"。评估者问："您为什么没有休息好"，被评估者答："换了一个新环境不太适应"，找出没休息好的原因是环境改变。

2. 确认被评估者的健康问题　如"失眠；没休息好的原因是环境改变"。

3. 选择护理诊断　如"睡眠型态紊乱：与环境改变有关"。

（二）护理诊断的排列

排列顺序就是按急、重、缓、轻依次排列，将威胁最大的护理诊断放在首位，其他依次排列。按 Maslow 需要层次：生理需要放在首位，按生理→心理→社会排列，评估者针对威胁生命的问题要立即采取措施。

临床常用排序方法：

1. 首优问题　此指威胁生命的问题，需要立即解决的问题，如组织灌注量不足、自主呼吸受损、有窒息的危险等。

2. 中优问题　此指不直接威胁患者生命，但能导致身体不健康的问题，如躯体移动障碍、皮肤完整性受损等。

3. 次优问题　此指与此次发病的关系不大，等到恢复期处理也行的问题。这些问题并非不重要，而是指在护理安排中可以放在后面考虑，只需较少的帮助就能解决这些问题。如"知识缺乏""营养失调：高于机体需要量"等。

护考链接

患者，男，25 岁，"颅脑外伤"入院。护士对处于昏迷状态的患者评估后，确认患者存在以下健康问题，其中应优先解决的问题是（　　）。

A. 大便失禁　　　　　　　　　　　B. 沟通障碍

C. 活动无耐力　　　　　　　　　　D. 皮肤完整性受损

E. 清理呼吸道无效

答案与解析：E，因患者意识障碍，有痰不会自己咳出，最易发生窒息。

（三）书写护理诊断的注意事项

护理诊断对被评估者的健康状况进行了准确的描述，界定了护理工作的范畴，指出了护理的方向，为护理计划的制订提供了依据。书写时应注意如下几点。

（1）护理诊断的名称必须是公认的，不可随意创造。

（2）护理诊断应该是应用护理措施能够解决的问题。

（3）一个护理诊断只针对被评估者的一个健康问题。

（4）护理诊断必须有相关因素，潜在的护理诊断应有危险因素。

（5）一个患者可有多个护理诊断，是一个动态的过程，随病情发展而变化。

（6）避免使用可能引起法律纠纷的语句。例如，将一个昏迷患者的护理诊断书写为"皮肤完整性受损：与护士未及时给患者翻身有关"，可能会引起法律纠纷，对护理人员造成伤害。

（7）避免价值判断。护理诊断是为了帮助患者而非批评患者，应避免作出带有价值判断的护理诊断，如"知识缺乏：与智商太低有关"之类的文字。

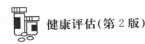

★ **高频考点**
(1) 护理诊断的排序。
(2) 书写护理诊断的注意事项。

任务二 护理病历书写

案例引导

患者,男,25岁。自诉黑便数次、呕吐咖啡色胃内容物2次伴心悸、乏力入院。入院时为患者输血200 mL。傍晚时患者因感到饥饿自行进食饼干数块后约30 min突诉恶心、腹胀、眼花、无力,随后呕吐暗红色液体约400 mL。查体:HR 124次/分,R 28次/分,BP 79/50 mmHg,SpO_2 94%。立即调整体位,开放静脉双通道,行心电监护与SpO_2监测,行抗休克、止血等抢救治疗后病情好转。

你如何进行护理记录?

一、护理病历的书写要求

(一)护理病历的概念

护理病历是对被评估者的健康资料进行分析、归纳和整理,提出护理诊断、预期目标、护理措施及其效果评价等,以书面的形式记录下来的文件。其目的是对被评估者的健康状况进行动态观察和比较,同时也便于他人查阅。护理病历是临床护理人员为护理对象提供护理服务的重要依据,也是护理教学、护理科研的重要资料,2002年我国国务院颁布的《医疗事故处理条例》中明确规定了护理病历具有法律效力,护理病历将成为医疗纠纷及诉讼的重要依据之一。所以,每个护理人员都必须刻苦训练,以认真负责、实事求是的态度书写好护理病历。在书写护理病历时必须规范、妥善保管,保证其准确性、完整性和原始性。

(二)护理病历记录的意义

1. 提供患者的资料信息 护理病历是关于护理对象病情发生、发展及转归全过程的客观全面、及时准确的动态记录,是医护人员诊断、治疗、护理的科学依据。

2. 可提供教学科研资料 完整的医疗护理记录体现了理论在实践中的应用,是护理教学的最好资料。某些特殊病例还可以作为个案教学分析与讨论的素材。同时也是科研工作资料的重要来源。在回顾性研究、流行病学调查方面有重要的参考价值,是卫生管理机构制定和调整政策的有效依据。

3. 可提供法律依据 各种医疗护理记录是具有法律效应的文件,是被法律认可的证据。在法庭上可作为判定医疗纠纷、人身伤害、保险索赔、刑事案件及遗嘱查验的重要依据。

知识链接

护理病历书写常见问题

护理记录重点不突出,记录内容不连贯;护理措施记录不完整,护理效果动态评价不及时;病情评估不真实,医护记录不相符;对患者的主观资料及客观资料描述不具体;书写过程中字迹不清楚,有涂改现象。

(三)护理病历记录的要求

1. 内容全面、真实、客观 护理病历必须真实而客观地反映护理对象的健康状况及所采取的护理措施。护理人员要认真、仔细、真实、客观地描述护理对象的有关资料,绝不能以医护人员的主观解释和看法代替真实而客观的评估。

2. 描述准确,用词恰当 护理病历记录的内容必须准确、真实、简明扼要、重点突出。要使用规范的医学词汇、术语及适当的外文缩写,力求精练、准确,使人一目了然,同时又节省了书写的篇幅和时间。在书写时不能用笼统、难以确定的语句表达,如"尚可""稍差""尚好"等。

3. 及时 护理病历必须及时书写,不能拖延或提前,更不能错记、漏记,保证记录的时效性,以便及时反映护理对象健康状况的变化。若因抢救急危重症患者未能及时记录的,相关医护人员应当在抢救结束后 6 h 内补记,并注明抢救完成时间及补记时间。

4. 书写规范 目前全国各医疗单位尚无统一的护理病历格式。但每个单位都有自己的规定和要求,为适应教学、科研及计算机管理的需要,建立统一规范的护理病历格式是十分必要的。护理病历书写应当使用蓝黑墨水或碳素墨水按规定的格式书写,书写过程中出现错误字迹时,应用同色笔画双线在错误字上,不得采取刮、粘、涂等方法掩盖原来的字迹。上级护理人员在审查修改下级护理人员书写的护理病历时应注明修改日期,修改人员应签名,要保持原纪录清楚。

5. 完整 眉栏、页码、日期、时间必须填写完整。各项记录及护理表格按要求逐项填写,避免遗漏。记录应连续,不留空白。各种记录应注明日期和时间,并签名,以示负责。若患者出现病情恶化、拒绝治疗或有自杀倾向、请假外出等特殊情况,应详细记录并在交接班时及时汇报。

护考链接

下列不属于护理病历记录的要求的是( )。

A. 记录及时准确

B. 内容简明扼要、客观真实

C. 医学术语准确

D. 记录者签全名

E. 文字生动、形象

答案与解析:E,护理病历记录应简明扼要、客观真实、及时准确,不能用笼统、难以确定的语句表达及医务人员的主观解释记录。

★ 高频考点
（1）护理病历记录的意义。
（2）护理病历记录的基本要求。

二、护理病历的格式与内容

目前我国每个医院护理病历的书写格式尚无统一的标准，但护理病历的内容基本一致，主要包括入院患者评估表（护理病历首页）、护理计划单、护理记录单、健康教育实施评价表、出院患者评估表等。

（一）入院患者评估表

入院患者评估表又称是护理病历首页，是对新患者入院后初步进行的系统的健康评估的记录。一般要求在患者入院后 24 h 内完成。入院患者评估表其主要内容包括健康史、身体评估、心理社会状态、有关的辅助检查结果、医疗诊断等。入院患者评估表的格式设计是以一定的理论框架为指导形成的，常用的有戈登（Gordon）的功能性健康型态、马斯洛（Maslow）的人类基本需要层次论、人的生理-心理-社会模式、奥瑞姆（Orem）的自理模式、人类健康反应类型等。

护考链接

入院患者评估表应在患者入院后多少时间内完成？（　　）
A. 4 h 内　B. 8 h 内　　　C. 12 h 内　　　D. 24 h 内　　　E. 48 h 内
答案与解析：D，入院患者评估表一般要求在患者入院后 24 h 内完成。

护理病历的书写方式有填写式、表格式及混合式三种，其中以混合式最常用。目前普遍应用的是以表格为主，填写为辅的混合式入院患者评估表。这种事先印制好的表格，有利于护理人员全面系统地收集和记录患者的入院资料，避免遗漏。因其记录的方式以在预留的备选项中打"√"为主，可有效地减少书写的时间和书写负担。但因其形式固定，在一定程度上限制了护士的主动性和评判性思维能力的发挥。入院患者评估表如表 7-2 所示。

表 7-2　入院患者评估表

科室＿＿＿＿＿　　姓名＿＿＿＿＿　　年　龄＿＿＿＿＿　　职业＿＿＿＿＿
床号＿＿＿＿＿　　性别＿＿＿＿＿　　住院号＿＿＿＿＿　　民族＿＿＿＿＿

简要病史：

入院方式:□步行　□扶行　□背入　□轮椅　□平车　□担架
体位:□自动体位　□被动体位　□强迫体位

续表

入院诊断：		主管医师：	主管护士：
入院时间：	收集资料时间：		体重：_____ kg

沟通能力	□正常　□含糊不清　□肢体语言 □不能表达	家庭状况	□未婚　　□已婚　　□离婚　　□丧偶 子女：
疾病认识	□完全认识　　□部分认识 □不认识　　　□未被告知	联系人	姓名：　　　　　　与患者关系： 电话（住址）：
意识	□清醒　□嗜睡　□恍惚　□昏迷	情绪	□正常　□焦虑　□紧张　□恐惧　□其他____
生命体征	T　　℃　　P　　次/分 R　　次/分　Bp　　mmHg	呼吸系统	□正常　□深　□浅　□快　□慢　□端坐 □器官切开　□插管　□辅助器　□用氧
口腔情况	黏膜：□完整　□破损　□其他____ 义齿：□无　□上　□下　□固定	循环系统	心律：□规则　□不齐　□房早　□室早　□房颤 水肿：□无　□指凹性　□非指凹性　□下垂性
听力情况	□清晰　　□重听　　□听力下降 □助听器　□其他_____	视力情况	□正常　□失明　□老花　□近视 □假眼　□眼镜　□其他____
饮食情况	基本膳食：□普食　　□软食　　□半流质　　□流质　　　□治疗饮食 食欲：　　□正常　　□减低　　□不思饮食		
过敏史	药物：□无　□有　过敏原_____　过敏反应表现：□皮试阳性　□药疹　□皮炎　□休克 食物：		
皮肤情况	□正常　□苍白　□潮红　□皮疹　□瘙痒　□其他_____ □完整　　□破损　　　　部位：_____　大小_____cm □压疮　　分度：____　　部位：_____　大小_____cm		
排泄	大便：□正常　　□失禁　　□腹泻　　□便秘　　□肠造口 小便：□正常　　□失禁　　□尿频　　□尿潴留　□保留尿管　□人工瘘管 其他：□呕吐　　□大量出汗　□大量出血　□引流		
活动休息	活动能力：□行动正常　□使用助行器　□假肢　□无法行动　□医嘱卧床　□其他_____ 自理能力：请填(1)、(2)、(3)　　(1)自理　　(2)部分依赖　　(3)完全依赖 　　　进食：____　穿衣：____　沐浴：____　如厕：____　床上活动：____ 睡眠习惯_____小时/天　　□正常　□失眠　□易醒　□多梦　□服镇静剂		
吸烟	□不吸　□吸　　每日_____支；已吸_____年；已戒_____年		
饮酒	□不饮　□偶饮　　每日_____g；已饮_____年；已戒_____年		

说明：请在符合的项目上打"√"，没有符合的项目可以不选择。

★ 高频考点

入院患者评估表的格式设计的理论框架。

（二）护理计划单

护理计划单是护理人员根据患者情况实施整体护理的基本方案，即护士为患者在住院期间制定护理计划、实施护理措施、观察护理效果的系统记录,它包括护理问题、护理目标、护理措施、护理评价的书面记录。护理计划单常用表格式,通过护理计划单可以了解患者在住院期间和出院时提出的护理问题、护理措施是否恰当有效,以指导重新寻找护理问题,提出新的护理问题,采取进一步的护理措施。其中护理问题是患者存在的和潜在的健康问题;护理目标是制订计划的指南和评价的依据;护理措施是针对护理问题所制订的具体护理方案;护理评价则是在实施护理过程中和护理后患者的感觉及客观检查结果的记录(表7-3、表7-4)。其记录的方式为在预留的备选项中打"√",在符合的项目上打"√",没有符合的项目可以不选择。

表 7-3 内科护理计划单

科室_____ 床号_____ 姓名_____ 诊断_____ 住院号_____

护理问题	预期目标	日期/时间	护理措施	评价	日期/签名
□气体交换受损 □清理呼吸道无效	□维持有效气体交换 □保持患者呼吸道通畅		□备齐吸痰器、氧气装置 □湿化吸氧 □指导患者有效咳嗽、排痰,协助翻身拍背,根据需要吸痰,观察痰液性质、量	□A □B □C	
□意识障碍	□意识障碍无进一步加重 □患者意识清楚		□严密观察意识、瞳孔变化及生命体征,记录病情变化 □必要时安装床栏,躁动患者防止坠床 □保持呼吸道通畅,头偏向一侧,防止误吸	□A □B □C	
□体温过高	□患者体温保持正常		□保持病室内空气新鲜、定时通风,保持适宜的温度、湿度 □严密观察体温变化,必要时给予物理降温,鼓励患者多饮水,清淡饮食 □遵医嘱给药,观察效果,做好护理记录,及时更换衣被,注意保暖	□A □B □C	
□焦虑 □恐惧	□焦虑减轻 □患者能主诉恐惧减少		□向患者介绍环境、主管医师、管床护士 □做好心理护理,帮助患者解决疑难问题,耐心解释病情,消除心理紧张和顾虑 □指导患者使用放松术,缓慢深呼吸,全身肌肉放松,听音乐	□A □B □C	
□躯体移动障碍 □活动无耐力	□患者在帮助下能够进行活动 □患者能独立进行躯体活动		□协助并鼓励患者主动或被动活动,呼叫器放在患者手边;经常使用的物品放在患者易拿取的地方 □加强保护性措施,下床活动时需有人陪伴 □根据需要协助日常活动	□A □B □C	

续表

护理问题	预期目标	日期/时间	护理措施	评价	日期/签名
□营养失调：低于机体需要量	□患者能说出营养丰富的饮食结构 □患者体重增加		□指导患者合理饮食，进食营养、清淡易消化的食物，少量多餐，必要时帮助患者进餐 □不能进食者根据医嘱给予鼻饲饮食	□A □B □C	
□疼痛	□疼痛减轻或消失		□患者主诉疼痛给予处理或心理安慰 □遵医嘱使用镇痛、镇静药物，观察效果并做好护理记录 □指导患者使用放松术，缓慢深呼吸，全身肌肉放松，听音乐，打太极拳等	□A □B □C	
□体液过多	□水肿消退		□抬高床头使患者保持半卧位 □指导患者限水、限盐 □抬高水肿的下肢，增加静脉回流以减轻水肿 □准确控制液体入量和速度，记录 24 h 出入液量	□A □B □C	
□有感染的危险	□无感染发生		□严格执行无菌操作原则以减少各种感染机会 □保持管道通畅，按要求及时更换尿袋、尿管及各种引流管 □定时翻身拍背预防肺部感染 □给予口腔护理或漱口，检查口腔黏膜情况 □给予尿道口护理或膀胱冲洗，每天清洗会阴部	□A □B □C	
□有皮肤完整性受损的危险	□患者皮肤保持完整		□协助翻身 q ____ h，拍背按摩受压部位 □保持床单元整洁、干燥，保持会阴部清洁卫生	□A □B □C	
□潜在并发症：休克	□无休克发生		□保持输液、输血通畅，按要求调滴速 □保暖，纠正酸中毒，吸氧，做好抢救准备 □密切监测生命体征，观察皮肤温度、皮肤颜色、尿量、意识等	□A □B □C	
□潜在并发症：心跳骤停	□无心跳骤停发生 □心肺复苏成功		□监护仪监测生命体征、心电图 □立即进行心肺复苏，同时迅速报告医师 □出现室速或室颤，立即给予直流电击除颤 □保持呼吸道通畅，给氧，必要时用呼吸机辅助呼吸 □建立静脉通道，遵医嘱给药，做好抢救记录	□A □B □C	

说明：A 是目标实现，B 是目标部分实现，C 是目标未实现。

表7-4　外科护理计划单

科室＿＿＿＿　床号＿＿＿＿　姓名＿＿＿＿　诊断＿＿＿＿　住院号＿＿＿＿

护理问题	预期目标	日期/时间	护理措施	评价	日期/时间
□气体交换受损 □清理呼吸道无效	□患者主诉呼吸困难有所缓解 □患者掌握有效咳嗽技巧		□备齐吸痰器、氧气装置 □湿化吸氧 □指导患者有效咳嗽、排痰,协助翻身拍背,根据需要吸痰,观察痰液性质、量	□A □B □C	
□疼痛	□患者诉疼痛减轻或消失 □患者能说出减轻疼痛的方法		□评估疼痛的部位、性质、伴随症状及采用过的减轻疼痛的措施 □鼓励患者表达疼痛感受,并与其共同探讨控制疼痛的方法,指导患者运用正确非药物性方法减轻疼痛 □遵医嘱使用止痛剂,并观察其反应	□A □B □C	
□焦虑 □恐惧	□患者能说出应对焦虑的方法 □能主诉恐惧感减少		□向患者介绍环境、主管医师、管床护士 □做好心理护理,帮助患者解决疑难问题,耐心解释病情,消除心理紧张和顾虑 □指导患者使用放松术,缓慢深呼吸,全身肌肉放松,听音乐	□A □B □C	
□活动无耐力 □躯体移动障碍	□患者耐力逐渐增强 □患者在帮助下能够进行活动		□协助并鼓励患者主动或被动活动,呼叫器放在患者手边;经常使用的物品放在患者易拿取的地方 □加强保护性措施,下床活动时需有人陪伴 □根据需要协助日常活动	□A □B □C	
□体液不足	□体液平衡 □生命体征平稳		□记录24 h出入液量 □遵医嘱补液、用药,根据病情调节输液速度 □观察生命体征、皮肤弹性	□A □B □C	
□知识缺乏	□患者及家属对疾病预后有一定程度的了解		□了解其文化程度,用通俗易懂的语言 □向患者讲解所有诊断性检查的目的、重要性,取得合作 □向患者讲解术前、术后注意事项	□A □B □C	
□营养失调:低于机体需要量	□患者能讲述合理的饮食结构 □体重增加		□指导患者合理饮食,观察患者进食、吞咽和咀嚼能力 □准确记录营养摄入量和出入液量 □遵医嘱行支持疗法,静脉补充液体、白蛋白、血浆、全血等	□A □B □C	

续表

护理问题	预期目标	日期/时间	护理措施	评价	日期/时间
□尿潴留 □排便异常	□患者主诉下腹胀痛减轻或消失 □患者术后第1天能排出适量澄清尿液		□评估大便形态,评估尿潴留的原因,观察尿潴留的表现 □指导患者诱导排尿,如排尿姿势、听流水声、温水冲洗会阴等 □诱导排尿法无效时,遵医嘱留置导尿管 □饮食指导、活动指导、腹部按摩、遵医嘱用药,必要时遵医嘱灌肠	□A □B □C	
□体温过高	□体温逐渐恢复正常		□评估患者发热的热型、体温升高的程度 □调节室内温度、湿度并保持通风良好,出汗过多时,及时更换被服 □病情允许时多饮水,补充清淡、易消化的食物 □物理降温为主,必要时遵医嘱用药物降温 □测量体温每4h1次	□A □B □C	
□潜在并发症:有出血的危险	□住院期间无出血		□严密观察患者出血倾向 □保持呼吸道通畅,头偏向一侧,做好患者心理护理,消除紧张、恐惧心理 □准备好抢救用品和药物,床头备止血带,遵医嘱用药,严密观察病情变化 □及时清除患者呕吐物,记录出血时间、性质、量	□A □B □C	
□潜在并发症:心跳骤停	□无心跳骤停发生 □心肺复苏成功		□立即进行心肺复苏,同时迅速报告医师 □如出现室速或室颤,应立即给予直流电击除颤 □建立静脉通道,遵医嘱给药和输液 □保持呼吸道通畅、给氧,必要时使用呼吸机辅助呼吸、进行头部降温 □做好抢救记录	□A □B □C	
□有受伤的危险	□患者皮肤完整无损		□给患者加铺气垫,或局部垫气圈,保持床铺清洁、干燥 □帮助患者翻身、按摩受压处,预防压疮的发生 □患者躁动时,专人守护,适当约束肢体,加床栏,以防坠床或意外受伤 □与家属一起制订看护计划,并严格执行	□A □B □C	

续表

护理问题	预期目标	日期/时间	护理措施	评价	日期/时间
□ 有感染的危险	□ 患者无感染		□严格执行无菌操作原则,减少各种感染可能 □按要求及时更换尿袋、导尿管及各种引流管 □给予口腔护理或漱口、定时翻身拍背 □对于早期感染征象,及时处理,必要时留取标本做细菌培养 □遵医嘱使用抗生素,并观察疗效 □定时测量体温、监测体温变化	□A □B □C	
□ 有窒息的危险	□ 患者无窒息、误吸的发生		□评估可能发生引起窒息的因素 □患者平卧,头偏向一侧,放置口咽或鼻咽通气道至清醒 □保持呼吸道通畅,及时抽吸口腔、气道分泌物	□A □B □C	

说明:A 是目标实现,B 是目标部分实现,C 是目标未实现。

现在有些医院用的是护嘱单,如表 7-5 所示。

表 7-5　某三甲医院护嘱单

科别_____　床号_____　姓名_____　住院号_____　诊断_____

项目	日期	时间	护理医嘱内容	时间安排	护嘱者	停止日期	停止时间	停止者
病情观察			严密观察意识、瞳孔等病情变化					
			监测 HR、R、BR、T、SpO_2					
			监测 HR、R、BR、SpO_2					
			监测 24 h 出入液量					
			持续心电监测					
			观察输液情况					
氧疗护理			观察吸氧效果及氧气管是否通畅					
			观察氧流量是否与医嘱相符					
			清洁鼻腔、更换湿化液					
呼吸道护理			保持呼吸道畅通					
			指导有效咳嗽、排痰、深呼吸运动					
			湿化呼吸道					
			吸痰					

续表

项目	日期	时间	护理医嘱内容	时间安排	护嘱者	停止日期	停止时间	停止者
晨晚间护理			口腔护理					
			床上擦洗					
			头发护理					
			会阴清洁					
			整理床单元					
卧位及压疮护理			观察皮肤完整性					
			保持患者的舒适和功能体位					
			协助翻身					
			失禁护理					
			各种引流管护理					
			观察引流管是否通畅,引流液颜色、性状及量					
			更换引流袋或引流管					
置管护理			□深 IT　□PICC　□留置管					
			更换敷贴					
			观察局部有无渗漏、红肿					
尿路护理			遵医嘱冲膀胱					
			会阴冲洗					
			更换导尿管					
安全护理			安全告知并签字					
			安置床栏					
			上约束带					
			专人守护					
专科及其他护理			指/趾甲护理					
			床上洗头					
			及时准确执行医嘱,正确实施治疗和给药					
			观察末梢循环/肢体活动					
			协助更衣及床上使用便器					
			观察伤口敷料渗血情况及伤口引流情况					
			提供针对性健康指导					

（三）护理记录单

护理记录是护理人员应用护理程序解决患者健康问题的记录,包括患者的护理问题、护理人员采取的护理措施及执行措施后的效果评价。护理记录也是对患者在住院期间病情动态及护理过程的全面记录,包括患者最初入院的情况、住院过程中病情的变化、护理过程及患者对医疗和护理的反应等。护理病程记录应当根据相应专科的护理特点设计并书写,以简化、实用为原则,每个医院可根据本院的具体情况自行设计。记录时间应当具体到分钟,采用时点记录法,记录次数视病情需要而定。护理病程记录包括首次护理记录、一般护理记录、危重患者护理记录、手术护理记录、转科记录、出院记录等。

1. 首次护理记录　首次护理记录即患者入院后的第一次护理记录,是对患者入院时的情况及拟采取的护理措施的简要记录,相当于入院评估表及护理计划的简要形式。内容包括患者的姓名、性别、年龄、主要住院原因、医疗诊断、目前的主要症状和体征及有关的辅助检查结果、诊治方案、主要护理问题、护理措施。书写时要求简明扼要、重点突出。要求主管护士必须在当日下班前完成。

2. 一般护理记录　一般护理记录即患者在住院期间病情动态及护理过程的记录,内容包括患者的症状和体征、辅助检查结果、主要护理问题、护理计划、实施的治疗和护理措施及其效果评价等。记录的内容要真实、全面、重点突出、前后连贯。一级护理患者无病情变化时,白班不低于 2 h 记录一次,夜班不低于 4 h 记录一次,有病情变化应随时记录;二级护理、三级护理患者按规定时间巡视患者基本情况后填写一般患者护理巡视记录单,如患者有特殊变化时应及时记录。某三甲医院住院患者分级护理记录单见表 7-6。

表 7-6　某三甲医院住院患者分级护理记录单

姓名_____　性别_____　年龄_____　科别_____　床号_____　医疗诊断_____　住院号_____

日期	时间	生命体征				监测项目		基础护理				管道护理				专科护理		病情、措施、效果	签名
		体温	脉搏	呼吸	血压	氧饱和度	血糖	口腔护理	会阴护理	协助护理	更换卧位	留置针	胃管	导尿管	氧气管	护理指导			

续表

日期	时间	生命体征				监测项目		基础护理				管道护理				护理指导	专科护理		病情、措施、效果	签名
		体温	脉搏	呼吸	血压	氧饱和度	血糖	口腔护理	会阴护理	协助护理	更换卧位	留置针	胃管	导尿管	氧气管					

说明：(1)按分级护理要求巡视病房，有病情变化随时记录。(2)在相应栏打"√"表示该措施已执行或各管道固定好、通畅；凡栏目中未涉及的内容，可在空白处或病情栏中体现。(3)免写单位如 T：℃。P、R：次/分。BP：mmHg。氧饱和度：%。血糖：mmol/L。(4)护理指导栏以编号表示：①入院指导；②药疗指导；③检查指导；④安全指导；⑤术前指导；⑥术后指导；⑦活动及健康指导；⑧心理指导；⑨饮食指导；⑩出院指导。

3. 危重患者护理记录 危重患者护理记录是指护士根据医嘱和病情对危重、大手术后、抢救、需严密观察病情的患者在住院期间实施整体护理过程的客观记录。目的是及时了解患者病情变化，治疗、护理、抢救后的效果。危重患者护理记录单见表7-7。

（1）记录内容 包括患者姓名、性别、年龄、科别、病区、床号、住院病历号，页码，记录日期和时间，体温、脉搏、呼吸、血压等，出入液量，病情观察、护理措施及效果，护士签名等。

（2）记录要求 ①24 h均采用蓝黑墨水、碳素墨水笔记录，记录时间应具体到分钟。②病情记录栏内要详细记录患者的病情变化、治疗、护理措施及效果，并签全名。

（3）记录时间 ①抢救患者随时记录，未能及时书写抢救记录的，当班护士应在抢救结束后6 h内如实补记，在补记内容书写完毕后，另起一行在"病情、护理措施及效果"栏内注明补记时间后签全名；补记时间具体到分钟。②危重患者及需严密观察病情的患者日间

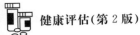

至少 2 h 记录 1 次,夜间至少 4 h 记录 1 次,病情有变化随时记录。病情稳定后至少每班记录 1 次。③大手术后的患者根据术后情况随时记录,至少连续记录 2～3 天。

（4）小结及总结 每晚 7 时小结 12 h(日间)出入液量,次晨 7 时总结 24 h 出入液量,不足 12 h 或 24 h 按实际时间记录。

表 7-7 危重患者护理记录单

姓名_____ 性别_____ 年龄_____ 科别_____ 床号_____ 医疗诊断_____ 住院号_____

日期/时间	生命体征				SaO_2/(%)	入量/mL		出量/mL		病情、护理措施及效果	签名
	T/℃	P/(次/分)	R/(次/分)	BP/mmHg		项目	量	项目	量		

第　　页

★ 高频考点
危重患者护理记录的内容、要求、时间。

4. 手术护理记录 手术护理记录是指巡回护士对患者手术中护理情况及所用各种器械和敷料数量进行清点核对的记录(表 7-8)。

（1）一般项目 包括患者姓名、性别、年龄、住院号、手术日期、手术名称等,填写要完整,器械护士和巡回护士应自己签名,不准代签名。记录手术开始、结束及患者离开时间要具体到分钟。

(2)术前访视记录 包括患者病情、心理状态、特殊感染检验结果;术前准备情况(备皮、备血、药物过敏试验、清洁灌肠、留置胃管和导尿管等)、术前健康教育(训练患者床上排尿、深呼吸、有效排痰等)、向患者交代的注意事项、术前用药、特殊病情变化(发热、感冒、月经来潮等)。

(3)手术中护理情况 包括手术开始和结束时间、患者返回病室时间、手术名称及麻醉方式、无菌器械包及敷料包检查情况、穿刺部位和穿刺针种类、止血带使用情况、手术体位、术中皮肤护理情况、术中电极板使用情况,输血和输液量、出血量、尿量,引流管和引流量以及手术中患者病情变化和处理情况等。手术中随时添加的无菌敷料和器械要立即记录,还要记录手术结束时患者血压、心率情况,手术标本留取和送检情况。

(4)手术后患者交接 包括输液部位有无肿胀、漏液,皮肤有无压伤、灼伤或其他损伤等,患者意识、气管插管和引流管等情况。

(5)其他记录要求 记录一式两份,可用蓝黑色笔书写,记录表中的每一页内容均要记录,不能空项,无内容者可划斜线表示。手术结束后及时完成。

表 7-8 手术护理记录单

科室　　　姓名　　　住院号　　　床号　　　年龄　　　性别

术前诊断　　　　　实施手术名称

术者　　　麻醉师　　　麻醉方式　　　手术日期　　年　月　日

一、术前访视患者情况

手术类别:急诊　　　平诊　　　门诊

术前监测:抗 HIV(　) 抗 HCV(　) HBSAg(　) 其他感染

身体状况:一般　虚弱　危重　心理状况:平静　紧张　恐惧

神志:清醒　淡漠　恍惚　半昏迷　昏迷

手术区皮肤情况:疖肿:(有　无) 破损:(有　无) 开放伤口:(有　无)　其他

药物过敏史:

二、术中护理:

手术开始时间:　　　结束时间:　　　出室时间:

无菌器械包、敷料包检测:　　　手术体位:

穿刺针部位:上肢　下肢　头皮　其他:

气压止血带:有　无　部位:　　压力:　　开始充气时间:　放松时间:

负极板安置部位:　　　使用情况:

术中出血:　mL　体腔积血(液)　mL　　尿量　mL

引流管:有　无　数量:　　部位:

手术结束患者血压:　mmHg　心率:　次/分

标本送冰冻:有　无　手术标本:有　无　已送　未送

术中特殊情况:

术中特殊处理:

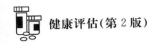

续表

三、术后患者交接：

输液情况：通畅　不通畅　外渗　处理：

皮肤情况：压伤、灼伤：(有　无)　部位：　　程度：红　肿　水疱　处理：

术后意识：　　　　　　气管导管：已拔　未拔

引流管情况：通畅　不通畅　处理：　　　手术室护士签名：＿＿＿＿＿＿

物品交接：患者衣服　影像学片　病历　药品等　病房护士签名：＿＿＿＿＿＿

　　填写说明：护士在相应栏内记录或打√。

（四）健康教育计划

　　健康教育是为恢复和促进患者健康并确保其出院后能获得有效的自我护理能力,由护理人员帮助患者掌握健康知识和技能训练的计划。健康教育计划是为患者及其亲属所制定的具体的健康教育方案,是护理计划的重要组成部分。它不仅能增进患者(亲属)对自己(患者)的健康状况、有关的治疗、护理及康复措施等知识的了解,而且能促进其与医护人员进行有效的合作,是患者恢复健康的重要环节。其内容主要包括疾病的特点、诱因、药物或手术治疗的作用、注意事项、行为和生活方式、出院后的康复指导等。

　　我国很多医院根据各科患者诊治、护理特点的不同,针对各科常见病、多发病分别设计出本科患者健康教育计划。此计划分入院、住院(手术科室的患者包括手术前、后)、出院教育几个阶段,以通俗易懂的语言,内容齐全,重点突出,形式统一,格式规范,便于患者掌握应用,并减少护士的书写时间,也是评价工作质量和教育效果的客观依据。健康教育实施、评价记录表见表7-9。

表7-9　健康教育实施、评价记录表

姓名＿＿＿　性别＿＿＿　年龄＿＿＿　科别＿＿＿　床号＿＿＿　医疗诊断＿＿＿　住院号＿＿＿

宣教内容		时间	项目	对象		评　　价				护士签名
				患者	家属	能复述	能解释	能模仿	能操作	
入院阶段	科室介绍：A.人员介绍(科主任、护士长、主管医生、主管护士)　B.环境介绍(办公环境、病区环境等)　C.护工(服务内容等)　D.其他									
	住院安全：A.水电安全　B.如厕安全　C.消防通道　D.贵重物品保存　E.防跌倒、坠床　F.其他									
	制度说明：A.探视制度　B.作息制度　C.外出请假制度　D.其他									
	陪伴管理：A.禁止在病区吸烟、打牌、喧哗　B.不进入治疗室　C.不私自翻阅病历资料　D.其他									

续表

宣教内容		时间	项目	对象		评价				护士签名
				患者	家属	能复述	能解释	能模仿	能操作	
住院阶段	饮食:A.饮食卫生 B.饮食结构 C.特殊饮食 D.禁食 E.其他									
	活动:A.绝对卧床(2~4 h 更换体位) B.卧床 C.病区内活动 D.床旁活动 E.功能锻炼 F.其他									
	疾病相关知识:A.诱发因素 B.主要表现 C.主要治疗方法 D.疾病康复知识 E.其他									
	辅助检查相关知识:A.B超 B.CT C.MRI D.大小便常规 E.X线 F.抽血化验 G.心电图 H.其他									
	治疗相关知识:A.氧气吸入 B.雾化吸入 C.口腔护理 D.翻身 E.管道护理 F.其他									
	用药介绍:A.药名及注意事项 B.用药途径 C.输液速度 D.穿刺部位保护 E.其他									
出院指导	A.合理饮食 B.休息 C.药物指导 D.定期随访 E.其他 F.需帮助请致电:									

(五) 出院记录单

出院记录单是护士在患者出院前完成的对患者住院期间治疗、护理等情况的概括性总结及出院后的指导,包括患者的入院时间及原因,出院时间,住院天数,住院期间的主要病情变化、诊断治疗及护理经过,出院时的情况,仍存在的护理诊断/合作性问题及出院指导。患者出院护理评估表见表 7-10。

表 7-10 患者出院护理评估表

姓名_____ 性别_____ 年龄_____ 科别_____ 床号_____ 医疗诊断_____ 住院号_____

出院小结(治疗经过、仍然存在的问题、应采取的措施):_____
_____
_____
_____

续表

出院教育:

1. 营养:

膳食:摄入　　　　　　　　限制

　　　注意

2. 活动与休息:

说明需要受限的活动:

_____

_____

许可的正常活动:

_____

_____

3. 特别指导:

出院带的药物:

_____

名称　　　　　剂量　　　　　服药时间　　　　特别指导

_____

_____

_____

_____

约定专科复查时间:

间隔时间:

其他:

出院指导者签名:_____　　指导时间:_____　　_____年___月___日

（刘俊香）

项目小结

　　健康资料的分析、整理、记录是护理评估的重要内容。护士运用科学的临床思维方法,对临床实践过程中所获得的各种资料,进行归纳、综合、分析、推理、评价后所作出的符合临床思维逻辑的判断,即护理诊断。有关患者的健康状况、护理诊断、护理措施及护理效果等临床护理活动的系统记录,即护理病历。护理病历是临床护士为患者提供护理的重要依据,护理病历主要包括患者入院评估表、护理计划单、护理记录单、健康教育实施评价表、患者出院评估表等。护理病历的书写是护士必须掌握的基本知识,护理病历的书写要求真实、客观、及时、准确、完整。

情景测试题

以下案例,每个案例有若干个问题,每个问题下面设 A、B、C、D、E 五个备选答案。请根据提供的信息,在每个问题的 A、B、C、D、E 五个备选答案中选择一个最佳答案。

(1~2 题共用题干)

患者,男,20 岁,肺炎球菌肺炎。查体:T 40.6 ℃、P 112 次/分、R 28 次/分,BP 110/70 mmHg,神志清楚,急性病容,面色潮红,呼吸急促。左下肺呼吸运动减弱,语音震颤增强,叩诊浊音,患者明显咳嗽,痰黏稠不易咳出。

1. 你认为该患者首先应解决的护理诊断是( )。

A. 便秘

B. 清理呼吸道无效

C. 皮肤完整性受损

D. 体温过高

E. 营养失调:低于机体需要量

2. 请选出这个护理诊断的主要依据( )。

A. 皮肤发红,触诊有热感

B. 呼吸、心率加快

C. 体温高于正常范围

D. 痰液不能排除

E. 咳嗽

(3~4 题共用题干)

患者,女,68 岁。高血压病史 25 年,因与家人争吵后出现呼吸急促,左胸部剧烈的疼痛,门诊以"急性心肌梗死"收入院。

3. 以下陈述正确的护理诊断是( )。

A. 便秘:与进食少有关

B. 冠心病:与高血压有关

C. 呼吸急促:与疼痛有关

D. 胸痛:与心肌缺血、缺氧有关

E. 心肌梗死:与高血压、家人争吵有关

4. 根据患者目前的情况,首先应解决的问题是( )。

A. 恐惧

B. 营养不良

C. 知识缺乏

D. 循环血容量不足

E. 胸痛:与心肌缺血、缺氧有关

(5~6 题共用题干)

患者,男,49 岁,糖尿病病史 10 年,因受凉后出现糖尿病病情加重入院,护理评估:T 36.7 ℃、P 88 次/分、R 20 次/分,BP 130/90 mmHg,无糖尿病家族史。

5. 对该患者护士应在多少时间内完成入院评估?( )

A. 1 h   B. 24 h   C. 6 h   D. 12 h   E. 36 h

6. 护士评估其病情后,作了相关记录,下列哪项不符合要求?( )

A. 多饮、多尿 3 年   B. 家族史阴性   C. 呼吸 20 次/分

D. 血压 130/90 mmHg   E. 心率 88 次/分

情景测试题参考答案

1. D 2. C 3. D 4. E 5. B 6. A

项目八
健康评估技能训练指导

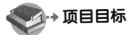 **项目目标**

1. 学会应用交谈的方法和技巧，正确进行健康史的采集。
2. 掌握身体评估的顺序和方法，识别正常和异常体征并解释其临床意义。
3. 学会心电图描记的操作技术，能正确识别典型的心电图图形。
4. 学会常用实验室检查的标本采集方法，了解其结果的临床意义。
5. 熟悉影像学检查前的准备，了解影像学检查的临床应用价值。
6. 掌握功能性健康型态的护理评估方法，培养正确的临床思维。
7. 在实训过程中体现出人文关怀。
8. 能根据所收集的资料作出初步的护理诊断，按要求书写完整的护理病历。

实训任务一　健康史的采集

【实训目的及要求】
(1) 学会应用交谈的技巧进行健康史的资料收集。
(2) 能够应用功能性健康型态提出相关护理诊断。
(3) 见习过程中体现出人文关怀。
(4) 见习结束后写出见习体会。

【实训方式】
医院见习、分组进行健康史的采集。

【实训准备】
(1) 熟悉健康史采集的内容。
(2) 掌握健康史采集的基本技巧。
(3) 学会接触患者的基本方法。

【实训内容及方法】

（1）由临床带教老师带领学生在病房内对指定患者进行健康史的采集。

（2）每 4～5 名学生为一个小组，每个同学负责一部分内容的问诊，其他同学注意聆听及记录，并对遗漏内容作补充询问。

（3）健康史采集的过程中，带教老师在各组间巡视、指导，发现问题及时纠正。

（4）健康史采集结束后小组应进行简短的讨论和小结，对遗漏及缺项内容再作补充。

（5）各组健康史采集结束后，由带教老师总结，学生提出相关护理诊断。

（6）写出见习体会。

【实训提示】

（1）见习前应衣帽整齐，备好口罩、笔记本及笔。

（2）严格遵守各项医疗规章制度及工作秩序。

【技能训练指导】

健康史采集的操作步骤、要求及说明如表 8-1 所示。

表 8-1　健康史采集的操作步骤、要求及说明

操 作 步 骤	要 求 及 说 明
1. 健康史采集前的准备	评估者应该注意自己的仪表、态度与语言；查阅相关资料，准备交谈的内容；选择交谈的时间、地点及环境；并注意自己的位置、姿势及与被评估者的距离
2. 交谈开始时	营造宽松和谐的氛围，有礼貌地称呼被评估者并做自我介绍；说明谈话的目的、所需时间，了解被评估者的要求与愿望，取得信任；交谈时间不应太长，注意被评估者的体位、姿势是否舒适，否则易使被评估者疲劳
3. 交谈过程中	交谈先从主诉、一般资料开始，然后循序渐进，逐步深入，有目的、有系统、有层次地逐项进行。注意语言与非语言问诊的方式，合理使用开放式提问与封闭式提问，正确使用过渡性语言，掌握与特殊被评估者的交谈技巧。 健康史的内容包括一般项目、主诉、现病史、既往史、成长发育史、心理社会评估以及系统回顾。 功能性健康型态包括：健康感知-健康管理型态；营养-代谢型态；排泄形态；活动-运动型态；睡眠-休息型态；认知-感知型态；自我感知-自我概念型态；角色-关系型态；性-生殖型态；应对-应激型态；价值-信念型态
4. 交谈结束时	真诚地感谢被评估者对你的信任、合作和配合等。对已取得的健康资料进一步核实澄清，向被评估者简单复述一下谈话的重要内容，让其确认或补充。对被评估者提出的疑虑，作出必要的解释
5. 交谈结束后	整理和分析资料，检查有无遗漏；与正常值比较，以发现异常情况；评估危险因素，确认被评估者现存的或潜在的健康问题，提出正确的护理诊断

【实训后思考】

（1）如何与特殊被评估者进行交谈？

（2）在健康史采集过程中应注意什么？

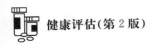

【实训报告】

见习结束后,每个学生写出见习体会。

实训任务二　常见症状评估

【实训目的及要求】

(1) 掌握常见症状的护理评估要点。

(2) 能够提出主要的护理诊断及相关因素。

(3) 找出存在的身心反应并分析其原因。

(4) 实训结束后认真填写实训报告。

【实训方式】

观看电教片,了解病例,分组讨论分析。

【实训准备】

(1) 电教片。

(2) 相关病例或请"标准化患者"到实训室配合。

【实训内容及方法】

(1) 每4～5名学生为一个小组,每组由指导老师介绍病例,推举1名学生扮演案例中的患者,由1名学生负责主持病史采集,其他同学注意聆听并作补充询问;然后由教师告知该病例的身体评估、实验室及其他辅助检查结果。或者请4～5名"标准化患者"(也可由指导老师担任),让每组学生轮流对每位"标准化患者"进行问诊,学生轮流担当主要询问者,组内其他同学注意聆听并作补充询问。

(2) 通过问诊收集资料,进行护理评估。

(3) 找出相关因素,写出护理诊断。

【实训提示】

(1) 结合病例资料进行整体评估。

(2) 综合分析思考。

【技能训练指导】

常见症状及典型案例如表8-2所示。

表8-2　常见症状及典型案例

常见症状	典型案例
1.发热	患者,女,20岁,因球菌性肺炎住院,体检示 T 39.8 ℃,P 98 次/分,R 25 次/分,BP 90/60 mmHg,体温高低不一,日差在 1 ℃左右,持续 1 周发热不退,且脉搏细弱,呼吸急促,口唇干燥,左颊黏膜及舌尖有两处 0.2 cm×0.2 cm 溃疡面。请分析思考:患者的体温属于哪种热型? 该患者最首优的护理诊断是什么? 其他的护理诊断及相关因素有哪些

续表

常见症状	典型案例
2. 呼吸困难	患者,女,32 岁,反复发作胸闷、气急 15 年,加重 1 天。4 h 前又感胸闷、呼吸困难,有濒死感,并出现面色青紫,大汗淋漓。自幼有咳喘史,经常发作。15 年前开始无任何诱因的反复出现发性胸闷、气喘,尤其在运动时易发作或加重。经休息或药物治疗后可缓解。夜间发作较白天严重,同时有剧烈干咳。否认有传染病史、遗传病史。分析本例呼吸困难的原因,分析该患者属于哪种呼吸困难的类型?列举目前患者存在的护理诊断及其相关相关因素
3. 咯血	患者,男,30 岁,反复咳脓痰、咯血 5 年,今晨突然咯血 350 mL 左右,随之胸闷、气急、发绀、呼吸音减弱。分析该患者是否属于大咯血?最首优的护理诊断是什么?该患者其他的护理诊断及其相关因素有哪些
4. 咳嗽咳痰	患者,女,68 岁,有 20 年的咳嗽病史,12 年的高血压病史。今晨一阵剧咳后,突感左胸持续性疼痛伴气促,体检示 T 36.2 ℃,R 24 次/分,P 98 次/分,BP 160/90 mmHg,左胸呼吸音减低,未闻及干、湿性啰音,心律整齐,心音遥远。请列出主要的护理诊断及其相关因素
5. 腹痛	患者,男,36 岁,呕吐,腹胀 2 h,腹痛明显,既往有消化性溃疡病史,体检示 T 37.8 ℃,P 108 次/分,R 28 次/分,BP 90/60 mmHg,上腹压痛,腹肌紧张,血淀粉酶 250 U/L(Somogyi 法),血钙 1.7 mmol/L,医生初步诊断为急性出血坏死型胰腺炎。请列出主要的护理诊断及其相关因素
6. 水肿	患者,女,50 岁,尿频、尿急、尿痛反复发作 20 余年,2 年前出现眼睑及颜面水肿,浑身无力,夜间尿量增加。近半年,出现头晕、血压增高,1 个月前开始服用降压药,近 1 周水肿加重,出现腹腔积液,并有恶心呕吐,食欲下降,皮肤瘙痒。请问:该患者的水肿属于哪种程度的水肿?列出其最主要的护理诊断及相关因素
7. 意识障碍	患者,男,22 岁,半小时前工作中,突然出现剧烈头痛,喷射性呕吐 2 次,呕吐物为胃内容物,继之出现意识不清,无抽搐及二便失禁。既往健康,否认高血压及外伤、手术史。体检示 T 37 ℃,P 80 次/分,R 16 次/分,BP 130/90 mmHg,右侧瞳孔散大,直径 6 mm,对光反射迟钝,左侧瞳孔直径 3 mm,对光反射灵敏。四肢运动、感觉及反射均未见明显异常。颈项强直,克尼格征阳性。请问:该患者目前有无意识障碍?生命体征如何?列出该患者最主要的护理诊断及其相关因素

【实训后思考】

(1)学生分组对上述病例或者每位"标准化患者"的病情特点进行分析,归纳主诉、现病史。

(2)对病史不全面的,应怎样补充收集完整。

【实训报告】

各组讨论结束后,针对不同的案例或者"标准化患者",提出主要护理诊断及其相关因素。

(杨秀兰)

实训任务三　身体评估的基本方法

【实训目的及要求】

(1) 掌握身体评估的基本方法。

(2) 学会身体评估的触诊方法及间接叩诊法。

(3) 能够辨别各种叩诊音。

(4) 实训过程中体现出人文关怀。

【实训方式】

情景模拟、操作示教、分组实训。

【实训准备】

(1) 学生复习相关的教学内容。

(2) 教师将本次实训目的、要求、内容及步骤板书到黑板上或准备好多媒体课件。

(3) 准备好 CAI 课件、全身评估 DVD。

(4) 准备好检查床、听诊器及其他常用的体检用物(展示用)等。

【实训内容及方法】

(1) 通过 CAI 课件、全身评估 DVD 的播放,让学生观看部分身体评估内容,以做好实训前预习。

(2) 教师示范视、触、叩、听、嗅诊的基本方法,边操作边讲解,重点强调触诊及叩诊的操作要点和技巧。

(3) 将实训学生 5～6 人分为一组,学生轮流扮演评估者和被评估者,按要求相互进行触诊及叩诊方法练习。

(4) 实训过程中,教师巡回查看,随时纠正学生在评估过程中出现的各种错误。

(5) 教师抽查 2 名同学进行触诊和叩诊评估,边评估边报告结果,其他学生评议其评估顺序及方法是否正确、内容有无遗漏。

(6) 教师作实训小结后,学生整理用物,结束实训。

【实训提示】

身体评估的基本方法有 5 种,即视诊、触诊、叩诊、听诊、嗅诊。正确而熟练地掌握这些方法,是护士必须具备的基本功。初学者应该反复训练,并深入临床实践。

【技能训练指导】

身体评估的基本方法如表 8-3 所示。

表 8-3　身体评估的基本方法

项　　目	方　　法
一、视诊	用眼睛直接观察或者借助于某些简单工具和仪器间接观察被评估者的全身或局部状态

续表

项　　　目	方　　　法
二、触诊	
1.浅部触诊法	将一手轻放于被评估的体表部位,用手指的指腹、手掌的掌面进行感知或利用掌指关节和腕关节的协同动作,轻柔地进行滑动触摸
2.深部触诊法	主要用于腹部评估。被评估者多取仰卧屈膝位。评估者以单手或双手重叠,由浅入深,逐渐加压,触摸深部脏器或病变
(1)深部滑行触诊法	嘱被评估者微张口呼吸,使腹壁松弛,评估者以右手并拢的二、三、四指平放在腹壁上,以手指末端逐渐触向腹腔深部,在被触及的脏器或包块上做上、下、左、右的滑动触摸。了解其形态、大小、硬度、活动、表面情况等
(2)深压触诊法	触诊时,以1~2个并拢的右手指逐渐深压腹壁被检查部位,用于探测腹腔深处病变或确定腹腔压痛点。评估反跳痛时,在手指深压的基础上迅速将手抬起,察看被评估者面部是否出现痛苦表情或询问是否感到疼痛加重
(3)双手触诊法	将左手置于被评估脏器或包块的背后部,右手中间3个手指并拢平置于腹壁被评估部位,左手掌将被评估部位或脏器向右手方向推动,嘱被评估者行缓慢、自然的腹式深呼吸,呼气时腹壁松弛,触诊手指向下按,吸气时腹壁膨隆,触诊手指被动上抬,但仍紧贴腹壁,逐渐移动进行触诊
(4)冲击触诊法	触诊时,用右手并拢的3~4个指端,70°~90°放于腹壁相应的部位,稍用力做急促的冲击动作,在冲击腹壁时指端注意感知有无腹腔肿块或脏器浮沉的感觉
三、叩诊	评估者帮助被评估者充分暴露胸部。先直接叩诊,后间接叩诊
1.直接叩诊法	用右手中间3个手指的掌面或手指并拢的指端直接拍击被评估部位,借拍击的反响和指下的震动感来判断有无病变情况
2.间接叩诊法	以左手中指第2指节作为叩诊板紧贴于叩诊部位,其余四指及手掌微微抬起,右手指自然弯曲,中指指端成"叩诊锤",利用腕关节的活动带动叩指垂直叩击左手中指第2指节部位,叩击动作轻柔、灵活、短促、富有弹性,在每一部位叩击2~3下,叩击力量均匀,注意叩诊音及手指的震动感
3.捶叩法	评估者左手掌平放于被评估者评估部位,右手握拳,用轻至中等力量叩击左手背
四、听诊	直接以耳或利用听诊器来听取被评估者体内器官或组织发出的声音,并判断其正常与否
五、嗅诊	评估者用手将被评估者散发的气味扇向自己的鼻部,仔细判断气味的性质和特点

【实训后思考】

(1) 用双手触诊法触诊肝、脾时,为什么要嘱被评估者做腹式呼吸?

(2) 为使间接叩诊所产生的音响更为清晰,容易辨别,叩诊时应注意什么?

【实训后要求】

反复练习身体评估的触诊方法及间接叩诊法。

实训任务四　一般评估及头、面、颈部评估

【实训目的及要求】

(1) 掌握一般评估及头、面、颈部评估的方法。

(2) 熟悉一般评估及头、面、颈部评估的内容及临床意义。

(3) 具有严谨、认真的学习态度。

(4) 实训结束后认真填写实训报告。

【实训方式】

操作示教,分组实训。

【实训准备】

(1) 学生复习相关的教学内容。

(2) 教师将本次实训目的、要求、内容及步骤板书到黑板上或准备好多媒体课件。

(3) 准备好 CAI 课件、全身评估 DVD。

(4) 准备好实训用物:体温计、血压计、听诊器、体重计、手电筒、棉签、压舌板、皮尺、记录用的纸和笔。

(5) 发给每位学生一份《一般评估及头、面、颈部评估实训报告单》。

【实训内容及方法】

(1) 通过 CAI 课件、全身评估 DVD 的播放,让学生观看此部分身体评估内容,以做好实习前预习。

(2) 教师对重点内容进行操作示范,并讲解操作要领。本次实训重点是生命体征测量、营养状态及皮肤弹性的评估、浅表淋巴结的触诊顺序及方法、头围测量、眼睑翻转方法、瞳孔、眼球运动、咽与扁桃体、甲状腺及气管的评估。

(3) 学生每 2 人一组,轮流扮演评估者和被评估者,相互进行操作训练。

(4) 实训过程中,教师巡回指导,发现问题及时纠正。

(5) 随机抽取 1～2 名同学,检测技能掌握程度;其他学生评判、教师点评。

(6) 教师作实训小结后,学生整理用物,结束实训。

【技能训练指导】

一般评估及头、面、颈部评估方法如表 8-4 所示。

表 8-4　一般评估及头、面、颈部评估

项　　目	方　　法
一、一般项目	
1. 生命体征	
(1)体温(腋测法)	体温计汞柱甩至 35 ℃以下,平视水平检查水银刻度,然后用毛巾擦干腋窝处汗液,将体温计水银端置于腋窝深处,紧贴皮肤,嘱被评估者屈臂,夹紧体温计,测量 10 min

续表

项 目	方 法
(2)脉搏	评估者将示指、中指和环指并拢,指腹平按于被评估者桡动脉近手腕处,感知其速率、节律、强弱,至少 1 min
(3)呼吸	通过视诊观察胸、腹部的运动频率和节律情况,至少 1 min
(4)血压	评估者将血压计袖带缚于被评估者右上臂,气轴中部对准肱动脉,袖带下缘距肘窝上 2~3 cm,紧贴皮肤,松紧能容一指,将听诊器体件置于肘窝处肱动脉上,轻压听诊器体件,不得与袖带接触。然后向气袖内注气,边充气边听诊,待肱动脉搏动消失,再将汞柱升高 20~30 mmHg 后,开始缓慢放气,两眼平视缓慢下降的汞柱,同时听诊肱动脉搏动音,当听到的第一个搏动声响时的汞柱数值为收缩压,继续放气,声音突然变调或消失的汞柱数值为舒张压。测得血压后,间隔 1~2 min 再重复测量 1 次,以平均值作为测量结果。测量完血压后整理好血压计,并关上血压计的开关
2.营养状态	通过观察被评估者皮肤、毛发、皮下脂肪、肌肉的发育情况,结合年龄、身高和体重进行综合判断。最简便而迅速的方法是观察皮下脂肪充实的程度,其最适宜的部位在前臂屈侧或上臂背侧下 1/3 处。计算标准体重和体重质量指数
3.皮肤弹性	常选择手背或上臂内侧部位,用拇指和示指将皮肤捏起,松手后观察皮肤皱褶平复的速度
4.水肿	通常取胫骨前内侧皮肤,用手指按压被评估部位 3~5 s,判断指压部位有无凹陷
5.浅表淋巴结	评估时用并拢的示、中、环三指紧贴被评估部位,由浅入深,通过指腹按压的皮肤与皮下组织之间的滑动进行触诊。评估时,根据不同部位选择正确的触诊方法。评估顺序如下:耳前、耳后、枕部、颌下、颏下、颈前、颈后、锁骨上、腋窝、滑车上、腹股沟部、腘窝部
二、头面部评估	
1.结膜	评估者用示指和拇指捏住上睑中部边缘,嘱被评估者双目下视,然后轻轻向前下方牵拉,同时以示指向下压迫睑板上缘,与拇指配合将睑缘向上捻转即可将眼睑翻开。动作要轻巧、柔和
2.瞳孔对光反射	直接对光反射:受到光线(如手电筒)刺激后双侧瞳孔立即缩小,移开光源后瞳孔迅速复原。间接对光反射:用光线照射一眼时,另一眼瞳孔立即缩小,移开光线瞳孔立即扩大
3.调节反射与集合反射	嘱被评估者注视 1 m 外的目标(评估者的示指尖),将目标迅速移近眼球(距离眼球约 20 cm 处),正常人瞳孔逐渐缩小,称为调节反射;再次将目标由 1 m 外缓慢移近眼球,正常人可见双侧眼球内聚,称为集合反射

续表

项　目	方　法
4.眼球运动	评估者将示指置于被评估者眼前 30～40 cm 处,嘱其固定头部,眼球随评估者示指所指方向移动,按左→左上→左下,右→右上→右下 6 个方向的顺序进行,观察有无斜视、复视或震颤
5.鼻窦区压痛	①额窦:评估者一手扶持被评估者枕部,另一手拇指或示指置于眼眶上缘内侧向上向后按压。②上颌窦:评估者双手拇指置于鼻侧颧骨下缘向后向上按压,其余四指固定在两侧耳后。③筛窦:评估者双手拇指分置于鼻根部与眼内眦之间向后按压,其余四指固定在两侧耳后
6.咽部及扁桃体	被评估者取坐位,头略后仰,张口发"啊"音,评估者用压舌板于舌的前 2/3 与后 1/3 交界处迅速下压,此时软腭上抬,在照明的配合下可见软腭、腭垂、咽腭弓、舌腭弓、扁桃体和咽后壁等
三、颈部	
1.甲状腺	①甲状腺峡部:评估者站于被评估者前面用拇指或站于被评估者后面用示指从胸骨上切迹向上触摸,嘱被评估者吞咽。②甲状腺侧叶:a.前面触诊:评估者站于被评估者前面,一手拇指施压于一侧甲状软骨,将气管推向对侧;另一手示、中指在对侧胸锁乳突肌后缘向前推挤甲状腺侧叶,拇指在胸锁乳突肌前缘触诊,配合吞咽动作,重复检查,可触及被推挤的甲状腺侧叶。用相同方法评估另一侧甲状腺。b.后面触诊:评估者站于被评估者后面,一手示、中指施压于一侧甲状软骨,将气管推向对侧,另一手拇指在对侧胸锁乳突肌后缘向前推挤甲状腺,示、中指在其前缘触诊甲状腺,配合吞咽动作,重复评估。用相同方法评估另一侧甲状腺
2.气管	嘱被评估者取舒适坐位或仰卧位,使颈部处于自然直立状态。评估者将示指与环指分别置于被评估者两侧胸锁关节上,中指置于胸骨上窝气管正中处,观察中指是否在示指与环指中间

【实训结果】

将本次评估结果如实填入《一般评估及头、面、颈部评估实训报告单》(表 8-5)。

表 8-5　一般评估及头、面、颈部评估实训报告单

班级:　　　姓名:　　　学号:　　　日期:　　　得分:

一、一般项目

体温:　℃　　脉搏:　次/分　　呼吸:　次/分　　血压:　mmHg

性别:男□　女□　　年龄:　岁　　身高:　cm　　体重:　kg

1. 全身状态

发育与体型:　(类型:　　　)

营养状态:良好□　中等□　肥胖□　不良(消瘦□　恶病质□)

面容与表情:正常□　异常□(类型:　　　　　　)

意识状态:清晰□　障碍□(类型:　　　　　　)

体位:自动体位□　被动体位□　强迫体位□(类型：　　　　　　　　　　　　　)

步态:正常□　异常□(类型：　　　　　　　　　　　　　　　　　)

2. 皮肤黏膜

颜色:正常□　　异常□(类型：　　　　　　　　　　　　　　)

温度:正常□　　增高□　冰冷□

湿度:正常□　　湿润□　干燥□

弹性:正常□　　减弱□

水肿:无□　有□(描述：　　　　　　　　　　　　)

皮疹:无□　有□(描述：　　　　　　　　　　　　)

出血:无□　有□(描述：　　　　　　　　　　　　)

蜘蛛痣:无□　有□(描述：　　　　　　　　　　　　)

压疮:无□　有□(描述：　　　　　　　　　　　　)

皮下小结:无□　有□(描述：　　　　　　　　　　　　)

3. 浅表淋巴结

正常□　肿大□(描述：　　　　　　　　　　　　　　)

二、头面部

1. 头部

头发:浓密□　稀疏□　色黑□　色黄□　脱发□

头皮:正常□　异常□(描述：　　　　　　　　　　)

头颅外形:正常□　异常□(描述：　　　　　　　　)

头部运动:正常□　异常□(描述：　　　　　　　　)

2. 眼

眼眉:正常□　脱落□

眼睑:正常□　异常□(描述：　　　　　　　　　)

结膜:正常□　异常□(描述：　　　　　　　　　)

巩膜:正常□　黄染□

瞳孔:形状大小:正常□　异常□(描述：　　　　　　　)

　　　对光反射:正常□　异常□(描述：　　　　　　)

　　　调节反射:正常□　　异常□(描述：　　　　　)

眼球:正常□　异常□(描述：　　　　　　　　)

3. 耳

耳廓:外形大小:正常□　　异常□　结节:无□　有□

外耳道:正常□　异常□(描述：　　　　　　　　)

乳突:正常□　压痛□

听力:正常□　减退□

4. 鼻

鼻外形:正常□　异常□(描述：　　　　　　　)

鼻腔:正常□　异常□(描述：　　　　　　　)

鼻旁窦压痛:无□　有□(描述：　　　　　　　)

5. 口

口唇:正常□　异常□(描述：　　　　　　　)

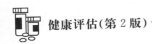

口腔黏膜:正常□　异常□(描述:　　　　　　　　　)

牙齿数目：　正常□　异常□(描述:　　　　　　　　)

牙龈:正常□　异常□(类型:　　　　　　　　　　　)

舌:正常□　异常□(类型:　　　　　　　　　　　)

咽及扁桃体:正常□　异常□(描述:　　　　　　　　)

腮腺:正常□　肿大□

三、颈部

颈部外形:正常□　异常□(描述:　　　　　　　　)

颈部运动:正常□　异常□(描述:　　　　　　　　)

颈部血管:静脉充盈:正常□　异常□

　　　　动脉搏动:正常□　异常□

甲状腺:正常□　肿大□(描述:　　　　　　　　　)

气管:正常□　偏移□(描述:　　　　　　　　　)

实训任务五　肺和胸膜评估

【实训目的及要求】

(1) 掌握胸部的体表标志、肺和胸膜评估的方法。

(2) 熟悉肺和胸膜评估的内容及临床意义。

(3) 能正确辨别各种叩诊音和3种正常的呼吸音。

(4) 实训过程中体现出人文关怀,具有严谨、认真的学习态度。

(5) 实训结束后认真填写实训报告。

【实训方式】

情景模拟、操作示教、分组实训。

【实训准备】

(1) 学生复习相关的教学内容。

(2) 教师将本次实训目的、要求、内容及步骤板书到黑板上或准备好多媒体课件。

(3) 准备好 CAI 课件、全身评估 DVD。

(4) 准备好检查床、听诊器、软尺(或直尺)、心肺听诊仪、记录用的纸和笔等实训用物。

(5) 发给每位学生一份《肺和胸膜评估实训报告单》。

【实训内容及方法】

(1) 通过 CAI 课件、全身评估 DVD 的播放,让学生观看此部分评估内容,以做好实训前预习。

(2) 教师对重点内容进行操作示范,并讲解操作要领。本次实训重点是胸部的体表标志、乳房评估、胸廓扩张度评估、语音震颤触诊、肺叩诊音及肺界叩诊、正常呼吸音的听诊、语音共振的评估。

(3) 将实训学生 5～6 人分为一组,轮流扮演评估者和被评估者,相互进行操作训练,并在心肺听诊仪上进行系统肺部听诊练习。

（4）实训过程中，教师巡回指导，发现问题及时纠正。

（5）随机抽取 1～2 名同学，检测技能掌握程度；其他学生评判、教师点评。

（6）教师作实训小结后，学生整理用物，结束实训。

【实训提示】

肺脏和胸膜评估一般按视、触、叩、听的顺序进行。评估时，被评估者一般采取坐位或仰卧位，胸部要得到充分暴露；室内环境要舒适温暖，光线良好。

因实训是在同学间相互进行，故肺和胸膜评估的异常表现，如异常胸廓、胸膜摩擦感和摩擦音、病理性呼吸音、啰音等不会出现。

【技能训练指导】

肺和胸膜评估方法如表 8-6 所示。

表 8-6　肺和胸膜评估方法

项　　目	方　　法
一、胸部体表标志、人工划线与分区	①指出下列胸部骨性标志：胸骨角、肩胛下角、第 7 颈椎棘突，并在前胸和后背计数相应肋骨。②指出前正中线、锁骨中线、腋前线、腋中线、腋后线、肩胛下角线、肩胛上区、肩胛间区、肩胛下区。③指出胸骨上窝和锁骨上窝
二、肺和胸膜	
1.视诊	评估者帮助被评估者充分暴露胸部后，评估者站于被评估者右侧，视诊被评估者呼吸运动的类型及两侧是否对称，注意呼吸频率、深度和节律
2.触诊	
(1)胸廓扩张度	被评估者一般取仰卧位，评估者两手置于被评估者胸廓前下侧部，左、右拇指沿两侧肋缘指向剑突，拇指尖在前正中线两侧对称部位，两手掌和伸展的手指置于前侧胸壁，嘱被评估者做深呼吸，观察两手拇指距离中线的移动距离是否一致
(2)语音震颤	评估者将左、右手掌尺侧缘轻置于被评估者两侧胸壁对称部位，请被评估者以同等强度重复发长音"yi"，自上而下，从外向内，两手交叉，注意比较两侧相应部位语音震颤的异同。先评估前胸壁，再评估后胸壁及侧胸壁
3.叩诊	
(1)胸部叩诊音	首先分辨正常胸部清音、浊音、实音和鼓音 4 种叩诊音及其分布。正常人肺部叩诊呈清音，各部位略有不同
(2)肺部叩诊	分为直接叩诊法和间接叩诊法两种，一般以后者常用。叩诊时，被评估者取坐位或卧位，放松肌肉，两臂下垂，均匀呼吸。评估前胸壁时被评估者胸部稍向前；评估侧胸壁时被评估者双臂抱头；评估背部时头稍低，上半身略向前倾，双手交叉抱肩，尽可能使肩胛骨移向外侧。评估顺序依次为前胸、侧胸、背部，从上而下，由外向内，两侧对比，逐个肋间隙进行。叩诊前胸和后背时，板指平贴肋间隙，并与肋骨平行；叩诊肩胛间区时，板指可与脊柱平行

续表

项　　目	方　　法
(3)肺下界叩诊	被评估者取坐位,平静呼吸;评估者以间接叩诊法分别在被评估者的锁骨中线、腋中线、肩胛线上自上而下逐个肋间隙叩击,板指平贴肋间隙,并与肋骨平行,当叩诊音由清音变为浊音时,作一标记,此即肺下界
(4)肩胛线上肺下界移动度	先在平静呼吸时于肩胛线上叩出肺下界,然后分别于被评估者深吸气屏气时和深呼气屏气时在该线上叩出肺下界,并作上记号,测量此两点间距离即为肺下界的移动范围
4. 听诊	
(1)肺部呼吸音	评估时被评估者取坐位或卧位,均匀呼吸,必要时可进行深呼吸或咳嗽数声后立即听诊,更利于发现呼吸音及附加音的改变。听诊一般由肺尖开始,分别评估前胸、侧胸及后胸,自上而下逐个肋间隙进行,并且在左右对称部位进行对比。 初学者首先分辨3种正常呼吸音的听诊部位与听诊特点。被评估者取坐位或卧位,微张口均匀呼吸。评估者先用听诊器在胸骨上窝听支气管呼吸音;再将听诊器放在乳房下部、肩胛下部和腋窝下部听肺泡呼吸音,比较两种呼吸音;然后在胸骨旁听到支气管肺泡呼吸音。反复比较,至能正确辨别3种正常呼吸音为止
(2)语音共振	嘱被评估者用一般的声音强度重复发"yi"长音,左右交替,自上而下,依次听诊前、侧、后胸壁,注意左右、上下和内外语音共振的变化

【实训后思考】

(1) 做胸廓扩张度评估时,应注意什么?

(2) 某患者右侧前胸上部叩诊为浊音,为明确诊断,还应做哪些检查?

【实训报告】

每个学生按要求完成肺和胸膜评估后,将本次评估结果如实填入《肺和胸膜评估实训报告单》(表8-7)。

表8-7　肺和胸膜评估实训报告单

　　班级:　　　　姓名:　　　　学号:　　　　日期:　　　　得分:

一、视诊

1. 呼吸方式:自主呼吸□　机械呼吸□(描述:　　　　　　)

2. 呼吸频率:　　　　　次/分

3. 呼吸节律:规则　不规则□(描述:　　　　　　)

4. 呼吸困难:无□　有□(描述:　　　　　　)

二、触诊

1. 胸廓扩张度:正常□　异常□(描述:　　　　　　　)

2. 语音震颤:　正常□　异常□(描述:　　　　　　　)

3. 胸膜摩擦感:无□　有□

三、叩诊

1. 胸部叩诊音:正常□　异常□(描述:　　　　　　　)

续表

2. 肺上界：正常□　异常□（描述：　　　　　　　　　　　　　　　　）

3. 肺下界：正常□　异常□（描述：　　　　　　　　　　　　　　　　）

4. 肺下界移动度：正常□　异常□（描述：　　　　　　　　　　　　　）

四、听诊

1. 呼吸音：正常□　异常□（描述：　　　　　　　　　　　　　　　　　）

2. 啰音：无□　有□（描述：　　　　　　　　　　　　　　　　　　　　）

3. 语音共振：正常□　异常□（描述：　　　　　　　　　　　　　　　　　）

4. 胸膜摩擦音：无□　有□

实训任务六　心脏和血管评估

【实训目的及要求】

（1）掌握心脏和血管评估的方法。

（2）熟悉心脏和血管评估的内容及临床意义。

（3）能正确辨别第一心音（S_1）和第二心音（S_2）。

（4）操作中认真、仔细，关心和体贴被评估者。

（5）实训结束后认真填写实训报告。

【实训方式】

情景模拟、操作示教、分组实训。

【实训准备】

（1）学生复习相关的教学内容。

（2）教师将本次实训目的、要求、内容及步骤板书到黑板上或准备好多媒体课件。

（3）准备好 CAI 课件、全身评估 DVD。

（4）准备好检查床、听诊器、软尺（或直尺）、心肺听诊仪、记录用的纸和笔等实训用物。

（5）发给每位学生一份《心脏和血管评估实训报告单》。

【实训内容及方法】

（1）通过 CAI 课件、全身评估 DVD 的播放，让学生观看此部分身体评估内容，以做好实训前预习。

（2）教师对重点内容进行操作示范，并讲解操作要领。本次实训重点是心尖搏动的视诊和触诊、心界叩诊、心脏瓣膜听诊区的位置、心率与心律的听诊、S_1 与 S_2 的区别、常见心脏杂音的听诊、血压测量方法、周围血管征评估方法。

（3）将实训学生 5～6 人分为一组，轮流扮演评估者和被评估者，相互进行操作训练，并在心肺听诊仪上进行常见阳性体征的听诊。

（4）实训过程中，教师巡回指导，发现问题及时纠正。

（5）随机抽取 1～2 名同学，边评估边报告结果，其他学生评议其评估顺序及方法是否正确、内容有无遗漏。

(6)教师作实训小结后,学生整理用物,结束实训。

【实训提示】

心脏听诊最基本的技能是判定 S_1 和 S_2,由此才能进一步确定杂音或额外心音所处的心动周期时相。

【技能训练指导】

心脏和血管评估方法如表 8-8 所示。

表 8-8　心脏和血管评估方法

项　　目	方　　法
一、心脏评估	
1.视诊	
(1)心前区	被评估者取仰卧位,暴露胸部;评估者取切线方向观察被评估者心前区有无异常隆起或凹陷
(2)心尖搏动	被评估者取仰卧位,暴露胸部;评估者取切线方向观察心尖搏动的位置、范围和强弱,有无心前区异常搏动
2.触诊	被评估者最好取平卧位,评估者可先用右手全手掌在心前区触诊,再逐渐变为用右手掌尺侧或示指、中指及环指指腹并拢同时触诊,必要时也可用单指指腹触诊
(1)心尖搏动	被评估者仰卧,评估者先用右手掌尺侧,后用右手中指与示指指腹触诊被评估者心尖搏动的准确位置、强度和范围
(2)震颤	被评估者仰卧,评估者用手掌尺侧缘分别在胸骨左缘第 2、3、4、5 肋间隙,心尖部,胸骨左缘第 2 肋间隙触诊,注意有无细微的震颤
(3)心包摩擦感	被评估者仰卧,评估者用手掌尺侧缘在胸骨左缘第 3、4 肋间隙触诊,注意有无摩擦感
3.叩诊	
心界叩诊	采用间接叩诊法。被评估者取仰卧位或坐位,左手板指与肋间隙平行(仰卧位时)或与肋间隙垂直(坐位时),逐一叩出每个肋间隙由清音变浊音处,以此确定心浊音界。通常的叩诊顺序是先左后右,自下而上,由外向内。叩诊时用力均匀、强度适中。 叩左界时从心尖搏动外 2～3 cm 处由外向内叩,缓慢移动手指,待叩诊音从清音转为浊音时,用笔作一标记;再继续向内叩诊,当叩诊音变为实音时,再用笔作一标记;用同法逐个肋间隙向上叩出心脏左界,直至第 2 肋间隙止。叩诊心脏右界时,自肝浊音界的上一肋间隙(通常为第 4 肋间隙)开始,从右锁骨中线处由外向内叩出心脏浊音界,作记标,依次向上至第 2 肋间隙止。然后用尺测量前正中线到各标记点的距离。清音变浊音处为相对浊音界,浊音变实音处为绝对浊音界

续表

项　目	方　法
4.听诊	被评估者取坐位或仰卧位,暴露胸部。听诊心率至少 1 min
(1)心脏瓣膜听诊区及听诊顺序	通常有 5 个听诊区:①二尖瓣听诊区:位于心尖搏动最强点,即第 5 肋间隙左锁骨中线内侧。②主动脉瓣听诊区:位于胸骨右缘第 2 肋间隙。③肺动脉瓣听诊区:位于胸骨左缘第 2 肋间隙。④主动脉瓣第二听诊区:位于胸骨左缘第 3、4 肋间隙。⑤三尖瓣听诊区:位于胸骨下端左缘,即胸骨左缘第 4、5 肋间隙
(2)S_1 与 S_2 的区别	通常听诊顺序为从二尖瓣听诊区开始至肺动脉瓣听诊区,再依次为主动脉瓣听诊区、主动脉瓣第二听诊区和三尖瓣听诊区。 ①S_1 音调较低,声音较响,性质较钝;S_2 音调较高,强度较低,性质较清脆。②S_1 占时较长(持续约 0.1 s);S_2 占时较短(持续约 0.08 s)。③S_1 与心尖搏动同时出现;S_2 在心尖搏动后出现。④S_1 心尖部听诊最清晰;S_2 心底部听诊最清楚
二、血管评估	
1.脉搏及血压	评估方法见实训任务四
2.周围血管征	
(1)水冲脉	评估者用手握住被评估者腕部并使其手臂徐徐抬高过头,是否感到脉搏骤起骤降而有力
(2)毛细血管搏动征	评估者用手轻按被评估者指甲末端,或用一清洁玻片轻压其口唇黏膜,使局部发白,观察是否出现红、白交替的节律性搏动现象
(3)枪击音	评估者将听诊器膜型体件轻放于被评估者股动脉或肱动脉处,注意是否可听到与心跳一致短促如射枪的"Ta-Ta"音
(4)Duroziez 双重杂音	评估者将听诊器钟型体件稍加压力放于被评估者股动脉或肱动脉处,注意是否听到收缩期和舒张期双期不连续的吹风样杂音。

【实训后思考】

(1)一患者在做心脏听诊时,评估者发现该患者心尖部及胸骨左缘第 3、4 肋间隙均闻及舒张期杂音,该如何鉴别属于何种瓣膜病变?

(2)评估者怀疑一患者是"风湿性心脏病主动脉瓣关闭不全",应该做哪方面身体评估?

【实训报告】

每个学生按要求完成心脏和血管评估的练习后,认真填写《心脏和血管评估实训报告单》(表 8-9)。

表 8-9　心脏和血管评估实训报告单

班级:　　　　姓名:　　　　学号:　　　　日期:　　　　得分:

一、心脏评估

1.视诊

心前区隆起:无□　有□(描述:　　　　　　　　　　　　　　　　　)

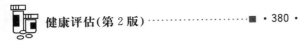
续表

心尖搏动:位置、范围和强弱(描述:)

2. 触诊

心尖搏动:正常□ 减弱□ 抬举性□ 负性搏动□

心前区搏动: 有□ 无□(描述:)

震颤: 无□ 有□ (描述:)

心包摩擦感: 无□ 有□(描述:)

3. 叩诊

心脏相对浊音界

右/cm	肋间隙	左/cm
	2	
	3	
	4	
	5	

注:左锁骨中线距前正中线为_____cm。

4. 听诊

心脏瓣膜听诊区的部位(描述:)

心率:_____ 次/分 心律:规则□ 不规则□

心音:正常□ P_2_____ A_2_____ 异常□(描述:)

杂音:无□ 有□(描述:)

二、血管评估

脉搏:_____ 次/分 节律:规则□ 不规则□

异常脉搏:无□ 有□(类型:奇脉□ 交替脉□ 水冲脉□ 脉搏短绌□)

血压:_____ mmHg

毛细血管搏动征: 无□ 有□

枪击音:无□ 有□

Duroziez 双重杂音:无□ 有□

实训任务七 腹 部 评 估

【实训目的及要求】

(1)熟悉腹部体表标志与四区分法、九区分法。

(2)掌握腹部评估的内容及操作方法。

(3)熟悉腹部评估常见阳性体征的临床意义。

(4)操作中认真、仔细,体现出对被评估者的人文关怀。

(5)实训结束后认真填写实训报告。

【实训方式】

情景模拟、操作示教、分组实训。

【实训准备】

（1）学生复习相关的教学内容。

（2）教师将本次实训目的、要求、内容及步骤板书到黑板上或准备好多媒体课件。

（3）准备好腹部评估 CAI 课件、腹部评估录像。

（4）准备好检查床、听诊器、软尺、腹部触诊仪、记录用的纸和笔等实训用物。用热水袋装大半袋水以便进行振水音及移动性浊音评估时的演示说明。

（5）发给每位学生一份《腹部评估实训报告单》。

【实训内容及方法】

（1）通过腹部评估 CAI 课件、腹部评估录像的播放，让学生作好实训前的预习。

（2）教师对重点内容进行操作示范，并讲解操作要领。本次实训重点是静脉血流方向的判断、肠鸣音及振水音的听诊、腹部触诊、腹部叩诊。

（3）将实训学生 5～6 人分为一组，轮流扮演评估者和被评估者，相互进行腹部评估操作训练，并在腹部触诊仪上进行常见阳性体征的触诊。

（4）实训过程中，教师巡回指导，发现问题及时纠正。

（5）随机抽取 1～2 名同学进行腹部评估，边评估边报告结果，其他学生评议其评估顺序及方法是否正确、内容有无遗漏。

（6）教师作实训小结后，学生整理用物，结束实训。

【实训提示】

临床上腹部评估按照视、听、叩、触诊的顺序进行，但记录时仍按视、触、叩、听诊的顺序。腹部触诊是腹部评估的主要方法。

触诊肝脏时应注意如下几点：①应以示指前外侧指腹接触肝脏。②切勿将腹直肌肌腱误认为肝脏。③触诊肝脏需密切配合呼吸动作，于吸气时手指上抬速度一定要落后于腹壁的抬起，而呼气时手指应在腹壁下陷前提前下压；这样才可能触到肝缘。④触到肝下缘，应考虑肝肿大或肝下垂，此时应通过叩肝上界来进行鉴别。

【技能训练指导】

腹部评估方法如表 8-10 所示。

表 8-10 腹部评估方法

项 目	方 法
一、视诊	嘱被评估者排空膀胱取仰卧位，充分暴露全腹；光线柔和而充足，从前侧方射入视野；评估者立于被评估者右侧，按一定顺序自上而下地观察腹部，必要时评估者应将视线降低至腹平面，从侧面进行观察。视诊内容包括腹部外形、呼吸运动、腹壁静脉、胃肠型及蠕动波、皮肤状况
1. 腹部外形	评估者立于被评估者右侧，可利用侧面来的光线观察前腹壁是否处于肋缘至耻骨联合的同一平面。注意腹部是否对称，有无全腹或局部的膨隆或凹陷，有腹腔积液或腹部肿块时，还应测量腹围的大小

续表

项　　目	方　　法
2.腹壁曲张静脉血流方向判断	判断血流方向的方法:评估者将示指和中指并拢,压在一段没有分支的腹壁静脉上,然后将一手指沿着静脉紧压并向外移动,挤出这段静脉中的血液,到一定距离后放松该手指,另一手指仍紧压静脉,观察静脉是否很快重新充盈;再以同样方法放松另一手指,再次观察静脉充盈情况。如果挤空的静脉很快充盈,则血流方向是从放松的手指端流向紧压的手指端;如果挤空的静脉不能迅速充盈,则血流方向是从紧压的手指端流向放松的手指端
二、听诊	腹部听诊时,环境应安静,被评估者取仰卧位或坐位,评估者将听诊器轻置于腹壁上,由左至右,由下至上,全面地听诊各区。重点听诊肠鸣音、振水音及血管杂音等
1.肠鸣音	通常在右下腹部听诊,听诊时间至少在 1 min 以上,必要时听 3～5 min,注意其频率、音调、强弱
2.振水音	被评估者取仰卧位,评估者将听诊器体件放于左上腹部,同时用稍弯曲并拢的手指在被评估者上腹部作连续迅速的冲击动作,若胃内有液体积存,则可听到胃内气体与液体相撞击而产生的声音,即为振水音
3.血管杂音	被评估者取仰卧位,评估者将听诊器体件置于腹中部或腹部一侧注意有无动脉性杂音(如收缩期喷射性杂音);将听诊器体件置于脐周或上腹部注意有无静脉性杂音(如连续性嗡鸣音)
三、叩诊	
1.腹部叩诊	多采用间接叩诊法
2.肝界叩诊	嘱被评估者取平卧位,平静呼吸,在右锁骨中线上自第2肋间隙开始叩诊,由清音变为浊音处代表肝相对浊音界即肝上界(肝相对浊音界)。确定肝下界最好由腹部鼓音区沿右锁骨中线向上叩诊,当叩诊音由鼓音转为浊音时即是肝下界。二者之间的距离为肝上下径,正常者为 9～11 cm
3.肝脏叩击痛	评估者用左手手掌平放在右季肋部,右手握拳用尺侧轻叩左手背,若被评估者感到疼痛即为叩击痛,正常人无肝区叩击痛
4.移动性浊音	被评估者仰卧,评估者立于右侧。先从脐部开始,顺势在脐平面向左侧腹叩诊,若叩诊变为浊音,叩诊板指位置固定(不离开皮肤),嘱被评估者向右侧卧位,重新叩诊该处,听取音调有无变化,然后向右侧移动叩诊,直达浊音区,叩诊板指固定位置,嘱被评估者向左侧翻身作左侧卧位,再次叩诊,听取音调的改变。对诊断腹腔积液有意义,提示腹腔积液至少在 1000 mL
5.肋脊角叩击痛	被评估者采取坐位或侧卧位;评估者用左手掌平放在其肋脊角处(肾区),右手握拳用由轻到中等的力量叩击左手背。正常时肋脊角处无叩击痛,当有肾炎、肾盂肾炎、肾结石、肾结核及肾周围炎时,肾区有不同程度的叩击痛

续表

项 目	方 法
6.膀胱叩诊	被评估者取仰卧位,从腹正中线脐部向下叩诊,出现鼓音变浊音,代表充盈的膀胱
四、触诊	重点实训内容。触诊的基本方法详见实训任务三
1.腹壁紧张	浅部触诊法。正常人腹壁有一定张力,但触之柔软
2.压痛及反跳痛	深压触诊法。触诊时以一个至三个手指由浅入深进行按压,出现疼痛,称为压痛。在触诊出现压痛时,按压的手指仍压于原处稍停片刻,使压痛感觉趋于稳定,然后突然将手抬起,若被评估者感觉腹痛骤然加剧,并常伴有痛苦表情或呻吟,称为反跳痛。正常腹部无压痛和反跳痛
3.腹部肿块	深部滑行触诊法。注意评估肿块的部位、大小、表面状态、硬度、压痛、运动度、边缘状态、搏动性,以及与邻近脏器的关系
4.肝脏触诊	①单手触诊法:评估者将右手平置于被评估者右锁骨中线上估计肝下缘的下方,四指并拢,掌指关节伸直,示指与中指的指端指向肋缘或示指前端的桡侧与肋缘平行,与被评估者的呼吸运动紧密配合进行触诊。被评估者深呼气时,腹壁松弛下陷,触诊的手指随之压向深部;深吸气时,腹壁隆起,触诊的手则随腹壁抬起,并以指端或示指桡侧前迎触探随膈肌下移的肝脏。如此反复,自下而上逐渐向肋缘方向触摸,直到触及肝下缘或肋缘为止。再用同样的方法在前正中线上触诊肝左叶。②双手触诊法:评估者右手位置同单手法,而用左手手掌托住被评估者右腰部,向上托起肝脏使其紧贴前腹壁,拇指固定于右肋缘,限制右下胸扩张,以增加膈肌下移的幅度,进而使吸气时下移的肝脏更易被碰到触诊的右手指。 评估时注意肝脏大小、质地、表面及边缘状态、有无压痛等
5.脾脏触诊	使用双手触诊法。评估者可用左手置于被评估者左腰部,将脾脏稍向前托起,用右手于左腹部自下而上进行滑行触诊,如平卧位不能触及脾脏时,可让被评估者改为右侧卧位评估,这样常能发现轻度肿大的脾脏
6.肾脏触诊	评估肾脏时可取卧位或坐位,用双手触诊法。评估者左手放在腰部,托起肾脏,右手在腹部进行滑行触诊,在被评估者行深呼气末,趁腹壁明显下陷时,右手深入下压,使左右两手相对合,即可触到肿大或下垂的肾脏,呈实体样感觉,边缘圆钝。正常人肾脏一般不能触及。瘦弱者有时可触及右肾下端
7.胆囊触诊	单手滑行触诊法,与肝脏触诊要领相同。胆囊触痛的评估方法如下:评估者以左手掌平放于被评估者的右肋缘处,以拇指指腹按压于胆囊点(右肋弓与右腹直肌外缘交界处),然后嘱被评估者缓慢深吸气,若被评估者因疼痛而突然屏气,即为胆囊触痛征,又称墨菲征(Murphy征)阳性

【实训后思考】
指导被评估者作腹式呼吸在脏器触诊中有何意义?其机制是什么?

【实训报告】

每个学生按要求完成心脏和血管评估的练习后,认真填写《腹部评估实训报告单》(表 8-11)。

表 8-11 腹部评估实训报告单

班级: 　　姓名: 　　学号: 　　日期: 　　得分:

一、视诊

腹部外形: 平坦□　饱满□　低平□　膨隆□　凹陷□

呼吸运动: 胸式呼吸为主□　腹式呼吸为主□(描述: 　　　　　)

腹壁静脉曲张: 无□　有□　血流方向评估(描述: 　　　　　)

胃蠕动波及肠型: 无□　有□(描述: 　　　　　)

二、触诊

腹壁紧张度:柔软□　紧张□(描述: 　　　　　)

压痛及反跳痛:无□　有□(描述: 　　　　　)

腹部肿块:无□　有□(描述: 　　　　　)

肝脏触诊:未触及□　触及□(描述: 　　　　　)

胆囊触诊:未触及□　触及□　墨菲征阳性□(描述: 　　　　　)

脾脏触诊:未触及□　触及□(描述: 　　　　　)

肾脏触诊:未触及□　触及□(描述: 　　　　　)

膀胱触诊:未触及□　触及□(描述: 　　　　　)

三、叩诊

腹部叩诊音: 正常□　异常□　(描述: 　　　　　)

肝浊音界: 右锁骨中线上肝上界位于约_____　肝上下界约_____cm

肝脏叩击痛: 无□　有□(描述: 　　　　　)

移动性浊音: 无□　有□(描述: 　　　　　)

肋脊角叩击痛:无□　有□(描述: 　　　　　)

膀胱:叩出圆形浊音区□　未叩出圆形浊音区□

四、听诊

肠鸣音:_____次/分

振水音:未闻及□　闻及□(描述: 　　　　　)

血管杂音:无□　有□(描述: 　　　　　)

(刘爱平)

实训任务八　脊柱、四肢及神经系统评估

【实训目的及要求】

(1) 掌握脊柱、四肢及神经系统评估的方法。

(2) 熟悉脊柱、四肢、神经系统评估的内容及临床意义。

(3) 能够根据需要,选择重点评估内容。

（4）操作中认真仔细，体现出对被评估者的人文关怀。

（5）实训结束后认真填写实训报告。

【实训方式】

情景模拟、操作示教、分组实训。

【实训准备】

（1）学生复习相关的教学内容。

（2）教师将本次实训目的、要求、内容及步骤板书到黑板上或准备好多媒体课件。

（3）准备好 CAI 课件、教学录像片。

（4）准备好检查床、听诊器、叩诊锤、棉签、记录用的纸和笔等实训用物。

（5）发给每位学生一份《脊柱、四肢及神经系统评估实训报告单》。

【实训内容及方法】

（1）通过 CAI 课件、教学录像观看脊柱、四肢及神经系统身体评估，以做好实训前预习。

（2）教师进行脊柱、四肢及神经系统评估方法示范，边示范边讲解操作要点和技巧。

（3）将实训学生 5～6 人分为一组，轮流扮演评估者和被评估者，相互进行脊柱、四肢及神经系统评估操作训练。

（4）实训过程中，教师巡回查看，随时纠正学生在评估过程中出现的各种错误。

（5）随机抽取 1～2 名同学进行脊柱、四肢及神经系统评估，边评估边报告结果，其他学生评议其评估顺序及方法是否正确、内容有无遗漏。

（6）教师作实训小结后，学生整理用物，结束实训。

【实训提示】

临床上，某些神经系统的评估属于常规评估项目，如生理反射、病理反射；某些神经系统的评估属于专科评估项目，如浅感觉及运动功能评估。因此，应学会根据不同评估目的来选择不同方法。

【技能训练指导】

脊柱、四肢及神经系统评估方法如表 8-12 所示。

表 8-12　脊柱、四肢及神经系统评估方法

项　　目	方　　法
一、脊柱	
1.脊柱弯曲度	嘱被评估者肌肉放松，上肢自然下垂。评估者从侧面观察被评估者脊柱有无前凸或后凸畸形，从背面观察被评估者有无侧凸畸形；或让被评估者取坐位，上半身稍前倾，充分暴露背部。评估者用右手拇指与示指自颈椎沿脊柱两侧自上而下用力滑压，观察滑压后显现的充血红线有无偏离正中线，以判断被评估者有无侧凸畸形
2.脊柱活动度	嘱被评估者作颈部和腰部前屈、后伸、左右侧弯及旋转动作，观察有无活动受限。注意：评估颈椎活动度时应固定双肩，评估腰椎活动度时应固定髋部

续表

项　　目	方　　法
3.脊柱压痛评估	被评估者取坐位,评估者立于其背后,自上而下逐个按压每个脊柱棘突、棘间韧带和椎旁肌肉,观察被评估者有无压痛
4.脊柱叩击痛评估	可采用直接叩诊法和间接叩诊法评估。①直接叩诊时,评估者以叩诊锤直接叩击各脊柱棘突,询问被评估者有无疼痛。②间接叩诊时,评估者将左手掌面置于被评估者头部,右手握拳用小鱼际部叩击左手背,询问被评估者有无疼痛
二、四肢	
浮髌试验	嘱被评估者取平卧位,患肢伸直并放松肌肉,评估者左手拇指和其余四指固定在肿胀膝关节上方两侧,按压髌上囊,将积液挤入关节腔内,右手拇指和其余四指固定在肿胀膝关节下方两侧,上下配合,使关节腔内积液不能流动,右手示指垂直按压髌骨数次,若下压时感到髌骨触碰关节面,手松时感到髌骨随之浮起,即为浮髌试验阳性
三、共济运动	
1.指鼻试验	嘱被评估者前臂外展伸直,用示指触自己的鼻尖,先慢后快,先睁眼后闭眼重复进行
2.指指试验	嘱被评估者张开双上肢,伸直示指、曲肘,使双手示指由远而近互碰指尖,观察动作是否准确(或者嘱被评估者伸直前臂以示指触碰对面评估者的示指),先睁眼后闭眼重复进行
3.轮替动作	嘱被评估者伸直手掌并以前臂反复作快速旋前、旋后动作
4.跟-膝-胫试验	嘱被评估者仰卧,抬起一侧下肢,将足跟置于另一下肢膝部下端,再沿胫骨前缘慢慢滑下,先睁眼后闭眼重复进行
5.闭目难立征(Romberg征)	嘱被评估者足跟并拢直立,两臂前伸,然后闭目,若出现身体摇晃或倾斜为阳性,提示小脑病变。闭眼时站不稳而睁眼时能站稳则为感觉性共济失调
四、神经反射	
1.浅反射	
(1)角膜反射	评估者将左手示指置于被评估者眼前约30 cm处,引导其眼睛向内上注视,右手用细棉签纤维由患者眼外侧从视野外向内接近并轻触被评估者的角膜,观察其眼睑有无迅速闭合
(2)腹壁反射	嘱被评估者仰卧,双下肢稍曲以使腹壁放松;评估者以钝头竹签沿肋缘下、脐水平和腹股沟3个部位由外向内轻划被评估者腹壁皮肤。正常情况下可见受刺激部位腹壁肌肉收缩
(3)跖反射	被评估者仰卧,髋及膝关节伸直。评估者左手持被评估者踝部,右手持钝头竹签沿足底外侧缘,由后向前划至小趾根部,再转向大趾侧。正常情况下表现为足趾向跖面屈曲

续表

项　目	方　法
（4）提睾反射	被评估者仰卧，双下肢稍屈，使腹肌松弛，用钝头竹签由下而上轻划股内侧上方皮肤，正常可引起同侧提睾肌收缩，同侧睾丸上提
2.深反射评估	
（1）肱二头肌反射	被评估者前臂屈曲，手掌朝下；评估者左手扶托被评估者屈曲的肘部，左手拇指置于被评估者肱二头肌肌腱处，右手持叩诊锤叩击左手拇指指甲。正常情况下可见前臂快速屈曲
（2）肱三头肌反射	被评估上臂外展，半屈肘关节；评估者以左手托起其肘部内侧，右手持叩诊锤叩击鹰嘴突上方的肱三头肌肌腱。正常情况下可见前臂稍伸展
（3）桡骨骨膜反射	评估者以左手托住被评估者腕部，前臂置于半屈半旋前位，并使腕关节自然下垂，用叩诊锤直接叩击桡骨茎突。正常反应为前臂旋前、屈肘
（4）膝腱反射	被评估者取坐位，将一侧小腿放在另一侧大腿上，使小腿放松；或取仰卧位，评估者用左手在被评估者腘窝处托起下肢，使髋、膝关节自然屈曲，右手持叩诊锤直接叩击髌骨下方股四头肌肌腱。正常情况下可见小腿伸展
（5）跟腱反射	被评估者仰卧，髋关节和膝关节稍屈曲，下肢外旋、外展，评估者左手轻托其足底，使足呈过伸位，右手以叩诊锤直接叩击跟腱。正常可见腓肠肌收缩，足向跖面屈曲
3.病理反射	
（1）Babinski 征	被评估者仰卧，髋关节及膝关节伸直。评估者左手持被评估者踝部，右手持竹签沿足底外侧缘，由后向前划至小趾根部，再转向内侧。阴性表现为足趾向跖面屈曲。阳性表现为姆趾背伸，其余四趾呈扇形张开
（2）Oppenheim 征	评估者用拇指及示指沿被评估者胫骨前缘用力自上而下滑压。阳性表现为姆趾背伸，其余四趾呈扇形张开
（3）Gordon 征	评估者用拇指和其他四指置于被评估者腓肠肌部位，以适度的力量捏压。阳性表现为姆趾背伸，其余四趾呈扇形张开
（4）Chaddock 征	评估者用竹签在被评估者外踝下方由后向前划至趾掌关节处。阳性表现为姆趾背伸，其余四趾呈扇形张开
（5）Hoffmann 征	评估者用左手持被评估者腕关节上方，右手以中指及示指夹持其中指，稍向上提，使腕部处于轻度过伸位，然后以拇指迅速弹刮患者中指指甲。阳性表现为拇指及其他三指轻微掌屈
4.脑膜刺激征	
（1）颈项强直	被评估者去枕平卧，双下肢伸直。评估者左手托其枕部使其作被动屈颈动作，测试其颈肌抵抗力

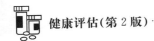

续表

项　　目	方　　法
(2)Kernig 征	被评估者仰卧;评估者抬起其一侧下肢,使其屈髋屈膝各成 90°,左手按膝关节,右手将被评估者小腿抬高。正常人膝关节屈伸角度可达 135°以上
(3)Brudzinski 征	被评估者仰卧,下肢自然伸直。评估者一手置于被评估者胸前,以维持胸部位置不变,另一手托其枕部使头部前屈。观察两侧髋关节和膝关节是否同时屈曲

【实训后思考】

(1) 某患者突然出现昏迷,该选择哪些评估来判断昏迷类型?

(2) 一患者清晨起床发现自己左下肢运动障碍,该选择哪些评估协助诊断?

【实训报告】

每个学生按要求完成脊柱、四肢及神经系统评估的练习后,认真填写《脊柱、四肢及神经系统评估实训报告单》(表 8-13)。

表 8-13　脊柱、四肢及神经系统评估实训报告单

班级:　　　　　姓名:　　　　　学号:　　　　　日期:　　　　　得分:

一、脊柱

弯曲度:正常□　　异常□(描述:　　　　　　　　　　　　　　　　　)

活动度:正常□　　异常□(描述:　　　　　　　　　　　　　　　　　)

压痛和叩击痛:无□　有□(描述:　　　　　　　　　　　　　　　　)

二、四肢

形态:正常□　异常□(类型:匙状指□　杵状指□　梭形畸形□　膝内翻□

膝外翻□　浮髌试验□　足内翻□　足外翻□　肌肉萎缩□　下肢静脉曲张□)

运动:正常□　异常□(描述:　　　　　　　　　　　　)

三、神经系统

肌力:正常□　异常□(描述:　　　　　　　　　　　　)

肌张力:正常□　异常□(描述:　　　　　　　　　　　　)

震颤:无□　有□(描述:　　　　　　　　)

共济失调:无□　有□

(指鼻试验□　指指试验□　轮替动作□　跟-膝-胫试验□　Romberg 征□)

感觉功能:正常□　异常□(　　　　　　　　　　　　)

浅反射:角膜反射:存在□　不存在□　　　腹壁反射:存在□　不存在□

　　　　趾反射:　存在□　不存在□　　　提睾反射:检查□　未检查□

深反射:肱二头肌反射:引出□　未引出□　　　肱三头肌反射:引出□　未引出□

　　　　膝腱反射:引出□　未引出□　　　跟腱反射:引出□　未引出□

　　　　桡骨骨膜反射:引出□　未引出□

病理反射:Babinski 征:阴性□　阳性□　　　Oppenheim 征:阴性□　阳性□

　　　　Gordon 征:　阴性□　阳性□　　　Chaddock 征:阴性□　阳性□

　　　　Hoffmann 征:　阴性□　阳性□

脑膜刺激征:颈项强直:阴性□　阳性□　　　Kernig 征:阴性□　阳性□

　　　　Brudzinski 征:阴性□　阳性□

实训任务九　全身评估综合训练

【实训目的及要求】

（1）掌握全身评估的内容、评估顺序及方法。

（2）熟悉全身评估常见阳性体征的临床意义。

（3）实训过程中体现出人文关怀，培养良好的职业习惯和行为规范。

（4）实训结束后认真填写实训报告。

【实训方式】

观看教学视频、情景模拟、分组实践。

【实训准备】

（1）学生复习相关教学内容。

（2）教师将本次实训目的、要求、内容及步骤板书到黑板上或准备好多媒体课件。

（3）准备好实训用物：检查床、体温计、血压计、听诊器、体重计、手电筒、软尺、压舌板、叩诊锤、竹签、棉签、记号笔、纱布、洗手液、污物盘、记录用的纸和笔等。

【实训内容及方法】

（1）通过 CAI 课件、全身评估 DVD 播放全身评估，学生根据需要选择性回放相关内容。

（2）学生按全身评估的基本要求，自上而下分段进行操作训练，强调合理、规范的逻辑顺序，养成良好的职业习惯和行为规范。

（3）教师巡回指导，及时发现问题并随时纠正。

（4）通过身体评估操作考核，检测学生操作技能掌握程度。

【实训提示】

全身评估是护士必备的基本功，也是评价和考核护士基本临床技能的重要组成部分。在分段学习各器官系统的评估之后，学生应学会融会贯通，综合应用，为被评估者认真、细致地进行全身评估。

全身评估力求全面、系统，检查内容涵盖住院病历的要求条目，但也要重点突出、井然有序、具体操作灵活。掌握评估的进度和时间，一般应尽量在 30～40 min 完成。

卧位患者全身评估的顺序如下：一般情况和生命体征→头颈部→前、侧胸部（心、肺）→后背部（包括肺、脊柱、肾区、骶部）→腹部→上、下肢→肛门、直肠→外生殖器→神经系统。

坐位患者全身评估的顺序如下：一般情况和生命体征→上肢→头颈部→后背部（包括肺、脊柱、肾区、骶部）→前、侧胸部（心、肺）→腹部→下肢→肛门直肠→外生殖器→神经系统。这样，可以保证分段而集中的身体评估顺利完成。而在此过程中患者仅有二三次体位更动。

【技能训练指导】

全身评估方法如表 8-14 所示。

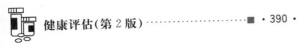

表8-14　全身评估方法

项　目	方　法
一、评估前准备	
1. 准备和清点用物	评估者于准备室中准备和清点评估用具,包括体温表、听诊器、血压计、压舌板、手电筒、棉签、硬尺、记号笔、纱布、近视力表、洗手液和污物盘,置于治疗车后推入模拟病室
2.自我介绍	评估者向被评估者说明职务、姓名,并进行简短交谈以争取充分合作
3.洗手	最好当着被评估者的面清洗双手
二、一般状态评估	
1.观察全身状态	视诊被评估者的发育、营养、体型、面容与表情、意识、步态等全身状态
2.测量体温	评估者于治疗车前自容器中取出体温表,平视检查水银刻度,然后用纱布擦拭被评估者左侧腋窝,将体温表插入其左侧腋窝,嘱其左臂夹紧体温计,测量 10 min
3.触诊桡动脉搏动	以示指、中指和环指指腹平按于被评估者右手桡动脉近手腕处测量脉搏频率,至少 30 s
4.视诊呼吸类型与频率	观察被评估者胸部起伏,计数呼吸频度,至少 30 s
5.测量血压	用间接测量法测量右侧上肢血压 2 次,取平均值
三、头颈部评估	
1.评估头部	视诊观察头部外形、运动、头发,必要时测头围
2.视诊颜面和双眼	视诊被评估者颜面、眉毛、眼睑、双侧眼球外形
3.检测双眼近视力	评估者将近视力表置于被评估者眼前 33 cm 处,分别检查被评估者左、右眼视力
4.评估下睑结膜、球结膜和巩膜	请被评估者向上看,评估下睑结膜、球结膜和巩膜
5.评估上睑结膜、球结膜和巩膜	请被评估者向下看,翻转上睑,评估上睑结膜、球结膜和巩膜
6.观察双侧瞳孔	评估者在自然光线下视诊被评估者双侧瞳孔,注意形态、大小,双侧瞳孔是否等大、等圆
7.评估瞳孔直接对光反射	评估者用手电筒直接照射被评估者的瞳孔,观察其反应
8.双侧角膜反射评估	嘱被评估者双眼向内上方注视,评估者从消毒棉签中抽出一根,从棉签的顶部捻出一条纤维,用其尖端从被评估者眼外侧移近并触及角膜,观察其眼睑闭合情况,先左后右
9.评估眼球运动	嘱被评估者头部固定,注视眼前 30~40 cm 处评估者的手指尖,眼球随目标方向按左→左上→左下→右下→右上→右下 6 个方向的顺序移动

续表

项　　目	方　　法
10. 视诊双侧外耳	视诊被评估者外耳及耳后区，用手将被评估者耳廓向后、向上牵拉，观察外耳道，先左后右
11. 评估双耳粗听力	请被评估者掩耳闭目，评估者摩擦双手拇指和中指，自远处移向近处分别检查被评估者双耳听力
12. 视诊外鼻	评估者视诊被评估者鼻外形
13. 评估鼻腔	评估者用左手拇指将被评估者鼻尖轻轻上推，右手持手电筒先后照射左、右鼻前庭，视诊鼻黏膜、鼻中隔。并用拇指按捏一侧鼻前庭检查被评估者对侧鼻道通气情况
14. 触诊鼻窦	评估双侧额窦、上颌窦、筛窦有无压痛
15. 观察口唇	评估者视诊被评估者口唇
16. 借助压舌板评估口腔内器官和组织	嘱被评估者张口，评估者左手持手电筒，右手将压舌板置于被评估者右颊黏膜处，在手电筒光源的照射下观察右颊黏膜，同法评估左颊黏膜；然后将压舌板置于被评估者左下颊黏膜与牙龈之间，按左上、左下、右上、右下的顺序观察被评估者口腔黏膜、牙齿、牙龈；再依次观察舌面、舌底、上腭；最后请被评估者口张大，发"啊"音，持压舌板轻压其舌前 2/3 处，观察口底、口咽部
17. 视诊颈部血管	评估者帮助被评估者充分暴露颈部，分别视诊被评估者左、右两侧颈动脉搏动和颈静脉充盈
18. 触诊双侧颌下、锁骨上淋巴结	评估者将中间三指并拢，指腹平贴于评估部位，由浅入深，滑动触摸，依次触诊被评估者颌下、颈前、颈后及锁骨上淋巴结
19. 触诊甲状腺	视诊和触诊甲状腺峡部和侧叶，配合吞咽动作进行
20. 触诊气管位置	评估者以示指、环指分别置于被评估者左、右两侧胸锁关节上，中指置于气管中间，观察中指是否在示指和环指中间
四、前、侧胸部评估	
1. 观察胸廓、胸壁和呼吸运动	评估者帮助被评估者充分暴露胸部。视诊胸部外形、对称性、皮肤和呼吸运动
2. 评估双侧乳房	先视诊，观察双侧乳房的大小、对称性、外表、乳头状态、有无溢液等。再触诊，被评估者通常取坐位或仰卧位。评估者将示指、中指和环指并拢，用指腹进行触诊。评估一般由外上象限开始，左侧沿顺时针，右侧沿逆时针方向进行，由浅入深进行触诊，直至四个象限评估完毕。最后触诊乳头、乳晕处。注意质地、弹性、有无压痛及肿块等
3. 触诊腋窝淋巴结	评估者用左手托住被评估者左前臂并稍外展，右手指尖依次滑动触诊左侧腋窝；用右手托住被评估者右前臂并稍外展，左手指尖滑动触诊右侧腋窝。按腋尖群、中央群、胸肌群、肩胛下群和外侧淋巴结群顺序触诊

项　目	方　法
4. 评估前胸和侧胸胸廓扩张度	评估者两手置于被评估者胸廓前下侧部，左、右拇指沿两侧肋缘指向剑突，拇指尖在前正中线两侧对称部位，两手掌和伸展的手指置于前侧胸壁，嘱被评估者做深呼吸，两手随之移动，观察两手拇指分开的距离和动度是否相等
5. 触诊前胸和侧胸语音震颤	评估者将左右手掌尺侧缘轻放于被评估者两侧胸壁对称部位，请被评估者重复发长"yi"音，自上而下（第 2、4、6 肋间隙水平），双手交叉，比较两侧相应部位感触到的语音震颤的异同
6. 叩诊双侧前胸和侧胸	先直接叩诊，后间接叩诊。以间接叩诊为主，评估者以左手中指指节紧贴于被叩部位，其他手指微微抬起，右手指自然弯曲，以右手中指指端叩击，叩击方向与叩击部位体表垂直，用腕关节和掌指关节作短促叩击，肘、肩关节不参与运动。自前胸第 2 肋间隙开始，按第 2、4、6 肋间隙水平从上而下，左右交替，逐一肋间隙叩击，每一肋间隙叩击 2 个点。注意比较左右、上下、内外叩诊音的变化
7. 叩诊肺下界（锁骨中线）	被评估者平静呼吸，评估者以间接叩诊法分别在被评估者两侧的锁骨中线自上而下逐一肋间隙叩击，板指平贴肋间隙，并与肋骨平行，当叩诊音由清音变为浊音时，作一标记，此即肺下界
8. 听诊前胸和侧胸	被评估者取卧位，评估者请被评估者微张口均匀呼吸，自第 2 肋间隙开始，自上而下，按第 2、4、6 肋间隙水平，左右交替，依次听诊双侧前胸和侧胸，每一肋间隙听诊 2 个点，每一点至少听诊 1～2 个呼吸周期，由外到内，注意左右对比
9. 视诊心尖、心前区搏动	评估者取切线方面视诊被评估者心前区，观察有无心前区隆起与凹陷、心尖搏动和心前区异常搏动
10. 两步法触诊心尖搏动及震颤	评估者先以右手掌尺侧，后用右手中指、示指指腹触诊被评估者心前搏动。再以手掌尺侧缘平放于胸骨左缘第 3、4、5 肋间隙触诊心前区，注意有无异常搏动、震颤
11. 叩诊心脏相对浊音界	根据被评估者的体位，采取正确的手法叩诊心脏相对浊音界。沿肋间隙从外向内、自下而上、先左后右的顺序进行叩诊。用力要均匀，当清音变为浊音时，用笔做记号，分别测量出每一肋间隙记号到前正中线的直线距离
12. 顺序听诊心脏各瓣膜听诊区	评估者将听诊器置于二尖瓣听诊区听诊心率、心律、心音、附加心音和杂音。后依次听诊肺动脉瓣听诊区、主动脉瓣听诊区、主动脉瓣第二听诊区、三尖瓣听诊区，注意心音强度，有无杂音

续表

项　目	方　法
五、背部	
1.视诊脊柱和胸廓外形	评估者帮助被评估者坐起,充分暴露背部,视诊被评估者脊柱和胸廓外形
2.评估胸廓扩张度及对称性	评估者两手平置于被评估者背部,手掌腕关节处约平第10肋骨,拇指与后正中线平行。嘱被评估者做深呼吸,两手随之移动,观察两手拇指分开的距离和活动度是否相等
3.触诊双侧肺部语音震颤	评估者将左、右手掌尺侧缘轻放于被评估者背部肩胛间区、肩胛下区、侧胸壁对称部位,请被评估者重复发长"yi"音,双手交叉比较
4.被评估者双上肢交叉	嘱被评估者稍低头,双上肢交叉抱肩
5.叩诊双侧后胸部	评估者依肩胛间区→肩胛下区→侧胸壁,先直接叩诊、后间接叩诊。注意自上而下,由外向内,左右对比。叩击肩胛间区时左手板指与肋骨相垂直,叩击肩胛下区时板指与肋骨平行
6.肩胛线上叩诊双侧肺下界移动度	被评估者平静呼吸,评估者以间接叩诊法在被评估者左肩胛下角线上叩出肺下界位置,作一标记;嘱被评估者作深吸气,屏住呼吸的同时沿该线继续往下叩击,直至清音变为浊音作一标记,此即为肺下界最低点;当恢复平静呼吸时嘱被评估者深呼气后屏气,重复叩击直至清音变为浊音,作一标记,此即为肺下界最高点。同法叩击右侧。测量左、右两侧最高点至最低点的距离。最高点至最低点即为肺下界移动范围
7.听诊双侧后胸部	评估者按肩胛间区第3、6胸椎水平,肩胛下区肩胛线上第9胸椎水平,腋后第9胸椎水平依次听诊被评估者后胸部,每一听诊部位至少听诊1~2个呼吸周期,注意左右对比,有无呼吸音的改变和啰音
8.触诊脊柱有无压痛、畸形	评估者自上而下触诊被评估者脊柱有无压痛;然后以右手拇指与示指沿脊柱两侧自上向下用力按压,观察按压后显现的充血红线有无偏离正中线
9.评估骶尾部	评估者观察并按压被评估者骶尾部,注意有无水肿、压疮
10.评估双侧肋脊角	评估者左手掌平放于被评估者脊肋角处,右手握拳,用轻至中等力量叩击左手背。注意有无压痛、叩击痛
六、腹部	
1.正确暴露腹部	被评估者取仰卧位,屈膝,双上肢置于躯干两侧,平静呼吸,评估者帮助被评估者充分暴露腹部
2.视诊腹部	评估者取切线位视诊被评估者腹部,视诊内容主要有腹部外形、呼吸运动、腹壁静脉、脐、皮肤、胃肠型和蠕动波
3.听诊肠鸣音	评估者将听诊器体件轻置于被评估者脐附近腹壁上听诊肠鸣音,至少听诊1 min

项　　目	方　　法
4.听诊振水音	评估者将听诊器体件放于左上腹部,同时用稍弯曲并拢的手指在被评估者上腹部作连续迅速的冲击动作,若胃内有液体积存,则可听到胃内气体与液体相撞击而产生的声音,即为振水音
5.评估肝脏叩击痛	评估者将左手置于被评估者肝区,右手握拳叩击左手背,观察被评估者有无疼痛
6.移动性浊音	评估者以间接叩诊法,从被评估者脐水平开始,先向左侧叩诊,直至出现浊音,固定板指,嘱被评估者取右侧卧位,听取叩诊音有无改变;再向右叩诊至出现浊音时,再次固定板指,嘱被评估者取左侧卧位,再叩,听取音调的改变
7.浅部触诊法触诊全腹	被评估者仰卧,两手放于躯体两侧,双腿屈曲。评估者自左下腹开始逆时针方向逐个部位浅触诊腹部九个区。注意腹肌的紧张度
8.深部触诊法触诊全腹	自左下腹开始逆时针方向逐个深触诊腹部九个区。深部触诊至右下腹部时,用示指于阑尾点处作一深压触诊。评估有无腹部包块、压痛、反跳痛
9.训练患者作加深的腹式呼吸	评估者训练被评估者作加深的腹式呼吸2～3次
10.单手法触诊肝脏	评估者右手于右锁骨中线上平放于被评估者右侧腹壁上,手指并拢,示指与中指指端指向肋缘,嘱被评估者行缓慢、自然的腹式深呼吸,评估者触诊的手应与被评估者呼吸运动密切配合,即呼气时腹壁松弛,触诊手指向下按,吸气时腹壁膨隆,触诊手指被动上抬,但仍紧贴腹壁,于两侧髂前上棘水平逐渐触至肋缘。然后将右手置于前正中线上脐水平,手指并拢,示指与中指指端指向剑突,配合腹式呼吸运动,触诊手法同前
11.双手法触诊肝脏	在右锁骨中线上双手法触诊肝脏时,评估者右手位置与单手法相同,左手置于被评估者右腰部后方,向上托起肝脏,拇指固定在右肋缘,双手法触诊肝脏,触诊时,左手向上推,触诊手法同前。在前正中线上双手法触诊肝脏时,评估者左手掌置于胸骨下缘,限制胸廓扩张,右手触诊同单手法
12.评估胆囊触痛征	评估者将左手掌放在被评估者右肋上,拇指放在被评估者右腹直肌外缘与肋弓交接处,拇指用力压迫腹壁后嘱其深吸气,询问被评估者有无疼痛,同时观察被评估者在深吸气时有无突然屏气
七、上肢评估	
1.视诊上肢形态	评估者帮助被评估者充分暴露上肢,视诊被评估者上肢的皮肤、双手、指甲
2.评估上肢关节运动	嘱被评估者按评估者示范动作进行手指关节、腕关节、肘关节、肩关节运动

续表

项　目	方　法
3.评估上肢肌张力	评估者双手分别触摸被评估者上臂和前臂肌肉,再分别作被动屈肘和伸肘动作,先左后右
4.评估屈肘、伸肘肌力	嘱被评估者先后作屈肘和伸肘动作,评估者分别从相反的方向向被评估者施加阻力以测试被评估者拮抗阻力的力量
5.评估肱二头肌反射	被评估者前臂屈曲,手掌朝下;评估者左手扶托被评估者屈曲的肘部,左手拇指置于被评估肱二头肌肌腱处,右手持叩诊锤叩击左手拇指指甲。正常可见前臂快速屈曲
6.评估肱三头肌反射	被评估上臂外展,半屈肘关节;评估者以左手托起其肘部内侧,右手持叩诊锤叩击鹰嘴突上方的肱三头肌肌腱。正常可见前臂稍伸展
八、下肢评估	
1.观察下肢形态	评估者帮助被评估者充分暴露下肢,视诊被评估者双侧下肢外形、皮肤、趾甲等
2.触诊腹股沟淋巴结	触诊被评估者左右双侧腹股沟淋巴结
3.评估关节运动	评估趾关节、踝关节、膝关节、髋关节运动
4.评估下肢肌张力	评估者双手分别触摸被评估者大腿和小腿肌肉,再分别作屈膝、伸膝被动运动
5.评估下肢屈膝、伸膝肌张力	嘱被评估者先后作屈膝和伸膝动作,评估者分别从相反的方向向被评估者施加阻力以测试被评估者拮抗阻力的力量
6.评估下肢有无水肿	评估者用手按压被评估者左、右下肢胫前及踝部,评估被评估者双下肢有无凹陷性水肿
7.评估浮髌试验	嘱被评估者取平卧位,患肢伸直并放松肌肉,评估者左手拇指和其余四指固定在肿胀膝关节上方两侧,按压髌上囊,将积液挤入关节腔内,右手拇指和其余四指固定在肿胀膝关节下方两侧,上下配合,使关节腔内积液不能流动,右手示指垂直按压髌骨数次,若下压时感到髌骨触碰关节面,手松时感到髌骨随之浮起,即为浮髌试验阳性
8.触诊双侧足背动脉	评估者双手同时触诊被评估者双侧足背动脉
9.评估膝腱反射	被评估者取坐位,将一侧小腿放在另一侧大腿上,使小腿放松;或取仰卧位,评估者用左手在被评估者腘窝处托起下肢,使髋、膝关节自然屈曲,右手持叩诊锤直接叩击髌骨下方股四头肌肌腱
10.评估跟腱反射	被评估者仰卧,髋关节和膝关节稍屈曲,下肢外旋、外展,评估者左手轻托其足底,使足呈过伸位,右手以叩诊锤直接叩击跟腱

续表

项　　目	方　　法
11. Babinski 征	被评估者仰卧,髋及膝关节伸直。评估者左手持被评估者踝部,右手持竹签沿足底外侧缘,由后向前划至小趾根部,再转向内侧。阴性表现为足趾向跖面屈曲。阳性表现为踇趾背伸,余四趾呈扇形张开
12. Oppenheim 征	评估者用拇指及示指沿被评估者胫骨前缘用力自上而下滑压
13. Gordon 征	评估者用拇指和其他四指置于被评估者腓肠肌部位,以适度的力量捏压
14. Chaddock 征	评估者用竹签在被评估者外踝下方由后向前划至趾掌关节处
15. Hoffmann 征	评估者用左手持被评估者腕关节上方,右手以中指及示指夹持其中指,稍向上提,使腕部处于轻度过伸位,然后以拇指迅速弹刮患者中指指甲
16. 颈项强直	被评估者仰卧,评估者一手托被评估者枕部做被动屈颈动作时,观察有无抵抗力增强
17. Kernig 征	被评估者仰卧,评估者抬起被评估者一侧下肢,使其屈髋屈膝各呈直角,左手按住其膝关节,右手将被评估者小腿抬高
18. Brudzinski 征	被评估者仰卧,双下肢伸直,评估者右手按其胸前,左手托起其枕部,做头部前屈动作,观察下肢有无屈曲
九、步态与腰椎活动评估	
1. 观察步态	评估者嘱被评估者行走,观察患者行走时步态
2. 腰椎活动	评估者嘱被评估者主动弯腰、伸腰、向左右两侧弯腰,观察有无活动受限
十、整理用物	
1. 致谢,整理用物	评估结束,感谢被评估者的合作,并整理用物
2. 洗手	洗手

【实训后思考】

患者在某次咯血后,突然咯血停止,烦躁不安、恐惧、发绀。紧急情况下,作为护士应选择哪些身体评估内容?

【实训后要求】

课后反复练习,熟练掌握,做好身体评估实践操作考核的准备。

附 A:全身评估记录举例

身 体 评 估

体温 39 ℃,脉搏 104 次/分,呼吸 30 次/分,血压 100/70 mmHg。

一般状况　发育正常,营养良好,匀称体型,呈急性病容,神志清楚。皮肤、黏膜温度较高,干燥,未见黄疸、皮疹或出血点。

淋巴结　全身浅表淋巴结无肿大。

头部　头形正常,头发色黑,有光泽,分布均匀,头部无瘢痕,双颊潮红。

眼　眼睑无水肿,睑结合膜未见出血点,巩膜无黄染,角膜透明,瞳孔等大等圆,对光反射存在,集合反射存在。

耳　听力尚佳,无流脓及乳突压痛。

鼻　通畅,鼻中隔无弯曲,鼻中隔无穿孔,无流涕,鼻窦区无压痛。

口腔　唇红干裂,无发绀,两侧有成簇半透明小水疱。牙齿排列整齐,无龋齿,牙龈无红肿溢脓。两侧扁桃体肿大,咽部稍发红,声音无嘶哑。

颈部　无抵抗,两侧对称,无颈静脉怒张并可见颈动脉搏动,气管居中,甲状腺不肿大。

胸部　胸廓对称,以胸式呼吸为主,呼吸促,节律规整。

肺脏

视诊:右侧呼吸运动减弱。

触诊:右侧呼吸动度减弱,右上肺语音震颤增强,无胸膜摩擦感。

叩诊:右上肺呈浊音,肺下缘位于右侧锁骨中线上第5肋间隙,肩胛下角线上第9肋间隙,左侧肩胛线第10肋间隙,移动度为3 cm。

听诊:右上肺呼吸音减弱,可闻及支气管呼吸音及少许湿性啰音。

心脏

视诊:心前区无隆起,心尖搏动于左侧第5肋间隙锁骨中线内1.0 cm,搏动范围直径约1.5 cm。

触诊:心尖部无震颤、摩擦感及抬举性搏动,心尖搏动位置同上。

叩诊:心脏相对浊音界不大。

听诊:心率104次/分,心律整齐,无奔马律,二尖瓣听诊区闻及2/6级柔和吹风样收缩早期杂音,不向其他部位传导,其余各瓣膜听诊区无杂音,无心包摩擦音。

桡动脉　搏动有力,节律整齐,无奇脉或脉搏短绌、水冲脉,血管壁弹性正常,脉率104次/分。

周围血管征　无毛细血管搏动及枪击音。

腹部

视诊:腹对称,无膨胀,腹壁静脉无怒张,无皮疹、瘢痕、胃或肠蠕动波及肿物隆起。

触诊:腹壁柔软,无压痛、反跳痛、振水音及液波震颤,膀胱不胀,肝、脾和肾未触及。

叩诊:无移动性浊音,轻度鼓音,肝浊音界存在。肝上界在右侧锁骨中线第5肋间隙,双侧肾区无叩击痛。

听诊:肠鸣音正常,无血管杂音。

肛门与直肠　无肛裂、脱肛、瘘管和痔疮,直肠指检括约肌紧张度正常,未发现肿物,无狭窄和压痛。

外生殖器　阴毛分布正常,外阴发育正常。

脊柱　弯度正常,无畸形,活动度正常,无压痛或叩击痛。

四肢　无畸形、杵状指(趾),无静脉曲张、肌肉萎缩及骨折,运动正常,无红肿、压痛和畸形,关节活动不受限。

神经反射　腹壁反射存在,肱二头肌、肱三头肌、膝腱及跟腱反射存在,Hoffmann 征(－),Babinski 征(－),Oppenheim 征(－),Gordon 征(－),Chaddock 征(－),Kernig 征

（一），Brudzinski 征（一）。

附 B：身体评估实训操作考核方案及标准

身体评估实训操作考核分为头面颈部评估、肺脏评估、心脏及血管评估、腹部评估、神经系统评估 5 部分进行，可由指导教师当堂测试，也可在身体评估实训课结束时，采取抽签定题的方式进行。其评分标准见如下。

身体评估考核标准 1

考核内容：头面颈部评估　　班级：　　姓名：　　学号：　　日期：

操作考核项目	分值	得分
1.环境、用物及评估者自身准备充分	5	
2.仪表、态度、素养	5	
3.提问（评估目的、相关知识）	5	
4.与被评估者沟通、交流	5	
5.被评估者的体位，评估者的姿势与位置	5	
6.测量体温（腋测法）	4	
7.触诊桡动脉	3	
8.观察呼吸	2	
9.测右上肢血压	6	
10.评估下眼睑结膜、球结膜和巩膜	4	
11.翻转上睑，检查上睑、球结膜和巩膜	4	
12.评估眼球运动（检查 6 个方向）	4	
13.评估瞳孔直接、间接对光反射	5	
14.评估调节、集合反射	4	
15.评估额窦、筛窦、上颌窦，注意肿胀、压痛等	6	
16.借助压舌板评估颊黏膜、牙齿、牙龈、口底口咽部及扁桃体	6	
17.评估颈部外形和皮肤、颈静脉充盈和颈动脉搏动情况	2	
18.触诊耳前、耳后、枕后、颌下、颏下、颈前、颈后、锁骨上淋巴结	6	
19.触诊甲状腺	6	
20.触诊气管位置	3	
实验报告	10	
总分	100	

身体评估考核标准 2

考核内容:肺脏评估　　班级:　　姓名:　　学号:　　日期:

操作考核项目		分值	得分
1.环境、用物及评估者自身准备充分		5	
2.仪表、态度、素养		5	
3.提问(评估目的、相关知识)		5	
4.与被评估者沟通、交流		5	
5.被评估者的体位,评估者的姿势与位置		5	
6.视诊	胸廓形态	5	
	呼吸运动	5	
7.触诊	胸廓扩张度	6	
	语音震颤	8	
	胸膜摩擦感	3	
8.叩诊	胸部叩诊音	5	
	肺上界	5	
	肺下界	5	
	肺下界移动度	8	
9.听诊	正常呼吸音	8	
	语音共振	5	
	胸膜摩擦音	2	
10.实验报告		10	
总分		100	

身体评估考核标准 3

考核内容:心脏及血管评估　　班级:　　姓名:　　学号:　　日期:

操作考核项目		分值	得分
1.环境、用物及评估者自身准备充分		5	
2.仪表、态度、素养		5	
3.提问(评估目的、相关知识)		5	
4.与被评估者沟通、交流		5	
5.被评估者的体位,评估者的姿势与位置		5	
6.心脏视诊	心前区隆起	3	
	心尖搏动	5	
	心前区其他部位搏动	2	

续表

操作考核项目			分值	得分
7.心脏触诊	心尖搏动		5	
	震颤		5	
	心包摩擦感		3	
8.心脏叩诊	叩诊方法及顺序		8	
	心脏相对浊音界测量		4	
9.心脏听诊	听诊的体位		2	
	瓣膜听诊区的位置		8	
	听诊的顺序		3	
	听诊的内容		3	
10.周围血管征评估	水冲脉		5	
	毛细血管搏动征		5	
	枪击音		2	
	Duroziez 双重杂音		2	
11.实验报告			10	
总分			100	

身体评估考核标准 4

考核内容:腹部评估　　　班级:　　　姓名:　　　学号:　　　日期:

操作考核项目			分值	得分
1.环境、用物及评估者自身准备充分			5	
2.仪表、态度、素养			5	
3.提问(评估目的、相关知识)			5	
4.与被评估者沟通、交流			5	
5.被评估者的体位,评估者的姿势与位置			5	
6.视诊	外形		2	
	呼吸运动		1	
	腹壁静脉及血流方向判断		5	
	胃肠型及蠕动波		1	
	腹壁其他情况		1	
7.触诊	腹壁紧张度		2	
	压痛及反跳痛		8	
	脏器触诊	肝脏触诊	8	
		脾脏触诊	5	
		胆、肾、膀胱	5	
	腹部包块		5	
	液波震颤		2	

续表

操作考核项目		分值	得分
8.叩诊	腹部叩诊音	1	
	肝及胆囊叩诊（肝上界、肝下界、肝区叩击痛）	5	
	胃泡鼓音区及脾脏叩诊	1	
	移动性浊音	5	
	肋脊角叩诊	2	
	膀胱叩诊	1	
9.听诊	肠鸣音	2	
	血管杂音	1	
	振水音	2	
10.实验报告		10	
总分		100	

身体评估考核标准 5

考核内容:神经系统评估　　班级:　　姓名:　　学号:　　日期:

操作考核项目		分值	得分
1.环境、用物及评估者自身准备充分		3	
2.仪表、态度、素养		3	
3.提问（评估目的、相关知识）		3	
4.与被评估者沟通、交流		3	
5.被评估者的体位,评估者的姿势与位置		3	
6.浅反射	角膜反射	5	
	腹壁反射	5	
	跖反射	5	
7.深反射	肱二头肌反射	5	
	肱三头肌反射	5	
	膝腱反射	5	
	跟腱反射	5	
	桡骨骨膜反射	5	
8.病理反射	Babinski 征	5	
	Oppenheim 征	5	
	Gordon 征	5	
	Chaddock 征	5	
	Hoffmann 征	5	

续表

操作考核项目		分值	得分
9.脑膜刺激征	颈强直	5	
	Kernig 征	5	
	Brudzinski 征	5	
10.实验报告		5	
总分		100	

实训任务十　心电图描记

【实训目的及要求】

（1）掌握心电图描记的操作技术。

（2）能正确识别正常心电图图形。

（3）实训过程中体现出人文关怀。

（4）实训结束后认真填写实训报告。

【实训方式】

情景模拟、操作示教、分组实训。

【实训准备】

（1）学生复习相关的教学内容。

（2）教师将心电图描记步骤在黑板上板书清楚或多媒体课件展示。

（3）准备好检查床、电源、心电图机及导联、心电图纸、生理盐水、棉签等实训用物。

（4）发给每位学生一份心电图检查实训报告单。

【实训内容及方法】

（1）教师介绍心电图机的基本结构及环境要求和用物准备。

（2）创设情境,教师演示心电图描记的操作方法并说明操作要点。

（3）师生共同回顾操作过程（结合多媒体课件进行）。

（4）将实训学生分为8~10人为一组,选出两名学生先后扮演被评估者,其他学生轮流扮演评估者进行心电图的描记操作,保证组内每名学生均完成1次以上的操作训练。

（5）实训过程中,教师巡回指导,发现问题及时纠正。

（6）描记完毕后,教师指导学生在心电图图纸上标明信息。

（7）随机抽取1~2名同学,检测操作技能掌握程度,其他学生评判、教师点评。

（8）请一位同学作下列试验后布置实训后思考题:①连接肢体导联的电极,描记6个肢体导联的心电图;②连接胸导联的电极,描记6个胸导联的心电图;③取下肢体导联的电极,描记6个胸导联的心电图。

（9）进行实训小结及提出实训报告书写要求。

【实训提示】

以单导心电图描记操作技术为例进行实训。目前,临床上使用的心电图机大多为12导联自动同步记录,连接好导联后,只需按一个键,心电图机便会自动完成记录时间、导联的标记、测量及分析报告。

【技能训练指导】

心电图描记操作步骤如表8-15所示。

表8-15 心电图描记操作步骤

操 作 步 骤	要求及说明
1.环境及用物准备	保持室内温暖,接好专用地线,准备好所有用物,避免其他用电电器干扰
2.被评估者准备	按申请单核对姓名,询问病情及用药史;指导被评估者休息片刻后取下手表和饰物,取平卧位进行检查,记录过程中不能移动四肢及躯体;对初次检查者,说明此项检查无害、无痛苦,消除其紧张心理
3.连接肢体导联	将肢体导联摆放到相应部位,卷起被评估者的衣袖及裤腿,按右上肢→左上肢→左下肢→右下肢的顺序进行皮肤处理、安放电极。上肢的皮肤处理部位是前臂远端腕横纹上方约3 cm,下肢的皮肤处理部位是内踝上部7 cm。红色导线接右上肢,黄色导线接左上肢,绿色导线接左下肢,黑色导线接右下肢
4.连接胸导联	解开被评估者的上衣,触摸胸骨角确定肋间隙,在 $V_1 \sim V_6$ 的电极安放部位进行皮肤处理、放置电极。胸导联为白色导线,其末端分别标有 $C_1 \sim C_6$,且导线末端也有颜色区分。连接方法如下。 V_1(红色)导联连于胸骨右缘第4肋间隙 V_2(黄色)导联连于胸骨左缘第4肋间隙 V_3(绿色)导联连于 V_2 与 V_4 连线中点 V_4(褐色)导联连于左锁骨中线平第5肋间隙 V_5(黑色)导联连于左腋前线与 V_4 同一水平胸导联 V_6(紫色)导联连于左腋中线与 V_4 同一水平胸导联
5.打开电源,定好标准	打开电源开关,预热 $1 \sim 2$ min 后打开输入开关。一般选择走纸速度为25 mm/s,定准电压为 1 mV=10 mm。将检测导联选择在"TEST(基点)"处,将描记笔调节至心电图纸的中心线上。开始描记心电图之前,先做1个定标标记
6.常规描记12导联心电图	用导联选择键将检测导联选择至"Ⅰ"处,此时可见记录笔随心动而摆动,关上输入开关,打开记录开关(走纸键),记录 $3 \sim 5$ 个心动周期(即心室波)。以后依次记录Ⅱ、Ⅲ、aVR、aVL、aVF 和 $V_1 \sim V_6$ 导联心电图,婴幼儿可做9个导联(肢体导联6个,胸导联 V_1、V_3、V_5)

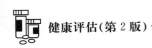
续表

操 作 步 骤	要求及说明
7.快速阅读,及时调整	心律不齐者适当加长 V_1 或 II 导联。若见有急性下壁心肌梗死图形,应及时加做右胸导联($V_{3R} \sim V_{6R}$)及 $V_7 \sim V_9$ 导联。若发现记录错误或干扰伪差大影响分析时,应注意询问有无体位不适,观察有无呼吸过深过大、肌肉颤动(常因紧张或寒冷引起)、交流电干扰(周围有交流电电器工作或地线接地不良)、导线与电极或电极与皮肤接触不良等,应及时调整或予以排除,相应导联需重新描记
8.描记结束	将检测导联调拨至"TEST(基点)"处,关上电源开关。取下电极,擦净皮肤,帮助被评估者整理衣物,协助下床
9.标明信息	将被评估者的姓名、性别、年龄、记录时间、病区及床号等立即标注在心电图纸的前部,同时标记各导联、走纸速度及定准电压。若描记过程中改变定准电压者,一定要在相应的导联处注明
10.整理用物	整理床铺,收拾用物

【实训后思考】

(1)为什么描记胸导联心电图时必须连接好肢体导联,而只需描记肢体导联时却可以不连接胸导联?

(2)某医院心内科只有一台心电图机,张护士给一名冠心病患者复查心电图时发现 V_5 导联的导联线断了。张护士还能用此心电图机描记出 V_5 导联的心电图吗?

【实训报告】

每个学生按要求将描记的心电图贴到实训报告规定的位置,并测量心电图各波、段、间期,心率及心轴,作出心电图是否正常的初步判断,填写心电图报告单(表 8-16)。

表 8-16 心电图报告单

姓名: 班级: 心电图号:

检查日期:

年龄: 性别:

临床诊断:

药品: 心房率: 次/分 P-R 间期: 秒

心律: 心室率: 次/分 Q-R 间期: 秒

心电图特征:

心电图诊断:

贴心电图处:

实训任务十一　心电图分析

【实训目的及要求】

（1）掌握心电图阅读的方法和步骤。

（2）能迅速辨认出常见异常的典型心电图图形,对所给心电图作出正确判断。

（3）认真测量和思考,积极参与分析、讨论。

（4）按要求认真填写实训报告单。

【实训方式】

教师示教,分组讨论。

【实训准备】

（1）学生复习相关的教学内容。

（2）教师准备好典型的心电图图片、多媒体课件或心电图分析视频教学片。

（3）准备好心电图测量的分规、纸、笔等实训用物。

（4）发给每位学生一份心电图分析实训报告单。

【实训内容及方法】

（1）播放心电图分析视频教学片或者教师利用多媒体课件讲解心电图分析的方法和步骤。

（2）学生对教师展示的典型心电图进行分析或者分析本教材中提供的心电图图形,先独立思考,后 5～6 名同学为一组进行小组讨论。

（3）教师巡回指导,及时解答学生的疑问。

（4）讨论结束后,由学生推举 1～2 名学生代表汇报本组讨论结果,其他学生发表不同意见,教师进行点评。

（5）进行实训小结及提出实训报告书写要求。

【实训提示】

在阅读和分析心电图时必须仔细观察心电图特征,熟悉心电图的正常变异,根据心电图的各种变化综合分析、全面考虑心脏在心律、传导、房室肥大和心肌四个方面有无异常。

【技能训练指导】

心电图阅读与分析步骤如表 8-17 所示。

表 8-17　心电图阅读与分析步骤

阅读和分析步骤	要求及说明
1. 一般浏览	确认定准电压和走纸速度,检查有无导联记录或标记错误,判别和排除伪差或干扰(如肌肉震颤、基线漂移、交流电干扰等)
2. 判断心律	按顺序察看各导联 P-QRS-T 波,寻找并分析 P 波的形态和出现规律,确定主导心律是否为窦性心律。若不是窦性心律,应分析是哪一种异位心律起主导作用

续表

阅读和分析步骤	要求及说明
3.计算心率	若心房、心室律规则一致,测 P-P 或 R-R 间期一项即可,按公式计算其心率或查表得出心率。否则,分别测出 P-P、R-R 间期计算心房率、心室率
4.判断心电轴	一般用目测法确定。观察 I、III 导联 QRS 波群主波方向,大致判断心电轴是否正常;必要时计算心电轴具体角度判断有无偏移
5.分析 P 波与 QRS 波群及相互关系	注意各导联 P 波和 QRS 波群的形态、时间、电压变化,判断是否正常;并通过 P 波与 QRS 波群的出现顺序、P-R 间期的时间及是否固定等判断有无心律失常
6.判断 ST-T 改变	观察 S-T 段有无上抬、下移及形态变化,T 波的方向及形态特点,以及出现改变的导联及导联数量,判断 ST-T 改变及改变类型
7.测定 Q-T 间期	判断 Q-T 间期有无延长或缩短
8.提出心电图诊断	根据测算结果,系统重点地列出其特征,结合临床资料和既往心电图资料等,综合分析后提出心电图诊断

【实训分析】

案例一:患者,男,23 岁,平素身体健康。就业体检时做心电图检查结果见图 8-1。身体评估:血压、心、肺均正常。

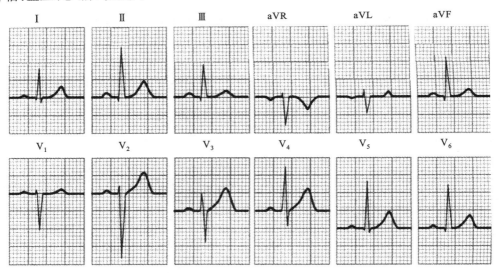

图 8-1 心电图 1

心电图特征:P 波规律出现,时间、电压、形态正常;心率 75 次/分,P-R 间期 0.14 s,Q-T 间期 0.38 s,心电轴正常;QRS 波群形态、时间、电压均正常;S-T 段 $V_1 \sim V_3$ 抬高 0.1~0.3 mV,T 波方向、电压正常。

心电图诊断:①窦性心律;②正常心电图。

案例二:心电图图片分析(图 8-2)。

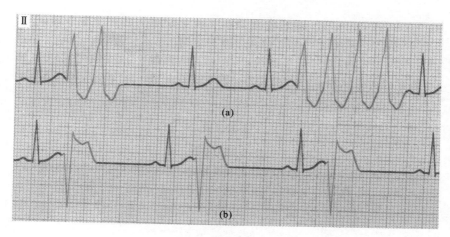

图 8-2 心电图 2

图 8-2(a)的心电图特征:在 1 次正常的心电图后,连续发生了 2 次期前出现的宽大畸形的 QRS 波群,时间>0.12 s,T 波方向与 QRS 主波方向相反;其前无 P 波,其后有代偿间歇。而后,在 2 次正常心电图后连续发生了 4 次快速、宽大畸形的 QRS 波群,频率为 190 次/分左右,伴有继发性 ST-T 改变。

心电图诊断:①连发的室性期前收缩;②短阵室性心动过速。

图 8-2(b)的心电图特征:每 1 次正常的心搏后发生 1 次期前出现的宽大畸形的 QRS 波群,时间>0.12 s,T 波方向与 QRS 主波方向相反;其前无 P 波,其后有完全性代偿间歇;期前出现的 QRS 波群落在前一心搏的 T 波顶端。

心电图诊断:①室性期前收缩二联律;②R-on-T 型室性期前收缩。

心电图分析题:

请阅读和分析下列心电图(图 8-3 至图 8-10)。

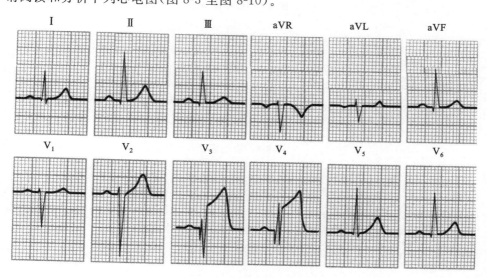

图 8-3 心电图 3

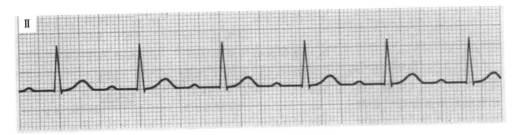

图 8-4　心电图 4

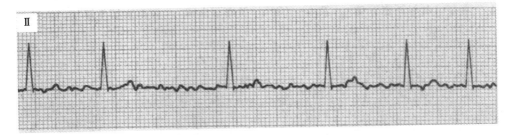

图 8-5　心电图 5

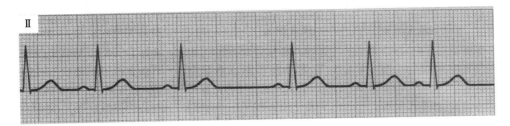

图 8-6　心电图 6

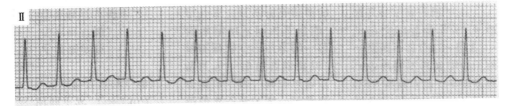

图 8-7　心电图 7

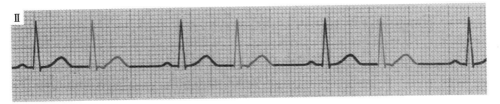

图 8-8　心电图 8

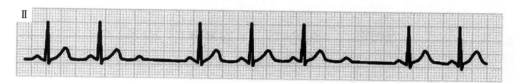

图 8-9　心电图 9

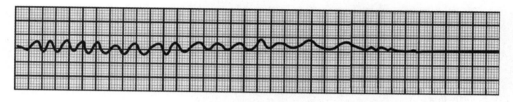

图 8-10　心电图 10

【实训报告】

　　将心电图分析题的每份心电图(图 8-3 至图 8-10)的特征及心电图诊断结果填写到《心电图分析实训报告单》(表 8-18)上。

表 8-18　心电图分析实训报告单

班级：　　　　姓名：　　　　学号：　　　　日期：　　　　得分：

（请按实训分析题中心电图图形编号顺序填写其心电图特征和心电图诊断）

（徐新娥）

实训任务十二　　实验室检查

【实训目的及要求】

（1）学会常用实验室检查的标本采集方法。

（2）熟悉常规实验室检查项目的参考值。

（3）能解释常用实验室检查结果的临床意义。

【实训方式】

观看电教片、病例示教、分组讨论。

【实训准备】

（1）学生复习相关的教学内容。

（2）教师将本次实训目的、要求、内容及步骤板书到黑板上或准备好多媒体课件。

（3）准备好病例资料、CAI课件、实验室检查相关DVD。

（4）发给每位学生一份实验室检查实训报告单。

【实训内容及方法】

（1）教师引导学生回顾已学过的实验室检查内容。

（2）观看CAI课件、实验室检查相关DVD。

（3）教师介绍病例分析资料。

（4）学生分组讨论该病例的检查结果，作出临床判断，根据病情提出护理诊断。

（5）学生代表发言，汇报小组讨论结果。

（6）教师做总结及提出实训报告书写要求。

【案例分析】

案例一：患者，女，25岁。因面色苍白、头晕、乏力1年余，加重伴心慌1个月来诊。1年前无明显诱因头晕、乏力，家人发现面色不如从前红润，但能照常上班，近1个月来加重伴活动后心慌。睡眠好，体重无明显变化。既往体健，无胃病史，无药物过敏史。结婚半年，月经初潮14岁，周期为27天左右，经期约7天，末次月经发生在半月前，近2年月经量多，半年来更明显。体格检查：T 36 ℃，P 104次/分，R 18次/分，BP 120/70 mmHg，神志清楚，贫血貌，皮肤黏膜无出血点，浅表淋巴结不大，巩膜不黄，口唇苍白，舌乳头正常，心肺无异常，肝脾不大。血液检查结果见表8-19。

表8-19　患者的血液检查结果及正常参考值

检 查 项 目	结　果	参　考　值
血红蛋白	60 g/L	女性：110～150 g/L
红细胞	$3.0×10^{12}$/L	女性：$(3.5～5.0)×10^{12}$/L
平均红细胞体积	70 fL	80～100 fL
平均红细胞血红蛋白含量	25 pg	27～34 pg
平均红细胞血红蛋白浓度	30%	32%～36%

续表

检 查 项 目	结　　果	参　考　值
白细胞	$6.5 \times 10^9/L$	$(4 \sim 10) \times 10^9/L$
淋巴细胞	27%	20%～40%
单核细胞	3%	3%～13%
血小板计数	$260 \times 10^9/L$	$(100 \sim 300) \times 10^9/L$

讨论:(1)此患者有哪些临床特点?应考虑何种疾病?

　　　(2)提出相关护理诊断,并分析其相关因素。

案例二:患者,男,61岁,退休工人。自觉头昏、乏力一天,解柏油样便2次入院。实验室检查结果如下:总蛋白48.1 g/L,白蛋白20.6 g/L,球蛋白27.5 g/L,两者比值0.75,总胆红素37.9 μmol/L,直接胆红素16.5 μmol/L,丙氨酸氨基转移酶150 U/L,尿素氮8.10 mmol/L,肌酐120 μmol/L,葡萄糖7.60 mmol/L。乙肝标志物测定(ELISA法):HBsAg阳性、HBcAg阳性、抗HBc阳性。

讨论:(1)该患者的检查结果有哪些异常?应考虑哪些疾病?

　　　(2)根据患者情况,还应补充收集哪些方面的临床资料?

【实训后思考】

(1)缺铁性贫血与再生障碍性贫血在病因和实验室检查方面有何异同点?

(2)为何说实验室检查是辅助检查?在哪些疾病的诊断中可协助确诊?

【实训报告】

请按案例分析题中提出的要求,认真填写《实验室检查实训报告单》(表8-20)。

表 8-20　实验室检查实训报告单

班级:　　　　　姓名:　　　　　学号:　　　　　日期:　　　　　得分:

(请按案例分析题中提出的要求填写)

案例一:

案例二:

实训任务十三　　影像学检查

【实训目的及要求】

(1) 掌握影像学检查前的准备。

(2) 熟悉医学影像学图像分析原则、基本方法及诊断方式。

(3) 熟悉常见的影像学表现及基本成像原理。

(4) 了解影像诊断的工作程序和影像学的新进展。

(5) 具有严肃、认真、踏实的学习态度。

【实训方式】

医院参观、分组实训。

【实训前的准备】

(1) 学生复习相关的教学内容。

(2) 教师与实训基地联系,确定实训相关事宜。

(3) 准备好观片灯和影像教学示教片,并对每张教学片进行编号。

【实训内容及方法】

(1) 学生分组(5~6 人/组),分别进入 X 线检查室、CT 扫描室、MRI 扫描室、超声检查室、核医学科,然后每 10 min 轮转一次。

(2) 现场实地观看各种影像成像(如透视、拍片、CT 扫描、MRI 扫描、超声、核医学等)的主要设备及其操作过程。

(3) 参观医学影像学的新进展,如计算机 X 线成像(CR)图像存档与传输系统(PACS)等。

(4) 现场实地观看射线防护的基本措施。

(5) 学生分组(4~5 人/组)读片,将影像教学示教片(如大叶性肺炎、肺脓肿、中心型肺癌、周围型肺癌、胃及十二指肠溃疡、胃肠道肿瘤、典型骨折、骨肿瘤 X 线片、泌尿系结石 X 线片、脑梗死和脑出血 CT 片、骨转移瘤核素显像、心肌缺血和心肌存活核素显像片等)按编号顺序分别插放在影像观片灯前,由各小组按顺序集中阅读,按照图像分析原则、方法,认真分析图片的典型影像征象,并组织讨论。

(6) 每 5 min 各组同时按顺序进行更换位置观看其余的教学示教片。

(7) 学生分组读片时教师根据学生存在的问题及时给予指导。

(8) 教师对本次实训进行总结,并布置作业。

【实训提示】

医院参观时,要严格服从管理,遵守规章制度。进入 X 线检查室时要有防护意识。结合临床资料分析影像结果。

【实训后思考】

某老年患者,男性。活动时突然出现偏瘫、失语、意识模糊。如何借助于影像学检查鉴别是脑出血还是脑梗死?

【实训报告】

请按要求认真填写《影像学检查实训报告单》(表 8-21)。

表 8-21 影像学检查实训报告单

班级： 姓名： 学号： 日期： 得分：

（请按教学示教片的编号顺序认真填写）

1. 影像诊断： （描述其征象：
）

2. 影像诊断： （描述其征象：
）

3. 影像诊断： （描述其征象：
）

4. 影像诊断： （描述其征象：
）

5. 影像诊断： （描述其征象：
）

6. 影像诊断： （描述其征象：
）

7. 影像诊断： （描述其征象：
）

8. 影像诊断： （描述其征象：
）

9. 影像诊断： （描述其征象：
）

10. 影像诊断： （描述其征象：
）

实训任务十四　护理病历书写

【实训目的及要求】

（1）独立完成对简单病例的病史采集和身体评估。

（2）实训过程中体现出人文关怀。

（3）实训结束后能按格式要求书写一份完整的入院评估表。

【实训方式】

角色扮演、分组问诊或医院见习后根据采集的病史书写。

【实训准备】

（1）听诊器、叩诊锤、棉签、软尺、手电筒、压舌板、白大衣等。

（2）发给每位学生一份护理病历。

（3）指导教师准备好案例或带教教师到医院选择好见习患者。

【实训内容及方法】

（1）每 3～4 名学生为一个小组，一位学生根据教师提供的案例扮演患者，或由临床带教老师带领学生在病房内对指定患者进行问诊。由 1 名学生负责主持病史采集,再由另 1 名学生主持全身体格检查,边检查边报告结果,其他学生记录,也可及时补充询问。

（2）教师组织学生对上述病例进行讨论、分析,归纳主诉、现病史等资料,并告知学生该病例的实验室及其他辅助检查结果,对学生提出的疑问给予回答,使其作出初步护理诊断。

（3）进行实训小结并提出护理病历书写要求。

（4）根据问诊内容书写入院评估表(护理病历首页)。

（5）由教师认真批阅评分,并组织学生进行病历分析、讨论,对存在问题进行讲评。

【实训提示】

（1）物品准备齐全。

（2）收集的资料及评估的各项内容需客观反映患者的真实情况。

（3）病历书写时用蓝黑墨水钢笔,不准涂改,字迹规整,标点符号规范。

（4）严格按病历书写格式和质量要求完成病历书写作业。

【技能训练指导】

护理病历书写步骤及要求如表 8-22 所示。

表 8-22　护理病历书写步骤及要求

护理病历书写步骤	要求及说明
1. 书写前的准备	备好所需物品(如听诊器、叩诊锤、棉签、软尺、手电筒、压舌板、病历、笔等)。评估者仪表端庄、态度和蔼
2. 书写内容	
一般资料	包括被评估者的姓名、性别、年龄、职业、婚姻、民族、籍贯、文化程度、住址、联系电话、入院时间、入院诊断、资料采集时间、资料来源、可靠程度、入院类型、入院方式、入院处置、入院介绍、入院日期和时间等
健康史	（1）主诉:被评估者就医的主要症状(或体征)及持续时间。 （2）现病史:健康问题发生的时间,诱因,主要症状,病情演变及伴随症状,处理方法,对患者生命造成的影响及对患者所产生的意义。 （3）功能性健康型态: ①健康感知-健康管理型态:既往史、家族史、过敏史、目前的健康状态,对疾病的认识、保健措施及吸烟、饮酒习惯。 ②营养-代谢型态:膳食种类、饮食习惯、进食方式、消化功能、营养状态等。 ③排泄型态:大、小便情况;有无排便、排泄障碍。 ④活动-运动型态:生活自理能力,活动能力和耐力,疾病对活动的影响,是否使用轮椅、拐杖。 ⑤睡眠-休息型态:日常睡眠、睡眠后的精神及睡眠是否异常。 ⑥认知-感知型态:疼痛,视、听、嗅、触、味觉的情况及思维、记忆和语言能力等。 ⑦自我感知-自我概念型态:自我感觉、情绪状态。 ⑧角色-关系型态:就业情况、社会交往以及角色适应情况。 ⑨性-生殖型态:婚姻、生育、性生活的情况。 ⑩应对-应激耐受型态:对住院、疾病及各种事件的应对能力及家庭、照顾者的支持态度。 ⑪价值-信念型态:宗教信仰等。

续表

护理病历书写步骤	要求及说明
身体评估	包括体温、脉搏、呼吸、血压、身高、体重及一般状态评估,头面部评估,颈部评估,皮肤、淋巴结评估,胸部评估,腹部评估,肛门、直肠和生殖器评估,脊柱和四肢评估、神经系统评估
辅助检查	包括实验室检查、X线、B超、CT、磁共振、心电图等检查结果
3.提出护理诊断	整理、分析资料,找出异常,提出正确的护理诊断

【实训后思考】

(1)为什么要全面收集被评估者的资料?

(2)书写护理病历的基本要求有哪些?

【实训报告】

每个学生按要求将收集的资料填入入院评估表,并提出正确的护理诊断。

(杨秀兰)

参考文献

Cankao Wenxian

[1] 陈文彬,潘祥林.诊断学[M].7版.北京:人民卫生出版社,2008.

[2] 吕探云,孙玉梅.健康评估[M].3版.北京:人民卫生出版社,2012.

[3] 常唐喜,周菊芝.健康评估[M].2版.北京:人民军医出版社,2012.

[4] 徐新娥,董红艳.健康评估[M].武汉:华中科技大学出版社,2011.

[5] 徐新娥,赵远芳.健康评估[M].上海:复旦大学出版社,2012.

[6] 邓瑞.健康评估[M].北京:北京大学医学出版社,2011.

[7] 刘潮临.健康评估[M].2版.北京:高等教育出版社,2010.

[8] 尤黎明,吴瑛.内科护理学[M].北京:人民卫生出版社,2012.

[9] 陈灏珠,林果为.实用内科学[M].13版.北京:人民卫生出版社,2009.

[10] 陆再英,钟南山.内科学[M].7版.北京:人民卫生出版社,2007.

[11] 朱大年.生理学[M].7版.北京:人民卫生出版社,2008.

[12] 张淑爱.健康评估[M].北京:人民卫生出版社,2008.

[13] 刘成玉.健康评估[M].2版.北京:人民卫生出版社,2008.

[14] 汤之明,胡浩.临床诊断基本技能[M].武汉:华中科技大学出版社,2011.

[15] 罗先武,雷良蓉.2011护士职业资格考试轻松过[M].北京:人民卫生出版
社,2011.

[16] 李秀云.护理实训教程[M].武汉:湖北科学技术出版社,2008.

[17] 李晓慧.健康评估[M].上海:同济大学出版社,2007.

[18] 左凤林.护理学基础[M].西安:第四军医大学出版社,2012.

[19] 高健群.健康评估[M].北京:科学出版社,2008.

[20] 王席伟,赵岳.临床应用护理学[M].北京:人民卫生出版社,2008.

[21] 郝玉玲,方秀新.实用整体护理查房[M].北京:科学技术文献出版
社,2008.

[22] 尹志勤,李秋萍.健康评估[M].北京:人民卫生出版社,2009.

[23] 张立力.健康评估[M].北京:科学技术出版社,2008.

[24] 尹志勤,张清格.健康评估[M].北京:清华大学出版社,2006.

[25] 刘旭平.健康评估[M].北京:高等教育出版社,2005.

［26］刘平娥.健康评估[M].北京:高等教育出版社,2005.

［27］张娟赢.心电图教学图谱[M].上海:上海科学技术出版社,2007.

［28］李晓慧.健康评估[M].上海:同济大学出版社,2008.

［29］卢依平.诊断学实习教程[M].北京:人民军医出版社,2007.

［30］汤之明.诊断学[M].北京:高等教育出版社,2006.

［31］王鸿利.实验诊断学[M].北京:人民卫生出版社,2005.

［32］欧阳钦.临床诊断学[M].北京:人民卫生出版社,2005.

［33］张树基,王巨德.诊断学基础[M].5版.北京:北京大学医学出版社,2008.

［34］吴恩惠,冯敢生.医学影像学[M].6版.北京:人民卫生出版社,2008.

［35］马大庆.影像诊断学[M].北京:北京大学医学出版社,2003.

［36］王振常.医学影像学[M].北京:人民卫生出版社,2007.

［37］王荣福.核医学[M].2版.北京:北京大学医学出版社,2009.

［38］李春梅,闫桂环.内科疾病护理记录书写评析[M].北京:人民军医出版社,2008.